D1570268

NUTRICIÓN
PROFUNDA

MEZCLANDO CULTURAS,
ABARCANDO TODO EL TIEMPO

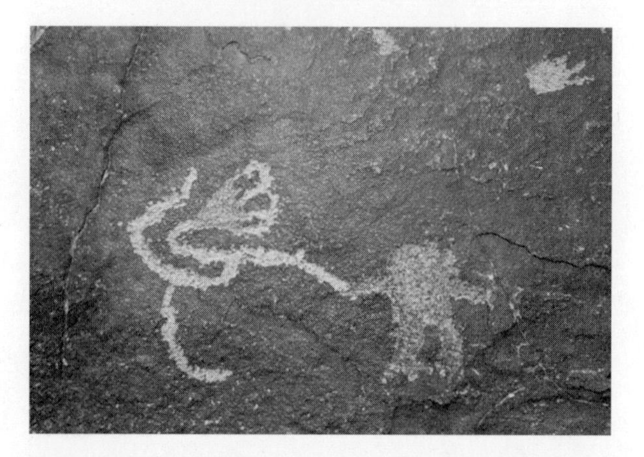

Petroglifo encontrado en Anasize Ridge, Nuevo México. El glifo parecido a un niño de la derecha probablemente sea anasazi, un pueblo de agricultores que vivió entre el año 400 y el 1000 d. C. El de la izquierda es posiblemente númico, cazadores-recolectores que desplazaron a los anasazi después del año 1200 d. C. Nadie sabe con certeza qué historia nos cuenta. Sin embargo, lo que más me atrajo de este petroglifo en particular es cómo el significado del original se ha modificado de una forma maravillosa, por parte de un artista más joven que colocó su propio símbolo en él, de la misma forma en que nuestro antiguo código genético se ha modificado con el paso del tiempo debido a todo el mundo que lo ha llevado.

Doctora Catherine Shanahan,
con Luke Shanahan

NUTRICIÓN PROFUNDA

Por qué tus genes necesitan comida tradicional

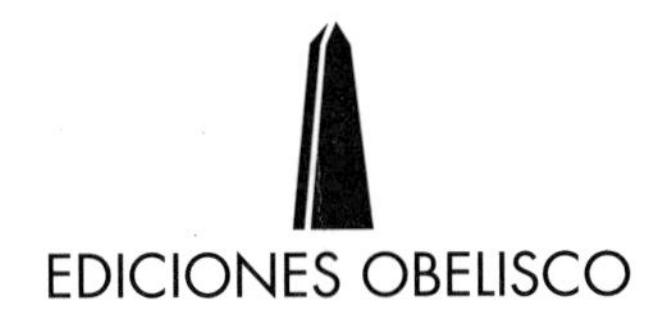
EDICIONES OBELISCO

Salud y Vida natural
Nutrición profunda
Catherine Shanahan, M. D.
con Luke Shanahan

1.ª edición: septiembre de 2019

Título original: *Deep Nutrition*

Traducción: *Juan Carlos Ruíz*
Maquetación: *Natàlia Campillo*
Corrección: *M.ª Jesús Rodríguez*
Diseño de cubierta: *Enrique Iborra*

Edita: Ediciones Obelisco, S. L.
Collita, 23–25. Pol. Ind. Molí de la Bastida
08191 Rubí – Barcelona – España
Tel. 93 309 85 25 – Fax 93 309 85 23
E–mail: info@edicionesobelisco.com

ISBN: 978–84–9111–462-8
Depósito Legal: B-8.670-2019

Printed in India

Nota de la autora

Este libro está dedicado a John Doyle.

Poco después de jubilarse, él y su esposa se mudaron de Ohio a Clearlake, al norte del condado de Napa, California. Lo hicieron para estar cerca de su hijo, para ver cómo crecía su nieto, y para jugar en un paraíso de cuatro estaciones. Pero, unas semanas después de mudarse, John cogió a su nieta de dos años y sintió un dolor agudo que surgía de su espalda. Lo que debería haber sido un simple esguince que podría haberse curado sólo en unos días llegó a empeorar, hasta el extremo de que necesitaba ayuda para ducharse. Hombre estoico, aguantó el dolor durante dos semanas antes de visitar a su médico. Unos rayos X mostraron una extraña sombra, y la imagen por resonancia magnética identificó una masa benigna que crecía alrededor de sus nervios, que los médicos pensaron que podía estar contribuyendo al dolor. Así que John y su mujer acudieron al hospital donde yo trabajaba, en Napa, para lo que debería haber sido una intervención neuroquirúrgica rutinaria. Y ahí es donde le abandonó la suerte.

La operación rutinaria resultó no serlo tanto. Se complicó por una infección, y la infección se complicó por un coágulo sanguíneo en la espina dorsal de John que, en el momento en que nos conocimos, le imposibilitaba caminar y controlar su vejiga y sus intestinos. Como su doctora de cabecera, vi a John muchas veces cada semana, y siempre había un nuevo problema. Era trágico. Hasta este momento, recuerdo su caso en detalle; recuerdo la frustración de tener que tratar un nuevo problema médico cada vez que asistía a mi consulta, sólo para ver aparecer otro unos días después. Todo lo que yo había esperado ayudar a la gente a evitar –escribiendo libros, publicando artículos en mi blog y hablando en público–, y todo el trabajo que había hecho, era para evitar que les ocurrieran cosas malas a las buenas personas, de la forma en que le estaba ocurriendo a John. Su cuerpo se estaba haciendo pedazos, y a pesar de lo fácilmente que podía haberse prevenido todo, yo nunca había tenido la oportunidad de realizar una intervención anterior. John no fue mi paciente hasta que ya era demasiado tarde.

Este libro es para la mujer de John, Margaret. Seis meses después de conocernos, John Doyle murió. Su infección nunca se curó y desarrolló otro coágulo que hizo que su corazón se detuviera. Después de estar casados durante casi cincuenta años, la caravana en la que Margaret y John iban a viajar juntos se convirtió en difícil de manejar, y aparte de su hijo y su nieto, ella no conocía a nadie en Clearlake. Se trasladó a una comunidad de jubilados en Napa, donde seguí tratando su insomnio, su depresión y su ansiedad. A diferencia de John, siempre había intentado comer correctamente, por lo que, dejando a un lado los trastornos inducidos por el estrés, estaba en buena forma. Lamentablemente, su hijo seguía los hábitos alimenticios de John más que los de Margaret, sin dar prioridad a la comida saludable y, sin saberlo, arriesgando su vida.

Este libro es para la pequeña nieta de John, Kayla. Su padre y la novia de éste eran padres entregados, y, cuando Kayla padeció eczema, su pediatra le recomendó que se cambiara a una leche maternizada. No fue de ayuda. Pero en el momento en que se dieron cuenta del problema, se detuvo la producción de leche de su madre. Con tres años, Kayla padeció una cojera que resultó ser el producto de un tumor cerebral. Margaret volvió con su caravana a Clearlake y la aparcó en la entrada de la casa de su hijo para ayudarles. Igual que muchos de mis pacientes preocupados por su salud, se encontró observando dos generaciones de mala salud, una situación que muchos profesionales atribuirían a la mala suerte.

La historia de la familia Doyle –una historia de vida interrumpida, de esperanzas, sueños y planes que toman un giro inesperado y desafortunado– es de las que veo en mi consulta durante todo el tiempo. Son historias que podían haber tenido un final feliz.

La narración sobre toda su familia pudo haber sido distinta si se hubieran beneficiado de una intervención preventiva. Pero, en el actual sistema de salud, la gente no recibe la mejor medicina preventiva: una educación dietética completa. Todo el tiempo escuchamos hablar sobre obstáculos para la asistencia sanitaria, pero ése no fue el problema de John Doyle. Tuvo la suerte de contar con un seguro excelente; cubrió todas sus facturas y le garantizó un acceso completo a todos los especialistas que necesitara, en el momento que fuera. Lo que no le podían ofrecer los médicos –lo que pocos doctores pueden ofrecer a algunos de sus pacientes– era un curso acelerado en comida saludable. Sin este conocimiento era vulnerable a un asesino más traicionero: la dieta americana estándar.

Sus otros médicos nunca le hablaron sobre la dieta. ¿Y por qué iban a hacerlo? Los doctores en medicina no tienen formación para considerar cómo la dieta de una persona puede contribuir a tener problemas médicos, excepto la obesidad, la diabetes o las enfermedades cardíacas. Lo que nosotros, los médicos, sí aprendemos sobre prevenir enfermedades es tan inútil que pocos lo cumplimos. Puesto que no se aprende mucho sobre nutrición a través de la formación estándar, cualquier médico interesado en la nutrición debe decidirse a estudiarla por sí solo. Y cualquier doctor que desee entender por completo cómo los nutrientes y las toxinas actúan en el cuerpo necesita una buena formación en bioquímica y fisiología celular.

Cuando mi propia salud empeoró, en 2001, me apoyé con fuerza en mi formación en la Universidad Rutgers, antes de graduarme, y en la Universidad de Cornell, después de graduarme, donde estudié bioquímica y biología molecular, mientras intentaba descartar cualquier posible relación entre mis problemas de salud y mi dieta. Cuanto más profundizaba, más esencial llegó a ser esa formación. Las revelaciones fueron tan profundas que las utilicé inmediatamente para ayudar a mis pacientes.

Como la mayoría de los médicos, disponía de una media de siete minutos con cada uno de mis pacientes. Por tanto, aunque no hubiera tiempo para una revisión completa de sus programas dietéticos, al menos podía ofrecerles algunos consejos clave –como recortar los aceites vegetales y el consumo de azúcar– que probablemente producirían beneficios. Estoy hablando de revertir los triglicéridos elevados, la hipertensión, el eczema, las infecciones recurrentes, las migrañas y mucho más.

Por mucho que a los hospitales y a las clínicas les guste hablar sobre bienestar y prevención, lo cierto es que en una consulta médica no puede tener lugar una conversación sobre alimentación saludable. Por eso, para marcar el «recuadro de discusión sobre nutrición», se basan en breves explicaciones, como «cómete los colores»,[1] lo cual no aporta demasiado, o «todo con moderación», lo que, en el mundo en que las toxinas se comercializan como alimentos saludables, puede ser un consejo perjudicial. Proporcionar una verdadera guía dietética requiere mucho más tiempo con los pacientes de lo que normalmente permiten los seguros. Se podría llenar un libro con las necesidades que deben explicarse a cualquiera para adoptar una dieta verdaderamente saludable, la razón por la que, en 2003, empecé a escribir éste.

Cinco años después, *Nutrición profunda* estaba terminado, y el libro comenzó a difundirse. Personas de todo el mundo me escribían compartiendo historias sobre cómo sus vidas habían cambiado a mejor implementando sus principios. Poco después, el equipo L.A. Lakers mostró interés. El entrenador jefe, Gary Vitti, y el monitor de fuerza y condición física, Tim DiFrancesco, pensaban que en la NBA no se utilizaba en toda su amplitud la buena nutrición. Y así, conmigo como miembro del equipo de nutrición, desarrollamos el Programa de Nutrición PRO (Ortogénesis de Rendimiento y Recuperación [«Performance Recovery Orthogenesis»]) e iniciamos una colaboración con Whole Foods Markets[2] para asegurarnos de que ningún jugador, estuviera en casa o de viaje, tuviera que tomar comida basura si no quería hacerlo. Desde aquella época, otros equipos de la NBA han tenido relación con Whole Foods Markets, con excelentes resultados, una tendencia hacia la verdadera comida en los deportes profesionales que sin duda tiene que seguir creciendo.

No considero *Nutrición profunda* un libro de dietas. Es un libro que te proporciona control sobre tu propia salud. Es la alternativa a ceder el

---

1. Con esta expresión, la autora hace referencia a los variados colores de las frutas y las hortalizas. *(N. del T.)*

2. Mercados de Alimentos Integrales. *(N. del T.)*

control a los intereses económicos de los hospitales y las corporaciones multinacionales, instituciones que te consideran poco más que una imagen o una radiografía, y que harán la vista gorda ante los procedimientos lucrativos realizados sin indicaciones médicas adecuadas. No nos interesa tener que depender de otros –con buenas intenciones o no– para que nuestra vida vuelva al buen camino. Y no tenemos por qué hacerlo.

Nutrición profunda no es sólo un libro de dietas. Es un libro sobre «voy a disfrutar de mi jubilación». Es un libro sobre «ya no dependo de medicamentos». Un libro sobre «mis hijos están sanos». Es un libro sobre «tengo toda la energía que necesito». Un libro sobre «llegaré a ver graduarse a mi nieta». Un libro sobre «puedo practicar cualquier deporte que quiera». Un libro sobre «puedo hacer cualquier cosa que piense». Es, en primer lugar, y principalmente, un libro sobre «voy a vivir la vida que quiero», porque, para vivir la vida que queremos, la que imaginamos para nosotros mismos, antes debemos tener control sobre nuestra salud.

Podemos pensar en la dieta como en una estrategia, una herramienta –la más poderosa de todas– para cumplir la tarea de optimizar nuestra salud. Cuando mi marido, Luke, y yo, escribimos la primera edición de *Nutrición profunda*, mi objetivo, como médico, era ofrecer esa herramienta a todas las personas que pudiera. Y me llena de júbilo y satisfacción que la edición original ayudara a tantas personas. Cada vez que un paciente compraba docenas de ejemplares para compartir con sus familias, yo me sentía agradecida. Cuando deportistas como Kobe Bryant, Steve Nash, Dwight Howard y Bryce Salvador empezaron a adaptar sus principios y se convirtieron en modelos para sus seguidores, e incluso ayudaron a implementar estos principios en las ligas en que jugaban, yo me sentía agradecida. Y cuando los principales expertos en salud, blogueros, médicos, nutricionistas y escritores empezaron a incluir muchas de nuestras ideas en su propio trabajo, me sentí agradecida. Me sentía agradecida porque sabía que cada una de estas personas utilizaba el libro como una herramienta para cambiar el curso de sus propios objetivos de salud.

Como había esperado, *Nutrición profunda* cambió las conversaciones.

Pero no lo logró de forma suficiente.

Lamentablemente, la trayectoria general de la salud de los norteamericanos no ha cambiado, y ni siquiera se ha aproximado un poco.

Las estadísticas demuestran que nuestro país es menos saludable que en 2008. Actualmente hay más personas luchando contra la obesidad, más niños con autismo, más alergias alimentarias, más lesiones cerebrales traumáticas de las que los deportistas y los soldados no se recuperan completamente. Queda aún mucho trabajo por hacer. Y, afortunadamente, ahora hay nuevos y poderosos datos científicos a nuestra disposición para actualizar las ideas de *Nutrición profunda*, y muchas investigaciones adicionales que reafirman los principios básicos del libro, así como unos estudios que exigen una ampliación de algunos de esos conceptos en nuevos territorios.

Para los lectores que compraron la edición original y han vivido siguiendo mis consejos –aquellos que sabían en lo más profundo que la comida tradicional que utiliza productos de buena procedencia y animales bien criados tenía una buena lógica intuitiva–, me siento feliz de decir que todas las nuevas investigaciones disponibles confirman que siguieron ideas correctas. Pero, puesto que la ciencia de la nutrición sigue evolucionando, lo mismo que las cuestiones sobre bienestar que conlleva, hay mucho más de lo que hablar. Con esta edición nueva y actualizada, espero aportar cuatro categorías de información que creo que el lector encontrará útil en su viaje hacia la optimización de su salud.

1. Esta edición de *Nutrición profunda* contesta a tus preguntas

En la primera edición de *Nutrición profunda* presenté las ideas clave que pensé que eran importantes para cualquiera que deseara conocer el conjunto de la salud humana. Realmente era *mi* libro. Esta edición ampliada es *tu* libro.

No sólo he actualizado la información científica y añadido nuevos capítulos. También he contestado a todas las perspicaces preguntas, la información aportada, las críticas y las solicitudes de explicaciones más amplias que he obtenido de los lectores en respuesta a la primera edición. Gran parte de ello está desarrollado en los capítulos ampliados. Otra parte, especialmente los temas que hoy en día tenemos en mente todos, como la desintoxicación, los organismos genéticamente modificados, los derechos de los animales y la sostenibilidad, el gluten, la salud del cerebro y los microbiomas, se tratan en un capítulo aparte de preguntas frecuentes.

Mientras practicaba la medicina en Kauai, Hawái, pregunté a Luke si podría ayudarme a escribir un pequeño panfleto para explicar lo que yo sabía que era cierto sobre nutrición, en términos sencillos, para mis pacientes. Muy pronto, ese panfleto creció hasta convertirse en la primera edición de *Nutrición profunda*. Nunca podía pensar que daría lugar a una comunidad. Algunos de mis lectores han tomado las ideas presentadas en el libro y las han utilizado para ofrecer conferencias sobre nutrición, o incluso escribir sus propias obras. Muchos han inaugurado negocios –pequeños restaurantes de moda, empresas de cáterin– que celebran las ideas dietéticas que yo describo. Aún sigo recibiendo diariamente llamadas telefónicas, correos electrónicos y comentarios en las redes sociales de personas cuyas vidas han cambiado a mejor implementando las ideas del libro. He escuchado cientos de historias de esperanza de jóvenes familias con hijos recién nacidos; de adultos que se libran del dolor crónico; de personas que se han recuperado de la enfermedad, que han experimentado un rejuvenecimiento físico, o que se sienten mejor con sus sesenta y tantos años que lo que estaban con veintitantos. Historias como éstas me confirman que este libro es tan relevante actualmente como cuando vio la luz.

Desde su publicación, he sido testigo de cómo cientos de los pacientes de mi clínica experimentan un asombroso cambio en su salud después de aplicar los principios de *Nutrición profunda*. Los he observado con alegría cuando volvían con una presión sanguínea menor, anormalidades del colesterol erradicadas, problemas cutáneos curados, migrañas resueltas, estado de ánimo estabilizado y enfermedades autoinmunes –a veces incapacitantes– drásticamente mejoradas o en remisión. Y he recibido una gran cantidad de testimonios que confirman la capacidad aparentemente milagrosa del cuerpo para curarse cuando se le proporciona una dieta humana de verdad.

A continuación, indico algunas de las formas en que adoptar los principios de *Nutrición profunda* ha cambiado las vidas de sus lectores:

PARA ADULTOS

- Mejor estado de ánimo
- Desaparece el hambre y el deseo de tomar tentempiés
- Articulaciones más fuertes

- Piel más firme
- Más fertilidad
- Menos infecciones
- Prácticamente, eliminación del riesgo de ataques cardíacos y apoplejías
- Disminuyen las reacciones alérgicas
- Menor riesgo de demencia

PARA LOS NIÑOS

- Mayor capacidad de aprendizaje
- Menos rabietas y problemas de conducta
- Mejor crecimiento de la mandíbula y menos necesidad de ortodoncia
- Mejor sistema inmunitario y menos alergias
- Aumento de la posible altura corporal
- La pubertad tiene lugar a una edad y un ritmo normales

Pero las historias que me llegan a lo más profundo hablan de una forma de despertar en lo relativo a nuestra relación con la comida. Ésta es una tendencia que dio inicio mucho antes de *Nutrición profunda*, pero creo que estoy logrando aumentar esta nueva conciencia cuando la gente me dice cómo nuestro libro «cambió por completo su relación con la comida». Se entusiasman apasionadamente con el hecho de limpiar los armarios de la cocina, desempolvar libros de cocina de sus abuelas, buscar granjeros cuyas prácticas incluyan revitalizar la tierra que ha trabajado en exceso y tratar a sus animales con el respeto que merecen.

Esto me lleva a otra cosa que explicaré en esta edición: las importantes lecciones que podemos aprender de la comunidad vegana/vegetariana que benefician a los animales criados para comer, el medio ambiente y, por supuesto, nuestra salud. Aunque los omnívoros y los veganos sin duda se distinguen en una de las preguntas éticas centrales de nuestro tiempo –¿está bien comer animales o productos lácteos?–, hay muchas cosas en las que los veganos y los omnívoros concienciados ya están de acuerdo, y cuanto antes se reúnan estos dos grupos y discutan sus puntos en común, antes podremos empezar a efectuar un cambio significativo en la salud humana, y más saludable será nuestro planeta.

2. Esta edición de *Nutrición profunda* ofrece un plan

Es importante saber lo que es bueno para cada uno. Pero el verdadero trabajo empieza cuando decidimos organizar nuestra rutina diaria en torno a una nueva forma de comer. La principal petición que me hacen trata sobre instrucciones prácticas, más específicas, sobre cómo implementar las ideas de *Nutrición profunda* en sus vidas. Por eso, esta edición incluye toda una sección que guiará al lector, paso a paso, sobre cómo cambiar hacia un estilo de vida totalmente saludable. Gran parte de lo incluido en este nuevo capítulo procede de nuestros lectores, que han compartido generosamente no sólo sus historias de éxito, sino también los detalles concretos de lo que hicieron exactamente en primer lugar, y cómo manejaron las complejidades que conlleva desarrollar estos mejores hábitos en la tumultuosa y caótica vida cotidiana. ¡Y por supuesto esta edición incluye lo que todo el mundo ha pedido por encima de todo: planes alimenticios y recetas!

Puesto que hablo mucho sobre el valor de los productos animales para nuestra salud, no siempre es obvio que se puede obtener un gran beneficio siguiendo los principios de *Nutrición profunda* incluso sin comer carne. Por ello, también he creado un plan alimenticio basado en plantas con el objetivo de ayudar a los lectores a seguir un estilo de vida vegetariano o vegano para optimizar su nutrición.

3. Esta edición de *Nutrición profunda* incluye más evidencias

Doy las gracias a aquellos de vosotros que corristeis a difundir las palabras de *Nutrición profunda* entre vuestra familia y amigos, ya seáis dietistas, médicos, nutricionistas o entrenadores que recomendasteis el libro a vuestros clientes y pacientes, o bien jefes de cocina, estudiantes, gourmets, entusiastas de la ciencia o amas de casa que simplemente creen en el mensaje y quieren difundirlo. Vuestra forma de pensar está empezando a ponerse de moda. Cada vez más gente habla sobre los daños del azúcar, ¡incluso los médicos! Más gente habla sobre la necesidad de dormir bien. Más gente está interesada en fomentar una buena relación con las bacterias beneficiosas: tomando probióticos, evitando los jabones y lociones antibacterianos, incluso fermentando su propia kombucha, kéfir, yogur, chucrut y más alimentos. Cada vez más gente está preocupada por el bienestar de los animales y está dispuesta a pagar más por la carne, si procede de granjeros conscientes de la importancia de tratar bien a la tierra y de cuidar adecuadamente de sus animales.

Si ya perteneces al equipo encargado de todo esto, esta edición te ofrecerá los nuevos avances científicos que han salido a la luz desde 2008. Estas nuevas y fascinantes ideas –procedentes de la investigación en todos los ámbitos de la salud– demuestran que hiciste bien al creer en el mensaje de *Nutrición profunda*. Igual que yo, probablemente creas que, si todo el mundo (o por lo menos más personas) no adopta estos principios abiertamente, entonces la salud en Estados Unidos, y en cualquier otro lugar, sin duda decaerá aún más. Por tanto, no es cuestión de mejorar tu salud personal, sino de si quieres vivir, o no, en una sociedad en la que la mala salud es la única cosa sobre la que habla la gente.

La buena noticia para nosotros es que, de acuerdo con toda la investigación en todos los ámbitos relacionados con la salud que se ha publicado desde la primera edición de *Nutrición profunda*, quienes crean que la dieta es esencial para una buena salud están en lo cierto. Y todos los días, investigadores de todo el mundo muestran más pruebas de que una buena dieta puede hacer más que cualquier otra cosa para mejorar la calidad de vida. La mala noticia es que no todos estamos aún de acuerdo en qué consiste una buena dieta. Y debido a la constante mala información que apoya el consumo de una alimentación cada vez menos nutritiva, ahora estamos experimentando los resultados predichos de una peor salud. De hecho, en algunos ámbitos de la salud, los problemas están aumentando: los informes de alergias alimentarias, diabetes y trastornos mentales sólo se han incrementado desde el año 2008. Esta edición actualizada ofrece, a quienes se preocupan por educar a los demás, más artillería pesada para facilitarles el trabajo.

4. Esta edición de *Nutrición profunda* ofrece una aproximación más centrada

Un día de 2012, entré en mi consulta, donde un fax colocado sobre mi escritorio etiquetado «DEL PRESIDENTE DE LA CIA» estaba marcado como «URGENTE». En este caso, la CIA no era la agencia internacional radicada en Bethesda, Maryland. Se refería al Instituto Culinario de

América (Culinary Institute of America). Me enviaron el fax en respuesta a un artículo que Luke y yo habíamos escrito para la revista *Napa Register*, titulado «El pegote de colza». Nuestro artículo explicaba que este aceite tóxico, considerado «saludable para el corazón», había desplazado no sólo a los aceites de oliva, coco y cacahuete de los menús de la mayor parte de los mejores restaurantes de Napa Valley, incluido uno que en cierta ocasión fue descrito como «el mejor restaurante de Estados Unidos». Intentábamos lanzar la alarma de que la colza –junto con otros aceites vegetales refinados, decolorados y desodorizados– era de todo menos buena para el corazón. Al contrario, yo advertía de que el de colza y otros aceites vegetales son en gran parte responsables de la mayoría de los ataques cardíacos mortales y apoplejías incapacitantes, además de un montón de otras enfermedades conocidas en Estados Unidos. Deseábamos llamar la atención de los jefes de cocina e iniciar un debate. Por ello estábamos encantados de recibir, por parte del presidente de la CIA, una citación para llamarle y «discutir [nuestra] difusión de información errónea».

Resultó que el presidente, Charles Henning, era un amable caballero que nos invitó gentilmente a «ir a comer» y discutir nuestras diferencias de opiniones. Varios días después, Luke y yo nos encontrábamos sentados en una mesa, con el señor Henning, en un restaurante al aire libre desde donde se podían ver los verdes viñedos y los majestuosos robles en el valle que había debajo. Nos había preparado un obsequio, que incluía una cata de aceite de oliva junto con bombones. Sentía pasión por la calidad de sus aceites de oliva, y pasó algunos momentos detallando el gran cuidado que tenía para conservar los delicados antioxidantes responsables de su color verde claro y sus complejos sabores. Yo quedé verdaderamente impresionada por la amplitud de sus conocimientos sobre bioquímica, por lo que le dije: «No muchas personas podrían explicar los fundamentos de la oxidación de forma tan clara. Pero, puesto que estamos aquí debido a nuestra diferencia de opiniones sobre la colza, debo preguntarle que, si reconoce que debe tenerse mucho cuidado para proteger los nutrientes del aceite de oliva, ¿por qué no tener en cuenta lo que el procesamiento hace con la colza, que nunca se trata tan amablemente? Si la colza es tan saludable, ¿por qué no nos ofrece una cata de colza?

Y en ese momento es cuando recibí una muestra de la amarga verdad. «Tenemos que alimentar a las masas. Simplemente no hay suficiente aceite de oliva para todo el mundo», me dijo el señor Henning. En eso consistía el problema.

Esto es difícil de admitir. En la primera edición de *Nutrición profunda*, expuse el argumento de que el aceite vegetal era tóxico y que su consumo era también una de las principales causas de los ataques cardíacos y los derrames cerebrales mortales, entre muchas otras cosas. Pero, por alguna razón, de todos los argumentos expuestos en *Nutrición profunda*, éste el único por el que no se preocupan demasiadas personas.

Bien, casi nadie. Los L. A. Lakers sí. Y Mark Sisson también: produce la única marca de mayonesa, que podemos encontrar en los supermercados, que no contiene aceite vegetal. Afortunadamente, la mayoría de las personas a las que escribí cartas o con las que hablé han captado el mensaje. Pero, a diferencia de todos los otros temas expuestos en el texto original (temas como la densidad de nutrientes y la reducción de hidratos de carbono vacíos, los beneficios para la salud de las grasas saludables y de alimentos fermentados para ayudar a prosperar a la microbioma, los beneficios de la reserva de los huesos y el valor de los animales criados con pasto), el tema del aceite vegetal aún tiene que generar un verdadero cambio.

Mi fracaso a la hora de hacer sonar la alarma a los jefes de cocina es especialmente molesto porque tengo mucha fe en ellos. Como el lector podrá comprobar enseguida, creo que sabor equivale a nutrición; tratar de mejorar el sabor conduce casi invariablemente a la mejora del valor nutricional. Si se entiende esta idea, entonces no hay problema en sugerir que los jefes de cocina son nutricionistas originales, y que el enfoque de los mejores jefes de cocina es el mismo que debemos adoptar como nutricionistas y consumidores de información dietética. El problema, en lo que respecta a los aceites vegetales, es que muchos jefes de cocina abandonan sus instintos y optan por los aceites vegetales más baratos debido a su sabor neutro o su alto punto de evaporación. Algunos llegan a afirmar que se preocupan por la salud de sus clientes, o, habitualmente, por la seguridad de sus patrones sensibles al aceite de cacahuete. En realidad, cuando los jefes de cocina utilizan estos aceites o rocían con un poco de aceite de oliva un ramequín de aceite de colza y lo hacen pasar por aceite de oliva puro, o instruyen a su personal, al seguir preguntándose sus clientes por los aceites que de verdad comen, contestando a las preguntas con la respuesta aparentemente inocua de «es una mezcla», se limitan a hacer caso al propietario del restaurante o, más en concreto, al contable del negocio. Pero estos jefes de cocina que sólo buscan el equilibrio en lo que venden a sus clientes, además de a sus establecimientos, nos subestiman.

En una ocasión visité una conocida cadena de restaurantes con Debbie Lee, jefe de cocina establecida en Los Ángeles y asesora financiera de restaurantes, y juntas examinamos más de un bufet de ingredientes sostenibles, todos arruinados por cocinarse en aceite tóxico. Pregunté a Debbie cuánto le costaría a un restaurante, por plato, utilizar aceite de oliva en lugar de vegetal. Calculó que serían aproximadamente cincuenta centavos por plato. Esto puede parecer mucho en un restaurante que vende sus ensaladas por 2,75 dólares, donde esos cincuenta centavos adicionales serían un buen golpe, pero el aceite vegetal ha encontrado su camino hacia los mejores restaurantes del país. De hecho, veintiséis de los veintinueve hoteles de cinco estrellas de la gira de la NBA utilizan aceites vegetales o mezclas, en lugar de aceite de oliva en las salsas de las pizzas, los aliños de las ensaladas, la salsa holandesa, los purés y los productos de pastelería, y en muchos más platos. No hay plato que no arruine el hecho de recortar su presupuesto. A cincuenta dólares el plato en algunas de estas lujosas comidas, pensamos que podrían gastar unos cuantos centavos para que disfrutáramos de la comida sin ninguna dosis de toxicidad. Cuando supe que el jefe de cocina y restaurador Thomas Keller, cuyo principal restaurante se encontraba a unos minutos de mi consulta, utiliza aceites vegetales en sus establecimientos (y los recomienda en sus libros de cocina), fui consciente de que los aceites vegetales como el de colza no sólo están arruinando nuestra salud, sino que son una amenaza para todo el negocio culinario.

Quizás por explicar cómo el aceite vegetal es malo por muchas razones –desde dañar las arterias hasta causar fallo hepático e interferir en el crecimiento de las células–, fracasé en el acto de hacer entender el mensaje. Tal vez debería haber elegido un solo blanco de ataque. Quizás es porque no dije que el consumidor medio preocupado por su salud obtiene entre el 15 y el 30 por 100 de sus calorías diarias de este material, y el que come de forma normal entre el 30 y el 60 por 100.[3] Puede que estos aceites sean tan ubicuos porque no tienen sabor ni olor, y es difícil saber cuándo alguna empresa que quiere ahorrar gastos los está introduciendo en nuestra comida. Es posible que estos aceites sigan siendo tan prevalentes sólo porque hay muchas más cosas malas en los alimentos que comemos –desde organismos modificados genéticamente hasta pesticidas que alteran el sistema endocrino, pasando por los herbicidas y el hecho de tener que preocuparnos por el gluten– por lo que se olvidan los problemas de los aceites vegetales.

Por ello, en esta edición actualizada de *Nutrición profunda* he añadido un capítulo que se centra en los daños de los aceites vegetales sobre el cerebro. ¿Por qué el cerebro? En primer lugar, cualquier enfermedad que dañe nuestro cerebro amenaza a nuestra identidad. No hay nada peor que eso. En segundo lugar, porque no identificamos problemas cerebrales utilizando pruebas objetivas. Confiamos en que nuestros pacientes nos avisen cuando algo va mal dentro de sus cabezas. Pero, por supuesto, hay un truco: tal vez no nos demos cuenta de que algo va mal porque nuestro cerebro ha dejado de funcionar correctamente. A diferencia de los demás órganos vitales, el cerebro carece de un sistema sensorial para avisarnos de cuándo tiene dolor (se piensa que los dolores de cabeza se originan en los vasos sanguíneos intracraneales, no en las neuronas metabólicamente estresadas). Y por último, porque el cerebro normalmente sufre cuando los aceites vegetales dañan los otros tejidos del cuerpo, como por

3. Los datos de 1994 muestran un consumo anual per cápita en Estados Unidos de 25,1 kilogramos, lo que equivale a 618 calorías diarias. Datos tomados de las tablas de la página web del Departamento de Agricultura muestran que el consumo en 2014 es del 170 por 100 que en 1995. Suponiendo que en 1994 y 1995 fuera igual el consumo en términos per cápita, entonces, haciendo los cálculos para el año 2014 tenemos más de 1.000 calorías diarias procedentes de aceites vegetales para el americano medio. Las calorías medias consumidas al día por los estadounidenses evidentemente varían mucho, pero estimaciones del año 2015 elevan la media a 3.600, mientras que las personas delgadas ingieren 1.700-3.000 calorías dependiendo de su nivel de actividad. Son estimaciones para la salud de consumidores concienciados, basándose en la experiencia personal de que la mayoría de los consumidores preocupados por su salud cocinan en casa más a menudo y reducen su exposición a los aceites vegetales. Fuentes: datos de 1995 de la tabla 6 del artículo «Polyunsaturated fatty acids in the food chain in the United States», *Am J Clin Nutr*, enero, 2000, vol. 71, n.º 1, pp. 179S-188. Datos de 2014 de las tablas de www.ers.usda.gov/data-products/oil-crops-yearbook.aspx

ejemplo el estómago, nuestra sangre y la circulación linfática, el sistema inmunitario e incluso nuestros genes. Dañar estos sistemas puede generar efectos a largo plazo que conduzcan a tener un impacto específico en el cerebro.

Desde el año 2008 ha habido tantos datos que me han convencido de que estos aceites son especialmente perjudiciales para el cerebro que me sentí tentada a escribir un libro sobre el tema. Por ejemplo, investigadores de Milán han demostrado que uno de los compuestos dañinos del aceite vegetal degrada las partes internas de las células nerviosas llamadas filamentos intermedios.[4] Otro grupo de Monte Sinaí alimentó a los ratones con metabolitos de aceite vegetal, en concentraciones variadas, y los que comieron más aceite desarrollaron el equivalente al alzhéimer a una edad temprana.[5] Debido a la avalancha de nuevas pruebas que apuntan a los aceites vegetales como las sustancias químicas asesinas del cerebro más poderosas, cuando surgió la oportunidad de publicar esta edición revisada y actualizada de *Nutrición profunda*, sabía que necesitaba añadir este capítulo. La información no puede esperar más tiempo. Puesto que este capítulo está tan repleto de información y tiene serias consecuencias relacionadas con los numerosos trastornos cerebrales y del estado de ánimo que son habituales, espero que el lector lo lea con especial atención; de hecho, espero que lo considere un libro dentro de un libro.

LA SIGUIENTE GENERACIÓN

La época de las soluciones tecnológicas para la salud está llegando a su fin.

La tecnofilia de nuestro país comenzó después de la Segunda Guerra Mundial, cuando los avances en medicina y farmacología hicieron nacer la idea de que, si llegábamos a estar enfermos, la medicina moderna vendría a nuestro rescate, atribuyendo la responsabilidad de nuestra salud cada vez más al gobierno, las corporaciones y otras autoridades. Estas mismas autoridades nos convencieron de que las mujeres podrían finalmente librarse de los límites de la cocina si estaban dispuestas a aban-

4. «Protein lipoxidation: detection strategies and challenges», Giancarlo Aldini, Redox *Biol.*, 5 agosto, 2015, pp. 253-266.
5. «Oral glycotoxins are a modifiable cause of dementia and the metabolic syndrome in mice and humans», Weijing Cai *et al.*, *PNAS*, 1 abril, 2014, vol. 111, n.º 13.

donar los ingredientes y los platos tradicionales, y confiaban en su lugar en productos industriales de corporaciones como Dupont, que prometían «una mejor vida mediante la química». Esta idea caló tan hondo que ahora, cuando los requerimientos naturales para la salud parecen una incomodidad, nos vemos condicionados a recurrir a una u otra corporación para disponer de un atajo en torno a esos requerimientos.

¿Y cómo está funcionando para nosotros?

La cuarta parte de las infecciones son ahora resistentes a la terapia con antibióticos, y hemos descubierto recientemente que cada plato mata cientos de especies de bacterias beneficiosas que quizás no vuelvan nunca para ayudarnos a ahuyentar de nuevo a los bichos malos.

Nuestra guerra contra el cáncer ha tenido un efecto mínimo, si es que ha hecho algo. En realidad, el cáncer parece florecer en la población estadounidense. En 1960, el riesgo de una mujer de desarrollar cáncer de mama estaba en los veintidós años. Actualmente está en los ocho.[6] Y la incidencia del cáncer infantil ha aumentado en casi un 60 por 100.[7]

La enfermedad cardiovascular sigue siendo el asesino número uno de hombres y mujeres.[8] Más estadounidenses que nunca viven con una función mental dañada debido al alzhéimer. De acuerdo con la Fundación del alzhéimer, el 44 por 100 de la población entre setenta y cinco y ochenta y cinco años es diagnosticada, y son, o pronto serán, dependientes de otros para que cuiden de sus necesidades básicas.[9] ¿Cuál es el objetivo de tanto dinero gastado para vivir más, cuando la amenaza del alzhéimer nos roba el resplandor de nuestros años dorados, quitándonos toda la memoria de quienes somos?

Estamos más enfermos que nunca. El cuidado de la salud es el eje impulsor número uno de la economía estadounidense. La industria farma-

---

6. «Changes in breast cancer incidence and mortality in middle-aged and elderly women in twenty-eight countries with Caucasian majority populations», C. Hery *et al.*, *Ann Oncol*, 2008, 19 (5), pp. 1009-1018.

7. Fuente: Surveillance, epidemiology, and end results (SEER) program (www.seer.cancer.gov), SEER 9 area, Edades 0-19, acceso por Internet el 2 de abril de 2016, en www.curesearch.org/Incidence-Rates-Over-Time

8. www.cdc.gov/heartdisease/facts.htm

9. Estadísticas para el año 2015 de Alzheimer's.net 2015, el 2 de abril de 2014, en www.Alzheimer's.net/resources/Alzheimer's-statistics/

céutica tiene actualmente el dinero necesario para ofrecer al Congreso más dólares que el gasto combinado de aceite, gas y defensa militar. No olvidemos que ésta es la misma industria que ha fracasado en la tarea de erradicar la plaga de obesidad, enfermedades cardíacas, diabetes, cáncer, alzhéimer, autismo y muchas más enfermedades.

La tecnología no ha logrado mantenernos sanos. Y ahora millones de personas conocen el hecho de que la única tecnología que nos ha ofrecido constantemente niños sanos, corazones sanos y mentes sanas es la tecnología que ha estado en constante desarrollo y mejora desde que comenzó la vida sobre la Tierra: la tecnología de la naturaleza.

Cuanto más confiemos en esta tecnología de la naturaleza, más sanos estaremos. Éste es el fundamento de *Nutrición profunda*. Y, por supuesto, la mejor forma de conectarnos a la naturaleza es mediante ingredientes de buena procedencia cuyo valor nutricional esté protegido y mejorado utilizando las mismas técnicas culinarias que nos han servido durante milenios.

Independientemente de que seas una de las personas que compartió la primera edición de este libro con los amigos y su familia –¡y si lo eres, muchas gracias!–, o que estés a punto de introducirte en los conceptos de *Nutrición profunda* por primera vez, espero que este libro pueda servir como una expresión, basada en la ciencia, de las creencias de sentido común que ya tienes en los huesos: las comidas de moda son malas para nosotros. La comida ejerce una poderosa influencia en la salud. La fuente y la tradición realmente importan. Proporcionándole una dieta adecuada, el cuerpo humano tiene una notable habilidad de gozar de una salud óptima durante toda la vida.

Si quieres entender mejor la profundidad de estas verdades y cómo aprovechar exactamente el poder de la naturaleza para tener una mejor salud, entonces este libro es para ti.

Introducción

Este libro describe la dieta que acabará con todas las dietas.

Eso es fácil de decir, por supuesto. Todos los tipos de libros de nutrición afirman describir la mejor dieta de todas, la última que necesitarás. La verdad es que realmente existen muchas dietas muy buenas. Ya conocerás alguna de ellas: la okinawa, la mediterránea y la francesa, propias de pueblos que viven vidas largas y saludables, aunque sus alimentos sean tan densos y ricos.

Como médico, a menudo me he preguntado –como muchos de mis pacientes– qué es exactamente lo que hace que todas estas buenas dietas sean tan especiales. Si la gente japonesa, comiendo montones de pescado y hortalizas frescas, y la gente mediterránea, comiendo lácteos y alimentos regados con aceite de oliva, pueden disfrutar de una salud superior, y atribuimos su buena salud a los alimentos que comen, entonces ¿cómo es posible –en apariencia tomando alimentos diferentes– que ambas puedan afirmar ser la mejor dieta del mundo? ¿Puede ser que muchas culturas aseguren un programa nutricional fantásticamente exitoso, por igual? ¿Es posible que todos los pueblos del mundo hagan bien las cosas, que adquieran los nutrientes necesarios para tener salud y sentirse jóvenes comiendo lo que parecen ser alimentos distintos, pero que en realidad son nutricionalmente equivalentes?

Este libro describe exhaustivamente lo que me gusta llamar la Dieta Humana. Es el primero en identificar y describir los puntos en común entre los programas nutricionales de mayor éxito de los que han dependido los pueblos del mundo para proteger su salud. La Dieta Humana estimula el nacimiento de niños sanos, de forma que la herencia de la salud óptima pueda pasar a la siguiente generación, y también a la que vendrá después.

Nos gusta hablar sobre dejar un entorno saludable y sostenible para nuestros hijos. Los últimos avances científicos unen la discusión medioambiental con la genética; cuando hablamos de sostenibilidad medioambiental estamos hablando necesariamente de nuestra sostenibilidad genética.

Éste es también el primer libro en hablar de la salud a lo largo de generaciones. Gracias a una nueva ciencia llamada *epigenética*, ya no tendrá sentido considerar nuestra salud puramente a nivel personal. Cuando pensamos en nuestra salud, pensamos en nuestros propios cuerpos, como en «me siento bien», «me gusta mi peso», «lo estoy haciendo bien». La epigenética nos enseña que nuestros genes pueden ser saludables o enfermos, igual que nosotros. Y si nuestros genes son saludables cuando tenemos hijos, ellos heredan esa salud. Si nuestros genes tienen problemas, entonces esa enfermedad también puede heredarse. Puesto que la epigenética nos permite estudiar la salud en el contexto de una línea temporal más larga, ahora podemos entender cómo lo que comemos siendo padres puede cambiar todo en nuestros hijos, incluso su aspecto. Hablaremos sobre cómo, con los alimentos adecuados, podemos poner nuestro genoma en forma para conceder a nuestros hijos la posibilidad de luchar.

Cada capítulo está repleto de revelaciones científicas que puedes utilizar para emprender acciones positivas hacia una mejor salud. Si tienes problemas digestivos, aprenderás a ser el jardinero de tu flora intestinal para protegerte mejor de las infecciones patógenas. Si luchas contra el cáncer, aprenderás que el azúcar es su alimento favorito y cómo reducirlo te ayuda a matarlo de hambre. Si sufres de migrañas recurrentes, fatiga frecuente, irritabilidad o problemas de concentración, aprenderás que eliminar los aceites tóxicos y añadir más verduras frescas a tu dieta puede librarte de estos síndromes.

Uno de los nuevos conceptos más importantes de *Nutrición profunda* es la idea de que los alimentos que comen los padres pueden cambiar el aspecto futuro de sus hijos. En realidad no es totalmente nuevo. La mayoría de nosotros conocemos el síndrome alcohólico fetal, un problema del desarrollo caracterizado por una serie de anormalidades faciales causadas por el consumo de alcohol durante el embarazo. Esos mismos problemas del desarrollo pueden ser debidos a una mala nutrición durante el embarazo o los primeros años del niño. Veo esto cada día en mi clínica. En las páginas que siguen explicaré por qué seguir las recomendaciones dietéticas estándares actualmente defendidas por los nutricionistas o dietistas conlleva correr el riesgo de que el desarrollo de tu hijo también se vea afectado. Para proteger a tus hijos de estos problemas que potencialmente alteran la vida, proporciono un plan para ayudar a asegurar que el cuerpo de la madre esté adecuadamente fortalecido con todos los nutrientes que necesita un bebé en crecimiento, algo que yo llamo «estrategia fraternal».

Ha habido cierta reticencia a identificar el buen aspecto con la buena salud; incluso, lo que es más, a abordar el tema. Pero, con la infraestructura de los cuidados de salud manteniendo los problemas de los niños y adultos crónicamente enfermos, ha llegado el momento de afrontar la realidad. No estamos hablando de conceptos estéticos abstractos de belleza. Si estás pensando en tener hijos, y quieres que tengan todas las oportunidades en la vida, querrás que estén sanos y sean físicamente atractivos. ¿Cómo sabemos qué es atractivo? Conocimos al mayor experto mundial de la ciencia de la belleza para descubrir por nosotros mismos lo que hace que una persona sea bella o del montón. Su nombre es doctor Stephen Marquardt. Es un conocido cirujano plástico que vive en las afueras de Los Ángeles, y su «máscara Marquardt» muestra cómo la cara humana perfecta es el resultado inevitable del crecimiento corporal de una persona, de acuerdo con las reglas matemáticas de la naturaleza.

El lector va a conocer a otro inconformista, un hombre que debería ser considerado el padre de la nutrición moderna. Igual que Marquardt, un cirujano plástico, este modesto dentista rechazó aceptar la idea de que era natural que los dientes de los niños se apiñaran y se desplazaran tan caprichosamente como lápidas sobre un suelo lleno de hielo. Los dientes deben encajar bien, insistió. Viajó por todo el mundo para determinar si vivir a base de alimentos tradicionales aseguraría el crecimiento adecuado de los niños, de forma que sus dientes, sus ojos y cada órgano de sus cuerpos se encontraran en una proporción perfecta, asegurando una función óptima y una salud extraordinaria. Descubrió que la salud humana depende de los alimentos tradicionales. La epigenética demuestra que eso es así porque nuestros genes esperan los nutrientes que proporcionan los alimentos tradicionales.

La idea más importante con la que se va a encontrar el lector es que hay un orden subyacente a nuestra salud. La enfermedad no es algo aleatorio. Enfermamos cuando nuestros genes no obtienen lo que esperan, en demasiadas ocasiones. Independientemente de tu edad, cumplir esas expectativas genéticas mejorará drásticamente tu salud. Por eso hemos dedicado la mayor parte de la sección de planificación del libro a describir lo que tus genes esperan comer exactamente: los Cuatro Pilares de la Dieta Humana. Estos alimentos desarrollarán tu potencial genético, reconstruyendo literalmente tu cuerpo, de molécula en molécula, con la rapidez que puedas alimentarlo. Por supuesto, esto no ocurre de la noche a la mañana. Cuanto más tiempo aportes a tu cuerpo nutrición restauradora, más beneficios obtendrás.

Lo primero que observarás es más energía mental, normalmente en los primeros días. Tal como digo a mis pacientes que deciden embarcarse en este viaje curativo, tu verdadero yo está oscurecido detrás de capas de interferencia cognitiva. Igual que la señal de un teléfono móvil que parpadea, la comunicación entre las regiones de tu mente está parcialmente bloqueada. Ni siquiera sabes quién eres realmente hasta que tu mente está del todo operativa.

Pero, antes de que puedas descubrir ese potencial, es vital que aprendas a reconocer dos sustancias tóxicas presentes en nuestra comida que son incompatibles con la función genética normal: los azúcares y los aceites vegetales. No sólo son tóxicos para las personas que tienen sensibilidad a ellos o ciertos problemas médicos como el síndrome del intestino permeable o prediabetes. Son tóxicos para todo ser vivo. Eliminando el aceite vegetal y reduciendo los alimentos que elevan el azúcar sanguíneo, tendrás el hueco calórico necesario para acomodar los alimentos que desea tu cuerpo.

Cuando hayas terminado de leer este libro, habrás revisado por completo la forma en que piensas sobre la comida. Vamos a contar las calorías y a esforzarnos por encontrar la proporción perfecta entre hidratos de carbono, proteínas y grasas, todo ello en segundo plano. Estos ejercicios no revelan lo que realmente importa en tu comida. La comida es como un lenguaje, un flujo de información no interrumpido que conecta cada célula de tu cuerpo con un aspecto del mundo natural. Cuanto mejor sea la fuente y menos dañado esté el mensaje cuando llegue a tus células, mejor estará tu salud. Si comes un filete bien cocinado de una vaca que se ha criado al aire libre y se ha alimentado con pasto, entonces estarás recibiendo información no sólo sobre la salud del cuerpo de esa vaca, sino también sobre la salud del pasto que ella comió, y del suelo en que creció ese pasto. Si quieres saber si un filete, un pescado o una zanahoria, son, o no, buenos para ti, pregúntate qué partes del mundo natural representan, y si el cuerpo de esa información permanece intacto. Esto requiere ir hacia atrás en la cadena alimentaria, paso a paso, hasta llegar a la tierra o al mar.

En los siguientes capítulos aprenderás que el secreto de la salud –el gran secreto, el único del que nadie habla– es que no existe ningún secreto. Estar sano, realmente sano, y permanecer sano, puede ser fácil. Evitar el cáncer y la dependencia de los medicamentos, prevenir las enfermedades cardíacas, mantener la mente en forma en la ancianidad, e incluso tener hijos sanos y hermosos, son todos ellos aspectos de la experiencia humana que pueden y deberían estar bajo tu control. Puedes vivir mejor, y eso no tiene por qué ser muy difícil. Sólo tienes que estar armado con la información correcta.

Independientemente de lo que ya creas sobre dieta, medicina o salud –incluidos los límites de tu propia salud–, este libro que estás a punto de leer te permitirá dar sentido a lo que ya sabes. Preguntar qué es para muchas personas una cuestión molesta: *¿Quién tiene razón?* ¿Cuál es el conjunto completo y simple que contiene toda la mejor información, de forma que pueda saber, de una vez por todas, qué alimentos se supone que tiene que comer mi familia y cuáles debemos evitar? ¿Cómo puedo estar seguro de que lo que preparo para mis hijos les dará una mejor oportunidad de crecer normalmente, tener éxito en la escuela y vivir vidas largas y felices?

¿Qué se supone que debo hacer para cenar?

Este libro te dará la respuesta.

PARTE PRIMERA

LA SABIDURÍA DE LA TRADICIÓN

¿QUÉ TIENEN EN COMÚN LOS HOMBRES MÁS DUROS DE LA HISTORIA?

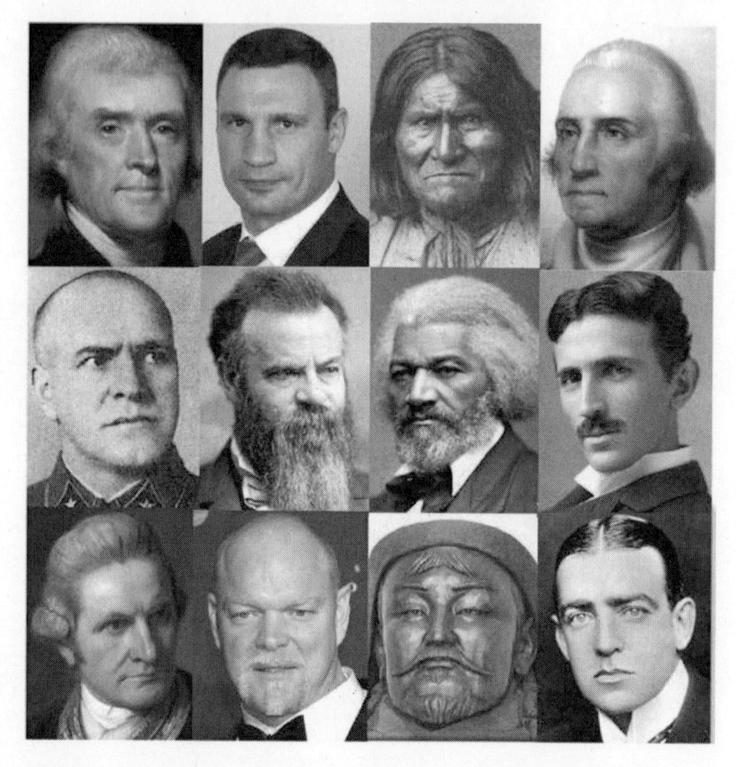

Todos ellos comían los mismos alimentos. De izquierda a derecha, empezando por la fila superior: Thomas Jefferson, Wladimir Klitschko, Gerónimo, George Washington, Georgy Zukov, John Powell, Frederick Douglass, Nikola Tesla, James Cook, Magnus Samuelson, Genghis Khan, Ernst Shackleton.

Ya sea entablando una batalla para conseguir la victoria, sobreviviendo meses de amargo frío ártico o liderando una nación, los mejores hombres de la historia no fueron débiles. Parecen duros porque son duros. Son hombres de coraje, determinación y una fisiología extraordinaria.

CAPÍTULO I

Recuperar tu salud

Los orígenes de la nutrición profunda

- Actualmente estamos menos sanos que nuestros antepasados, a pesar de presumir de tener una mayor esperanza de vida.
- La ciencia de la nutrición de la década de 1950 convenció a la sociedad de que los únicos alimentos saludables eran relativamente insípidos.
- Una dieta humana óptima está llena de nutrición y sabor.
- Al apartarnos de las tradiciones culinarias nos hemos predispuesto al daño genético.

Pregunta a diez personas cuál es la dieta más saludable del mundo y obtendrás diez respuestas distintas. Algunas afirman que es la dieta okinawa. Otras prefieren la mediterránea o la francesa. Pero ¿alguna vez te has preguntado qué contienen estas dietas tradicionales que permiten que sean sanas las personas que siguen estas estrategias dietéticas? Este libro describirá las reglas comunes que vinculan todas las dietas con el éxito. Estas reglas constituyen los Cuatro Pilares de la Cocina Mundial, que conforman la infraestructura de la Dieta Humana. A lo largo de la historia, la gente las ha utilizado para proteger su propia salud y criar hijos sanos y hermosos.

En otras palabras, emplearon la dieta para diseñar sus cuerpos. La mayoría de nosotros probablemente tenemos algo que nos gustaría cambiar sobre nuestro aspecto y el modo en que nos sentimos, o un problema de salud del que nos gustaría librarnos. ¿Qué sucedería si supieras utilizar la comida para actualizar tu cuerpo a nivel genético?

Cualquier mejora que alguna vez hayas deseado para tu cuerpo o tu salud debe proceder de la optimización de tu funcionamiento genético. Tus genes son un material especial, dentro de cada una de tus células, que controla la actividad coordinada en esa célula y se comunica con los genes de otras células por los distintos tejidos de tu cuerpo. Están hechos de ADN, una molécula antigua y poderosa sobre la que aprenderemos más en el capítulo siguiente.

Piensa en ello: ¿Qué sucedería si pudieras rediseñar tus genes a tu gusto? ¿Quieres ser como Mike? ¿Qué tal Tiger Woods? ¿Halle Berry? ¿George Clooney? ¿O tal vez quieras cambiar tus genes de forma que sigas siendo tú, pero mejor? Quizás desees sólo una pequeña actualización: un cuerpo más sexy, mejor salud, mejor condición física y una mejor actitud. Cuando empiezas a considerar lo que estarías dispuesto a pagar por todo esto, eres consciente de que *el mayor regalo sobre la Tierra es un conjunto de genes saludables*. Los pocos afortunados que heredan genes verdaderamente saludables se consideran «ganadores de la lotería genética» y pasan su vida disfrutando de los numerosos beneficios de la belleza, los cerebros y la fuerza. Ser una maravilla genética no quiere decir que consigas automáticamente todo lo que deseas. Pero si tienes los genes y el deseo, podrás, con elecciones inteligentes y trabajo duro, tener el mundo a tus pies.

A mediados de la década de 1980, un puñado de millonarios de la biotecnología pensaron que tenían la tecnología para convertir en realidad sueños como ésos. Organizaron el Proyecto Genoma Humano, el cual, nos dijeron, iba a revolucionar cómo se practicaba la medicina y cómo se concebían y nacían los niños.

En aquel momento, la sabiduría médica convencional mantenía que algunos de nosotros resultábamos ser hermosos y con talento, mientras que otros no, porque, en algún momento, la Madre Naturaleza había cometido un fallo o dos, mientras reproducía el ADN. Estos errores conducen a *mutaciones* aleatorias y, obviamente, no se puede ser una maravilla genética si los genes están plagados de mutaciones. Los genios de la biotecnología defendían que si pudieran introducirse en nuestros genes y solucionar las mutaciones –con vacunas o parches genéticos– podrían «manipular el juego». El 26 de junio del año 2000 alcanzaron la primera piedra miliar en este ambicioso escenario y anunciaron que habían resuelto el código.

«Éste es el espectacular logro no sólo de nuestras vidas, sino en términos de la historia humana», declaró el doctor Michael Dexter, administrador del proyecto.[1]

Muchos contaban con que una nueva tecnología como ésta tratara mágicamente la enfermedad desde sus raíces. Investigadores y genetistas prometieron que las mutaciones responsables de la hipertensión, la depresión, el cáncer, la calvicie masculina –potencialmente todo lo que quisiéramos– pronto se neutralizarían y corregirían. En las semanas que siguieron, escuché a científicos hacer publicidad en programas de televisión afirmando que el siguiente avance importante lo constituirían los bebés de encargo, utilizando los llamados «genes diseñadores». Pero yo era escéptica. En realidad, más que escéptica; sabía que era publicidad, la indulgencia de una ilusión históricamente común acerca de que el conocimiento más profundo de un fenómeno natural (como, por ejemplo, las órbitas de los planetas) rápida e inevitablemente conduce a nuestra capacidad para controlar ese fenómeno (manipular las órbitas de los planetas). Añadamos a esto el hecho de que una década antes, mientras yo asistía a la Universidad de Cornell, había aprendido de los líderes en el campo de la bioquímica y la biología molecular que existía una capa de complejidad biológica que afectaría a las optimistas predicciones de los cartógrafos de los genes. Era una realidad incómoda que estos científicos mantenían escondida debajo de sus sombreros.

Aunque los defensores del proyecto describían nuestros cromosomas como fragmentos estáticos de información que podían manipularse de forma fácil (y segura), un nuevo ámbito de la ciencia, llamado *epigenética*, ya había demostrado que ese supuesto fundamental era erróneo. La epigenética nos ayuda a entender que el genoma es más como una ser vivo dinámico, que crece, aprende y se adapta constantemente. Tal vez hayas oído que la mayoría de las enfermedades se deben a mutaciones aleatorias, o genes «malos». Pero la epigenética nos dice otra cosa. Si necesitas gafas, padeces cáncer o envejeces más rápidamente de lo que deberías, bien puedes tener genes perfectamente normales. Lo que es erróneo es cómo funcionan, lo que los científicos llaman *expresión gené-*

1. Dr. Michael Dexter, Wellcome Trust.

tica. Igual que enfermamos cuando no cuidamos de nosotros mismos, lo mismo sucede con nuestros genes.

TU DIETA MODIFICA CÓMO FUNCIONAN TUS GENES

En el antiguo modelo de medicina genética, se creía que las enfermedades surgían a partir de un daño permanente en el ADN, llamado mutación, fragmentos de código genético en los que los datos cruciales han sido distorsionados por un error biológico. Se creía que las mutaciones aparecían debido a errores que comete el ADN cuando genera copias de sí mismo, y por tanto la salud de tus genes (y la evolución darwiniana) dependería del lanzamiento de un dado. Durante muchas décadas se pensaba que las mutaciones eran la causa raíz de todo, desde las piernas arqueadas hasta la estatura baja, pasando por la hipertensión y la depresión. Este modelo de la herencia es la razón por la que los médicos dicen a las personas con historial familiar de cáncer, diabetes, etc. que han heredado bombas de relojería genéticas, listas para explotar en cualquier momento. Es también la razón por la que llamamos «lotería» a la lotería genética. El principio subyacente es que tenemos poco o nada de control. Pero la epigenética ha identificado a un fantasma en la máquina y nos ofrece una visión distinta de la molécula más fantástica de la Madre Naturaleza.

«Epigenética» quiere decir «por encima del gen». Los investigadores de la epigenética estudian cómo reaccionan nuestros genes a nuestra conducta, y han descubierto que prácticamente cualquier cosa que comemos, pensamos, respiramos o hacemos puede, directa o indirectamente, filtrarse para afectar al gen e influir en su rendimiento de algún modo. Estos efectos se heredan en la siguiente generación, donde pueden ampliarse. En experimentos de laboratorio, unos investigadores han demostrado que, con sólo alimentar a los ratones con diversas mezclas de vitaminas, pueden cambiar el peso del adulto y la sensibilidad a las enfermedades de la siguiente generación, y estos nuevos desarrollos pueden después pasarse de nuevo a los nietos.[2]

---

2. «Transposable elements: targets for early nutritional effects on epigenetic gene regulation», Waterland RA, *Molecular and Cellular Biology*, agosto 2003, vol. 23, n.º 15, pp. 5293-5300.

Parece como si hubiéramos subestimado el dicho «somos lo que comemos». No sólo lo que comemos nos afecta al nivel de nuestros genes; nuestros físicos han quedado determinados, en parte, por los alimentos que nuestros padres y abuelos comieron (o no comieron) generaciones atrás.

El cuerpo de pruebas recopiladas por miles de investigadores de la epigenética de todo el mundo sugiere que la mayoría de los problemas médicos de la gente no procede de mutaciones heredadas, como se creía anteriormente, sino más bien de factores ambientales perjudiciales que fuerzan a los buenos genes a comportarse mal, al activarlos y desactivarlos en momentos inadecuados. Y así, los genes que fueron saludables, en algún momento de nuestras vidas empiezan a actuar como si estuvieran enfermos.

Los factores medioambientales que controlan lo bien que funcionan nuestros genes varían de minuto en minuto, y cada una de tus células reaccionan de forma distinta. Así que podemos imaginar lo complejo que es el sistema. Es esta complejidad lo que imposibilita predecir si un fumador padecerá cáncer de pulmón, cáncer de colon o ningún cáncer en absoluto. La modulación epigenética es tan elaborada y tan dinámica que es improbable que lleguemos a desarrollar una solución tecnológica para la mayor parte de lo que nos enferma. Hasta ahora, puede parecer que la epigenética sólo consiste en malas noticias. Pero, en última instancia, la epigenética nos está demostrando que la lotería genética es cualquier cosa excepto aleatoria. Aunque algunos detalles pueden eludir la ciencia para siempre, la conclusión es clara: controlamos la salud de nuestros genes.

El concepto de salud de los genes es simple: los genes funcionan bien hasta que se les altera. Las fuerzas externas que perturban el flujo y reflujo del funcionamiento genético pueden dividirse en dos categorías muy amplias: toxinas y desequilibrios nutricionales. Las toxinas son compuestos perjudiciales que podemos comer, beber o respirar hacia el interior de nuestros cuerpos, o incluso sintetizar internamente cuando experimentamos demasiado estrés. Los desequilibrios nutricionales suelen deberse a las deficiencias, vitaminas, minerales o ácidos grasos que faltan, u otras materias primas necesarias para el funcionamiento de nuestras células. Tal vez no hayas controlado la calidad del aire que respiras o no hayas podido cambiar de trabajo para reducir el estrés. Pero sí tienes control sobre la que puede ser la clase más poderosa de factores que regulan los genes: la comida.

UNA PERSPECTIVA HOLÍSTICA DE LA COMIDA

Lo creamos o no, los bebés por encargo no son una nueva idea. La gente «diseñaba» bebés en tiempos antiguos. No, ellos no intentaban conseguir un color concreto de los ojos o el cabello; su objetivo era más práctico: tener hijos sanos, brillantes y felices. Sus herramientas no eran alta tecnología en el sentido común de la palabra, por supuesto. Su herramienta era la biología, combinada con su propio sentido común, sabiduría y observación cuidadosa. La reproducción no se realizaba de forma casual, como suele suceder hoy en día, porque la producción de bebés sanos era necesaria para la supervivencia a largo plazo de la comunidad. Mediante el ensayo y el error, la gente aprendía que, cuando ciertos alimentos faltaban en la dieta de una pareja, sus hijos nacían con problemas. Aprendieron qué alimentos ayudaban a facilitar el parto, lo cual estimuló la producción de hijos más tranquilos e inteligentes que crecían rápidamente y en raras ocasiones se sentía enfermos, y después transmitían esta información. Sin esta sabiduría sobre la crianza, nosotros –la especie dominante del planeta, tal como se nos define actualmente– nunca habríamos llegado tan lejos.

Pruebas ampliamente difundidas indican que todas las culturas que tuvieron éxito acumularon grandes conjuntos de pautas nutricionales, recopiladas en el transcurso de muchas generaciones y guardadas en un cuerpo creciente de sabiduría. Esta biblioteca de conocimientos no era un aspecto marginal de estas culturas. Se instaló con seguridad dentro del conjunto de la doctrina religiosa y de las ceremonias para asegurar su supervivencia eterna. El pasaje siguiente ofrece un ejemplo de lo que los nativos del Territorio Yukon, Canadá, sabían sobre el escorbuto, enfermedad por deficiencia de vitamina C, que en aquel momento (en 1930) aún acababa con los exploradores europeos que viajaban a esa región:

> Cuando pregunté a un viejo indio por qué no había dicho al hombre blanco cómo [prevenir el escorbuto], su respuesta fue que el hombre blanco sabía demasiado como para preguntar nada a un

indio. Después le pregunté si me lo diría a mí. Dijo que lo haría si el jefe se lo permitía. Volvió una hora después diciendo que el jefe le había dicho que podía contármelo porque yo era amigo de los indios y había venido a decirles que no comieran la comida de los establecimientos del hombre blanco [...] Después describió cómo, cuando los indios matan a un alce, lo abren y en la parte posterior, justo por encima de los riñones, hay lo que describió como dos pequeñas pelotas dentro de la grasa [las glándulas adrenales]. Dijo que los indios las cogían y las cortaban en tantos trozos como indios pequeños y grandes hubiera en la familia, y cada uno se comía su trozo.[3]

Cuando leí por primera vez este pasaje en un polvoriento libro de biblioteca de la década de 1940 llamado *Nutrición y degeneración física*, me resultó inmediatamente obvio lo sofisticado que era el conocimiento acumulado, mucho mejor que la formación en nutrición de mi escuela de medicina. Mis libros de texto decían que la vitamina C sólo se encuentra en las frutas y las hortalizas. En el fragmento, el jefe hace referencia a su valoración del consejo del entrevistador sobre las tiendas («establecimientos del hombre blanco»), demostrando cómo, para la cultura indígena, los consejos sobre comida y nutrición se tienen en alta estima, e incluso son tratados como un artículo de lujo que puede servir para un intercambio formal. Nos hemos acostumbrado a utilizar el término *compartir* en nuestra época, como en «permíteme *compartir* una historia contigo». Pero esto consistía en compartir en sentido estricto, como el ofrecimiento de una nueva arma o un dispositivo para hacer fuego: artículos que no deben darse a la ligera. De hecho, el autor del libro admitió la constante dificultad de extraer información relacionada con la alimentación por esta misma razón. Hay un viejo dicho africano que dice «cuando un anciano muere, una biblioteca se reduce a cenizas». Y así, lamentablemente, este instinto humano en concreto –y la comprensible aprensión a compartir con extraños– ha permitido que se desvanezcan los antiguos conocimientos.

---

3. *Nutrition and Physical Degeneration,* Price W, Price-Pottenger Foundation, 1945, p. 75.

Actualmente, nos vemos incitados a pensar en la comida como en una clase de combustible enriquecido, una fuente de calorías y de vitaminas que ayuda a prevenir enfermedades. En cambio, los pueblos antiguos pensaban en la comida como en una cosa sagrada, y comer era un acto santificado. Sus canciones y oraciones reflejaban la creencia de que, al tomar alimentos, cada uno de nosotros entra en contacto con la gran red de la vida interconectada. La epigenética demuestra que esa idea intuitiva es esencialmente cierta. Nuestros genes toman sus decisiones cotidianas basándose en la información química que reciben de la comida que comemos, una información codificada en nuestros alimentos y proporcionada por la fuente original del producto, un microambiente de la tierra o del mar. En este sentido, la comida se ve menos como un tipo de combustible y más como un lenguaje que transmite información procedente del mundo exterior. La información programa nuestros genes, para bien o para mal. Los actuales ganadores de la lotería genética son las personas que han heredado genes saludables y bien programados, gracias a la capacidad de sus antepasados de conectarse a ese flujo de información química. Si queremos ayudar a nuestros genes a estar sanos, también debemos conectarnos, y éste es el libro que nos puede ayudar.

Durante quince años he estudiado cómo los alimentos programan a los genes, y cómo esa programación afecta a la fisiología. He aprendido que hay un orden subyacente en nuestra salud. Enfermar no es algo azaroso. Enfermamos porque nuestros genes no han recibido lo que esperaban, en demasiadas ocasiones. Y lo más importante, he aprendido que los alimentos pueden controlar la conducta genética de forma mucho más fiable que la biotecnología. Con sólo llenar nuestro cuerpo con la alimentación que facilita una óptima expresión genética, es posible eliminar el mal funcionamiento genético y, con él, casi todas las enfermedades conocidas. Independientemente del tipo de genes con los que hayamos nacido, sabemos que comer adecuadamente puede ayudar a reprogramarlos, lo cual nos inmuniza contra el cáncer, el envejecimiento prematuro y la demencia, permitiéndonos controlar nuestro metabolismo, nuestro estado de ánimo, nuestra salud y mucho, mucho más. Y si comenzamos a planificar con antelación, y el impulso es suficientemente fuerte, podremos hacer que nuestros hijos alcancen las estrellas.

¿QUIÉN SOY YO?

De muchas maneras, fueron mis propios genes carentes de salud los que me incitaron a asistir a la escuela de medicina y después a escribir este libro. Había sufrido muchos problemas desde el comienzo de mi carrera deportiva. Practicando atletismo en el instituto sufrí de tendinitis en el tendón de Aquiles, después bursitis calcánea, posteriormente síndrome del ligamento iliotibial, y tenía la impresión de que estaba constantemente colocando plantillas ortopédicas en mis zapatos o añadiendo nuevos ejercicios terapéuticos en mi rutina. En la universidad padecí toda una serie de problemas de los tejidos blandos, incluido un caso de síndrome de estrés tibial anterior tan severo que estuvo a punto de costarme mi beca deportiva.

Cuando mis tibiales anteriores estaban en tal mal estado que tuve que empezar a saltarme entrenamientos, volví a consultar al médico del equipo. El doctor Scotty, un hombre rechoncho, con bigote, espeso cabello de color negro y voz aguda, me dijo que en esta ocasión no podría ayudarme. Todo lo que podía hacer era reducir mi entrenamiento y esperar. Pero yo estaba segura de que había algo más que podía hacer. ¿Es posible que tuviera algún tipo de deficiencia nutricional? Aplicando mis conocimientos recientemente adquiridos de biología básica, sugerí que quizás las células de mis tejidos conectivos no conformaran tendones normales. Igual que actualmente muchos de mis pacientes, insté al doctor Scotty a ir al fondo de mi problema. Incluso tenía un plan: hacer algún tipo de biopsia al tendón de mi pierna y compararlo con un tendón sano. Mis ideas no sirvieron de nada, como imagino que suele suceder con ese tipo de sugerencias. El doctor Scotty frunció sus espesas cejas y dijo que nunca había oído nada sobre esa clase de pruebas. Yo había leído historias en las revistas *Newsweek* y *Time* sobre los potentes diagnósticos que nos permitía la biología molecular. Ingenuamente, no podía creer que el doctor Scotty no supiera utilizar ninguno de esos procedimientos científicos para ayudarme. Me sentía tan confusa por su negativa a tener en cuenta lo que me parecía la acción adecuada, y tan dispuesta a recurrir a la raíz molecular de los problemas físicos –y tan cautivada por las promesas del pujante campo de la biotecnología–, que olvidé mi plan de ser ingeniero químico y me inscribí en todos los cursos que pude para estudiar genética. Asistí a la escuela de graduación de Cornell, donde aprendí sobre la regulación de los genes y la epigenética de un premio Nobel, accedí a investigadores y después fui directa a la Escuela de Medicina Robert Wood Johnson, en Nueva Jersey, con la esperanza de llevar a la práctica mis conocimientos de los fundamentos de la genética.

Después descubrí por qué el doctor Scotty se había quedado boquiabierto por mis preguntas, años atrás. Las escuelas de medicina no enseñan a los médicos a tratar la raíz de los problemas, sino sólo a tratarlos. Es una ciencia práctica con objetivos prácticos. De esta forma, la medicina difiere en gran medida de otras ciencias naturales. Tomemos, por ejemplo, la física, que ha desarrollado un cuerpo de profundo conocimiento indagando siempre hasta llegar a la raíz de los problemas. Los físicos han excavado tan profundamente que están luchando con una de las preguntas más fundamentales de todas: ¿cómo dio comienzo el universo? Pero la medicina es distinta de las otras ciencias porque, más que ser una ciencia, es en primer lugar y principalmente un negocio. Por eso, cuando las personas que tomaban una pastilla para el corazón llamada Loniten empezaban a tener un vello no deseado en sus brazos, los investigadores no se preguntaron por qué. Por el contrario, buscaban clientes. Y Loniten, la pastilla para el corazón, se convirtió en Rogaine, el espray para hombres que se estaban quedando calvos. La medicina está llena de ejemplos como éste, y uno de los más lucrativos fue el descubrimiento del Sildafenil, un medicamento originalmente utilizado para tratar la hipertensión, hasta que se descubrió que tenía el feliz efecto secundario de prolongar las erecciones y se convirtió en Viagra. Puesto que la medicina es un negocio, la investigación médica debe generar en última instancia algún tipo de producto que se pueda vender. Y por eso aún no sabemos qué es lo que genera problemas tan comunes como el síndrome de estrés tibial anterior.

No asistí a la escuela de medicina para convertirme en una mujer de negocios. Mis sueños habían crecido desde una semilla plantada en mi psique cuando tenía cinco años, durante un incidente con un pequeño petirrojo. Sentado en el bordillo de la calle, delante de mi casa, una mañana de primavera, el pequeño pájaro bajó del arce para posarse en la calle, frente a mí. Mirándome directamente, pio y agitó sus alas como diciéndome «¡Mira lo que puedo hacer!», y después vi la rueda delantera de una furgoneta detrás de él. En un instante, la más adorable criatura que había visto había quedado hecha un amasijo de plumas, una mancha sin vida sobre el asfalto. Muerto. Yo estaba indignada. Abrumada por el sentimiento de culpa. Quien fuera que condujera ese coche no tenía ni idea del trauma que había infligido a dos jóvenes vidas. Aquélla fue mi primera experiencia con la rotundidad de la muerte, y despertó un instinto protector que ha impulsado las decisiones de mi carrera desde entonces: prevenir el daño. Por eso había querido ser ingeniero químico (para inventar pañales no tóxicos para niños) y por lo que había asistido a la escuela de medicina. Quería saber todo sobre la prevención, y eso significaba que debía entender lo que nos emociona y lo que nos hace enfermar.

Lamentablemente, poco después de inscribirme en la escuela de medicina, descubrí que el hueco entre el sueño de mi niñez y la realidad del conocimiento médico limitado era enorme; tanto que llegué a la conclusión de que aún no era posible salvarlo. Para lograr mi sueño de prevenir el daño, lo mejor que podía hacer era poner en práctica la «medicina preventiva», y el mejor lugar para hacer eso era en la especialidad de primeros cuidados. Por decir la verdad, olvidé por completo la idea de ir a lo más hondo de lo que hace que enfermemos, y durante muchos años después de mi graduación seguí con mi vida normal. Hasta que algo me hizo volver a mi antiguo objetivo.

RESPETAR NUESTRA ANTIGUA SABIDURÍA

De nuevo hizo su aparición el mal funcionamiento de mis genes. Poco después de mudarme a Hawái, padecí otro problema músculo-esquelético. Pero éste era distinto a todos los demás. En esa ocasión ningún médico, ni siquiera cinco especialistas distintos, podía decirme de qué se trataba. Y no desaparecía. Un año después de padecer el agudo dolor en torno a mi rodilla derecha, ya no podía caminar más que unos pasos sin sufrir fiebre. Era completamente distinto a todo lo que había visto y oído. Me hicieron intervenciones exploratorias, me pusieron inyecciones, hice fisioterapia, e incluso visité a un *kahuna* hawaiano. Pero todo lo que probaba parecía empeorar el problema. Justo cuando estaba perdiendo toda esperanza, mi marido, Luke, me propuso una idea: probar a estudiar nutrición. Como excelente jefe de cocina que era y aficionado a todas las cosas relacionadas con la cocina, se había quedado impresionado por la variedad y sabores que encontró en los bufets filipinos locales. Igual que muchos jefes de cocina profesionales con los que he hablado desde entonces, él sospechaba que debería haber otras opiniones sobre lo que en realidad podría ser la comida saludable. Habiendo luchado sus propias batallas contra la malnutrición mientras crecía en un ambiente desfavorable, en una pequeña ciudad, se daba cuenta de que había privilegiados y necesitados desde el punto de vista de la nutrición, como ocurre con cualquier otra cosa. Y él sospechaba que mi dieta de comida rápida, llena de azúcar, me colocaba del lado de los necesitados, e incluso podría perjudicar mi capacidad de curarme.

Sin duda, pensé, todo el mundo tiene alguna opinión. Yo –por otro lado– asistí a la escuela médica. *Ho-l-l-a-a…* Participé en un curso sobre *nu-tri-ción*. Aprendí *bio-quí-mi-ca*. Ya sabía tomar comidas bajas en grasa y colesterol y contar calorías. ¿Qué más necesitaba saber? Al día siguiente, Luke trajo un libro a casa. Si no hubiera estado literalmente inmovilizada, puede que nunca hubiese abierto el libro de Andrew Weil, *Curación espontánea* ni habría empezado a leerlo.

En la escuela médica nos enseñaban a creer que ahora vivimos más tiempo, y que por tanto la dieta debe ser mejor que la del pasado, sin lugar a dudas. Este argumento me había convencido tanto que nunca consideré poner en duda los dogmas dietéticos que había aprendido durante mi enseñanza. Pero debemos tener en cuenta el hecho de que las personas de ochenta años de hoy día crecieron con una dieta completamente distinta, más natural. También fue la primera generación en beneficiarse de los antibióticos, y muchos se han mantenido vivos gracias a la tecnología. La generación actual aún tiene que demostrar su longevidad, pero, puesto que muchas personas de cuarenta años ya tienen problemas articulares y cardiovasculares que sus padres no tuvieron hasta una época más tardía de su vida (como descubrí por experiencia), no creo que podamos suponer que tengan la misma esperanza de vida. Y la esperanza de vida de los milenarios puede ser de entre diez y veinte años menos.[4] Yo iba a tener mi primer indicio de esta realidad muy pronto.

---

4. «Lifetime risk for diabetes mellitus in the United States», Venkat Narayan KM, *JAMA*, 2003, 290:1884-1890.

Una vez que empecé a leer el libro, no me llevó mucho tiempo reparar en algo de lo que no había escuchado nunca antes: los ácidos grasos omega-3. Según Weil, éstas son grasas que necesitamos comer, igual que las vitaminas. Actualmente, nuestras dietas tienen tantas deficiencias que necesitamos tomar suplementos. Esto supuso un golpe para mi mente. En primer lugar, había pensado que las grasas eran malas. En segundo lugar, se supone que comemos mejor actualmente que en ningún otro momento de la historia humana. Esto era erróneo o mi educación como médico no había podido proporcionarme algo de información básica. Igual que un niño que entra en la bañera dando patadas y gritando, y después no quiere salir, muy pronto no pude tener suficientes libros «alternativos». Todos ellos me proporcionaron una nueva información muy valiosa y la esperanza de que podría caminar normalmente de nuevo.

En otra publicación me encontré un interesante artículo titulado «Intestinos y grasa: La dieta de los americanos nativos», que sugería que éstos estaban más sanos que sus contemporáneos europeos porque se comían todo el animal. No sólo el músculo, sino también los «intestinos y la grasa».

> De acuerdo con John (fuego) Lame Deer, la ingestión de intestinos ha evolucionado hasta ser un concurso. [Él dijo] «antiguamente solíamos comer los intestinos de los búfalos, organizando un concurso con ello, con dos amigos cogiendo un largo trozo de intestinos desde extremos opuestos, comenzando a masticar hasta la mitad, viendo quién podía llegar antes allí; eso es comer. Estos intestinos de búfalos, llenos de pasto y hierbas medio fermentados, medio digeridos, permiten que no necesitemos ninguna pastilla ni vitamina cuando nos hemos comido lo que hemos indicado».[5]

Me gustaba la voz de autoridad que asumía este americano nativo, como si desvelara una fuente secreta de conocimiento. También me gustaba que los autores del artículo hablaran de personas sanas, en lugar de estadísticas de laboratorio simuladas en forma de pruebas. En aquella época, el enfoque me pareció novedoso: centrarse en la salud y no en

5. «Guts and grease: the diet of native americans», Fallon S, Wise Traditions.

la enfermedad. Los primeros exploradores europeos, Cabeza de Vaca, Francisco Vázquez de Coronado y Lewis y Clark describieron a los americanos nativos como guerreros sobrehumanos, capaces de vencer al búfalo a pie y, en la batalla, seguir luchando a pesar de recibir una lluvia de flechas. Las fotografías tomadas doscientos años antes, en 1800, captan la cara y la amplitud del semblante, la equilibrada estructura ósea. Presentar la energía y fuerza de un pueblo como prueba de una dieta saludable parecía razonable, y parecía ser verdad según mi propia experiencia clínica, en Hawái: los miembros de la familia más sanos son, en muchos casos, los más ancianos, criados con alimentos muy distintos a los proporcionados a sus bisnietos. Comencé a dudar de mi presupuesto de que la definición actual de dieta saludable era nutricionalmente superior a las dietas de años pasados.

Aun así, el programa dietético de los americanos nativos parecía extraño. Leer el pasaje sobre dos hombres que masticaba el intestino no lavado, incrustado en grasa, de un animal. Cambió para siempre la forma en que recuerdo la escena de los espaguetis de *La dama y el vagabundo*. También me hizo plantear varias preguntas serias. En primer lugar, ¿no harían enfermar a los hombres los desechos del búfalo? ¿Y no se supone que el animal no estará sano? El primer tema –comer intestino no lavado– era algo que había que tratar (aunque después lo sería). Por tanto, hundí mis dientes en la materia de los efectos sobre la salud de la grasa animal.

Dos cosas aprendí sobre nutrición en la escuela médica: que la grasa saturada eleva el nivel de colesterol, y que éste es un conocido asesino. ¿Quién estaba en lo cierto? ¿La Asociación Médica Americana –cuyas pautas se utilizan para enseñar a los estudiantes de medicina– o John (Fuego) Lame Deer?

Así es cómo empezó a cerrarse el vacío de conocimiento que años antes me había apartado de buscar más estudios sobre los fundamentos de las enfermedades. Para determinar la mejor postura dietética, examinaría todos los datos científicos básicos necesarios (sobre radicales libres, oxidación de ácidos grasos, indicios de eicosanoides, regulación genética y los famosos estudios de Framingham), que, afortunadamente, tuve formación para descifrar. Me llevó seis meses de investigación llegar al fondo de esta cuestión nutricional, pero en última instancia me permitió entender que la ciencia de la nutrición que había aprendido en la escuela de medicina estaba llena de contradicciones y se basaba en supuestos que ciertos investigadores habían demostrado ser falsos en otros ámbitos científicos relacionados. Las pruebas disponibles no pudieron respaldar la posición de la AMA y se ponían abrumadoramente del lado de John (Fuego) Lame Deer.

HIGÍA: DIOSA DE LA NUTRICIÓN EN EL JURAMENTO HIPOCRÁTICO

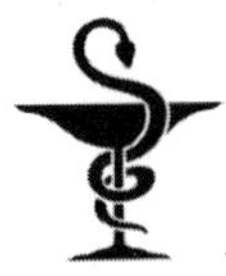

El tazón de Higía. En los emblemas de la mitología griega, Higía se describe sosteniendo un tazón, con el que alimenta a la serpiente, un símbolo del aprendizaje médico. En la antigua Grecia, la filosofía del bienestar estaba equilibrada con dos ideas complementarias. La mujer, Higía, la diosa de la salud, personificaba la primera. Higía consistía por completo en desarrollar cuerpos saludables con una buena nutrición desde el principio, y mantener la salud para el resto de la vida de la persona. En otras palabras, encarnaba la forma más efectiva de medicina preventiva que existe. Cuando fallaba esa primera línea de defensa, y la gente sucumbía a las infecciones o a algún accidente inevitable, Asclepio, el dios de la medicina, actuaba como en cualquier tipo de situación incómoda. Proporcionaba conocimientos de procedimientos curativos-quirúrgicos y pociones terapéuticas. El juramento hipocrático que efectué el día de la graduación invoca la sabiduría de Asclepio, Higía y Panacea, el dios de las pociones o ayudas curativas. Pero, igual que cientos de otros recién graduados en medicina que estaban a mi lado en el salón de conferencias, con las manos levantadas, no tenía idea de quién era Higía o qué significaba.

Durante los últimos 3.000 años de civilización, el aspecto masculino de la ciencia médica se ha hecho con el control. Higía, que en su tiempo era una gran científica y un compendio avanzado de información nutricional, ha sido reducida a ideas simplistas de higiene, como lavarse las manos y cepillarse los dientes. Ha llegado el momento de volver a Higía.

Esto era un enorme problema. En contra de la opinión de los líderes médicos actuales, la grasa saturada y el colesterol parecían ser nutrientes beneficiosos. (El capítulo 8 explica cómo se desarrollan realmente las enfermedades cardíacas). Cincuenta años de eliminar alimentos que contienen estos nutrientes en nuestras dietas –alimentos como los huevos, la crema fresca y el hígado– para sustituirlos con productos químicos bajos en grasa o completamente artificiales –como la margarina rica en grasas trans (la grasa trans es una grasa antinatural conocida por causar problemas de salud)– han dejado a nuestros genes sin la información bioquímica de la cual dependen. Solamente el hecho de disminuir los huevos y las salchichas (originalmente fabricadas con ácido láctico, la base, en lugar de nitratos, y con trozos de cartílago blanco) de nuestro desayuno para sustituirlos con cereales fríos significaría que generaciones de niños han sido criados con menos grasas, vitaminas del complejo B y proteína de colágeno que permiten un crecimiento óptimo.

Aquí está la razón: la yema del huevo está repleta de grasas constructoras del cerebro, incluidos lecitina, fosfolípidos y ácidos graso esenciales y vitaminas A y D (sobre todo si proceden de pollos criados en granjas). Mientras tanto, las dietas bajas en grasa han demostrado reducir la inteligencia en los animales.[6]

Las vitaminas del complejo B desempeñan funciones clave en el desarrollo de todo sistema orgánico, y las mujeres con deficiencia de vitamina B dieron a luz niños propensos a desarrollar huesos débiles, diabetes y mucho más.[7,8] Los trozos de cartílago nos aportan colágeno y glucosaminoglucanos, factores que ayudan a facilitar el crecimiento de un sólido tejido conectivo, que facilitaría proteger los problemas de tendones y ligamentos en la tercera edad, incluido el síndrome del tibial anterior.[9]

Corrigiendo el falso supuesto que surge de este fragmento de mala información nutricional, ya había obtenido una mejor comprensión de las causas raíces de la enfermedad de lo que creía posible. Un solo tema de mala información médica –los alimentos ricos en colesterol son peligrosos– había cambiado drásticamente nuestros hábitos alimenticios, y con ello nuestro acceso a los nutrientes. El efecto sobre mi fisiología

---

6. «A mechanistic link between chick diet and December in seabirds?» Proceedings of the Royal Society of Biological Sciences, vol. 273, n.º 1585, 22 febrero, 2006, pp. 445-550.

7. «Maternal vitamin D status during pregnancy and childhood bone mass at age nine years: a longitudinal study», Javaid MK, *Obstetrical and Gynecological Survey*, 61(5):305-307, mayo 2006.

8. «Epigenetic epidemiology of the developmental origins hypothesis», Waterland RA, *Annual Review of Nutrition*, vol. 27, agosto 2007, pp. 363-388.

9. *Véase* capítulo 11.

consistió en debilitar mis tejidos conectivos, una respuesta epigenética que ya había logrado cambiar el curso de mi vida de formas que no puedo empezar a calcular. Después de leer cada libro de cocina anticuado podía poner manos a la obra, y suficiente bioquímica para entender el carácter esencial de la cocina tradicional, cambié todo en mi forma de comer. Para mí, el hecho de comer de acuerdo con la nutrición humana histórica corrigió parte de mi dañino programa epigenético. Me resfriaba menos, me dolía menos el estómago, mejoró mi estado de ánimo, me permitió perder la grasa en el abdomen, tenía menos dolores de cabeza y aumentó mi energía mental. Y eventualmente mi rodilla inflamada mejoró.

LO QUE NUESTROS ANTEPASADOS SABÍAN QUE TU MÉDICO NO SABE

Parece que un día sí y otro no surge otro estudio que demuestra los beneficios de algunos suplementos de vitaminas, minerales o antioxidantes en la prevención de una enfermedad determinada. Todos estos estudios, en conjunto, transmiten el fuerte mensaje de que los médicos aún subestiman el poder de la nutrición para fortalecer y sanar. Por supuesto, la gente sabe esto de forma intuitiva, la razón por la que los suplementos dietéticos y los nutracéuticos se venden tan bien. Lamentablemente, en toda esta investigación hay también algo de lo que no se ha hablado muy a menudo: las vitaminas artificiales y los productos antioxidantes en polvo, encapsulados, no son tan eficaces como los productos reales; ni siquiera se parecen. Incluso pueden hacer daño. Una opción mucho mejor es comer más alimentos nutritivos.

Para identificar los alimentos más nutritivos, estudié las tradiciones de todo el mundo. El objetivo no era identificar la «mejor» tradición, sino entender lo que todas tienen en común. Identifiqué cuatro elementos universales, cada uno de los cuales representa una serie distinta de ingredientes, junto con el proceso de cocinado (u otra técnica de preparación), que maximizan la nutrición aportada a nuestras células. Para la mayor parte de la historia humana, estas técnicas y estos materiales han demostrado ser indispensables. La razón por la que muchos de nosotros tenemos problemas de salud actualmente es que ya no comemos de acuerdo con ninguna tradición culinaria. Esto significa que la mayoría de los estadounidenses tienen genes muy enfermos. Pero, si volvemos a las cuatro mismas categorías de alimentos nutritivos que comían nuestros ancestros –los Cuatro Pilares de la Cocina Mundial–, recuperaremos nuestra salud genética personal.

SALUD Y RIQUEZA GENÉTICAS

La salud de tus genes representa un tipo de herencia. Dos formas de pensar en esta herencia, la *riqueza genética* y el *impulso genético*, ayudan a explicar por qué algunas personas pueden abusar de esta herencia y, durante un tiempo, evitar los problemas. Igual que a un estudiante perezoso nacido en una familia importante le pueden asegurar que ingresará en Yale sin importar sus notas, los genes saludables no tienen por qué ser atendidos muy diligentemente para que los cuerpos de sus dueños tengan un bonito aspecto. Sin embargo, la siguiente generación pagará el precio.

Todos hemos visto a las supermodelos que abusan de su cuerpo con cigarrillos y pastelitos rellenos de nata. Durante años, su bella arquitectura esquelética seguirá brillando. Debajo de la superficie, la mala nutrición privará a esos huesos de lo que necesitan, adelgazando prematuramente. El tejido conectivo que soporta su piel empezará a descomponerse, robándoles su belleza. Y lo más importante, en lo más profundo de sus ovarios, dentro de cada óvulo, los genes se verán afectados. Esas alteraciones genéticas perjudiciales conllevarán que sus hijos habrán perdido *impulso genético* y que no tendrán el mismo potencial de salud o belleza que la madre. Él o ella se pueden beneficiar de la gran aportación económica, pero la salud genética del hijo, lamentablemente, habrá disminuido.

Esto es una pérdida real. A lo largo de milenios, nuestros genes se desarrollaron bajo la influencia de un flujo continuo de alimentos nutritivos recibidos de las esquinas más nutricionalmente poderosas del mundo natural. Las supermodelos actuales se han beneficiado no sólo de los hábitos alimenticios de sus padres y sus abuelos, sino también a partir de cientos, incluso miles de generaciones de antepasados que, comiendo los alimentos adecuados mantuvieron –e incluso mejoraron– la herencia genética que en última instancia formaría una bonita cara en el vientre.

Toda esta riqueza genética puede perderse tan fácil e inconscientemente como cuando la supermodelo de veinte años fuma un cigarrillo.

Ese despilfarro de la riqueza genética –una medida de la integridad de la programación epigenética– nos ha afectado a muchos. Mi propio padre creció bebiendo leche en polvo y comiendo margarina todos los días en el almuerzo. Mi madre pasó gran parte de su niñez en la Europa de la posguerra, donde los productos lácteos eran escasos. Puesto que habían heredado la riqueza genética de sus progenitores, mis padres nunca tuvieron problemas importantes en los tejidos blandos a pesar de sus limitaciones. Pero esas dietas no óptimas pasaron factura a sus genes. Gran parte de la riqueza genética de mi familia se había derrochado en el momento en que nací. A diferencia de mis padres y mis abuelos, tuve que esforzarme para evitar que se vinieran abajo mis articulaciones.

Afortunadamente para mí, mi historia no ha terminado, ni tampoco la tuya. Gracias a la plasticidad de la respuesta genética, todos podemos mejorar la salud de nuestros genes y reconstruir nuestra riqueza genética.

Cualquiera que no haya cuidado bien una planta y haya visto cómo sus hojas se curvan y su color se desvanece sabe que los cuidados y la alimentación adecuados pueden tener efectos restaurativos drásticos. Lo mismo es aplicable a nuestros genes y a nuestra programación epigenética. No sólo te beneficiarás personalmente de esto durante toda tu vida con una mejor salud, la normalización de la distribución de grasa, la remisión de enfermedades crónicas y la resistencia a los efectos del envejecimiento, sino que tus hijos también se beneficiarán. Si crees que ahorrar dinero para la universidad o mudarte a otro vecindario con un buen sistema escolar es importante, entonces debes considerar la importancia de asegurarte que tus hijos sean tan sanos y hermosos como pueden ser. Si comienzas pronto, los frutos de tus esfuerzos serán claramente visibles en los huesos de la cara de tu hijo, la cara que un día presentará a la persona que puede ofrecerle la oportunidad –sobre todos los candidatos– de inaugurar la carrera de su vida. Todo depende de ti: lo que comas y cómo desees vivir. No soy especialista en reducción del estrés (aunque ésta es vital), y no hablaré demasiado sobre ejercicios distintos de los tipos que te ayudarán a perder peso y a construir tejidos sanos. Sin embargo, gracias a mi formación y los estudios subsiguientes, soy experta en predecir los efectos fisiológicos de la ingestión de diferentes tipos de alimentos. Y mi filosofía básica es simple.

NUTRICIÓN PROFUNDA

Pertenezco a la escuela de pensamiento nutricional que nos aconseja comer los mismos alimentos que la gente comía en el pasado porque, después de todo, así es cómo hemos llegado aquí. Consiste en cómo fuimos diseñados para comer. La epigenética facilita el apoyo científico a la idea proporcionando evidencia molecular de que somos quienes somos en gran parte debido a los alimentos que comieron nuestros antepasados. Pero, puesto que los genes saludables, igual que la gente sana, pueden rendir bien bajo condiciones difíciles durante una cantidad finita de tiempo, en efecto, hay un retardo en el sistema. Dado que los investigadores sobre nutrición no preguntan a los participantes en sus estudios qué comían sus padres, las conclusiones extraídas de esos estudios se basan en datos incompletos. Una mala dieta puede parecer saludable si se estudia en un período de veinticuatro horas. Una dieta ligeramente mejor puede parecer tener éxito durante meses o incluso años. Sin embargo, sólo las dietas más completas pueden ofrecer salud, generación tras generación.

Los libros de dietas que adoptan esta filosofía a largo plazo, como *Paleodieta*, *La dieta de la evolución* y *Secretos de salud de la Edad de Piedra,* han tenido un éxito increíble gracias a la misma filosofía, que resulta atractiva de forma intuitiva. Engordar los huesos desnudos de la filosofía nutricional con cosas concretas –ingredientes y recetas reales– es otra cuestión. Autores de libros publicados previamente aún funcionan con el antiguo modelo de mutación aleatoria, y por ello fracasan al tener en cuenta la rapidez con que pueden tener lugar los cambios genéticos. Al retrotraerse a la era prehistórica, adoptan una idea demasiado lejana para ser práctica. Sus pruebas son tan limitadas que son literalmente esqueléticas: muestras de restos de fuegos, trozos pequeños de hueso y limpieza de estómagos momificados. Estos libros sí nos ofrecen testimonios fascinantes de la vida en el pasado lejano. Y me siento impresionada por cómo los autores utilizan la fisiología moderna para transformar pequeños fragmentos de datos en regímenes dietéticos completos. Pero, cada uno de esos libros, a menudo citan la misma información, nos ofrecen consejos contradictorios. ¿Por qué? Los datos que manejan son demasiado fragmentados, demasiado antiguos y demasiado pequeños en sus detalles para aportar una guía significativa. ¿Cómo podemos reproducir los sabores y nutrientes encontrados en las comidas de nuestros predecesores del Paleolítico, cuando las únicas instrucciones que dejaron tienen la forma de artefactos como «la lanza de 125.000 años de edad se hizo a partir de un tejo encontrado entre las costillas de un elefante de colmillos rectos en Alemania» y «marcas de cortes que se han encontrado en los huesos de animales fosilizados»?[10]

Los autores hicieron todo lo posible por ofrecer respuestas bien fundamentadas, pero, evidentemente, una mente podría seguir este antiguo camino de pruebas para terminar cuando queramos.

Por fortuna, no tenemos que basarnos en suposiciones. Hay una fuente más rica y viva de información disponible para nosotros. Se llama *cocina*. En concreto, auténtica cocina. Con «auténtica» no sólo hablo de la traducción de ensalada y pescado americanizados de las dietas mediterránea, okinawa o china. No me refiero a la gastronomía molecular moderna, de comida funcional o rápida. La auténtica cocina es aquella de la que están hechos los recuerdos más afectuosos. Es la combinación de ingredientes y habilidades lo que permite a las familias, incluso en las comunidades granjeras más pobres del mundo, crear comidas fantásticas, que serían adecuadas para un rey y que satisfarían incluso al más mordaz de los neoyorquinos; también, digamos, a un experto en comida cuya mirada ha demostrado debilitar muchas rodillas de los concursantes de Top Chef. Por supuesto, me estoy refiriendo al antiguamente cantante de punk-rock reconvertido en jefe de cocina y celebridad, Anthony Bourdain.

Para una prueba de que hay bastante información detallada que sobrevive para informarnos exactamente sobre cómo solía comer la gente (y aún debería), me remito al programa de televisión de Bourdain, *No Reservations*, que se emitió desde 2005 hasta 2012. Bourdain ofrecía el mundo colorido, inmensamente inventivo y diverso de las artes culinarias, una hora cada semana, en tu sala de estar. Él llegaba al núcleo de la

10. *The Paleo Diet: Lose Weight and Get Healthy By Eating the Food You Were Designed to Eat*, Loren Cordain, Wiley, 2002, p. 39.

cultura de la alimentación, comenzando cada programa hablando sobre la historia de la comida local. Guiado por nativos con buenos conocimientos en alimentación, terminaba en el momento justo en que enseñaba una muestra culinaria que captaba el alma de cada región geográfica. Normalmente, eran los agujeros en la pared, hechos por los padres, en que la gente cocinaba comida de la forma que se había hecho en ese país durante todo el tiempo que se podía recordar. Programas como el de Bourdain me han ayudado a convencerme de que, en términos culinarios, crecer en América es hacerlo en un país subdesarrollado.

Aunque los americanos tienen perritos calientes y tarta de manzana, Happy Meals, pastel de carne, guisos y variaciones sobre el tema de la ensalada, los ciudadanos de otros países parecen tener mucho más. En una región de China, el visitante podía probar el jabalí asado, el pollo o el conejo, con un acompañamiento de cierto número de diversos tipos de pepinillos o judías fermentadas, tallarines caseros o frutas de cualquier forma, tamaño, color o textura. En las ciudades pujantes y ultramodernas, en la base de las torres de cristal construidas por todo el mundo, los mercados de granjeros aún venden los ingredientes locales de buena calidad recogidos de la tierra o pescados en los ríos y lagos esa misma mañana. Mi objetivo no es sugerir que América no es un país maravilloso, con nuestra propia historia de cocina. Mi objetivo es señalar que hemos perdido el contacto con nuestras raíces. Esa desconexión es la principal razón por la que tenemos estanterías de libros llenos de consejos nutricionales contradictorios. También es la razón por la que, aunque muchos de nosotros aún tenemos buenos genes, no los hemos mantenido demasiado bien. Igual que las uvas hinchadas, puestas al lado de un pastel francés, los cromosomas americanos se están marchitando dentro del vino. Pueden revitalizarse simplemente disfrutando de los deliciosos productos de la cocina tradicional.

La caótica amalgama de platos totalmente diferentes que incluye la auténtica cocina puede clasificarse en cuatro categorías, que llamo los Cuatro Pilares de la Cocina Mundial. Debemos ingerirlas con la frecuencia que podamos, preferiblemente a diario. Son:

1. Carne cocinada no deshuesada
2. Órganos y vísceras (lo que Bourdain llama «los trozos desagradables»)

3. Productos vegetales y animales frescos (crudos)
4. Alimentos fermentados y con brotes; mejor que frescos

Estas categorías han demostrado ser esenciales debido a su ubicuidad. En prácticamente cada país distinto al nuestro, la gente las come cada día. Se ha probado el éxito por medio de la salud y la supervivencia de quienes las comen. Igual que la crema que va subiendo dentro de un vaso, estas tradiciones nos han llegado desde el pasado, animadas por su valor intrínseco. Han pasado la prueba del tiempo con sólo ser deliciosas y nutritivas, y al celebrarlas podemos reconectar con nuestras raíces y cada uno con otro, y llevar nuestras vidas hasta su potencial completo.

CUIDANDO DE LA LLAMA SAGRADA

No hace mucho tiempo (y sin conocer la genética, la biología de las células madre ni la bioquímica), las culturas de todas partes del mundo se basaban en vivir de acuerdo con las realidades de causa y efecto de su experiencia diaria. Si alguien comía una baya roja determinada y enfermaba, las bayas de ese arbusto se prohibían. Si una madre desarrollaba un fuerte deseo por una seta concreta o algún tipo de animal marino, o lo que fuera, durante su embarazo, y después tenía un parto especialmente fácil, entonces esta asociación se añadía al cuerpo creciente de sabiduría colectiva. Sus éxitos se encuentran actualmente registrados en nuestra existencia y es el saludable material genético que hemos logrado conservar. Alrededor de nosotros hay soluciones a los importantes dilemas de los carnívoros –la cuestión de qué *deberían* comer–, encapsuladas en tradiciones aún practicadas por gourmets, artistas culinarios, abuelas dedicadas y jefes de cocina de todo el mundo, algunos de los cuales viven cerca de nosotros. Lamentablemente, esta sabiduría no se ha valorado, debido a la teoría de las enfermedades cardíacas por culpa del colesterol y otros subproductos de lo que Michael Pollan llama «reduccionismo científico» (un ejercicio decididamente anticientífico, como explica Pollan en su conocido libro, *En defensa de la comida*).[11]

11. *In Defense of Food: An Eater's Manifesto,* Michael Pollan, Penguin, 2008.

Afortunadamente, a quienes les gusta –realmente les encanta– la buena cocina y la buena comida han mantenido vivas las tradiciones culinarias. Al hacerlo, no sólo han beneficiado a sus propias familias, sino que también han sido útiles a los modernos emisarios de nuestros parientes lejanos, portadores de un antiguo secreto que en su momento se pretendía compartir sólo con miembros de la tribu. Actualmente, nosotros somos esa tribu. Y ese mensaje –cómo utilizar la comida para conservarse sano y hermoso– es el regalo más precioso que posiblemente podíamos recibir.

A lo largo de este libro destacaré el poder de la comida para configurar tu vida diaria. De hecho, cada trozo que comas cambiará tus genes un poco. Igual que la lotería genética sigue una serie de reglas predecibles, lo mismo hacen los pequeños cambios que ocurren después de cada comida. Si la maquinaria del cambio fisiológico no es aleatoria, y en su lugar se guía por reglas, entonces ¿quién –o qué– hace un seguimiento de ella? En el capítulo siguiente veremos cómo el gen responde a la nutrición con lo que puede describirse correctamente como inteligencia, y por qué esta capacidad integrada me lleva a asegurarme de que muchos de nosotros tenemos un potencial genético sin utilizar que está esperando ser liberado.

CAPÍTULO 2

El gen inteligente

La epigenética y el lenguaje del ADN

- «Los buenos genes» nos hacen sanos, fuertes y bellos, y representan una clase de fortuna familiar que llamamos riqueza genética.
- Durante todo el tiempo oímos decir que las mutaciones genéticas que causan enfermedades son aleatorias, pero los últimos avances científicos sugieren que esto no siempre es cierto.
- No tenemos que esperar a la tecnología para sintetizar genes libres de enfermedades ni bebés por encargo.
- Con sólo dar a nuestros genes los nutrientes que esperan, podemos conseguir mucho con nada de riesgo.
- Reorientar nuestras prioridades económicas en torno al hecho de comer saludablemente reconstruye la riqueza genética familiar y es la mejor inversión que podemos hacer.

Recuerdo haber quedado atrapada en el entusiasmo cuando Halle Berry subió al escenario en los Oscar del año 2002, cómo se mostró ante la audiencia, y con lágrimas en los ojos dio las gracias a Dios por sus bendiciones. «Gracias. Es un honor para mí. Es un honor para mí. Y gracias a la Academia por elegirme para ser el vaso sanguíneo por el cual Sus bendiciones pueden fluir. Gracias». Meritoria piedra miliar de Hollywood, Berry fue la primera mujer de ascendencia afroamericana en recibir el Oscar por un papel principal. Aunque se insistió mucho en lo que hizo esta actriz, y esa noche, única en la historia de las películas de Hollywood, no pude evitar sentir la incómoda sensación de que había algo familiar en la mujer con un vestido tan impresionante, algo de su cara que me recordó a todas las otras mujeres que, a lo largo de los años, habían sujetado la pequeña estatua dorada en sus manos. ¿Cuál era el vínculo entre la señorita Berry y todas sus compañeras galardonadas, como Charlize Theron, Nicole Kidman, Cate Blanchett, Angelina Jolie, Julia Roberts, Kim Basinger, Jessica Lange, Elizabeth Taylor, Ingrid Bergman y el resto? Sí, todas son prodigiosas maestras de su oficio. Pero había algo más en ellas, algo más obvio, tal vez tan evidente que era una de esas cosas que aprendemos a dar por supuestas.

Entonces se me ocurrió. Todas son impresionantemente hermosas.

Igual que Halle Berry, todos somos vasos sanguíneos –no necesariamente diseñados para ganar Oscars–, pero sí hechos para comer, sobrevivir y reproducir el material genético. Por eso, si resulta que ganas un Oscar, podrías hacer historia ofreciendo una última nota de agradecimiento a tu extraordinario ADN. Cuando tu agente de relaciones públicas te castigue a la mañana siguiente, limítate a explicarle que todos somos participantes activos en una de las relaciones más antiguas y profundas de nuestro planeta: entre nuestros cuerpos y nuestro ADN, y la comida que conecta a ambos con el mundo exterior. El cuerpo saludable, en forma y perfectamente proporcionado de Halle Berry, es la evidencia de una feliz relación entre sus genes y el entorno natural, uno que ha permanecido así durante varias generaciones. Como se explicará en este capítulo, si deseas crear una relación más fructífera con tus propios genes, estar más sano y mejorar tu aspecto, debes aprender a trabajar con la inteligencia integrada dentro de tu ADN.

«EL CEREBRO» GIGANTE DEL ADN

Cada célula de tu cuerpo contiene un núcleo que flota dentro del citoplasma, como la yema del interior de un huevo. El núcleo incluye tus cromosomas, cuarenta y seis moléculas superenrolladas, y cada uno de ellos contiene hasta 300 millones de pares de letras genéticas, llamadas *ácidos nucleicos*. Estas sustancias químicas gelatinosas e incoloras (visibles al ojo desnudo sólo cuando miles de millones de copias se reproducen artificialmente en el laboratorio) constituyen el material genético que te hace ser quien eres.

Si estirases el ADN de una de tus células, sus 2.800 millones de pares de bases terminarían midiendo casi tres metros de largo. El ADN de todas tus células, unido uno con otro, llegarían a la Luna y volverían al menos 5.000 veces.[1] Es mucha información genética. Pero tus genes ocupan sólo el 2 por 100. El resto de la secuencia –el otro 98 por 100– es lo que los científicos solían llamar *basura*. No es que creyeran que este ADN restante fuera inútil; simplemente no sabían para qué servía. Pero, en las dos últimas décadas, han descubierto que este material tiene algunas capacidades asombrosas.

Esta línea de descubrimiento nace de una rama de la genética llamada *epigenética*. Los investigadores de este campo estudian cómo los genes se activan y se desactivan. Así es cómo el cuerpo modula los genes en respuesta al entorno, y es el motivo de que los dos gemelos con el mismo ADN pueden desarrollar rasgos distintos.

Los investigadores de la epigenética que exploran este terreno genético en expansión están descubriendo un mundo oculto de florida complejidad. A diferencia de los genes, que funcionan como un depósito de datos codificados, el llamado ADN basura (más propiamente, ADN no codificante) parece estar diseñado para cambiar, tanto a corto plazo –en el transcurso de nuestras vidas– como en períodos de varias generaciones y mucho más. Parece que el ADN basura ayuda a la biología a tomar decisiones clave, como convertir una célula madre (una célula indiferenciada que puede madurar en cualquier tipo de célula) en parte de un ojo, y otra célula madre, con idéntico ADN, en, por ejemplo, parte de tu hígado. Estas decisiones parecen tomarse basándose en influencias medioambientales. Sabemos esto porque, cuando cogemos una célula madre y la colocamos en el hígado de un animal, se convierte en una célula hepática. Si cogemos la misma célula madre y la colocamos en el cerebro de un animal, se convierte en una célula nerviosa.[2] El ADN basura hace todo esto utilizando la información química que flota a su alrededor para

---

1. Tenenos entre 10 y 100 billones de células en nuestro cuerpo, y cada una tiene entre dos y tres metros de ADN, lo que arroja un total de entre 20 y 300 billones de metros. Sólo hay 3.844.000.000 metros hasta la Luna.
2. «Pluripotency of mesenchymal stem cells derived from adult marrow», Jiang Y, *Nature*, julio 2002, 4;418(6893):41-9, epub junio 20, 2002.

determinar qué genes deben activarse en un momento determinado, y en qué cantidad.

Una de las lecciones más fascinantes e inesperadas del Proyecto Genoma Humano es el descubrimiento de que nuestros genes son muy parecidos a los genes del ratón, que son similares a los de otros genes de mamíferos, que a su vez son sorprendentemente parecidos a los de los peces. Parece que las proteínas que producen los humanos no son especialmente únicas en el reino animal. Lo que nos hace únicamente humanos son los segmentos regulatorios de nuestro material genético, los mismos segmentos regulatorios que dirigen el desarrollo de las células madre durante su crecimiento en el útero y el resto de nuestras vidas. ¿Es posible que los mismos mecanismos que facilitan la maduración celular también funcionen a lo largo de generaciones, permitiendo que evolucionen las especies? De acuerdo con Arturas Petronis, jefe del Laboratorio de Epigenética de la Familia Krembil, en el Centro para las Adicciones y la Salud Mental de Toronto, «necesitamos realmente alguna revisión radical de los principios clave del programa de investigación genética tradicional».[3] Otro epigenetista pone en perspectiva nuestra mala interpretación de la evolución: el cambio evolutivo impulsado por mutación y selección es sólo la punta del iceberg. «La parte inferior del iceberg es la epigenética».[4]

Cuanto más estudiamos este misterioso 98 por 100, más descubrimos que parece funcionar como un sistema regulatorio masivamente complicado que sirve para controlar nuestras actividades celulares como si fueran un cerebro molecular enorme. Cada célula del ganador de la lotería genética porta el ADN que regula el crecimiento celular y la actividad mejor que una persona normal. No porque sean sólo afortunadamente tontos, sino porque su ADN regulatorio –su «cerebro» cromosómico localizado en los enormes fragmentos no codificantes de sus cromosomas– funciona mejor. Igual que tu cerebro, el ADN necesita que le puedan recordar lo que se aprende para que funcione adecuadamente.

---

3. «Epigenetics, the science of change», *Environ Health Perspect*, marzo 2006, 114(3):A160-A167.

4. *Environmental Health Perspectives*, vol. 114, n.º 3, marzo 2006.

Un ejemplo de lo que puede ocurrir cuando el ADN «olvida» cómo funcionar es en el caso de un cáncer. El cáncer se desarrolla en las células que han malentendido su papel como parte de una empresa cooperativa y que han perdido su capacidad para jugar bien dentro del cuerpo. El ADN que incluye una célula cancerosa esencialmente se vuelve confuso, y cree que su trabajo es instruir a la célula que funciona para que se divida y se siga dividiendo sin tener en cuenta a sus células vecinas, hasta que la creciente masa de clones empiece a matar a sus vecinas. Se trata de un ejemplo sobre cómo la epigenética puede trabajar en contra de nosotros.

EL NÚCLEO: DONDE LOS ALIMENTOS PROGRAMAN A LOS GENES

Un compartimento especial de todas las células, llamado el núcleo, alberga y protege todo tu ADN. Dentro del núcleo, el ADN se divide en fragmentos llamados cromosomas. Aunque cada uno mediría varios metros al desenrollarse, los cuarenta y seis cromosomas se encuentran empaquetados en sólo unas micras de espacio, enrollados firmemente alrededor de diminutas estructuras llamadas *histonas*. Estos hilos enrollados de información genética pueden soltarse para formar un fragmento determinado de ADN disponible para que las enzimas se unan con él, con lo que «encienden» o *permiten la expresión* de ese gen específico o serie de genes. Varios nutrientes de los alimentos, como las vitaminas y los minerales, además de las hormonas y proteínas que tu cuerpo sintetiza, desempeñan varias funciones en la regulación de este enrollado y desenrollado, llamadas «respiración». Cuanto más aprendemos, más entendemos que nuestros genes tienen vida propia. Este campo de la epigenética está apenas comenzando a arañar la superficie de este dinámico sistema de control de la regulación genética. Una de las cosas que sí sabemos es que los datos cromosómicos se computan en términos analógicos, y no digitales, lo cual permite que nuestro ADN almacene y compute mucha más información de lo que nos imaginamos anteriormente.

Una de las funciones positivas de la epigenética consiste en presentar soluciones novedosas y creativas a los genes less-t para tomar compromisos inteligentes. Consideremos el desarrollo del ojo, por ejemplo. Alojado dentro de la retina, en la parte posterior del ojo, se encuentra el disco óptico, que actúa como punto focal central para las entradas de luz que representan lo que los oftalmólogos llaman visión central. Algo tan simple como un aporte inadecuado de vitamina A durante la primera fase de la niñez puede obligar a los genes a averiguar cómo construir el disco lo mejor que puedan en circunstancias nutricionales por debajo de lo óptimo. ¿El resultado? En lugar de un disco perfectamente redondo obtenemos uno ovalado, que puede causar miopía y astigmatismo.[5] No es un resultado perfecto, por supuesto, pero, sin esta capacidad para comprometerse, el ADN tendría que tomar decisiones más drásticas, como reabsorber por completo las células de disco ópticas, lo cual nos dejaría ciegos.

La creatividad de esta inteligencia solucionadora de problemas no funciona sin referencias. Cada solución está guiada por un registro de cada reto que tu ADN y el de tus antepasados han tenido que afrontar. En otras palabras, el ADN aprende.

CÓMO APRENDEN LOS CROMOSOMAS

Para entender el cerebro genético, cómo funciona y por qué tal vez olvide a veces cómo funcionar tan perfectamente como desearíamos, echemos un vistazo a los cromosomas.

Cada uno de tus cuarenta y seis cromosomas es en realidad una molécula muy larga de ADN que contiene hasta 300 millones de pares de letras genéticas, llamadas *ácidos nucleicos*. El alfabeto sólo tiene cuatro «letras», A, G, T y C. Todos nuestros datos genéticos están encriptados en los patrones de estas cuatro letras. Si cambiamos una letra cambiaremos el patrón, y con él el significado. Si cambiamos el significado probablemente estaremos alterando el crecimiento de un organismo.

Los biólogos han supuesto desde hace mucho tiempo que la sustitución de letras era la única forma de generar ese cambio fisiológico. La epigenética nos ha enseñado que, más a menudo, la razón por la que diferentes individuos desarrollan distintos ejes fisiológicos no es a partir de sustituciones permanentes de letras, sino por marcadores temporales –o *etiquetas epigenéticas*– que se unen a la doble hélice o a otros materiales del núcleo y cambiar cómo se expresan los genes. Algunos de estos marcadores se encuentran en su lugar en el nacimiento, pero, a lo largo

5. «Toxic optic neuropathy», *Indian J Ophthalmol*, mar-abr 2011, 59(2):137-141.

de la vida de una persona, muchos de ellos se separan, mientras que otros se acumulan. Los investigadores necesitaban saber qué significaba este etiquetado. ¿Era sólo cuestión de que el ADN envejece, o era alguna otra cosa –algo más estimulante– que ocurría? Si todo el mundo desarrollara las mismas etiquetas durante sus vidas, entonces sería un sencillo envejecimiento. Pero si el etiquetado ocurriera de forma distinta, se seguiría que distintas experiencias vitales pueden generar distintas funciones genéticas. También significa que, en cierto sentido, nuestros genes pueden *aprender*.

En 2005, unos científicos españoles descubrieron una forma de resolver el misterio. Prepararon cromosomas de dos series de gemelos idénticos, una serie de tres años de edad y otra de cincuenta. Utilizando moléculas de color verde fluorescente y rojo que se unían, respectivamente, con segmentos epigenéticamente modificados y no modificados de ADN, examinaron dos series de genes. Los genes de los hijos se parecían mucho, lo cual indica que, como podíamos esperar, los gemelos comienzan su vida con etiquetas genéticas esencialmente idénticas. En cambio, los cromosomas de quienes tenían cincuenta años se pusieron de color verde y rojo, como dos árboles de navidad con distintas decoraciones. Sus experiencias vitales habían etiquetado a sus genes de formas que conllevaban que estos gemelos idénticos ya no lo eran tanto, en términos de su funcionamiento genético.[6] Esto significa que el etiquetado no se debe sólo al envejecimiento. Es un resultado directo de cómo vivimos nuestras vidas. Otros estudios desde entonces han demostrado que el etiquetado genético tiene lugar en respuesta a sustancias químicas que se forman como resultado de prácticamente todo lo que comemos, bebemos, respiramos, pensamos y hacemos.[7] Parece que nuestros genes siempre están escuchando, siempre preparados para responder y cambiar. Al fotografiar los distintos patrones de rojo y verde en los cromosomas de cincuenta años, los científicos estaban captando las dos diferentes «personalidades» que los genes de las mujeres habían desarrollado.

6. «Epigenetic differences arise during the lifetime of monozygotic twins», Fraga MF, *PNAS*, 26 de julio, 2005, vol. 102, n.º 30, pp. 10604-9.

7. «Epigenetics: a new bridge between nutrition and health», *Adv Nutr*, noviembre 2010, vol. 1: 8-16, 2010.

Este etiquetado genético diferencial explicaría por qué los gemelos con un ADN idéntico pueden padecer problemas médicos completamente distintos. Si uno de los gemelos fuma, bebe y no come más que comida basura, mientras que el otro cuida su cuerpo, las dos series de ADN estarán recibiendo «lecciones» genéticas totalmente diferentes: uno está aportando una educación equilibrada, mientras que el otro parece estar escolarizado en las sucias calles del caos químico.

En cierto sentido, nuestros estilos de vida muestran a nuestros genes cómo comportarse. Al elegir entre alimentos y hábitos saludables o no saludables, estamos programando nuestros genes para una conducta buena o mala. Los científicos están identificando numerosas técnicas por las que dos series de ADN idéntico pueden verse obligadas a funcionar de forma muy distinta. Hasta ahora, los procesos identificados incluyen etiquetado, impresión, silenciamiento de genes, inactivación del cromosoma X, efecto de posicionamiento, reprogramación, transvección, efectos maternales, modificación de histonas y paramutación. Muchos de estos procesos regulatorios epigenéticos incluyen el etiquetado de secciones de ADN con marcadores que dirigen la frecuencia con que un gen se desenrosca y extrae. Una vez expuesto, un gen es receptivo a las enzimas que lo traducen en proteína. Si no está expuesto, permanece dormido y la proteína que codifica no se expresa.

Si un hermano gemelo bebe mucha leche y se muda a Hawái (donde su piel puede sintetizar vitamina D en respuesta al sol), mientras que el otro evita los productos lácteos y se muda a Minnesota, entonces podemos predecir que uno desarrollará huesos más débiles que el otro y probablemente sufrirá más fracturas de cadera, columna vertebral y otras relacionadas con la osteoporosis.[8] El estudio epigenético con gemelos nos dice que no sólo sus radiografías tendrán un aspecto diferente, sino también sus genes. Los científicos se están convenciendo de que el fracaso, a la hora de proporcionar un cuidado correcto y alimentar nuestros cuerpos, no sólo nos afecta a nosotros, sino también a nuestros genes, y eso significa que puede afectar a nuestros hijos. Las investigaciones muestran que, cuando un hermano tiene osteoporosis y el otro no, nos

8. «Osteoporosis: Diagnostic and Therapeutic Principles», Clifford J. Rosen, *Humana Press*, 1996, p. 51.

encontraremos que los genes que codifican el crecimiento óseo en el hermano con osteoporosis están dormidos, habiendo sido etiquetados, temporalmente, para que no estén expuestos y permanezcan aletargados.[9] Por fortuna, volverán a activarse si cambiamos nuestros hábitos. Lamentablemente, volviendo al ejemplo del gemelo que fumaba, puede haber perdido demasiado hueso parar llegar a alcanzar a su hermano que bebía leche y sintetizaba vitamina D. Y lo que es peor, cualquier marca epigenética que se desarrolle antes de tener hijos puede ser (tal como sabemos por estudios como el de los ratones gordos descrito más abajo) transmitida a su descendencia, de modo que la deficiencia de nutrientes constructores de hueso tiene consecuencias negativas. Los hijos heredarán genes para el crecimiento de los huesos relativamente inactivos y pueden nacer teniendo propensión a padecer osteoporosis. Se podría decir que, en lo relativo a recordar cómo construir hueso, el cerebro epigenético ha salido un poco olvidadizo. Marcus Pembry, profesor de genética clínica en el Instituto de Salud Infantil de Londres, cree que «todos nosotros somos los guardianes de nuestro genoma. La manera en que la gente vive, y su estilo de vida, ya no sólo les afecta a ellos, sino que pueden tener un efecto notable en sus hijos y sus nietos».[10]

Lo que más me fascina es la inteligencia del sistema. Parece como si nuestros genes hubiesen encontrado el modo de tomar notas, de recordarse a sí mismos qué hacer con los diversos nutrientes con los que los alimentamos. Éste es el procedimiento. Pongamos por ejemplo que un gen para desarrollar hueso se etiqueta con dos marcadores epigenéticos, uno relacionado con la vitamina D y otro con el calcio. Y digamos que, cuando la vitamina D y el calcio se vinculan con sus respectivos marcadores al mismo tiempo, el gen se desenrolla y puede expresarse. Si no hay calcio ni vitamina D, entonces el gen permanece dormido y se construye menos hueso. Las etiquetas epigenéticas regulatorias funcionan como una especie de nota adhesiva: *Cuando haya mucha vitamina D y mucho calcio, sinteticemos una gran cantidad de la proteína constructora de hueso en este mismo momento*. Cuando lo hacen, voilà! ¡Estamos

---

9. «Genetics of osteoporosis», Peacock M, *Endocrine Reviews* 23 (3):303-326.
10. «El fantasma de tus genes, transcripción parcial de NOVA», acceso por Internet en www.bbc.co.uk/sn/tvradio/programmes/horizon/ghostgenes.shtml

construyendo huesos más fuertes y más grandes! Es un diseño elegante de verdad.

Por supuesto, el ADN no «sabe» qué hace en realidad un gen determinado. Ni siquiera sabe para qué sirven los diversos nutrientes con los que entabla contacto. Mediante mecanismos no aclarados por completo, el ADN ha sido programado en algún momento del pasado por parte de marcadores epigenéticos que pueden activar o desactivar fragmentos de ADN en respuesta a ciertos nutrientes. Todo el sistema de programación está diseñado para cambiar; estos marcadores, en apariencia, pueden desmontarse o eliminarse, haciendo que el cerebro genético olvide, al menos temporalmente, información previamente programada.

¿QUÉ HACE QUE EL ADN OLVIDE?

Descubrimientos recientes sugieren que, igual que muchos de nosotros, el ADN tienda a olvidar ciertas cosas cuando envejece.

Uno de los factores de riesgo mejor estudiados para tener un hijo con un trastorno en el desarrollo del cerebro es la edad de los padres. Mientras que cada uno de los óvulos de los ovarios de una mujer fue creado antes incluso de que naciera, los varones producen continuamente esperma fresco, comenzando en la pubertad. Con el inicio de la pubertad, la espermatogenia (precursores de esperma que funcionan totalmente) empieza a dividirse unas veintitrés veces cada año. Cada división es un proceso crítico puesto que no sólo sintetiza tres mil millones del código del ADN necesario para replicarse perfectamente, sino que también realiza todo el etiquetado que permitirá a ese ADN «recordar» qué genes activar o desactivar en respuesta a las señales de los nutrientes y las hormonas, una serie de funciones coordinadas que es esencial para unos óptimos crecimiento y salud durante la vida del futuro niño.

Aunque numerosas enzimas «correctoras» aseguran una fidelidad cuasi perfecta de la replicación del ADN, no sucede lo mismo con el etiquetado epigenético.[11] Esto sugiere que las circunstancias ambientales en el momento de la replicación tienen un impacto mucho mayor en la

---

11. «Accuracy of DNA methylation pattern preservation by the Dnmt1 methyltransferase», Rachna Goyal, Richard Reinhardt y Albert Jeltsch, *Nucl Acids Res*, 2006, 34 (4):1182-1188 doi 10.1093/nar/gkl002.

fidelidad epigenética que en la tasa de mutación genética (ADN), un hecho confirmado en las investigaciones más recientes.[12] En otras palabras, si un hombre carece de materias primas adecuadas para el etiquetado, entonces la corrección simplemente no funcionará igual de bien durante el proceso de síntesis de ese lote concreto de esperma. Lamentablemente, los errores no corregidos tienden a acumularse cuando el hombre envejece. Se ha descubierto que los trastornos neurológicos como el autismo, el trastorno bipolar y la esquizofrenia son más comunes en los niños de hombres mayores, que también tienen tasas muy altas de etiquetado anormal.[13]

Pero no es sólo la edad del hombre lo que puede influir en la memoria genómica. También está implicado lo bien que el hombre cuida de sí mismo. Creo que es bastante posible para los ancianos que aumenten su probabilidad de tener hijos perfectamente sanos si cuidan sus factorías de esperma testicular comiendo bien, una estrategia poderosa al asegurar el control de calidad en la línea de producción de esperma.

En 2014, un grupo de genetistas, en colaboración con el Colegio de Medicina Albert Einstein, de Nueva York, descubrió pruebas que apoyan la idea de que los niveles bajos de ciertos nutrientes pueden promover esos errores de reproducción. El ácido fólico, la vitamina B_{12} y una serie de aminoácidos esenciales se utilizan para un tipo de etiquetado epigenético llamado metilación; una carencia de cualquiera de estos nutrientes esenciales daría como resultado un inframetilado y podrían omitirse etiquetados críticos. Su investigación mostró que había parches desnudos de metilación faltante, que ocurre casi exclusivamente en lugares del gen remotos, donde el ADN está fuertemente enrollado, y por tanto es más difícil que el equipamiento de metilación le dé alcance.[14] Si esto sucede,

---

12. «Age-associated sperm DNA methylation alterations: possible implications in offspring disease susceptibility», Jenkins TG, Aston KI, Pflueger C, Cairns BR, Carrell DT, 2014, *PLoS Genet*, 10(7).

13. «Effects of an increased paternal age on sperm quality, reproductive outcome and associated epigenetic risk to offspring», Rakesh Sharma *et al.*, *Reproductive Biology and Endocrinology*, 2015, 13:35.

14. «Age-associated sperm DNA methylation alterations: possible implications in offspring disease susceptibility», Jenkins TG, Aston KI, Pflueger C, Cairns BR, Carrell DT, 2014, *PLoS Genet*, 10(7).

entonces parece que optimizar la dieta de un hombre le fortalecería contra estos errores y las enfermedades que pueden causar.

LA BUENA NUTRICIÓN PUEDE AYUDAR A REVERTIR ALGUNOS ERRORES EPIGENÉTICOS

Acabo de explicar las pruebas que respaldan la idea de que una buena dieta puede ayudar a prevenir los errores epigenéticos que generan una mutación permanente. Pero ¿puede la dieta resolver errores pasados antes de que lleguen al nivel de una mutación? En otras palabras, ¿puede una buena mutación permitir a tus genes volver a una estrategia anterior, más adaptativa, con lo que evitan la posibilidad de que esta estrategia pueda añadirse al registro genético permanente en forma de mutación?

Los dos estudios siguientes demuestran cómo una estrategia que conlleve una predisposición a tener sobrepeso puede activarse o desactivarse modulando la nutrición en el útero.

Un estudio del año 2010, que examinó cómo una mala nutrición maternal y una obesidad afectan a generaciones posteriores, concluyó: «Una mala nutrición en el útero puede ser un aporte importante al actual ciclo de obesidad».[15] El artículo demuestra que los niños nacidos de madres con sobrepeso están programados epigenéticamente para construir tejido adiposo en cantidades poco saludables. Esto sugiere que millones de madres mal alimentadas están, sin saberlo, programando a sus hijos para que tengan sobrepeso toda su vida, y que esta predisposición a acumular kilos puede también transmitirse a su vez a los hijos de sus hijos.

¿Condenó una madre sin acceso a una nutrición adecuada a tener sobrepeso a todas las generaciones subsiguientes? Aquí es donde llegan las buenas noticias. Del mismo modo que una mala nutrición puede generar rasgos indeseables, una buena nutrición puede forzar al sistema de adaptación epigenética a reiniciar una estrategia adecuada para un entorno nutricional más beneficioso.

Parte de la investigación epigenética clásica sugiere que pueden recordarse las estrategias olvidadas, al menos en algunas circunstancias,

---

15. «Epigenetic programming by maternal nutrition: shaping future generations», *Epigenomics*, agosto 2010, 2(4):539-49.

cuando a los genes se les aporta apoyo nutricional. Y por eso es por lo que creo que todos tenemos potencial para ser –o al menos para generar– ganadores de la lotería genética, porque un genoma olvidadizo potencialmente puede ser reentrenado.

Este segundo estudio demuestra cómo optimizar la nutrición en el útero puede tener el efecto opuesto, convenciendo al epigenoma a abandonar la estrategia de aumento de peso y optar por otra dirigida a una composición corporal óptima. El doctor Randy Jirtle, en la Universidad Duke de Durham, Carolina del Norte, estudió los efectos del fortalecimiento nutricional en una raza de ratones llamada *agouti*, conocida por su color amarillo y su predisposición a padecer obesidad severa y la consiguiente diabetes. Comenzando por una agouti hembra criada con comida ordinaria para ratones, la alimentó con bolitas superenriquecidas con vitamina B_{12}, ácido fólico, colina y betaína, y la emparejó con un agouti macho. En lugar de tener el tipo de hijos de color amarillo, con sobrepeso y poco saludables que ya había parido anteriormente, entre sus nuevos hijos también había unos pocos ratones marrones sanos que se desarrollaron normalmente.[16] Se puede interpretar este estudio como sigue: la raza agouti tiene un ADN regulatorio que ha quedado dañado en el cerebro por algunos traumas pasados en la historia del linaje. A consecuencia de esto, los cromosomas agouti, a diferencia de los de otros ratones, son normalmente incapaces de tener una descendencia normal y sana. En este estudio, los investigadores pudieron rehabilitar el genoma agouti bombardeando a los genes dormidos con suficientes nutrientes para despertarlos, reprogramando sus genes para un mejor funcionamiento.

Esto tiene enormes implicaciones para nosotros, ya que los investigadores están encontrando marcas regulatorias anormales en todos nuestros genes. Estas marcas funcionan como recordatorios de las experiencias de nuestros antepasados: sus dietas, incluso cómo era el clima durante sus vidas. Por ejemplo, hacia el final de la Segunda Guerra Mundial, un invierno inusualmente duro, combinado con un embargo impuesto por Alemania, produjo la muerte por inanición de 30.000 personas. Quienes sobrevivieron sufrieron una serie de trastornos del desarrollo y como

---

16. «Transposable elements: targets for early nutritional effects on epigenetic gene regulation», Waterland RA, *Molecular and Cellular Biology*, agosto de 2003, pp. 5293-5300, vol. 23, n.º 15.

adultos, incluidos un peso bajo al nacer, diabetes, obesidad, enfermedades coronarias y cáncer de pecho y otros cánceres. Un grupo de investigadores daneses ha asociado esta exposición con al nacimiento de nietos más pequeño de lo normal.[17]

Este descubrimiento es destacable, ya que sugiere que los efectos de la dieta de una mujer embarazada pueden propagarse, como mínimo, en las dos generaciones siguientes. A diferencia de los ratones agouti, que necesitaron dosis masivas de vitaminas, estas personas posiblemente responderían bien a niveles de nutrientes normales o sólo ligeramente por encima de lo normal, ya que sus genes se han visto afectados sólo durante poco tiempo –una o dos generaciones (a diferencia de los ratones)–, lo que significa que se podría necesitar no demasiada nutrición extra para despertarlos.

Algunas reacciones epigenéticas no solamente se transmiten, sino que se incrementan. En un estudio de los efectos de mujeres fumadoras sobre el riesgo de sus hijos de sufrir asma, los médicos de la Escuela Keck de Medicina de Los Ángeles descubrieron que los niños cuyas madres fumaron mientras estaban embarazadas tenían una probabilidad 1,5 veces superior de desarrollar asma que los nacidos de madres no fumadoras. Si la abuela había fumado, el hijo tenía una probabilidad un 1,8 mayor de sufrir asma, aunque la madre nunca tocara un cigarrillo. Los niños cuyas madres y abuelas fumaron mientras estaban embarazadas presentaban un riesgo un 2,6 mayor.[18] ¿Por que reaccionó el ADN de esta manera? Si buscamos la lógica de esta decisión, podemos ver algo como esto: al fumar durante el embarazo, estamos diciéndole al embrión que el aire está lleno de toxinas y que respirar es algo peligroso. Los pulmones en desarrollo bien podrían reaccionar rápidamente a cualquier irritante inhalado. Los pulmones asmáticos son hiperreactivos. Tosen y segregan moco con el más ligero olorcillo de aerosol extraño. Aun así, creo que incluso a un genoma tan maltratado como éste se le puede recordar su funcionamiento normal.

---

17. «Decreased birthweights in infants after maternal in utero exposure to the Dutch famine of 1944-1945», LH Lumey, *Paediatr Perinat Ep*, 6:240-53, 1992.

18. «Pregnant smokers increases grandkids' asthma risk», Vince G, *NewScientist.com news service*, 22:00, 11 abril, 2005.

¿Por qué tengo tanta fe en el poder recuperativo de los buenos cuidados epigenéticos? Porque, al contrario de la vieja escuela de pensamiento, ahora sabemos que la mayoría de las enfermedades no es atribuible a una mutación permanente, sino más bien a una expresión genética mal dirigida.[19] Como hemos visto, las sustancias químicas derivadas del entorno marcan a la larga moléculas con etiquetas que alteran su comportamiento. Un sistema de este tipo, de acuerdo con el autor del seminal estudio sobre los ratones agouti, Randy Jirtle, parece existir para proporcionar un «mecanismo rápido por el cual [un organismo] puede responder al entorno sin tener que cambiar su hardware».[20] De este modo, cualquier cambio o modificación puede recordarse basándose en su aparente éxito o fracaso. Podemos llamarlo *marqueting* de prueba para una «mutación» propuesta. Esto puede parecer una operación más bien sofisticada para que una molécula la elimine, pero recordemos que estamos hablando sobre una molécula que ha estado en desarrollo desde que comenzó a existir la vida en la Tierra. Con este nuevo conocimiento de cómo funciona el ADN, hoy en día podemos valorar lo fácilmente que las deficiencias nutricionales o la exposición a toxinas podrían generar enfermedades crónicas, y lo rápidamente que estas enfermedades podrían responder a la eliminación de toxinas y mejora de la nutrición.

En el Centro para la Excelencia en la Ciencia de la Genómica de Yale, el doctor Dov S. Greenbaum comparte mi fe en el intelecto subyacente al diseño de nuestro aparato genético. Al describir cómo el ADN basura funciona para guiar la evolución, escribe: «El movimiento de la basura transportada tiene como consecuencia un sistema dinámico de activación genética, que permite al organismo adaptarse a su entorno».[21] Él describe el funcionamiento de forma similar a Jirtle, añadiendo que este sistema de transporte «permite al organismo adaptarse a su entorno sin tener que rediseñar su hardware».[22] Para llevar más

---

19. «Rethinking the origin of chronic diseases», Mohammadali Shoja *et al.*, *BioScience*, 62,5 (2012):470-478.

20. «Epigenetics: genome, meet your environment», Pray L, vol. 18, n.º 13, 14, 5 de julio de 2004.

21. Acceso al artículo en: www.bioinfo.mbb.yale.edu/mbb452a/projects/Dov-S-Greenbaum.html#_edn42

22. *Ibid.*

allá la analogía, es posible que se introduzcan modificaciones genéticas bajo un protocolo similar al utilizado por los diseñadores de software: pruebas de virus, después ejecutar el concurrente con otro software de forma provisional (la versión beta del programa), a continuación integrarlo en el sistema operativo, y por último –cuando se demuestre que es indispensable– integrarlo en el hardware.

Esto podría haber sido exactamente lo que le pasó al gen humano para sintetizar la vitamina C. Después de generaciones sin utilizarlo (debido a la abundancia de vitamina C en nuestra comida), el gen se habría vuelto muy «dormilón». En última instancia, cuando «el *marqueting* de pruebas» epigenético demostró que podíamos vivir sin ser capaces de sintetizar nuestra propia vitamina C, una mutación dentro del gen lo desactivó permanentemente. ¿Cómo funcionaría exactamente este trabajo de prueba de *marqueting*? Determinados marcadores incrementan la tasa de error durante la reproducción, y de este modo un cambio epigenético temporal puede configurar el gen para que se altere permanentemente mediante una mutación de base.[23] Los genes son como diminutas máquinas productoras de proteína que crean diferentes productos. Si el trabajador de una fábrica (pensemos en el etiquetado epigenético) desactiva una máquina y todo en la célula sigue efectuándose correctamente en la generación siguiente, entonces esa máquina en particular (gen) puede rediseñarse para producir otra cosa, o desactivarse por completo. Cuanto más aprendemos sobre epigenética, en mayor medida nos parece que el cambio genético –tanto el desarrollo de enfermedades como la propia evolución– está tan firmemente controlado y sujeto a retroalimentación como cualquier otro proceso biológico, desde el desarrollo de células hasta la respiración, pasando por la reproducción y, por tanto, no todo es tan aleatorio, después de todo.

¿Qué ayuda a regular todos estos eventos celulares? La comida, principalmente. Al fin y al cabo, la comida es la principal forma con que interactuamos con nuestro entorno. Pero esto es lo verdaderamente destacable: las etiquetas que se colocan en los genes para controlar cómo funcionan y que ayudan a dirigir el curso de la evolución están hechas

---

23. «Influence of S-adenosylmethionine pool size on spontaneous mutation, dam methylation, and cell growth of escherichia coli», Posnick, LM, *Journal of Bacteriology*, noviembre 1999, pp. 6756-6762, vol. 181, n.º 21.

de sencillos nutrientes, como minerales, vitaminas y ácidos grasos, o se ven influidas por la presencia de estos nutrientes. En otras palabras, no hay intermediarios entre la comida que tomamos y lo que se les dice a los genes que hagan, generando cambios que pueden, en último término, convertirse en permanente y heredables. Si la comida puede alterar la información genética en el espacio de una sola generación, entonces esta poderosa e inmediata relación entre la dieta y el ADN debería situar los cambios nutricionales en la escena central del drama continuo de la evolución humana.

¿EVOLUCIÓN GUIADA?

En 2007, un grupo de genetistas que investigaban el autismo anunció con osadía que la enfermedad no era genética en el sentido normal del término, lo cual significaba que heredamos un gen del autismo de uno de los padres o de ambos. La nueva tecnología de secuenciación genética había revelado que muchos niños con autismo tenían nuevas mutaciones genéticas, nunca antes expresadas en su línea familiar.

Un artículo publicado en la prestigiosa revista *Proceedings of the National Academy of Sciences* afirma: «La mayoría de nutrientes son un resultado de nuevas mutaciones, que tienen lugar originalmente en la línea parental».[24] Las razones subyacentes se explicarán en el capítulo 9.

En 2012, un grupo que investigaba estas nuevas mutaciones espontáneas encontró pruebas de que el azar no era la única fuerza que las generaba. Su estudio, publicado en la revista *Cell*, reveló un patrón inesperado de mutaciones que ocurren con una frecuencia cien veces mayor en zonas «calientes» específicas del genoma humano, donde la hebra de ADN está firmemente enrollada alrededor de proteínas del organismo llamadas *histonas*, que funcionan como bobinas en un equipo para coser, el cual organiza distintos colores y tipos de hilos.[25]

Las consecuencias de estas mutaciones parecen diseñadas específicamente para activar o desactivar rasgos específicos del carácter. Jonathan Sebat, el autor principal del artículo del año 2012, sugiere que los puntos calientes se diseñan para «mutar de formas que influyan en los rasgos humanos» activando o desactivando el desarrollo de comportamientos específicos. Por ejemplo, cuando un gen determinado, localizado en un punto

---

24. «A unified genetic theory for sporadic and inherited autism», *Proc Natl Acad Sci* USA, julio 31, 2007, 104(31):12831-12836.

25. «Whole-genome sequencing in autism identifies hot spots for de novo germline mutation», Jacob Michaelson *et al.*, *Cell*, 151,7 (2012):1431-1442.

caliente del cromosoma 7, se duplica, los niños desarrollan autismo, un trastorno de la maduración caracterizado por una ausencia total de interés en la interacción social. Cuando se elimina el mismo cromosoma, los niños desarrollan el síndrome de Williams, un retraso en el desarrollo caracterizado por un enorme gregarismo, en el que los niños hablan mucho y lo hacen con prácticamente cualquiera. El fenómeno por el que algunos rasgos específicos se activan y desactivan por variantes de la expresión genética se ha reconocido recientemente como el resultado de la arquitectura integrada del ADN y llamado «evolución adaptativa activa».[26]

Como prueba añadida de lógica subyacente que dirige el desarrollo de estas nuevas mutaciones relacionadas con el autismo, parece ser que los factores epigenéticos activan los puntos calientes, especialmente un tipo de etiquetado epigenético llamado metilación.[27] En ausencia de una cantidad adecuada de vitamina B, zonas específicas del gen pierden estas etiquetas de metilación, exponiendo a fragmentos del ADN a los factores que generan nuevas mutaciones. En otras palabras, los factores que faltan en la dieta de los padres obligan al genoma a responder de formas que se espera que permitan a la descendencia afrontar el nuevo entorno nutricional. No siempre funciona, por supuesto, pero así parece ser el intento.

Prácticamente podríamos considerarlo como el intento de ajustar rasgos del carácter de una forma que diseñará distintos tipos de mentes creativas, de modo que se espera que uno nos proporcione una nueva capacidad para adaptarnos.

Pruebas del lenguaje del ADN

No tenemos una idea clara de cómo la naturaleza mantiene un registro sobre qué códigos de programación funcionan mejor para ciertas cosas, o cómo las numerosas entradas medioambientales –minerales, vitaminas, toxinas, etc.– podrían traducirse en una nueva estrategia epigenética, pero un poco de investigación interesante ofrece apoyo a la idea de que el ADN puede tomar notas, sin duda.

En 1994, unos matemáticos observaron que el ADN basura contenía patrones que recordaban al lenguaje natural, puesto que sigue, entre otras

26. «Feature co-localization landscape of the human genome», *Sci Rep*, 2016, 6: 20650.

27. «Efectos de la organización de la cromatina en tasas de mutación en el genoma», *Nat Rev Genet*, 16 de abril, 2015, (4):213-223.

cosas, la Ley de Zipf (un patrón de distribución jerárquica de palabras presente en todos los idiomas).[28,29,30,31]

Algunos genetistas no están de acuerdo con esta valoración, mientras que otros piensan que esta capa de complejidad añadida podría llegar a explicar muchos de los misterios ocultos del ADN. Pero todo el mundo está de acuerdo en que hay espacio de sobra en el ADN basura para todo tipo de almacenaje de datos. El ADN basura es un repositorio suficientemente grande de información para funcionar como una clase de software químico programado para, por falta de un término más preciso, *reconocer* algo sobre las condiciones dietéticas aportadas, y después incluir esta información actualizada cuando se reproduce a sí misma. Algunos biólogos moleculares creen que esta capacidad de organizar una respuesta medida al cambio medioambiental exige que consideremos el lenguaje codificado en el ADN basura como «importante para el proceso de evolución», lo cual implica la existencia de un «mecanismo independiente para la regulación gradual de la expresión genética». Esto sugiere que la evolución conlleva más cosas que los mecanismos previamente aceptados de selección y mutación aleatoria. El campo del estudio evolutivo que explora cómo los tres mecanismos guían la evolución se llama *evolución adaptativa.*

Un ejemplo de la lógica subyacente al comportamiento del ADN puede encontrarse observando los efectos de la deficiencia de vitamina A. A finales de la década de 1930, el profesor Fred Hale, de la Estación Experimental de Agricultura de Texas, en College Station, pudo privar de vitamina A a un grupo de cerdos hembra antes de la concepción de forma que las madres tuvieran hijos sin globos oculares.[32] Cuando estas madres

---

28. La ley de Zipf afirma que, si alguien creara un histograma con todas las palabras de un idioma y su ocurrencia, la disposición en orden de filas sería lineal en una escala logarítmica doble con una pendiente de -z. Esto sucede con todos los idiomas naturales.
29. «Hints of a language in junk DNA», Flam F, *Science*, 266:1320, 1994.
30. «Power spectra of DNA sequences in phage and tumor suppressor genes (TSG)», Eisei Takushi, *Genome Informatics*, 13: 412-413 (2002).
31. Mantegna RN *et al.*, *Physics Review Letters* 73, 3169 (1994).
32. «The relation of maternal vitamin A deficiency to microopthalmia in pigs», Hale F, *Texas S J Med* 33:228, 1937.

fueron alimentadas con vitamina A, las camadas siguientes desarrollaban globos oculares normales, lo que sugiere que el crecimiento de los globos oculares no se desactivó debido a una mutación (permanente), sino a una modificación epigenética temporal. La vitamina A se obtiene de los retinoides, que proceden de las plantas, que a su vez dependen de la luz solar. Por tanto, en respuesta a la ausencia de vitamina A que desactivaba los genes que hacían crecer los ojos, es como si el ADN interpretara la falta de vitamina A como una ausencia de luz, o un entorno sin luz en el que los ojos no se utilizarían. Los cerdos sin ojos tenían párpados, al estilo de las salamandras ciegas de las cuevas. Es posible que estos y otros moradores ciegos de las cuevas hayan experimentado una modificación epigenética similar de los genes que controlan el crecimiento de los ojos en respuesta a bajos niveles de vitamina A en el entorno propio de una cueva, sin plantas y sin luz.

Tomadas en conjunto, todas las pruebas epigenéticas describen al ADN como un mecanismo de adaptación más dinámico e inteligente de como se ha valorado normalmente. En efecto, el ADN parece capaz de recopilar información –mediante el lenguaje de la comida– sobre el cambio de condiciones en el mundo externo, permitiendo alteraciones basadas en esa información y documentando los datos recopilados y su respuesta para beneficios de las siguientes generaciones. El ADN basura está lleno de *tesoros* genéticos. Puede funcionar como un tipo de biblioteca siempre en expansión, completa, con su propio bibliotecario perspicaz que puede investigar volúmenes previamente escritos de estrategias de adaptación genética con y sin éxito. La consecuencia es que los organismos más complejos, con células más grandes –cuyo genoma representa una historia evolutiva más compleja– conllevarían bibliotecas relativamente más sustanciales con más ADN basura. Y así ocurre.[33]

La biblioteca inteligente se establece en oposición directa a la situación de la selección y la mutación aleatoria como únicos mecanismos de cambios genéticos y del desarrollo de nuevas especies. Partiendo del mundo altamente competitivo de la supervivencia, parece evidente que estos códigos genéticos, capaces de escuchar al mundo exterior y de utili-

33. «The modulation of DNA content: proximate causes and ultimate consequences», Gregory TR, *Genome Research*, vol. 9, n.º 4, pp. 317-324, abril 1999.

zar esa información para guiar sus decisiones, disfrutarían de una notable ventaja, comparada con quienes tropiezan en la oscuridad, que depende por completo de la suerte. Este conocimiento puede generar una perspectiva totalmente nueva sobre cómo llegamos a ser, situando un nuevo giro en el «diseño inteligente». La capacidad del ADN para responder de forma inteligente a su entorno nutricional le permite aprovechar la cambiante abundancia, explotando ricos contextos nutricionales, muy parecido a cómo un decorador de interiores utilizaría un envío sorpresa de tela de seda de alta calidad. Nuestros genes pueden ayudarnos a sobrevivir a períodos de hambre y estrés por medio del experimento, y aprovechar cualquier exceso nutricional para seguir experimentando, no ciegamente, no con mutaciones aleatorias, sino con recuerdos y propósitos, guiados por las experiencias pasadas, codificadas dentro de su propia estructura.

¿Por qué tiene que importarnos esto?

La inteligencia química codificada en tu ADN y la inteligencia de nuestros antepasados lejanos compartieron el mismo objetivo final: sobrevivir. Dentro de los cuerpos de tus antepasados, sus genomas se mezclaron para hacer coincidir el aporte de nutrientes con demandas fisiológicas, mientras que las personas que las transportaron compartieron consejos para fabricar herramientas y fuentes de comida que –impulsadas por esta sinergia de sentido– catapultaría a un pequeño grupo de primates de un rincón del continente africano a un estado de dominación sobre el mundo.

Bajo el ojo vigilante de las abuelas y las comadronas, los alimentos y las preparaciones especiales demostraron ser eficaces para criar hijos que podían aprender más rápido y crecer más fuertes que la generación anterior. Los niños que, de forma natural, crecían para convertirse en padres podían formar sus propias series de observaciones y conclusiones sobre la forma en que funciona el mundo y cómo garantizar mejor la supervivencia. Una de las cosas que convierte en únicos a los seres humanos (y a sus antepasados) es la sofisticación del uso de herramientas que permitía el consumo de una mayor proporción del mundo comestible que sus competidores, ampliando la agenda de nuestros genes perpetuamente reencarnados, autorrevisados, actualizados constantemente y despiadadamente egoístas. Hemos logrado guiar a nuestros propios genomas durante milenios, vagando de un océano a otro, por encima de montañas y a través de continentes enteros, y hacia la edad moderna.

Quienes deseen conservar el producto de ese logro –cuerpos humanos sanos y bellos– querrán familiarizarse con los alimentos y las técnicas de preparación que nos permitieron llegar tan lejos en primer lugar. Comiendo los alimentos que describiremos en este libro, estarás hablando directamente a tus genes. Tus alimentos dirán a tu epigenoma que haga a tu cuerpo más fuerte, más energético, más sano y más bello. Y tu epigenoma les hará caso.

¿Cómo de inteligente y de receptivo es el ADN? Podríamos imaginarlo de esta forma. Imagina que, cuando estudias un tema para una clase, tu cabeza nunca se «llena demasiado», y que puedes añadir nuevo espacio para más recuerdos y más conocimientos, según se te exija. Por tanto, por encima de la duración de tu vida, mientras aprendes más asignaturas, más lenguajes, lees más libros, tu mente puede adaptarse para acomodar todo ello. ¿Cuánto sabrías? ¿Cuántos problemas podrías solucionar mejor de lo que puedes ahora? Ahora imagina que puedes transmitir todo ese conocimiento a tu descendencia, de forma que comiencen la vida con toda tu sabiduría acumulada. Tal vez no en todos los detalles, pero al menos las partes importantes, los detalles de esa historia multigeneracional que promete ayudar a la supervivencia y la reproducción. E imagina que tú, a su vez, has heredado el conocimiento de tus padres, y ellos el de sus padres, y así sucesivamente. Durante miles de generaciones, desde el inicio de tu línea familiar. Bien, así es el ADN.

Las increíbles moléculas que dirigen el asombroso microcosmos de generaciones dentro de todas y cada una de tus células vivientes, en este mismo momento, están haciendo exactamente eso. Cada célula de tu cuerpo es como un vaso sanguíneo que transporta un código que ha estado en constante desarrollo desde el momento en que una fusión rudimentaria de material genético se acomoda dentro de la protección de una cobertura lipídica, definiéndose como algo distinto al mundo-océano primordial que la rodea.

Desbloqueando tu potencial genético

Ya sea que creas en la idea de la inteligencia genética, o no, lo que espero haber aclarado en este capítulo es que tus genes no están escritos sobre piedra. Son exquisitamente sensibles a cómo los tratamos. Igual que un bonito cuadro que se transmite de generación a generación, las condiciones que lo dañan o conservan están registradas permanentemente en el origen del ADN de una familia. Cuando al ADN se le maltrata, como un cuadro de Monet tirado en un sótano húmedo y con moho, la herencia pierde su valor. Y las pérdidas pueden ser devastadoras. Entre Halle Berry y la persona que le lleva el equipaje, y entre todas las personas altas, delgadas y bellas que pisan las alfombras rojas de Hollywood, o las pistas de tenis de Hampton, y el resto de nosotros, que sólo podemos mirar, hay historias no contadas de privación nutricional, de información genética perdida o distorsionada. Esta variabilidad en la capacidad de nuestros antepasados por salvaguardar su riqueza genética es la razón por la que actualmente tenemos tantas personas que desean gozar de una mejor salud, un mejor aspecto, una mejor condición física, y todos los diversos beneficios de unos genes saludables.

En el capítulo 1 he explicado la idea de que la lotería genética no es aleatoria, y en éste hemos visto cómo los genes toman lo que parecen decisiones inteligentes guiadas en parte por información química en los alimentos que comemos. En los próximos capítulos veremos que, cuando hemos comido correctamente –cuando hemos mojado constantemente nuestros cromosomas en la sopa química que les permite hacerlo lo mejor posible–, los genes del *Homo sapiens* pueden generar esculturas móviles de carne y sangre. Por eso las personas bellas de todas las razas comparten la misma geometría esquelética básica, y por lo que, para gran parte de la historia humana, las bellezas de Hollywood han sido tan abundantes como las estrellas.

CAPÍTULO 3

El mayor regalo

La creación y la preservación de la salud genética

- Las culturas tradicionales prestaban más atención a criar a sus hijos que actualmente.
- El conocimiento de la nutrición y la habilidad para producir alimentos saludables compensa con una salud y una vitalidad increíbles.
- Un dentista llamado Weston Price viajó por el mundo en la década de 1930 para descubrir muchos de estos secretos.
- Las tradiciones culinarias representan una cápsula del tiempo de sabiduría tradicional.
- Los alimentos tradicionales son muchos más diversos y están más repletos de nutrientes que los que la mayoría de los estadounidenses suelen comer.

El egiptólogo Mark Lehner camina por lo que parece la superficie lisa de un patio trasero, hasta que vemos que hay una piedra gigante cortada con precisión en medio de una excavación en el desierto. Con una longitud de 40 metros, habría sido el obelisco más grande jamás realizado, si no hubiera sido porque se rompió antes de elevarse sobre su base. El obelisco había permanecido oculto durante casi cuatro mil años, hasta que los arqueólogos pensaron lo difícil que sería hacerlo y después moverlo. Durante las últimas décadas, una serie de descubrimientos similares ha revelado que las civilizaciones antiguas de todo el mundo estaban en posesión de capacidades tecnológicas que superaban a las nuestras. Pero dar sentido de nuevo a esa historia sería todo un reto. Cuando un artículo de la revista *Ancient American* teorizaba sobre la posibilidad de que los incas hubiesen encontrado una forma de esculpir roca sólida utilizando la luz solar concentrada, la mejor tecnología de estas culturas fue valorada en gran medida. A juzgar por los francmasones, arquitectos y constructores que, algunos dicen, remontaban su linaje a las escuelas mistéricas del antiguo Egipto, se trataba de una cuestión secreta».[1]

Sin embargo, hay otro tipo de tecnología antigua que ha tenido un gran impacto en todas nuestras vidas. Los restos de estos grandes logros no están esperando para ser desenterrados. Caminan entre nosotros, visibles en la forma del rompecorazones que es también la estrella del fútbol, la abuela de ochenta años de edad que corre maratones, y las celebridades de las portadas de *Vogue*, *Outside* y *People Magazine*. Tal como estás a punto de ver, la nutrición es una herramienta para optimizar la forma y la función humanas; y para proteger la integridad del linaje familiar, estaba, en cada detalle, tan evolucionada, refinada y perfeccionada como las herramientas de los matemáticos y los ingenieros.

En gran medida igual que los secretos celosamente guardados de los canteros e ingenieros civiles antiguos, también los secretos nutricionales más poderosos estaban ocultos.[2] Si hubiera tantos científicos investigando los rituales realizados en las cocinas modernas, del mismo modo que hay ejemplos de investigación sobre la ingeniería civil antigua, saber cómo utilizar la nutrición para crear nuestras propias «grandes obras», esculpidas en huesos y carne, sería de conocimiento común. Y si las mujeres escribieran más libros de historia, los escolares aprenderían algo con más aplicación práctica que las listas de batallas ganadas por diversos reyes. Podrían aprender algo como lo que un dentista llamado Weston Price descubrió cuando viajó por el mundo, hace casi un siglo, en busca de los secretos ocultos de la salud.

---

1. «Ancient precision stone cutting», Lee L, *Ancient American: Archaeology of the Americas Before Columbus*, febrero 1997.
2. *Nutrition and Physical Degeneration,* Weston A Price, Price-Pottenger Foundation, 1970, p. 279.

EL CUERPO POR ECOSISTEMA

A comienzos del siglo XX, los occidentales se vieron tentados por la posibilidad de que, más allá de las fronteras del mapa, vivieran razas superhumanas. Uno de los grupos de personas de los que más se hablaba lo formaban los hunza, una banda de pastores de cabras y yaks que vivía en las montañas de lo que ahora son Afganistán y Pakistán. Los exploradores británicos que visitaron esas zonas afirmaban haber encontrado una tierra extraña donde no existía el cáncer, donde nadie necesitaba gafas y donde era normal vivir más de cien años. Si estas historias fueran ciertas, entonces estos pueblos supondrían un misterio para la medicina occidental actual. ¿Cuál era su secreto? ¿El aire puro? ¿El agua procedente de las nieves, rica en minerales? ¿La restricción calórica? Verdad o no, los hombres de negocios pronto descubrieron que la palabra *Himalaya* era auténticamente mágica, al menos cuando se imprimía en las botellas de agua tónica que vendían. En medio de este circo de conjeturas, capitalismo y ventas agresivas, un extraordinario dentista de Cleveland, Ohio, estaba determinado a inyectar algo de ciencia muy necesaria. Este hombre introspectivo y tranquilo invirtió su propio dinero en una asombrosa serie de viajes, intentando verificar o recusar estos rumores. Si se encontraba con personas que poseían una condición física extraordinaria, pensaba en analizar sistemáticamente lo que les hacía tan distintos de los pacientes de su consulta dental de Ohio.

Price no era exactamente el tipo de hombre que esperaríamos ver recorriendo caminos de montaña sobre una mula. Pero ahí estaba, un hombre con gafas, un poco rechoncho, con una configuración física media, con casi sesenta años. Al ser reservado y meticuloso, su recopilación de datos fue igualmente detallada y metódica. Su pasión por la verdad se veía impulsada por la adversidad, puesto que había perdido un hijo por una infección dental. Según sus propias palabras, se sentía angustiado por «ciertas expresiones trágicas de nuestra degeneración actual, incluidas las caries dentales, la degeneración física generalizada y las deformidades faciales y dentales».[3] Price no podía consentir la idea de que los seres humanos fueran la única especie tan plagada de defectos físicos obvios, como el crecimiento de dientes de forma desordenada dentro de

3. *Ibid.*, p. 5.

la boca de una persona. Después de años estudiando la fuente de los problemas de ortodoncia en la práctica clínica activa, así como en su laboratorio (la experimentación con animales era una práctica común entre los médicos de comienzos del siglo xx), se dio cuenta de que los déficits nutricionales podían generar el mismo tipo de deformidades faciales en animales que las que veía en sus pacientes. Al contrario de lo que muchos creían ser cierto en aquella época, las pruebas de laboratorio de Price le convencieron de que los dientes torcidos no procedían de la «mezcla de razas» y ser «de mala crianza», por mala suerte o por el diablo. La ciencia de la nutrición ofrecía una explicación mejor.

El trabajo preliminar de Price en el laboratorio le había ayudado a convencerse de que las enfermedades humanas surgían por la «ausencia de algunos factores esenciales en nuestro programa actual».[4] Utilizando el lenguaje de su tiempo, ahora desfasado, razonó que el camino más evidente para entender estos factores que faltaban sería «localizar grupos inmunizados que se encontraran rápidamente como restos aislados de linajes raciales primitivos de distintas partes del mundo» –de ahí la necesidad de viajar– y analizar lo que comían.[5] Su plan era simple: contar caries. Contarlas en las bocas de los pueblos que vivían en todo el mundo. El grupo que tuviera menos caries y los dientes más rectos ganaría. No se permitían empastes ni ortodoncias. Price pensaba que una dentición saludable podría utilizarse como indicio de la salud general de una persona –un supuesto que demostró ser cierto–, y así el número de caries podía emplearse como una medida inversa y objetiva de la salud en los pueblos de cualquier raza o cultura. Era un plan atractivo y eficiente.

Las expediciones incluían transportar varias cámaras de 8 x 10, platos de cristal y todo un equipo dental quirúrgico. Afortunadamente, Price contó con la ayuda de un experto explorador que solía aparecer en *National Geographic*, su sobrino Willard DeMille Price, quien sin duda colaboró con él para volver con el equipo intacto. El volumen resultante, *Nutrition and Physical Degeneration* [Nutrición y degeneración física] muestra los resultados de la exhaustiva investigación de Price, junto con sus conclusiones. Price tenía razón. No sólo estaban los grupos comple-

4. *Ibid.*
5. *Ibid.*, p. 1.

tos de pueblos que disfrutaban de unos dientes perfectos, libres de caries, y una salud general espectacular, con su fisiología bien equipada hasta el hecho de que sus tradiciones les permitían producir alimentos con una capacidad espectacular para conservar la salud. Por supuesto, desde su perspectiva, no había nada extraordinario en su fantástica salud. Para ellos, era simplemente natural.

Price investigó en su recopilación de datos buscando bellos conjuntos de dientes. Pero, después de mirar las bocas de sus sujetos de investigación, se dio cuenta de que se le presentaba algo innegable: una buena salud y una belleza física incuestionable. Los dientes perfectamente alineados que buscaba pertenecían –con raras excepciones, si es que había alguna– a personas bellas. Hermosas caras con bonitas mejillas, ojos, narices, labios y todo lo demás, el conjunto total, la representación física de la armonía fisiológica.

En cada uno de los once países que Price visitó, los pueblos que habían permanecido en sus aldeas y continuaban con sus tradiciones dietéticas nativas se veían libres de caries y deformidades en el arco dental. Price no podía sino observar que también estaban sanos. Tan sanos que en su primer viaje, a Lotchental, un pueblo de montaña suizo aislado por una empalizada de altas montañas, se quedó fascinado tanto por la gente como por el ambiente, y escribió: «Cuando se siente profunda admiración ante el perfecto desarrollo físico y el elevado carácter moral de estos robustos pobladores de las montañas, uno se queda impresionado por los tipos superiores de masculinidad, feminidad y niñez que la Naturaleza ha podido producir a partir de una dieta y un entorno adecuados».[6] Repite este tema una y otra vez, a medida que viaja por el mundo. Parece como si Price pensara que la belleza y la vitalidad de un paisaje determinado pudiera reflejarse en los cuerpos de quienes lo poblaban, mediante los alimentos que obtenían de él.

FORMA Y FUNCIÓN: UN CONJUNTO IDEAL

Desde el comienzo del registro histórico de la humanidad, se pueden encontrar numerosas referencias de la idea de que la belleza física y la

---

6. *Ibid.*, p. 31.

salud están relacionadas. Y aunque los tabúes sociales en la actualidad prohíben explícitamente hablar de esta relación, a muchos les resulta totalmente evidente. Cierto, puede que recuerdes a la estrella de fútbol de tu instituto como algo menos que apuesto, plagado de acné, llevando unas gruesas gafas y un aparato de ortodoncia, y dependiente de pastillas y de un inhalador. Pero normalmente nuestros héroes del instituto se ganan reconocimiento, admiración y envidia a consecuencia de su buen aspecto y su capacidad deportiva superior. Esta admiración surge en parte del hecho de que reconocemos instintivamente dones físicos obvios como una vitalidad y una coordinación excepcionales como un subproducto del regalo definitivo: unos buenos genes. La virtud del trabajo de Price es que se atrevió a examinar científicamente la relación entre los signos exteriores y visibles de la salud y la nutrición utilizando el mismo enfoque sistemático que se emplea al estudiar cualquier otro fenómeno biológico.

DESAYUNO AL VIEJO ESTILO: ALIMENTOS FRESCOS, LOCALES Y NO PROCESADOS

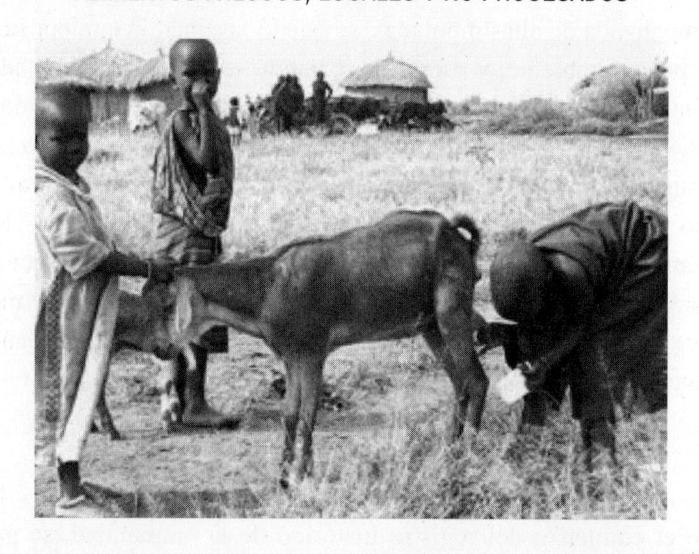

Esta leche es rica en nutrientes, bioconcentrada por la cabra, que es libre de comer los brotes de primera calidad que crecen en amplias llanuras de un suelo rico en minerales. Muchos pequeños granjeros de

Estados Unidos aún permiten que sus animales pasten, ofreciendo al consumidor una alternativa saludable a la leche producida por animales alimentados con granos.

La preferencia por la belleza (en nuestra propia cara y en la de los demás) surge como resultado del proceso de reconocimiento instintivo de patrones que describiré detalladamente en el capítulo 4. Por ahora, es vital entender que lo que consideramos bello también tiene una función de supervivencia. Por injusto que parezca, las personas menos atractivas tienen más problemas de salud.[7] Todos los trastornos congénitos que distorsionan la arquitectura facial están asociados con deficiencias en las funciones fisiológicas, como la respiración, el habla, el oído, la forma de andar, etcétera. Hay cientos de trastornos de este tipo codificados hasta ahora, reconocidos por expertos pediatras, y que dan como resultado discapacidades que van desde una mala visión (como en los trastornos de Dandy Walker de Marfan, Cohen y Stickler, por nombrar sólo unos pocos) hasta la inflamación de los senos nasales y la sensibilidad a las infecciones (X frágil, Cornelia De Lange), pérdida de audición (pérdida cromosómica en el 22q11.2, Coffin Lowry) y dificultades para masticar y tragar (Rhett, CHARGE, artogriposis).[8] Price se dio cuenta de que las anormalidades del crecimiento demasiado sutiles para garantizar su caracterización como trastornos congénitos están, no obstante, también asociadas con problemas funcionales. Por ejemplo, las mandíbulas poco desarrolladas no sólo parecen poco atractivas, sino que tampoco alojan muy bien a los dientes, lo cual dificulta la labor de masticar y aumenta el riesgo de caries.[9,10] Para nuestras mentes animales, estos rasgos físicos representan posibles problemas, una debilidad en la tribu que se aproxima al contagio. Esta reacción está profundamente arraigada, y puede incluso ser la razón por la que los profesionales de la salud muestran

---

7. Este argumento se ampliará y apoyará con estadísticas en el próximo capítulo.

8. «Management of genetic syndromes, Suzanne B. Cassidy», Judith E. Allanson, Wiley, 22 de marzo, 2010.

9. *Nutrition and Physical Degeneration*, Price Pottenger Foundation, 1970, p. 12.

10. «Effects of malocclusions and orthodontics on periodontal health: evidence from a systematic review», Journal of Dental Education, 1 de agosto, 2008, vol. 72, n.º 8912-918.

reticencias a investigar las causas de las anomalías físicas visibles. Pero Price pensaba de forma distinta. Rechazó la antigua idea de que las bendiciones de la salud y la belleza están reservadas para los pocos que tenían las almas más puras, el equivalente biológico del derecho divino. Su pensamiento era verdaderamente distinto de lo convencional, e incluso hoy en día sus hallazgos están por delante de nuestro tiempo.

Si quieres comprobar el tipo de vitalidad que Price descubrió, cómo eran las personas y cómo vivían, puedes hacer una rápida búsqueda en Internet de tribus indígenas. Empieza con los san, masái, himba, kombai, wodaabe o los nómadas de Mongolia. O bien puedes ver cualquier programa de televisión sobre la vida tribal. Cuando mires las caras de las personas, observa lo bien formados que están sus rasgos. Eso se debe a que sus dietas aún están relacionadas con un entorno de vida saludable cuya belleza, en un sentido muy real, se expresa a través de sus cuerpos.

Una de las primeras películas documentales hechas se titula *Grass: A Nation's Battle for Life* [Hierba: La batalla de una nación por la vida], filmada en 1925 por Meriam C. Cooper (quien posteriormente rodó *King Kong*). Cooper documenta el estilo de vida de la tribu baktiari, en las montañas Zardeh Kuh, de lo que ahora es Irán. Sigue uno de los tramos del viaje de más de 360 kilómetros que la tribu hacía dos veces al año en su búsqueda estacional de pasto fresco para sus cabras y cerdos. Arriba y abajo de las rocosas montañas, ancianos, mujeres embarazadas y niños conducen a sus animales tercos y hambrientos, mientras quienes van por delante dejan un rastro a la altura de la cintura, con sus pies desnudos. Cinco mil personas viajan con todas sus pertenencias por 360 kilómetros, a una altitud muy elevada, en menos de un mes. ¿Cómo lo hacían? Riqueza genética. Nuestra perspectiva occidental del siglo XXI recurre a etiquetar su estilo de vida como de subsistencia, puesto que carecían del equipamiento asociado con la prosperidad. Pero no llevaban su oro en bolsas de cuero. Su tesoro estaba completamente oculto dentro de la caja fuerte de su material genético, y dotaba a todos los miembros de la tribu con rasgos bien marcados, articulaciones fuertes, sistemas inmunitarios saludables y la energía para lograr proezas físicas que pocos de nosotros nos atreveríamos a intentar. Y no hay que olvidar que hacían esto en cada cambio de estación.

PERFILES DE RIQUEZA GENÉTICA

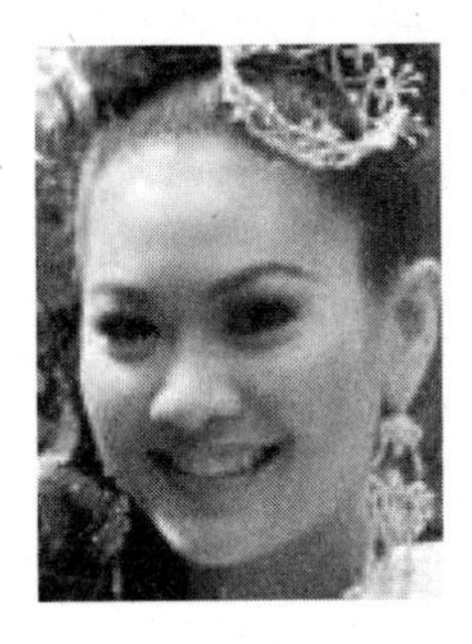 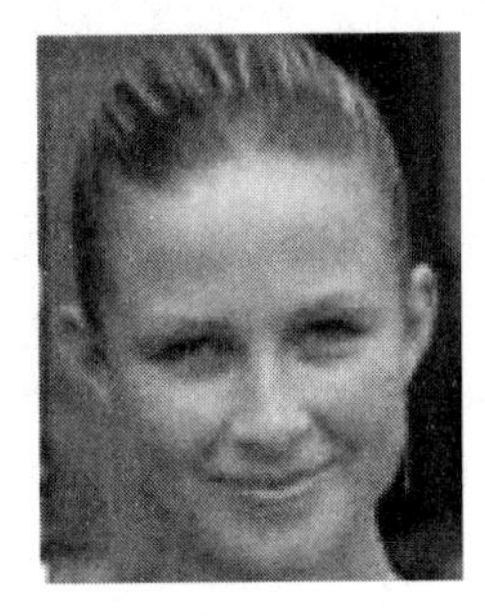 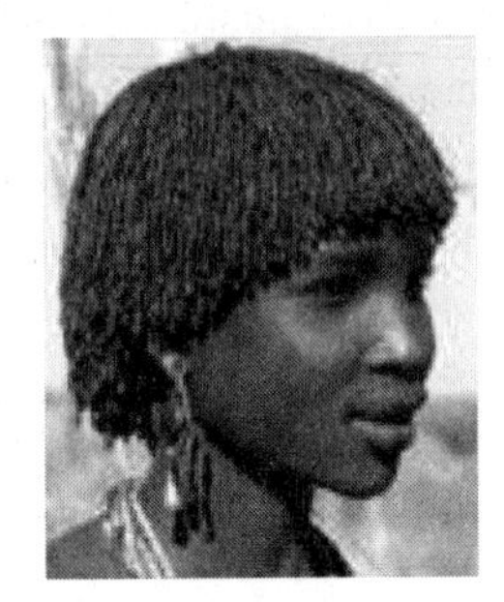

Tailandesa nativa (izquierda), camarera danesa (en el centro), mujer etíope (derecha). Observa sus rasgos bien formados, indicadores de una construcción facial geométrica ideal. Independientemente de que un pueblo obtenga su alimentación en la granja familiar, en el mar o en la sabana, los verdaderos alimentos actúan como un tipo de conducto por el que puede comunicarse la belleza del entorno dentro de nuestros cuerpos y expresarse en forma humana.

CÓMO SE CONSTRUÍAN: SUPERANDO LA CDR POR UN FACTOR DE DIEZ

Al contrario de lo que los occidentales tienden a suponer, los pueblos indígenas del pasado no solamente subsistían, delgados y hambrientos, desesperados por comer cualquier cosa que pudieran encontrar. Sus vidas giraban principalmente en torno a hallar comida, pero eran expertos en ello, mucho más capaces de lo que somos ahora para convertir los alimentos ricos en nutrientes en parte de la vida diaria. Enriqueciendo el suelo, cultivaban plantas más ricas en nutrientes. Alimentando a sus animales con los productos de un suelo saludable, los criaban más sanos, más ricos en nutrientes. Y puesto que distintos nutrientes están almacenados en diversas partes del animal, consumiendo todas las partes comestibles de su ganado y de los animales que cazaban, disfrutaban del conjunto total de la diversidad nutricional. Utilizaban su propia versión de la biotecnología para crear los alimentos más densos en nutrientes posibles, alimentos que funcionaban para diseñar cada tendón y cada fibra de sus cuerpos.

En once lugares de todo el mundo, Price tomó muestras de los alimentos básicos de las comunidades indígenas para analizarlas en el laboratorio. Su estudio nutricional rivaliza con los mejores programas patrocinados por el gobierno a la hora de comprobar las cuatro vitaminas solubles en grasa (A, D, E y K) y seis minerales (calcio, hierro, magnesio, fósforo, cobre y yodo). Lo que descubrió fue:

> Es interesante que las dietas de los grupos primitivos hayan proporcionado toda una alimentación que contenía una cantidad al menos cuatro veces mayor que los requerimientos [minerales] mínimos, mientras que la nutrición comercial, que consiste en gran medida en productos con harina blanca, azúcar, arroz descascarillado, mermeladas [nutricionalmente equivalentes al zumo de frutas], productos enlatados y grasas vegetales, invariablemente han fracasado en la tarea de proporcionar los requerimientos mínimos. En otras palabras, los alimentos de los esquimales nativos contenían una cantidad de calcio 5,4 veces mayor que los alimentos del hombre blanco, 5 veces más fósforo, 1,5 veces más hierro, 7,9 veces más magnesio, 1,5 veces más cobre, 8,8 veces más yodo, y al menos diez veces más activadores de la grasa soluble [el término de Price para designar las vitaminas].[11]

Él continúa, haciendo una lista para cada uno de los otros grupos que estudió. Había un patrón evidente: las dietas nativas tenían una cantidad diez veces mayor, o más, de las vitaminas solubles en grasa, y entre 1,5 y cincuenta veces más minerales que las dietas de los habitantes de Estados Unidos.[12] Es obvio que las dietas de las personas que viven en lo que los médicos de aquella época habrían llamado condiciones «subdesarrolladas» eran más ricas que las de quienes viven en los tecnológicamente «avanzados» Estados Unidos, por un orden de magnitud. El trabajo de Price descorrió las cortinas detrás de las cuales la verdadera gloria del potencial de la humanidad ahora permanece oscurecida. Sus anécdotas

11. *Nutrition and Physical Degeneration*, Weston A Price, Price Pottenger Foundation, 1945, p. 275.

12. *Ibid.*, pp. 274-78.

revelaron cómo podía ser la vida a lo largo del rango de las capacidades fisiológicas, desde el equilibrio mental («nos asombramos de su sutileza, refinamiento y dulzura de carácter») hasta la liberación del cáncer, gracias a una persona que había sido médico durante treinta y seis años en el norte de Canadá, que «nunca había visto un caso de enfermedad maligna» y sólo raramente problemas quirúrgicos agudos de la «vesícula biliar, los riñones, el estómago y el apéndice». Y a través de todo el espectro de edades, desde la primera infancia («nunca escuchábamos llorar a un niño esquimal, excepto cuando tenía hambre o se asustaba por la presencia de desconocidos») hasta el destete («los niños de los esquimales no tenían problemas con el afilamiento de sus dientes»), el ridículamente fácil parto de las mujeres en exteriores, cuando «cogían un mantón y, solas o acompañadas por un miembro de su familia, se retiraban hasta detrás de algún arbusto, daban a luz y volvían con el niño a la cabaña», la maternidad temprana «caracterizada por una abundancia de nutrientes en la leche, que casi siempre se desarrollaba normalmente y se mantenía sin dificultades durante un año», en la parte central de la vida («nunca vimos ni oímos sobre un caso [de artritis]) y vitalidad en la vejez («una mujer de sesenta y dos años que llevaba una cantidad enorme de centeno sobre su espalda a un altitud de 1.500 metros»).[13] Aunque su laboratorio fue desmantelado hace más de cincuenta años, considero los datos de Price como una indicación más precisa de cuántos nutrientes necesitamos que las cantidades diarias recomendadas (CDR).

¿Qué hace que sus datos de hace sesenta años sean superiores a los más sofisticados de la nutrición actualmente más exquisita? Principalmente, el hecho de que la ciencia nutricional sofisticada deja mucho que desear. Aunque los datos de Price sean de hace muchos años, él identificó a las personas más sanas que pudo y después analizó sistemáticamente el contenido en nutrientes de sus alimentos básicos. Pero, si observamos cómo se establecen actualmente las CDR, encontraremos un revoltijo de diferentes opiniones, técnicas sin estandarizar y estudios mal elaborados. Por ejemplo, la CDR de la vitamina B_6 para niños menores de un año se estableció en 0,1 miligramos al día basándose en el contenido medio en vitamina B_6 de la leche materna de sólo diecinueve mujeres. Seis de éstas

13. *Ibid.*

ni siquiera consumían la CDR de vitamina B_6 para su grupo de edad, y su leche materna sólo contenía una décima parte de la vitamina B_6 de las mujeres con dietas más saludables.[14] Entonces, nos podríamos preguntar que, si una tercera parte de las mujeres en las que basamos nuestras cantidades diarias recomendadas estaban, mediante nuestra propia definición, mal alimentadas, ¿no deberían haber sido excluidas del estudio? El hecho de que no lo fueran me sugiere que los investigadores a cargo de este estudio no estaban interesados en lo que un bebé necesitaba para estar sano, sino solamente en calcular los promedios y terminar su trabajo. Esto es sólo un ejemplo de la mala calidad de las investigaciones que definen la ciencia de la nutrición moderna. (También determina lo que contienen las leches preparadas para bebés, y lo que se queda fuera).

Si crees en los datos de Price, lo cual yo hago, entonces concluirás claramente que nuestros cuerpos parecen estar acostumbrados a un flujo mucho más rico de nutrientes de lo que conseguimos beber, masticar, tragar o engullir en nuestras dietas diarias. Nuestra necesidad de nutrientes es, al parecer, bastante extraordinaria. Pero lo que resulta más extraordinario es la totalidad con que las culturas indígenas, y probablemente nuestros antepasados, se involucraban en la producción de estos alimentos. En contraste con nuestra actitud general hacia la nutrición como un mal necesario para nuestro propio interés, la vida tradicional parecía girar en torno a la recolección y concentración de alimentos. Para este fin, ninguna metodología –y ninguna receta– era demasiado extraña.

Aquí incluiré algunos ejemplos del libro de Price para demostrar cómo las personas se implicaban por completo en la producción de alimentos, y unas pocas de las maravillosas ingenuidades que optimizan esta tarea. En las islas escocesas, la gente construía sus casas utilizando sobre todo la hierba que crecía abundantemente en los páramos. Los tejados estaban elaborados sin comprimir y sin chimeneas, para que el humo del fuego de la cocina atravesara directamente el techo de paja. Cuando se eliminaba el tejado y se reconstruía en primavera, después de haber recibido humo rico en minerales todo el invierno, la paja constituía un fantástico fertilizante para sus cosechas, principalmente de avena. Ésta, a su vez,

14. «Influence of vitamin B6 intake on the content of the vitamin in human milk», West KD, *Am J Clin Nutr*, 29 de septiembre, 1976, (9):961-9.

era una fuente superior de minerales y se incluía en muchos platos. Uno de los más importantes era uno hecho con la cabeza de bacalao cocinada (rico en ácidos grasos esenciales), que se había alimentado con harina de avena (rica en minerales), y los hígados del bacalao troceados (ricos en vitaminas).

En la otra parte del mundo, en Melanesia, quienes llegaron en primer lugar a las islas habían llevado con ellos a un miembro de la familia del cerdo, criado por su autosuficiencia a la hora de encontrar forraje en el entorno cenagoso y montañoso. Soltaban sus cerdos en el bosque para que pudieran colonizarlo. Pronto, el número de cerdos había crecido hasta el extremo de que se podían cazar por todos lados. Todas las partes del animal –desde el hocico hasta la cola– se cocinaban, ahumaban o preparaban de alguna otra forma. Otro favorito de los melanesios era el cangrejo coco, así llamado por su habilidad para cortar los cocos de los árboles con unas pinzas enormes. Para capturar a los cangrejos bien armados cuando descendían de los árboles, los nativos rodeaban rápidamente el árbol con hierba, hasta una altura de 4,5 metros desde el suelo. Al llegar al montón de hierba, el cangrejo –convencido de que se hallaba sobre tierra firme– soltaba lo que había cogido y caía. Aturdido, podía cogerse fácilmente. Sería tentador comerlo allí mismo. Sin embargo, antes se encerraban en jaulas durante varios días y se les permitía comer todo el coco que quisieran, normalmente lo suficiente como para reventar sus caparazones. Según Price, «entonces son una comida deliciosa».[15]

De nuevo viajando por el mundo, Price descubrió que la vida de los masái giraba en torno a la producción de ganado saludable, utilizado principalmente por su leche y su sangre, y sólo en ocasiones por su carne. Los hombres masái pasaban casi una década aprendiendo a atender a sus animales. Esta educación incluía todo, desde identificar el mejor suelo para pastar basándose en los patrones de las lluvias, hasta la cría selectiva, pasando por extraer habitualmente sangre de la vena yugular utilizando un arco y una flecha con una precisión de cirujano. Puesto que los masái no comían frutas ni granos, esta leche, fresca o cuajada (y enriquecida con bacterias), era su dieta principal. Estudios recientes han

15. *Nutrition and Physical Degeneration,* Weston A Price, Price Pottenger Foundation, 1945, p. 110.

demostrado que la leche de las vacas de los masáis contiene cinco veces más fosfolípidos constructores del cerebro que la leche de los estadounidenses.[16] Durante la estación seca, cuando el aporte de leche es bajo, los masáis enriquecen la leche con sangre para disponer de otra bebida con la que alimentarse.

Tan concentrados como estaban en la producción de comida saludable, la cosecha principal –y el premio definitivo– era la siguiente generación de niños sanos. Las culturas tradicionales convirtieron esto en una ciencia. Como veremos en el capítulo 5, el paso uno estaba planeado de antemano. Por todo el mundo, las tradiciones reflejaban el extendido uso de los alimentos especiales para mejorar la nutrición de la mujer antes de la concepción, durante la gestación, para la lactancia y para recuperarse antes del siguiente embarazo. Algunas culturas consideraban prudente enriquecer la dieta de la novia pensando en preparar su ceremonia de boda.[17] La escasa información que nos ha llegado sugiere que ese conocimiento era bastante sofisticado. Las mujeres de los indios pies negros utilizaban unos sistemas nutricionales aún desconocidos, presentes en el recubrimiento del intestino grueso del búfalo (y después de la vaca) para «conseguir que el niño tuviera una bonita cara redonda».[18] Para asegurar un parto fácil, muchas culturas reforzaban las dietas anteriores a la concepción y durante el embarazo con huevas de pescado y carne de órganos –cargados de vitaminas liposolubles, vitamina B_{12} y omega-3–, además de con granos especiales cuidadosamente cultivados para que fueran ricos en los minerales más importantes.[19] Los masáis permitían que las parejas se casasen sólo después de pasar varios meses consumiendo leche de la estación húmeda, cuando la hierba era especialmente abundante y la leche mucho más densa en nutrientes.[20] En Fiji, los habitantes de las islas caminaban varios kilómetros hasta el mar, para conseguir cierta especie

16. Wise Traditions, vol. 8, n.º 4, p. 24.

17. *Nutrition and Physical Degeneration,* Weston A Price, Price Pottenger Foundation, 1945, p. 402.

18. *The Ways of My Grandmothers,* Beverly Hungry Wolf, Quill, 1982, p. 186.

19. *Nutrition and Physical Degeneration*, Weston A Price, Price Pottenger Foundation, 1945, pp. 402-3.

20. «Vitamins for fetal development: conception to birth», Masterjohn C, *Wise Traditions*, vol. 8, n.º 4, invierno de 2007.

de langosta que «la costumbre tribal demostró [que era] especialmente eficaz para producir un niño perfectamente sano».[21] En cualquier otra parte, enriquecer los alimentos no sólo facilitaba el embarazo, sino que marcaba la diferencia entre que el niño llegara a término o no. El suelo de ciertas áreas en torno al delta del Nilo es especialmente bajo en yodo, cuya carencia podía desarrollar bocio en la madre y malformaciones en el hijo. Las tribus locales sabían que quemar agua de jacinto (rica en yodo) genera cenizas capaces de prevenir esta complicaciones.[22]

Estas tradiciones tan arraigadas existían por todo el mundo y, hasta hace poco, dictaban las fluctuaciones de la vida diaria. Este tipo de dedicación, estudio y sabio uso de los recursos naturales es lo necesario para reunir y proteger la riqueza genética que permitía a los pueblos sobrevivir en un mundo salvaje muy diferente y muy duro. Por supuesto, en nuestra época la mayoría de nosotros pasamos nuestro tiempo luchando contra el tráfico, no cazando jabalíes salvajes. Pero las mismas ideas nutricionales que endurecían y fortalecían las fisiologías de estos pueblos indígenas aún pueden aplicarse para obtener una salud extraordinaria. Si la comunidad médica imprimiera el mismo entusiasmo para el diseño y mantenimiento de cuerpos sanos, pronto exigiría una revisión radical de lo que entendemos por dieta humana saludable. La construcción de un edificio sólido y bello no es cuestión de azar, sino de planificación, buenos materiales y referencias al conjunto recopilado de avances científicos. Ganar en la lotería genética depende de estos mismos prerrequisitos.

Actualmente, en cada fase del proceso de producción de alimentos, hacemos cosas distintas a las de nuestros antepasados robustos y autosuficientes, y dejamos pasar oportunidades de proporcionarnos los nutrientes esenciales a cada momento. No enriquecemos ni protegemos el sustrato del que depende la vida y la salud de todo: el suelo. Criamos animales en condiciones horrorosamente inhumanas y poco saludables, llenamos sus tejidos con toxinas, y añadimos colorante a la carne para que parezca más apetitosa. Criar a un animal con pasto no garantiza que

---

21. *Nutrition and Physical Degeneration,* Weston A Price, Price Pottenger Foundation, 1945, p. 401.

22. *Ibid.*, p. 402

su cuerpo, y su sacrificio definitivo, sirva para utilizarlo completamente; por lo general, sólo se consume el músculo. Gran parte de los nutrientes, bioconcentrados durante su vida, se desechan. Los granos –incluso los cultivados en un suelo relativamente saludable– suelen estar demasiado procesados de formas específicamente dañinas para los nutrientes más esenciales y delicados. Una vez en la cocina, el consumidor efectúa un último intento con la nutrición que ha sobrevivido, cocinando en exceso y utilizando aceites tóxicos y baratos. Por último, puesto que no nos dicen que ciertas vitaminas y minerales son más biodisponibles cuando se combinan con ácidos o grasas (*véase* capítulo 7), muchos de ellos atraviesan nuestros cuerpos y los expulsamos.

¿DE VERDAD VIVIMOS MÁS?

La gente suele decir que vivimos más que nunca. Pero ¿es realmente cierto? De acuerdo con un artículo titulado «Duración de la vida en el mundo antiguo», publicado en la revista *Journal of the Royal Society of Medicine*, en enero de 1994, desde aproximadamente el año 100 a.C. hasta 1990, hemos logrado añadir seis años a la esperanza de vida. Este modesto incremento se atribuye fácilmente, no a una mejor nutrición ni incluso a una mejor salud, sino a los servicios médicos de urgencias, a la asistencia de la vida artificial, a los fármacos que prolongan la vida, a las vacunas y a otros factores tecnológicos, por no hablar de los numerosos avances en la prevención de accidentes. Suponiendo que sea sensato evaluar la salud por la longevidad de la vida, frente a la longevidad de la función, las cifras siguen contando una historia sorprendente. Aunque la esperanza media de vida haya aumentado ligeramente, según el censo de Estados Unidos, en los doscientos últimos años el porcentaje de personas que viven un tiempo realmente largo en realidad puede haber descendido:

Porcentaje de estadounidenses con 100 años en 1830: 0,020
Porcentaje de estadounidenses con 100 años en 1990: 0,015
Porcentaje de personas que viven actualmente que se espera que vivan hasta los 100 años: 0,001

Dado que estropeamos el asunto en cada etapa del proceso de poner comida sobre la mesa, no es de extrañar que estudios recientes muestren, lejos de exceder las CDR, como deberíamos hacer, que pocos de nosotros las cumplimos. Para la vitamina A, sólo el 46,7 por 100 de las mujeres sanas cumplen la CDR,[23] y los niveles son bajos en el 87 por 100 de niños con asma.[24] Para la vitamina D, el 55 por 100 de los niños obesos, el 76 por 100 de niños menores de edad y el 36 por 100 de adultos jóvenes y por lo demás sanos presentan deficiencias.[25] Para la vitamina E, el 58 por 100 de los niños entre uno y dos años,[26] el 91 por 100 de los niños en edad preescolar[27] y el 72,3 por 100 de las mujeres sanas no consumen suficiente. Se descubrió que el 0 por 100 de los niños alimentados con leche materna alcanzaron la cantidad mínima recomendada de vitamina K.[28] Para las vitaminas B, sólo el 54,7 por 100 consumieron una cantidad suficiente de vitamina B_2 (riboflavina),[29] de folato solamente el 2,2 por 100 de las mujeres de edades comprendidas entre los 18 y los 35, y el 5,2 por 100 de las mujeres de entre 36 y 50 años consumieron la cantidad recomendada; y para el calcio, menos del 22 por 100 de las chicas adolescentes afroamericanas consumieron la CDR.[30] Hay más estudios, pero con éstos puedes hacerte una idea.

---

23. Hiraoka, M, «Nutritional status of vitamin A, E, C, B1, B2, B6, nicotinic acid, B12, folate, and beta-carotene in young women», *J Nutr Sci Vitaminol*, febrero de 2001, 47(1):20-27.
24. «Serum vitamin A concentrations in asthmatic children in Japan», Mizuno Y, *Pediatrics International*, vol. 48, n.º 3, pp. 261-4.
25. «Vitamin D inadequacy has been reported in up to 36 percent of otherwise healthy young adults, and up to 57 percent of general medicine inpatients in the United States, from High prevalence of vitamin D inadequacy and implications for health», *Mayo Clin Proc*, marzo 2006, 81(3):297-9.
26. «Nutrient intakes of infants and toddlers», Devaney B, *Journal of the American Dietetic Association*, 104 (1), suppl 1, S14-S21 (2004).
27. «Less than adequate vitamin E status observed in a group of preschool boys and girls living in the United States», *J Nutr Biochem*, febrero de 2006, 17(2):132-8.
28. «Vitamin K status of lactating mothers and their infants», Greer FR, *Acta Paediatr Suppl*, agosto 1999, 88(430):95-103.
29. «Nutritional status of vitamin A, E, C, B1, B2, B6, nicotinic acid, B12, folate, and beta-carotene in young women», Hiraoka, *M. J Nutr Sci Vitaminol*, febrero de 2001, 47(1):20-27.
30. «Consumption of calcium among African American adolescent girls», Goolsby SL, *Ethn Dis*, primavera de 2006, 16(2):476-82.

Ningún estudio muestra la idoneidad al 100 por 100 de ningún nutriente, por no hablar de la idoneidad de todos los nutrientes medidos, lo cual formaría un objetivo mejor. Presumiblemente, la gran mayoría de estadounidenses tienen deficiencia en múltiples nutrientes.

Muchos de mis pacientes sufren síntomas que pueden atribuirse a una mala nutrición. Los problemas son tan comunes como la piel seca, la aparición frecuente de moretones, narices que moquean muy a menudo, las infecciones por levaduras y los sistemas digestivos con calambres son síntomas que empeoran con –si no se deben por completo a– una nutrición inadecuada. Lamentablemente, probar la idoneidad de vitaminas no es fácil. Ni siquiera hemos definido cuáles son los niveles «normales» para muchos nutrientes, incluidos los ácidos grasos esenciales y la vitamina K. Para aquellos que se ha definido, el rango normal puede extenderse por completo hasta cero. Es correcto: es posible no tener ninguna cantidad de un nutriente esencial en tu torrente sanguíneo, y no obstante considerarse que se ha consumido una cantidad adecuada. Entonces, ¿por qué molestarse en comprobarlo? Y, puesto que muchas vitaminas se almacenan en el hígado y otros tejidos, aunque los vasos sanguíneos estén en buen estado, los depósitos orgánicos totales pueden ser bajos. Por lo que yo sé, la mejor forma de asegurar la idoneidad nutricional no es comprobándola, sino con un consumo adecuado de nutrientes, que en sí mismo no es una cuestión sencilla.

Aparte de construir una máquina del tiempo y transportarnos a los años dorados de bonanza nutricional, a la vista de tantas barreras para conseguir una buena nutrición, ¿qué debe hacer la persona normal? ¿Es remotamente posible, en estos días y esta época, obtener los nutrientes que necesitamos sin que nos cuesten un ojo de la cara?

Por supuesto. Puedes cultivar un jardín, comprar las frutas y las hortalizas según su olor (frente al aspecto) y comprar productos animales de granjas que los críen de forma humana: a base de pasto y en exterior, al sol. En los capítulos posteriores entraré en más detalles sobre las formas especiales de hacer que tu comida sea lo más nutritiva posible. Pero puedo decirte ya ahora que obtendrás lo mejor a cambio de tu dinero, y la compensación más rápida de lo que inviertas, si aprendes a disfrutar de algo por lo que lucharán muchos niños de muchos países, además de éste: la carne de los órganos.

Éstos eran los suplementos de vitaminas originales, e incluyen componentes clave de casi todos los platos de la herencia tradicional. Son los ingredientes que faltan, cuya desaparición de nuestras mesas explica muchos de nuestros problemas de salud, y cuya reposición supondría un largo camino hacia la mejora de esas pésimas estadísticas nutricionales. Pero, igual que la mayoría de los estadounidenses de clase media, durante la mayor parte de mi vida supuse que esas extrañas exquisiteces y cosas onduladas eran más adecuadas para alimentar a mis gatos y mis perros. Podría haber pensado de forma distinta si me hubiese criado en algún lugar donde las tradiciones de autosuficiencia aún estuviesen vivas y en vigor. Algunos lugares donde los niños pueden aprender preciosas recetas de sus padres. Algunos lugares donde hay bastante tierra y aguas abiertas per cápita, donde el clima invita a la gente a pasar su tiempo al aire libre con toda su familia. Algunos lugares como Hawái.

CRUZAR LA LÍNEA CULINARIA

El lado sur de Kauai es conocido en todo el archipiélago de Hawái como territorio filipino; en nuestro vecindario aproximadamente uno de cada tres hogares habla illokano. Mi esposo, Luke, un fervoroso carnívoro cuya comida favorita es un filete poco hecho, se consideraba principalmente carnívoro hasta que conoció a estas personas. La gente que caza jabalíes salvajes y mata con cuchillos (no con armas de fuego, eso sí) a esa bestia con colmillos experimenta todo el sentido del término. Allí, la mayoría de los hogares, jóvenes y viejos, podrían dar cuenta de un animal muerto grande o de una robusta pata de cabra. Cuando llegué a Hawái, puesto que soy una estadounidense que no ha recorrido el mundo, su cultura me resultó ligeramente terrorífica.

Después llegó lo inevitable: fuimos invitados a un bufet en nuestro vecindario, para un curso acelerado en cocina filipina local. Había oído hablar de estas fiestas y sabía qué tipo de cosas nos esperaban en la áspera mesa de pícnic del patio, detrás de las puertas correderas de cristal. Estando pendientes, los niños se reunían en el interior para observar y reírse de los *molikini Ha'Oles* (personas blancas recientemente llegadas) que intentaban comportarse lo mejor posible. Afortunadamente, una dulce niña de ocho años tuvo pena de nosotros. Señalando con gracia los distintos ingredientes, Kiani nos guio por los misteriosos guisos, platos grasos abiertos y tazones con trozos espesos.

En primer lugar, *morcon*, una especie de empanadilla de carne, huevo y queso, cortada en trozos transversales, con la amarilla yema junto al hígado de color rojo oscuro. A continuación, una de esas sopas con trozos sospechosos: *paksiw na pata* de color bronce, codillo y carne de cerdo mojados en una mezcla de salsa de soja, azúcar y vinagre, y condimentado con capullos de lirio secos. No pude pasar del codillo. Más trozos húmedos, en esta ocasión de color verde y bronce, de *balon-balonan*, mollejas de pollo humedecidas con vinagre y mezcladas con algas. Además de eso, una combinación de callos esponjosos y guiso de hortalizas, *goto* y *callos*. Me sentí como si estuviera vagando por una tienda de *delicatessen* para *klingons*. Pero después observé, en el otro extremo de la mesa, un único tazón de sopa de batatas. Eso podría resistirlo.

Luke fue un invitado más entusiasta. Cuanto más raros eran los ingredientes de un plato, más se servía en su plato de cartón, dividido en partes separadas. Esto fue enormemente entretenido para nuestros jóvenes anfitriones, y cada cucharón producía grandes risas, hasta que la atención de los adultos se veía atraída por las elecciones de Luke. A la hora en que habíamos terminado el viaje en torno a la mesa, él había amontonado unos increíbles diez platos que ahora lentamente se fundían en uno solo. Los espectadores dieron su aprobación con una ronda de aplausos y palabras de ánimo.

Mientras Luke transformaba los contenidos de su plato excesivamente lleno en un pequeño montón de huesos, empecé a concebir la sospecha de que yo había estado viviendo encerrada en mi mundo. El sentimiento me acompañó a casa y resurgía cada vez que caminábamos cerca de los rebaños de cabras que salpicaban las onduladas y verdes colinas de Lawai.

Yo había trabajado en Tailandia y había viajado por Nepal. Había comido en cientos de restaurante étnicos y en las casas de amigos de todo el mundo. Pero las comidas en las que cada invitado llevaba un plato no habían pertenecido a mi experiencia normal de comer. Había cosas en esa mesa que no sabía que se pudieran comer, por no hablar de querer hacerlo. Con treinta y tres años, había aprendido que en la carne hay más cosas que sólo carne. Mientras había estado en mi cocina rociando polvo de extracto de pollo sobre los tallarines ramen rehidratados, a pocos metros de mi casa, mis vecinos filipinos se estaban atiborrando de una pezuña hervida en una caldera. No estaba horrorizada, sino más bien sentía envidia.

Poco después de este bufet de iniciación, me puse enferma por una infección en la rodilla y supe que había desarrollado el problema debido en gran parte a deficiencias de nutrientes. Si me hubiese criado en Hawái, como mis colegas de mi edad, con safaris gastronómicos salvajes en lugar de con la comida estándar para la clase media, de carne blanca sin hueso y sin piel, margarina y hortalizas congeladas, mi vida sin duda habría sido distinta.

Pero hay otra cosa que señalar en esta historia: también tendría un aspecto muy distinto. Podría lucir una esbelta cintura, gráciles extremidades y gozar de una visión perfecta. Esto puede parecer una afirmación extraordinaria. Pero, si crees en lo que descubrió Price, una mala dieta puede afectar tanto al crecimiento de un niño que se puede manifestar en forma de dientes torcidos, malas oclusiones y anomalías en la mandíbula; entonces no cuesta mucho deducir que lo que afecta al crecimiento de los huesos de la cara influirá negativamente en el crecimiento de todos los huesos del esqueleto y del cuerpo, por tanto, toda la anatomía.

Todos estamos de acuerdo en que es bueno tener los dientes alineados. Pero, para que entendamos cómo la dieta afecta a todas las proporciones de la anatomía, alguien tiene que hacer una pregunta más fundamental: *¿Cómo se supone exactamente que debe estar proporcionado el cuerpo humano? ¿Qué proporciones permiten tener una buena condición física, facilidad de movimientos, e incluso un canal del parto suficientemente ancho para acomodar el paso de un niño?*

En el capítulo siguiente veremos que ya tenemos la respuesta, porque todos reconocemos intuitivamente esta proporcionalidad, y desde hace mucho le hemos dado un nombre: la llamamos belleza.

RECETA DE COCINA FRANCESA PARA TODOS LOS HOGARES,
POR FRANCOIS TANTY, JEFE DE COCINA
DEL EMPERADOR NAPOLEÓN III

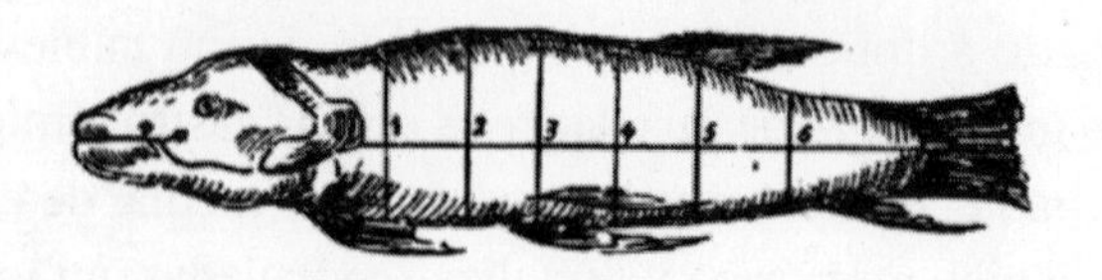

SALMÓN O TRUCHA HERVIDOS

PREPARACIÓN: A continuación te explicaremos cómo cocinar un salmón completo, de 4 a 5 kilos, y será exactamente igual que con cualquier otro pez o parte del pez para cocinar *«au court bouillon»* [«hervido»]. 1.º: Limpiar y lavar el pez, quitar las branquias y las aletas, pero dejar la cola, colocar el pez en un hervidor de pescado (con una rejilla debajo para que no se rompa cuando lo saques del hervidor) con dos zanahorias, una cebolla troceada, algo de tomillo y laurel, seis granos de pimienta y suficiente agua para cubrir bien el pez. 2.º: Dejar que se caliente, y *en cuanto hierva* colocar el recipiente con el pez en una esquina del fogón y dejar que hierva a fuego lento durante casi una hora, sin permitir que hierva por completo. 3.º: Servir en un plato grande sobre una servilleta doblada y colocar alrededor del pez, o servir aparte, dos buenas patatas para cada invitado, hervidas en agua con un poco de sal y cuidadosamente troceadas. Servir la salsa aparte. Para las salsas, ver n.º 151-153-159.

Normalmente, cuando compramos pescado ya está fileteado. Pero ¿no estarás más cerca de la fuente de tu comida y no te sentirás más como un jefe de alta cocina si sabes cómo limpiar y preparar un bonito salmón fresco por ti mismo?

CAPÍTULO 4

Simetría dinámica

La conexión belleza/salud

- Nuestro aspecto dice mucho sobre nuestra salud debido al hecho de que la forma conlleva la función.
- Tal vez porque el tema de la apariencia está tan cargado emocionalmente, los médicos fingen que los defectos de desfiguración de nacimiento y otras malformaciones del desarrollo son inevitables.
- Si los médicos y los nutricionistas tuvieran la voluntad de explorar la conexión belleza/salud, todos los niños tendrían más posibilidades de crecer saludablemente.
- Un cirujano de California creó una fórmula para evaluar la conexión belleza/salud, basándose en el mismo principio de simetría descrito por los griegos antiguos.
- Los cuerpos atléticos y las caras de estrella de cine tienden a reflejar esta simetría, lo que es, a su vez, un reflejo de su riqueza genética.

¿Qué es exactamente la belleza? Pocas personas dicen cosas con sentido cuando hablan sobre ella. El tema es demasiado profundo o está demasiado cargado emocionalmente para describirlo de forma objetiva. Incluso los agentes con talento que se ganan la vida con el negocio de la belleza la caracterizan utilizando eufemismos imprecisos: un resplandor, una cosa determinada. Presiona lo suficiente a un publicista, a un juez, a un director de casting o a un periodista y, tal vez, les harás confesar que el buen aspecto tiene más importancia en su ámbito de lo que les gustaría admitir. Por otra parte, feministas como la escritora Camile Paglia han sugerido que la belleza puede ser un gran engaño, y que, sin chicas de portada, estrellas de cine y otros modelos que saturan los medios de comunicación, seríamos inmunes a sus efectos.

OCHO ESTUDIOS HISTÓRICOS DE LA ANATOMÍA HUMANA Y LA FIDELIDAD A LAS PROPORCIONES PHI

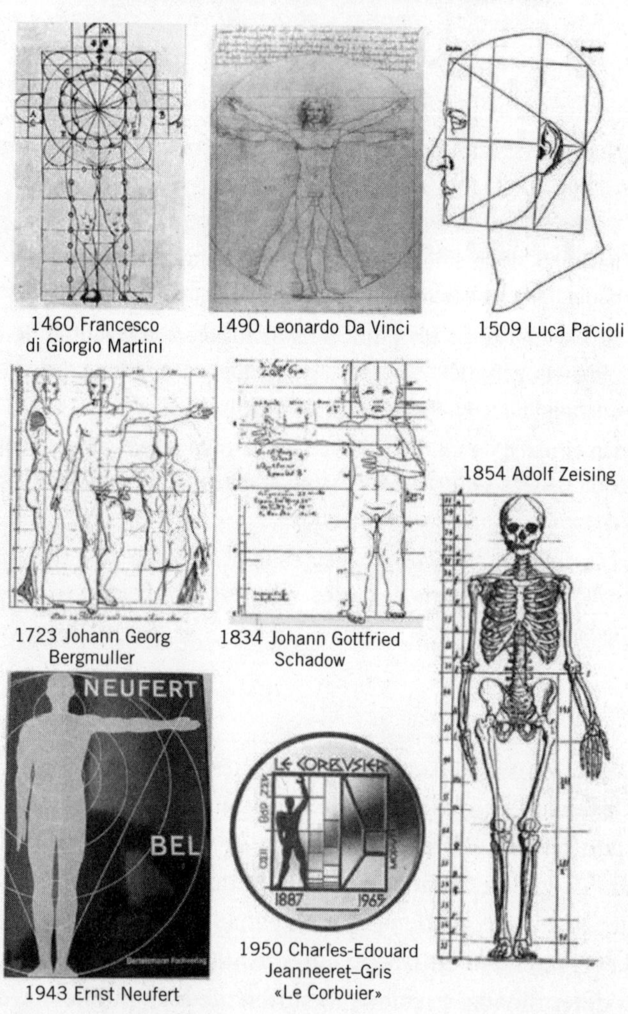

1460 Francesco di Giorgio Martini

1490 Leonardo Da Vinci

1509 Luca Pacioli

1723 Johann Georg Bergmuller

1834 Johann Gottfried Schadow

1854 Adolf Zeising

1943 Ernst Neufert

1950 Charles-Edouard Jeanneeret–Gris «Le Corbuier»

¿Estaban todos estos hombres obsesionados con la belleza física? Podríamos decir que sí. Pero debemos ser conscientes de que, hasta hace poco, el concepto de la belleza, la integridad estructural, el movimiento y la gracia se consideraban aspectos del mismo fenómeno. Podría ser más exacto decir que estaban obsesionados con la proporción geométrica.

El tema de la belleza puede ser controvertido y enigmático, pero en realidad la belleza es simplemente otro fenómeno natural que, como la gravedad o la velocidad de la luz, puede ser cuantificada, analizada y comprendida. Aunque los poetas y los autores de canciones tal vez objeten algo, pueden obtenerse beneficios significativos de la deconstrucción de la belleza humana utilizando las mismas herramientas que usaríamos para otra cuestión científica. De hecho, la belleza puede decirnos bastante sobre nuestro historial genético, nuestro cuerpo y nuestra salud.

Esta conexión es todo menos abstracta. En los tiempos antiguos, los atletas se consideraban demostraciones ejemplares de la relación entre belleza, fuerza y salud. Muchos historiadores del arte están de acuerdo en que la descripción greco-romana de la figura masculina idealizada es un argumento definitivo sobre el hecho de que existe una relación entre la forma y la función, la simetría y la gracia, y que estas cualidades combinadas merecen celebrarse.[1,2,3]

Soy testigo de la realidad de la conexión belleza/salud cada día en mi clínica. Y sean conscientes de ello o no, lo mismo sucede con todos los médicos de atención primaria de Estados Unidos: la razón número uno de una visita a la consulta es «la artropatía [dolor articular] y trastornos relacionados»,[4] usualmente atribuibles a un desequilibrio musculoesquelético procedente de una asimetría esquelética.[5] Todo el campo

---

1. «The body beautiful: the classical ideal in ancient greek art», *New York Times Art and Design section*, 17 de mayo, 2015, Alastair Macaulay.
2. The history of fitness, Lance C. Dalleck y Len Kravitz, en www.unm.edu/~lkravitz/Articlepercent20folder/history
3. *The Spirit of Vitalism: Health, Beauty and Strength in Danish Art, 1890-1940*, Gertrud Hvidberg-Hansen y Gertrud Oelsner (ed.), James Manley (traductor), Museum Tusculanum Press, 28 de febrero de 2011.
4. National Ambulatory Medical Care Survey: 2012 State and National Summary Tables, table 16, acceso por Internet el 22 de marzo de 2016 en: www.cdc.gov/nchs/data/ahcd/namcs_summary/2012_namcs_web_tables.pdf
5. «Effects of pelvic skeletal asymmetry on trunk movement: three-dimensional analysis in healthy individuals versus patients with mechanical low back pain, spine», vol. 31(3),1 de febrero de 2006.

de la quiropráctica se basa en evaluar las alineaciones esqueléticas, otra forma de hablar sobre la simetría y el equilibrio. Sitúate entre bastidores en cualquier evento deportivo profesional donde los entrenadores estén intentando mantener la capacidad de un atleta para funcionar, y oirás palabras como simetría, equilibrio y estabilidad en al aire, cuando estos profesionales hablan sobre cómo una pequeña asimetría en la fisiología o el movimiento tiene el potencial de abrirse paso hasta la «cadena cinética» que genera desequilibrios secundarios que pueden afectar a un jugador durante semanas o meses.

Fuera del ámbito de la medicina, muchos profesionales de ciencias de la vida aplican sus habilidades para juzgar el atractivo físico sin dudarlo. Cuando un granjero, un criador de caballos de carreras o un jardinero de orquídeas raras ve alteraciones evidentes en el crecimiento saludable, de modo natural tienen en cuenta el contexto nutricional en el que creció el espécimen. Si una yegua ganadora de premios da a luz a un potro con piernas anormalmente arqueadas, el veterinario reconoce que algo fue mal y suele hacer la lógica pregunta, ¿qué comió la madre? Pero los médicos raramente hacen eso, incluso cuando aparecen problemas que amenazan la vida al nacer. Y seguimos olvidando la ecuación nutrición-desarrollo cuando nuestros pacientes sufren escoliosis, malformaciones de las articulaciones, aneurismas, autismo, esquizofrenia, etc., en fases posteriores de la vida. Si los médicos y los nutricionistas estuvieran tan dispuestos como otros profesionales a utilizar sus sentidos básicos, todos los niños tendrían más probabilidades de crecer saludablemente.

Nuestro deseo por la belleza no es una simple cuestión de vanidad. Nuestro aspecto dice mucho sobre nuestra salud debido al hecho de que la forma conlleva la función. Las formas faciales menos atractivas son menos funcionales. Los niños con estructuras craneales defectuosas pueden necesitar gafas, aparatos de ortodoncia o cirugía oral, mientras que los niños con una arquitectura más próxima a la ideal no necesitarán nada de eso.[6] Esto se debe a que una estructura defectuosa perjudica el desarrollo de una geometría normal, lo que conlleva unos rasgos faciales formados con imperfecciones, ya sean los ojos, las orejas, la nariz, la

---

6. *Smiths recognizable patterns of human malformatio*n, Jones KL, 6.ª ed., septiembre de 2005.

mandíbula o la garganta. Por ejemplo, un pasaje nasal estrecho irrita la mucosa, lo que aumenta las probabilidades de rinitis y alergias.[7,8] Cuando la vía aérea de la parte posterior de la garganta está mal formada, un niño puede sufrir de apnea del sueño, que impide al cerebro recibir el oxígeno necesario para desarrollar una inteligencia normal.[9,10] Uno de los pocos casos en que los médicos utilizan valoraciones visuales para diagnosticar problemas de salud es una condición a la que se llama anomalías menores, también conocidas, menos formalmente, como el «niño con un aspecto raro». En inglés se suele conocer por su acrónimo, FLK (*«funny looking kid»*). Este diagnóstico es una de las principales razones para hacer pruebas genéticas. Los niños con anomalías en el crecimiento forman el grupo del que más se ha descubierto que tiene enfermedades genéticas y malformación de órganos internos, y frecuentemente desarrollan trastornos del aprendizaje, de la socialización y cáncer.[11] Y no podemos fingir que el desarrollo físico de una persona no tiene consecuencias sociales. Las personas menos atractivas también son consideradas menos populares,[12] menos felices[13] y menos saludables.[14] Se deprimen más a

7. «Evaluation of the palate dimensions of patients with perennial allergic rhinitis, DePreietas FCN», *Int J Pediatric Dent*, vol. 11, n.º 5, p. 365, septiembre de 2001.
8. «Dentofacial morphology of mouthbreathing children», Preto R, *Braz Cent J*, vol. 13, n.º 2, 2002.
9. «Cephalometric comparisons of craniofacial and upper airway structures in young children with obstructive sleep apnea syndrome», Kawashima S, *Ear Nose and Throat Journal*, julio de 2000.
10. «Sleep apnea-related cognitive deficits and intelligence: an implication of cognitive reserve theory», Achantis M, *J Sleep Res*, marzo de 2005, 12(1):69-75.
11. «Central nervous malformations in presence of clefts reflect developmental interplay», Mueller AA, *Int J Oral Maxillofac Surg*, abril de 2007, 36(4):289-95, epub enero de 2007.
12. «Body weight, waist-to-hip ratio, breasts and hips: role in judgments of female attractiveness and desirability for relationships», Singh D, *Ethology and Sociobiology*, 16, 1995, pp. 483-507.
13. «Waist-to-hip ratio and body dissatisfaction among college women and men: the moderating role of depressed symptoms and gender», Joiner T, *Int J Eating Disor*, 16, 1994, pp. 199-203.
14. «Appearance of symmetry, beauty and health in human faces, Zaidel DW», *Brain and Cognition*, 57, 2005, pp. 261-263.

menudo,[15] pasan más tiempo en la cárcel,[16] y de adultos ganan menos dinero[17] que las personas más atractivas.

Mi historia personal encaja perfectamente en esta exposición. En el instituto competí en campo a través y en pista a nivel internacional, y llegué a ganar una beca deportiva de cuatro años para la universidad y una invitación para las pruebas olímpicas de la competición de 1.500 metros. Aunque sufrí más que mi cantidad normal de lesiones, siempre encontraba una forma –un dispositivo ortopédico o un par de ejercicios de estiramiento adicionales– para mantenerme en la competición y no rendirme. Pero en la universidad mi cuerpo empezó a verse afectado más de lo que estuvo en el instituto. El programa de rehabilitación y los dispositivos ortopédicos en los que confiaba ya no me permitían seguir compitiendo. Pronto me quedé rezagada. No mucho tiempo después, me marginaron. Al final me expulsaron temporalmente del equipo: no más carreras durante toda una temporada.

Si el lector ha tenido el privilegio de estar implicado en deportes de competición, sabrá lo que ocurre una vez que se ha quitado el uniforme y ya no forma parte del equipo: se vuelve realmente introspectivo. Empieza a hacerse preguntas. ¿Por qué no pude hacer más cuando los demás sí pudieron? ¿Qué hay de diferente en mí? ¿No lo di todo en términos de esfuerzo, o hay algo físico que hace que simplemente no dé la talla?

Era esa última pregunta la que me obsesionaba cuando empecé a observar las pequeñas diferencias entre mi cuerpo y los de las chicas que asistían a las competiciones nacionales. Sus cinturas eran más estrechas. Sus caderas, más anchas y más flexibles. Eran ágiles y elásticas, mientras que mi cintura pequeña y en forma de bloque se extendía por encima de las mismas caderas estrechas que cuando tenía doce años, que se negaban tercamente a desarrollarse.

---

15. «Waist-to-hip ratio and body dissatisfaction among college women and men: the moderating role of depressed symptoms and gender», Joiner T, *Int J Eating Disor*, 16, 1994, pp. 199-203.

16. «Physical attractiveness, dangerousness, and the Canadian criminal code 1», Esses V, *Journal of Applied Social Psychology*, 18 (12), pp. 1017-1031.

17. «Cross-cultural implications of physical attractiveness stereotypes in personnel selection», Shahani-Denning C, Presentation at 27th Annual Conference on Personnel Assessment, disponible en Internet en www.ipmaac.org/conf/03/shahani-denning.pdf

Cuando tenía veinte años, en el Rutgers College de New Brunswick, Nueva Jersey, concebí una sospecha, el despertar de la percepción, que me permitió empezar a ver una conexión entre la forma, la función y la salud que nunca había apreciado. Al mismo tiempo, a 1.500 kilómetros, en el lado oeste del tramo más ancho del Mississippi, el hombre que conocería cinco años después y con el que me casaría sufría sus propios problemas de salud y haciéndose las mimas preguntas sobre su cuerpo, y cómo el buen aspecto, la habilidad física y la salud podrían tener alguna relación. Para los dos, estas preguntas se convirtieron en obsesiones que en última instancia se fusionarían en el momento en que decidimos crear un sencillo panfleto para mis pacientes que querían una breve guía sobre salud y nutrición. Un documento que después se convertiría en este libro.

También sentíamos curiosidad por la circunstancia contraria: ¿Qué ocurre cuando todo va bien? En nuestros institutos, cuando Rod Stewart cantaba «algunas personas tienen toda la suerte...», sabíamos de qué estaba hablando: el rey de la reunión de antiguos alumnos. Puede que el lector también observara eso cuando asistía al instituto. ¿Era popular? ¿Atlético? ¿Bastante inteligente? ¿Y qué ocurre con la reina de la promoción? En mi instituto, era también la graduada con las mejores calificaciones y la jugadora más importante del equipo de fútbol. Pero ¿por qué tenía que ser así? ¿Qué es lo que hace que la belleza no solamente sirva para que algo tenga mejor aspecto, sino también que funcione mejor? ¿Y por qué la deseamos tanto?

Después de años de investigación, descubrí que la mayor parte de las pruebas sugieren que las mismas condiciones que permiten que nuestro ADN genere salud también permiten que nuestro ADN dé lugar a personas hermosas. Llamo a este fenómeno el *paquete del efecto* porque la belleza y la salud son precisamente eso, un paquete. Cuanto más tenemos de una de ellas, probablemente más tendremos de la otra.

Y, cuanta más cantidad tengamos de cada una de estas cualidades, más se verán las otras personas atraídas por nosotros. Todo se reduce a ciencia: cuando te sientes atraído por otra persona, o cuando sin dudarlo no te sientes atraído por alguien, te estás comprometiendo en una sofisticada investigación científica. No hay nada trivial en esto; es muy profundo. Igual que las leyes de la ingeniería, la química y la física, las leyes de la atracción física surgen del entramado del universo y pueden entenderse mejor utilizando el lenguaje de las matemáticas.

EL HOMBRE QUE DESCUBRIÓ LA CARA PERFECTA

El deseo de belleza es tan grande que algunos de nosotros tomamos las riendas de nosotros mismos –o más bien, lo hacen los profesionales– para obtener una mayor parte de sus dulces recompensas. En 2005, sólo en Estados Unidos se realizaron más de once millones de procedimientos estéticos. La mayoría de los procedimientos consistieron en mover grasa, piel y músculo en torno a la cara y al cuerpo, pero un cambio de imagen extremo puede requerir romper y recolocar hueso. Puesto que los médicos recomponen permanentemente nuestro aspecto, ¿qué baremos se supone que guían sus decisiones? La respuesta es *ninguno*; es decir, ninguno aparte de su propia estética personal y su experiencia. Afortunadamente, su habilidad por lo general deja al paciente con un aspecto mejor que antes. Pero su formación no les proporciona instrucciones para reconstruir las caras de acuerdo con ningún estándar universal de estructura facial ideal.

¿Por qué no? Dicho en pocas palabras, es complicado. La cara de cada persona tiene una geometría en tres dimensiones distinta de lo que nuestros cerebros pueden interpretar. No sabemos cómo exactamente, y la mayoría de nosotros no tiene por qué preocuparse por ello. Pero, si los cirujanos plásticos quieren construir mejores caras de modo fiable, y si quieren saber si tendrán que recolocar una mandíbula, un diente o una ceja en un lugar atractivo que también permita un funcionamiento normal, deberían tener a su disposición un plano para diseñar una geometría facial atractiva y funcional. Así pensaba un brillante y joven cirujano maxilofacial de UCLA (Universidad de California en Los Ángeles), llamado doctor Stephen Marquardt.

No era un cirujano plástico ordinario. Le llamaban para el servicio de emergencias de la UCLA y se encargaba de reconstruir las caras de las personas después de accidentes de circulación graves y traumatismos penetrantes. Una noche, a finales de la década de 1970, el doctor Marquardt no podía dormir. Dentro de dos días tenía que realizar una operación a una mujer que había sufrido un terrible accidente de circulación. Su tarea consistía en reconstruir la parte inferior de la cara, terriblemente afectada. Pero una pregunta le preocupó toda la noche: ¿cómo podía estar seguro de que quedaría contenta con el resultado? En aquella época se practicaban relativamente pocas cirugías plásticas o reconstructivas, incluso en Los Ángeles, y los pacientes recibían el trabajo característico del cirujano en particular –por ejemplo, la nariz de Audrey Hepburn–, con resultados tan consistentes que otros cirujanos podían saber quién había tratado al paciente. El doctor Marquardt era consciente de que la pequeña nariz de Hepburn, por muy bonita que fuera, tal vez no fuese la nariz adecuada para cualquiera. ¿Cómo podía saber un médico qué nariz, mentón o mandíbula es la mejor proporcionada para la cara de la persona de la mesa de operaciones? Marquardt se preguntaba por qué no había reglas o baremos a seguir. ¿Tendría siempre que probar a averiguar, con los dedos cruzados, o existiría un enfoque más fiable?

Buscando respuestas, el doctor Marquardt visitó un museo y pasó el día examinando obras de arte. Al final del día tenía un montón de bocetos, pero ninguna serie de reglas definitiva. Él quería saber qué –si existía– principio guiaba la creación de todas las grandes obras de arte. Durante los meses siguientes estudió las normas de belleza de la arquitectura, el arte, la música, y más. Aun así, no consiguió nada consistente.

Por último, se dio cuenta de que seguía encontrando fórmulas, como el triángulo sobre la rueda de color y la «regla de los árboles», como se aplicaba en la pintura, la escritura y en otras formas de arte. Había estudiado sujetos individuales para encontrar un vínculo común, y ese vínculo era la matemática. En el núcleo de los principios matemáticos de belleza hay una serie de números que tiene el nombre del italiano que los descubrió por primera vez en el siglo XI, la *secuencia de Fibonacci.*

EL CÓDIGO SECRETO DE LA BELLEZA: PHI

Tal vez recuerdes la secuencia de Fibonacci de *El código DaVinci*, en la que la heroína criptóloga descubre una serie de números que su abuelo escribió en el suelo con tinta invisible en el lugar de su asesinato: 1, 1, 2, 3, 5, 8, 13, 21. La secuencia se construye sumando los dos últimos números, siempre creciendo. Si el hombre muerto hubiese vivido para escribir el número siguiente, habría escrito 34, la suma de 13 y 21. Si se buscara un código universal de crecimiento proporcional, esta secuencia de números sería el Santo Grial.

EL RECTÁNGULO DORADO

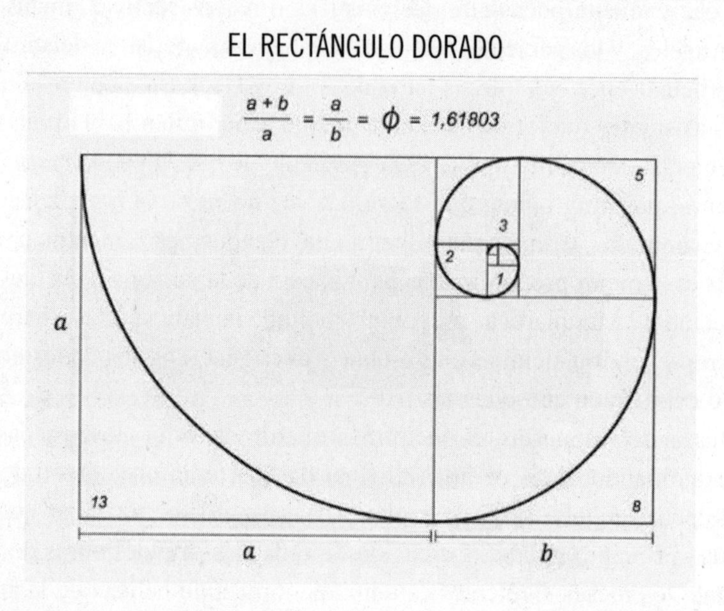

Con una longitud de phi+1 y una altura de phi, el rectángulo de oro se divide de tal forma que genera un cuadrado y un rectángulo más pequeño que conservan las mismas proporciones que los originales. Debido a la asombrosa simetría de phi, esta proporción puede repetirse una y otra vez hasta el infinito. Dibujar un radio igual a la longitud del lado del cuadrado, a través de cada cuadrado, generaba una espiral de oro.

Cuando extendemos la secuencia hasta el infinito, la proporción de los dos últimos términos converge en un número irracional, aproximadamente 1,618033988. Ésta es la proporción de oro, utilizada por los griegos y los egipcios para diseñar obras perfectamente equilibradas de arte estructural que desconcierta a los arquitectos incluso hoy. La proporción de oro se simboliza con la letra griega phi: φ.

Los egipcios y los griegos adoraban a phi como un manantial de eterna belleza, y la llamaban la proporción divina. El Partenón y otras grandes obras de arquitectura antigua que aún perviven en la actualidad lo son en parte porque fueron diseñadas de acuerdo con este principio matemático de proporción ideal, y los arquitectos hasta ahora lo estudian con asombro. El filósofo Sócrates consideraba a la geometría, en la que phi desempeña un papel central relacionado con varias formas, no sólo como una guía constante del mundo natural, sino también como una fuente potencial de vida por sí misma. Leonardo DaVinci estaba obsesionado con las relaciones geométricas y la estructura de la forma humana; su famoso esbozo de un hombre, el Hombre de Vitrubio, superpuesto sobre un círculo y un cuadrado, ilustra su propia búsqueda de un código de la naturaleza que genere formas vivientes.

En su búsqueda de la cara perfecta, el doctor Marquardt descubrió que la proporción de oro es perfectamente capaz de generar un tipo especial de simetría llamado *simetría dinámica.* De acuerdo con la teoría de la percepción, hay dos formas de crear equilibrio armónico dentro de un objeto o espacio. Una consiste en dividirlo en partes iguales, creando la simetría del equilibrio. La simetría birradial es un ejemplo de este tipo de simetría. (*Véase* las ilustraciones de las páginas siguientes). La otra es una división, basada en la sección de oro, que crea la forma perfecta de asimetría: perfecta porque la proporción de la parte menor respecto de la parte mayor es la misma que la proporción de la parte mayor respecto al conjunto total. (*Véase* ilustración debajo). Ésta es la simetría dinámica. Lo más interesante es que la simetría dinámica caracteriza el crecimiento de materia viva, mientras que la simetría del equilibrio caracteriza el crecimiento de los cristales.

LA BELLEZA SURGE DE LAS MATEMÁTICAS

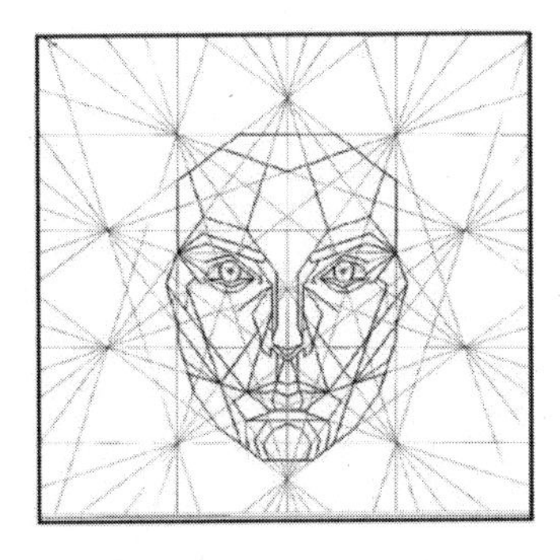

Cada línea de la máscara de Marquardt queda trazada de acuerdo con la simetría dinámica de phi. Cuando las condiciones epigenéticas promueven un crecimiento óptimo, los rasgos faciales «cristalizan» en un patrón que se amolda a la máscara. Ésta es la máscara femenina. Según Marquardt, la máscara masculina es una variación de la femenina.

La literatura sobre la belleza humana está llena de referencias a la simetría birradial, lo que sugiere que, si un lado refleja perfectamente el otro, obtenemos una cara bonita. Pero eso es una concepción errónea, y por esta razón: aunque la simetría dinámica suele generar simetría birradial, ésta no garantiza, y ni siquiera implica, simetría dinámica. Dicho de otra forma, la simetría birradial es una característica necesaria, pero no suficiente, de una cara humana atractiva. Tal como Marquardt lo explica: «Puedes dibujar a Alfred E. Neuman con una simetría birradial perfecta, pero no se va a convertir en Paul Newman». Los seres vivos y crecientes son dinámicos, y ése es exactamente el tipo de simetría que los hace bellos.

El doctor Marquardt se centró en phi como la pista esencial. La proporción divina tenía que estar encerrada en algún lugar de las proporciones de la cara humana perfecta.

PROYECTO PARA LA BELLEZA

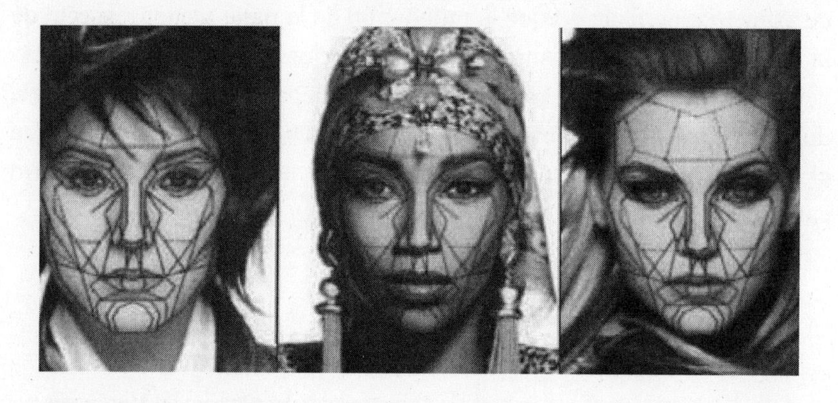

La máscara de Marquardt encaja eficientemente sobre la estructura facial bella, sin importar la raza.

Si Hollywood tuviera que establecer la acción que filmar, mostrarían un montaje del doctor Marquardt en su mesa empuñando su compás y su transportador sobre una serie de caras de chicas, y después un montón de lápices de color mate en primer plano mientras dibuja otra fórmula que incluye raíces cuadradas y variables algebraicas. Hasta que por último llega el momento de la revelación. Se muestra a Marquardt elevando su mensaje codificado a la cámara: una clara lámina de acetato en la que está impresa su «Matriz de Decágono Primario Dorado» en líneas negras y subrayadas, con la máscara angulada de una cara humana perfecta.

La máscara de Marquardt es una matriz de puntos, líneas y ángulos que delinean la estructura geométrica y los bordes de lo que Marquardt llama la cara arquetípica, una gráfica esbozada del ideal visual que busca nuestro inconsciente colectivo. Anidadas dentro de la matriz hay cuarenta y dos Matrices Doradas de Decágono, cada una de las cuales tiene la misma forma que la matriz mayor, pero más pequeñas por varios múltiplos de phi. Éstas siguen de cerca a la matriz primaria en al menos dos vértices.[18] La máscara define la disposición ideal tridimensional de cada rasgo facial, desde el tamaño de los ojos y la distancia de uno a otro, hasta la anchura de la nariz, la plenitud del labio superior e inferior, etc.

PRICE CONOCE A MARQUARDT

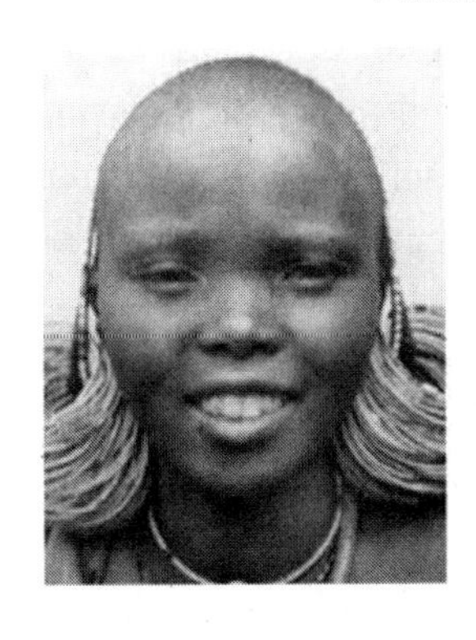

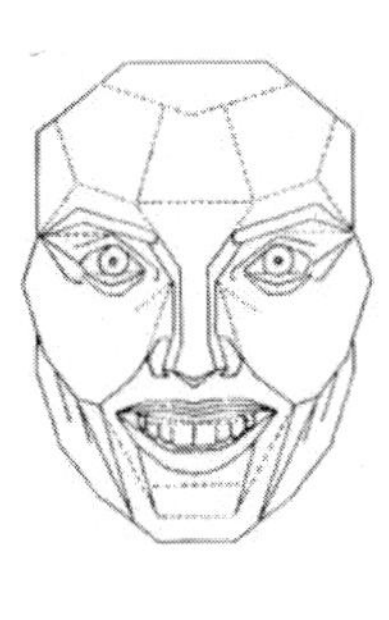

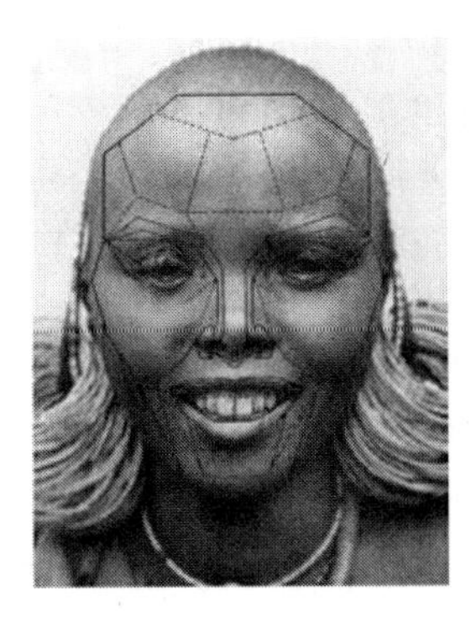

Un porcentaje muy alto de individuos masái y otras personas que Price fotografió reflejaban una estructura ósea similar a la de esta atractiva joven señorita. (Al mirar al sol cierra un poco los ojos).

En la serie de la BBC de John Cleese, *La cara humana*, que presenta a Marquardt, y basada en gran medida en su investigación, la transparen-

18. Para saber más sobre cómo se diseña la máscara, visitar la página web del doctor Marquardt en www.Beautyanalysis.com

cia de la máscara se coloca sobre fotografías de Marilyn Monroe, Halle Berry y Elizabeth Taylor.[19] Igual que unos zapatos que se deslizan por el pie de Cenicienta, la máscara encaja perfectamente con cada una de las caras, revelando el hecho de que, aunque cada mujer podía distinguirse por el tono de su piel y el color de su cabello, estos iconos del megaestrellato son todos similares a la proporción consagrada, quienes no por casualidad entraron en el mundo llevando la misma máscara arquetípica. Gran parte de la belleza reside en el ojo del observador. La gente bella existe no debido a la suerte, sino porque todo el ADN se ve naturalmente impulsado a crear geometría dinámicamente simétrica porque produce el crecimiento de los tejidos.

La obra de Marquardt revela la geometría facial específica que genera el ADN humano sano. Su obra amplía el pensamiento de una larga línea de arquitectos y matemáticos que identificaron las proporciones phi en el cuerpo humano: Vitrubio en el siglo I a. C. (el arquitecto que dio a Da-Vinci la idea para su famoso *Hombre de Vitrubio*); Leon Battista Alberti y Francesco di Giorgo Martini en el siglo XV; Luca Pacioli y Sebastiano Serlio en el siglo XVI; Charles-Édouard Jeanneret-Gris, más conocido como el arquitecto suizo Le Corbusier, en el siglo XX. Adolf Zeising tal vez hablara sobre todos ellos cuando pontificó, en 1854, que dentro de la proporción de oro «está contenido el principio fundamental de toda la formación que tiende a la belleza y la totalidad en el ámbito de la naturaleza y en el campo de las artes pictóricas, y que desde el mismo comienzo era el propósito más elevado e ideal de todas las figuraciones y las relaciones formales, sean cósmicas o individualizadoras, orgánicas o inorgánicas, acústicas u ópticas, que han encontrado su más perfecta realización sólo en la figura humana».[20]

Igual que los científicos egípcios, hace miles de años, que descubrieron un orden matemático extendido por su paisaje y en las estrellas, creo

19. Esta serie de la BBC de cuatro partes examina los conocimientos científicos sobre la belleza facial, la expresión y la fama en el mundo de la moda. Más información en IDMB: www.imdb.com/title/tt0280262/

20. Zeising, Adolf, 1854, Neue Lehre von den Proportionen des menschlichen Korpers aus einem bisher unerkannt gebliebenen, die ganze Natur und Kunst durchdringenden morphologischen Grundgesetze entwickelt und mit einer vollstandigen historischen Uebersicht der bisherigen Systeme begleitet, Leipzig: Weigel.

que los mismos principios matemáticos que generan orden en el universo también dirigen el crecimiento de cada parte de cada cosa viviente. Cuando ese crecimiento procede de forma óptima, las estructuras bellas y biológicas funcionales son el resultado inevitable. Esto no es una nueva idea; refleja los escritos de los filósofos antiguos, desde Platón hasta Pitágoras. Sin embargo, lo que ahora podemos comprender, que no podía haberse conocido en tiempos antiguos, es precisamente cómo el cerebro humano deduce tan fácilmente tantas matemáticas, al reconocer instantáneamente patrones geométricos complejos y traduciéndolos a una emoción: deseo, asombro, tranquilidad, miedo.

POR QUÉ NOS GUSTAN LAS COSAS BELLAS: LA LÓGICA GEOMÉTRICA DE LA NATURALEZA

Demos un paseo por el jardín, en el bosque o en una playa, y veremos todo tipo de cosas bellas. Si miramos un poco más cerca observaremos patrones: curvas, espirales, incluso números repetidos. ¿Qué hay detrás de esto? Una nueva disciplina, llamada biomatemática, se dedica a contestar a esta pregunta. Los biomatemáticos confirman que phi y la secuencia de Fibonacci están codificados no sólo en la cara humana, sino también en la materia viva, por todas partes.

La forma de una piña, los segmentos de los cuerpos de insectos, la espiral de la concha del nautilo, los huesos de nuestros dedos y los tamaños relativos de nuestros dientes: todo lo que crece debe su forma a la geometría de phi. Cuando el brote de una planta da lugar a una nueva hoja, lo hace de modo que las hojas inferiores queden un poco oscurecidas y aun así puedan recibir luz solar. Éste es uno de los beneficios de un fenómeno llamado *filotaxis*, que describe el crecimiento en espiral de los tallos, pétalos, raíces y otros órganos de plantas, en el 90 por 100 de los vegetales de todo el mundo.[21] El ángulo de la filotaxis es de 137,5 grados, o $1/phi^2$ x 360 grados. Podemos ver el mismo patrón de ramificación, serpenteante –llamado crecimiento dendrítico– cuando observamos las células nerviosas del cerebro. Todos estos casos de crecimiento por

21. «Mathematical lives of plants: why plants grow in geometrically curious patterns», Julie J. Rehmeyer, 21 de julio, 2007, www.mywire.com/pubs/ScienceNews/2007/07/21/4250760

patrones están dirigidos no por el ADN, sino por las reglas de las matemáticas y la física, que actúan automáticamente sobre el tejido vivo para crear patrones. Durante el transcurso del crecimiento de las células y los tejidos, llega un momento en que disminuye el flujo de información genética y, como un módulo lunar flotando por el espacio, el crecimiento del organismo es ahora automático. Como escritor, periodista y productor de televisión, el doctor Simon Singh explica:

> La física y las matemáticas son capaces de producir patrones intrincados en construcciones no orgánicas (por ejemplo, copos de nieve y dunas de arena). Puede ofrecernos un rango de patrones que emergerán espontáneamente, dadas las condiciones adecuadas de inicio. La teoría que actualmente está ganando adeptos dice que la vida funciona utilizando el ADN para crear las condiciones iniciales correctas, y a partir de ahí la física y las matemáticas hacen el resto.[22]

La biomatemática nos ofrece una nueva perspectiva fundamental del universo y del mundo vivo. Nos permite darnos cuenta de que los patrones recurrentes vistos en todo nuestro ambiente vivo son más que coincidencias. Parecen reflejar la estructura elemental y el orden del universo en sí mismo.[23,24]

Esta fuerza organizadora, que ayuda a esculpir una bonita cara, también funciona durante el desarrollo del cerebro. Dentro de la matriz, similar a una jalea, del interior de nuestro cráneo, las neuronas del cerebro humano forman bucles con bifurcaciones, llamados *dendritas* (lo que significa «ramas»). Las llamamos dendritas porque a los primeros científicos que observaron una neurona con un microscopio les recordaron majestuosos y elegantes árboles. Para que podamos pensar y aprender,

---

22. Extraído del número del 11 de julio de 1998 del *Sunday Telegraph*, reseña de Simon Singh's del libro de Ian Stewart, *Nature's Numbers*.

23. «Chaotic climate dynamics», Selvan AM, *Luniver Press*, 2.

24. «A superstring theory for fractal spacetime, chaos and quantumlike mechanics in atmospheric flows», AM Selvan y Suvarna Fadnavis, publicado con modificaciones en Chaos, Solitons, and Fractals, 10(8), pp. 1321-1334, 1999.

estos árboles deben estar correctamente proporcionados. Este bosque encantado es el oculto paisaje donde nadan las bellas mentes.

¿Por qué se forman patrones filotácticos de crecimiento en el interior de los oscuros compartimientos de nuestros cráneos? La respuesta más evidente es: *porque toda parte saludable de toda cosa viviente sigue la misma fórmula básica para que funcione el crecimiento.* Igual que el rectángulo de oro genera un crecimiento filotáctico y ayuda a las plantas a captar más luz solar, la misma simetría dinámica puede permitir a nuestros cerebros formar tantas conexiones nerviosas por centímetro cúbico como sea posible, haciendo el mejor uso del espacio limitado que hay entre nuestras orejas. Más compleja que cualquier computadora y más eficiente, la red de nuestro cerebro funciona porque cada célula cerebral está conectada con miles de otras ellas. Estas conexiones nos permiten reconocer caras, flores, comida y otros objetos familiares. ¿Cómo? Mediante *patrones.*

La cognición es lo que los matemáticos llamarían una propiedad emergente. «Emergente» hace referencia a la forma en que los sistemas complejos y los patrones surgen de una multiplicidad de interacciones relativamente simples. Nuestras ideas y nuestras emociones, de igual modo, no se basan en los contenidos de ninguna célula cerebral individual, sino en las frecuencias de resonancia que surgen cuando se estimulan millones de neuronas interconectadas.[25,26] Phi puede ayudar a nuestro cerebro a funcionar mejor utilizando su veloz flexibilidad matemática para permitir que la resonancia tenga lugar más a menudo. Cuando nuestros nervios están estructurados para contener la máxima simetría interna, no sólo podemos tener percepciones más complejas, sino que podemos comprender mejor las relaciones entre percepciones, recuerdos, ideas y otros fenómenos cognitivos. En otras palabras, cada subporción especializada de nuestro cerebro completo puede funcionar como una unidad interconectada y *–¡puf!–* emerge la conciencia.

El placer que obtenemos al observar personas atractivas puede ofrecernos más ideas sobre cómo funciona el cerebro. Si las caras bonitas comparten la misma proporcionalidad fundamental que las conexiones

---

25. «Language in context: emergent features of word, sentence, and narrative comprehension», Xu J, *Neuroimage*,15 de abril, 2005, 25(3):1002-15.

26. «The effect of emergent features on judgments of quantity in configural and separable displays», Peebles D, *J Exp Psychol Appl*, 14 de junio, 2008, (2):85-100.

de nuestros cerebros –phi–, entonces podemos generar una serie más ordenada de resonancias reconocibles que las caras con menos simetría, lo que nos permite reconocer la imagen como una cara claramente humana mucho más rápido. La biología de nuestros cerebros puede ser tal que experimenten placer al resolver el rompecabezas de disponer aquello a lo que estamos mirando. Cada vez que al cerebro le presentan una imagen o un sonido, en esencia, está generando un tipo de acertijo matemático. Cuanto más agradable sea la imagen o armonioso el sonido, menos serán las barreras que se alzan entre el observador y el placer de la revelación de una solución. La secuencia Fibonacci puede facilitar el proceso, permitiéndonos resolver esos acertijos visuales o acústicos más rápidamente sirviendo de plantilla que nos ayuda a ordenar nuestras mentes y orquestar nuestros pensamientos. Entonces, phi no sólo nos ofrece belleza, sino que también parece disponer nuestros nervios de forma que faciliten la inteligencia.

Atracción instintiva: El mito del ojo del observador

El hecho de que la arquitectura de nuestro tejido neuronal refleje tan claramente la de los objetivos dinámicamente simétricos, y por tanto atractivos, del mundo externo, ayuda a explicar cómo funciona nuestro cerebro. También explica por qué nuestros cerebros prefieren imágenes de esta misma simetría por encima de otras: su geometría familiar resuena instantáneamente con la nuestra, haciendo que los objetos bonitos sean más fáciles de percibir. Sugiriendo que el reconocimiento de la belleza parece estar integrado en nuestro cerebro, Nancy Etcoff, autora de *Survival of the Prettiest* (La supervivencia de los más bellos), nos dice que, «cuando los bebés fijan su mirada en las mismas caras que los adultos describen como muy atractivas, sus acciones, sin palabras, son argumentos contra la creencia de que la cultura debe enseñarnos a reconocer la belleza humana».[27]

Consideremos las complicaciones que surgirían si un guepardo que estudia una manada tuviera que ser educado para reconocer la ausencia

27. *Survival of the Prettiest: The Science of Beauty*, Nancy Etcoff, Anchor, edición reimpresa 11 de julio, 2000, p. 34.

de salud, sopesar meticulosamente las implicaciones de un andar vacilante o un pelaje desigual o los indicios de lesiones y enfermedades. Sin su instinto asesino, o una guía instintiva sobre la salud, los depredadores pasarían hambre, los animales sociales estarían en contacto con la enfermedad y los buenos genes quedaría diluidos en un ADN comprometido.

Esta idea, que nosotros, los humanos, reconocemos instintivamente la relación forma-función, y utilizamos la presencia o ausencia de simetría dinámica para evaluar la salud, está respaldada por estudios en los que a los individuos se les mostró una serie de caras de hombres y de mujeres, cada una con diversos niveles de simetría, y se les pidió que juzgaran quién tenía mejor salud. Lo que surgió fue una innegable correlación positiva entre la posesión de simetría dinámica y la percepción de la salud.[28] Por tanto, ya seamos un guepardo, un bebé o un médico, en lo que se refiere a nuestros cerebros, la simetría dinámica –y el atractivo– *equivale* a salud.

¿POR QUÉ NOS GUSTAN LAS PERSONAS ATRACTIVAS?

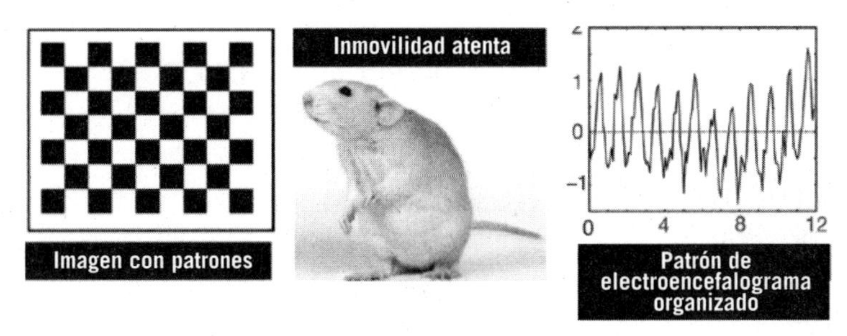

Suponemos que nos vemos atraídos por las caras bellas porque sentimos atracción sexual, pero puede ser que nos sintamos atraídos por sus patrones. Cuando los investigadores de animales muestran a las ratas patrones de tablero ajedrezado, las ondas cerebrales resultantes muestran *picos rítmicos* (figura de arriba a la derecha), que se dice que reflejan un estado de «inmovilidad atenta». Mientras miramos la imagen del tablero, aumenta el flujo sanguíneo hacia el centro del placer del cerebro, lo que sugiere que la rata disfruta mirando al patrón. Los investigadores creen que este tipo de actividad cerebral permite la «optimización de integración sensorial

---

28. «Facial symmetry and judgments of apparent health support for a "good genes" explanation of the attractiveness–symmetry relationship», Jones BC, *Evolution and Human Behavior*, vol. 22, n.º 6, noviembre de 2001, pp. 417-429.

dentro de las rutas neuronales córtico-talámicas», lo que ayuda a la rata a «aprender» el patrón.

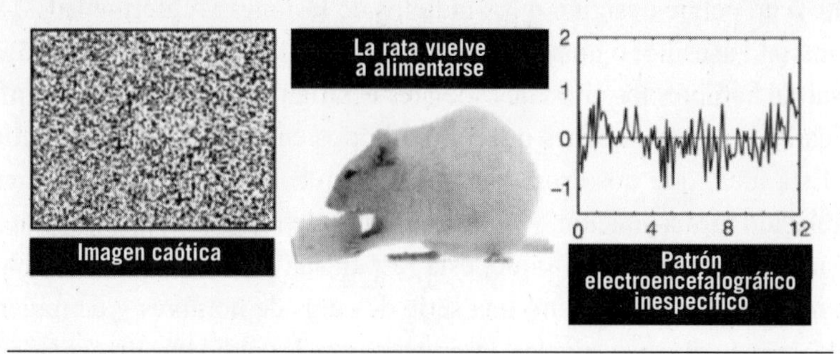

Por supuesto, el objetivo último de esta valoración subconsciente de la relación forma-función es la perpetuación de nuestro ADN mediante el acto de la reproducción. Y en lo relativo al flirteo, nuestras respuestas a los miembros atractivos del sexo apropiado normalmente pasarán de su punto de origen en nuestra psique hasta alcanzar la superficie, donde pueden convertirse en absorbentes.

¿POR QUÉ NOS GUSTAN LAS PERSONAS ATRACTIVAS?

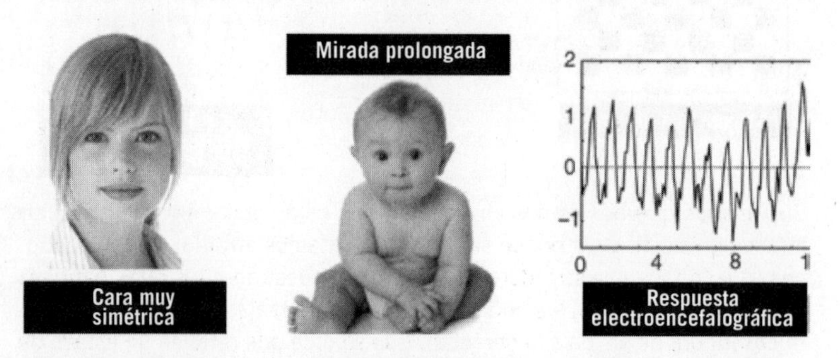

Nos vemos atraídos por los patrones desde el nacimiento. Los investigadores que estudian a bebés observan que miran durante más tiempo a las caras más simétricas, y que aprenden a reconocerlas más rápidamente, lo que respalda la idea de que los patrones, tanto dentro de la estructura de nuestro cerebro como en los objetos que exploran nuestros sentidos, nos permiten dar sentido al mundo. En la pubertad, nuestros cerebros empiezan a asociar ciertos patrones con expectativas sexuales, lo que nos permite elegir instintivamente a las parejas más adecuadas.

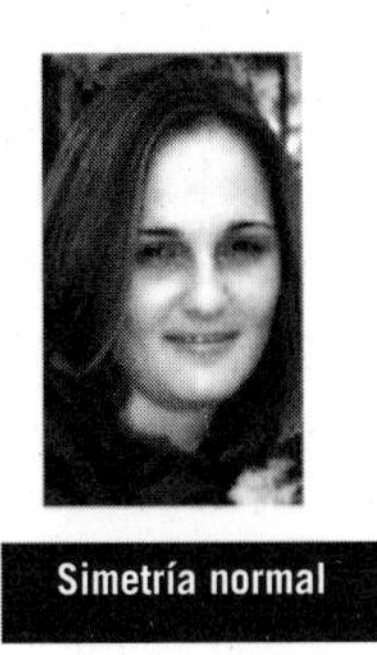

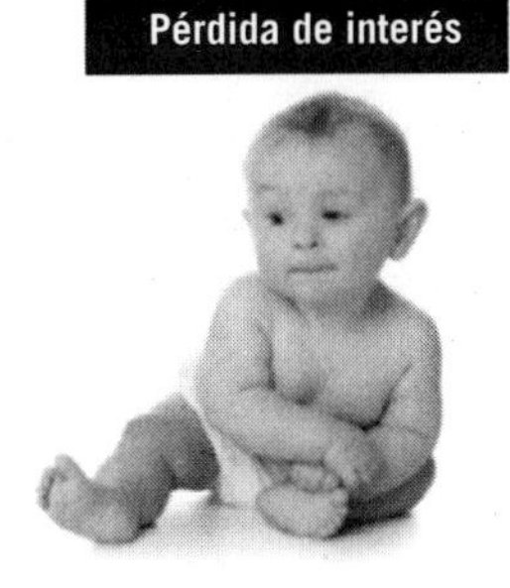

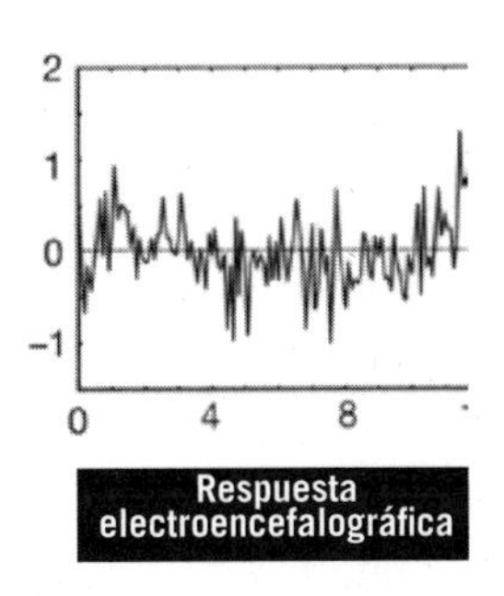

La pareja perfecta: En busca del dimorfismo sexual

Cuando buscamos el hombre o la mujer perfectos, las investigaciones demuestran que los rasgos faciales que se desvían del plano geométrico de Marquardt, aunque sea ligeramente, generan una impresión sorprendentemente grande, o una ausencia de impresión.[29] Unos labios que quedan tan sólo un milímetro o dos por debajo de la plenitud estética, o unos ojos que están una fracción de un centímetro demasiado juntos, rebajan a una chica de guapa a normal. Cogemos una frente y un mentón fuertes y los separamos sólo un poco, y cambiamos a un hombre apuesto y dominante –el tipo que podríamos considerar director ejecutivo de una empresa, o capitán de barco en una película de aventuras– por un oficinista de mirada tranquila. Cada curva de nuestros rasgos está esculpida bajo la influencia de la tendencia de la naturaleza a la perfección. También nues-

29. «An objective system for measuring facial attractiveness», Bashour M, Plast. *Reconstr. Surg*, 118: 757, 2006, capítulo 3, figura 8, «Checkerboard patterns trigger organized EEG waves» de: Lack of long-term cortical reorganization after macaque retinal lesions, *Nature*, vol. 435, mayo 2005, ver figura 2 y texto sobre la respuesta cortical a las imágenes que carecen de patrón. La mirada atenta permite «la optimización de la integración sensorial dentro de las rutas neuronales corticotalámicas», de Thalamic bursting in rats during different awake behavioral states, Proc *Natl Acad Sci* USA, 2001, 98:15330-15335. Nuestro cerebro responde al patrón, de «Spatial frequency modulates visual cortical response to temporal frequency variation of visual stimuli: an fMRI study», *Physiol Meas*, 28, pp. 547-554. Los objetos simétricos desencadenan flujo sanguíneo a los centros del placer, de: «Sex, beauty, and the orbitofrontal cortex», *International Journal of Psychophysiology*, vol. 63, n.º 2, febrero de 2007, pp. 181-185. Los niños pequeños prefieren y aprenden las imágenes simétricas más rápido que las asimétricas, de «The effect of stimulus attractiveness on visual tracking in two- to six-month-old infants», *Infant Behavior and Development*, vol. 26, n.º 2, abril 2003, pp. 135-150(16).

tras mentes están dirigidas por la proporción de phi, y por eso deseamos la simetría dinámica, y la buscamos con gran tenacidad. La atracción extrema que sentimos hacia los objetos sexuales existe porque, durante la pubertad, nuestra materia gris se ve impulsada a desear una serie bien definida de variaciones específicas del sexo de la máscara de Marquardt (*véase* ilustración). Estas variaciones del tema del atractivo humano se llaman colectivamente *dimorfismo sexual*. Aunque las diferencias sexuales de nuestro desarrollo facial y esquelético ya existen en la niñez, se vuelven mucho más pronunciadas en la madurez sexual. El efecto del paquete predice que los cuerpos que desarrollan la gama completa de rasgos específicos del sexo son los más sanos, y las investigaciones que correlacionan el tipo corporal femenino con la salud confirman esto.

Tipo corporal femenino y salud

Los investigadores de la belleza han dividido los tipos corporales femeninos en cuatro categorías. En orden inverso de frecuencia, son: plátano, manzana, pera y reloj de arena.[30] Varios estudios realizados en 2005 mostraron que las mujeres con forma de manzana (con cinturas anchas y caderas estrechas) tenían una tasa de mortalidad del doble que las mujeres con curvas más generosas.[31,32] ¿Por qué sucede esto?

La voluptuosidad es un indicativo del dimorfismo sexual femenino saludable, mientras que la ausencia de voluptuosidad señala un problema. Normalmente, las caderas y los senos se desarrollan durante la pubertad como resultado de una elevación saludable de las hormonas sexuales. Estos desarrollos incluyen la expansión de los huesos de la pelvis junto a la disposición de tejido graso y glandular dentro de los senos. Pero las mujeres cuya genética sea tal que su columna vertebral sea anormalmente corta o su segregación hormonal menos pronunciada –o cuya dieta interfiere en la *respuesta* del cuerpo a las hormonas– terminan con figuras

30. Información sobre la prevalencia, de www.fitdeskjockey.com/female-body-types
31. «Waist and hip circumferences and all-cause mortality: usefulness of the waist-to-hip ratio?» Bigaard J, *Nature Obesity*, vol. 28(6), junio 2004, pp. 741-747.
32. «Waist circumference and body composition in relation to all-cause mortality in middle-aged men and women», Bigaard J, *Int J Obes* (Londres), julio de 2005, 29(7):778-84.

más en forma de caja. Si son delgadas, tienen forma de plátano. Si ganan peso, se distribuye siguiendo un patrón más masculino –en el vientre, en el cuello y alrededor de la parte superior de los brazos– y tendrán forma de manzana. Actualmente, después de tres generaciones de consumo de grasas trans (que interfieren en la expresión hormonal; *véase* capítulo 7) y con grandes cantidades diarias de azúcar (que interfiere en la receptividad hormonal; *véase* capítulo 9), las figuras en forma de reloj de arena se han convertido en una verdadera rareza. De acuerdo con un estudio de 2005, patrocinado por los productos Alva, un fabricante de maniquíes para diseñadores, menos del 10 por 100 de las mujeres desarrollan actualmente las curvas voluptuosas universalmente reconocidas como los rasgos definitorios de una figura femenina saludable y atractiva.[33]

TIPOS CORPORALES FEMENINOS

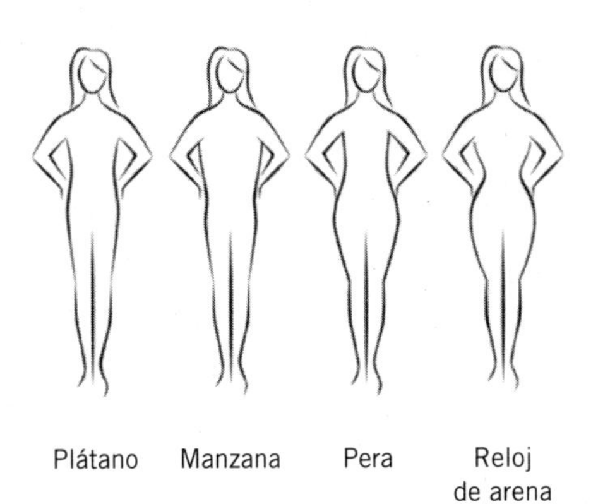

El reloj de arena representa el desarrollo sexual femenino normal, mientras que la forma de plátano aparece cuando se ve afectada la receptividad a las hormonas sexuales. Aunque las formas de manzana y de pera pueden encontrarse en mujeres con peso corporal normal, la forma manzana se suele desarrollar cuando las mujeres con cuerpos en forma de plátano ganan peso, y la de pera cándo las mujeres con forma de reloj de arena ganan peso.

33. «The shape of things to wear: scientists identify how women's figures have changed in fifty years», Helen McCormack, *Independent UK*, 21 de noviembre, 2005.

En un mundo de manzanas, peras y plátanos, la escritora Nancy Etcoff ha sugerido que las más bellas son las «frikis genéticas».[34] No es un insulto: simplemente está haciendo referencia a la improbabilidad estadística de que alguien crezca para parecerse, por utilizar su ejemplo, a Cindy Crawford. Pero la sugerencia parece captar con precisión la tesis general de Etcoff: cuando nace una persona impresionantemente bella, es en gran medida el resultado de la buena suerte genética. Estas pocas seleccionadas, prosigue el argumento, jugaron a la lotería genética y ganaron un buen premio. Pero no estamos de acuerdo con esto. ¿Por qué la biología nos programaría para excitarnos con los «frikis genéticos»? Me parece mucho más probable que nos veamos atraídos por los cuerpos bellos porque son el reflejo de una salud superlativa. Al defender esta idea, los investigadores que estudian el efecto de estos cuatro tipos corporales femeninos sobre la esperanza de vida observan que las mujeres con más atractivo de los cuatro tipos, el reloj de arena, no sólo viven más, sino que también viven mejor. Las estadísticas muestran consistentemente que tener una cintura más larga y esbelta, y caderas más femeninas, o correlaciona con menos diagnósticos de infertilidad,[35] osteoporosis,[36] cáncer,[37] proble-

---

34. *Survival of the Prettiest: The Science of Beauty,* Nancy Etcoff, Anchor, edición reimpresa julio de 2000, p. 12.

35. «Anthropometric and biochemical characteristics of polycystic ovarian syndrome in South Indian women using aes-2006 criteria», Sujatha Thathapudi *et al.*, *Int J Endocrinol Metab*, 5, 12(1), epub enero 2014, 5.

36. «Abdominal obesity and hip fracture: results from the Nurses' Health Study and the Health Professionals Follow-up Study», Haakon Meyer *et al.*, *Osteoporosis Intl*, 27, 6 (2016):2127-36.

37. «Comparison of anthropometric measures as predictors of cancer incidence: a pooled collaborative analysis of eleven Australian cohorts», Jessica Harding *et al.*, *Int J Cancer*, 137, 7(2013), pp. 1699-708.

mas cognitivos,[38] aneurismas abdominales,[39] diabetes y sus complicaciones,[40] y mucho más.

¿Por qué no son perfectos todos los cuerpos?

Hasta ahora he mostrado una buena cantidad de pruebas que respaldan que la belleza no es casual, no es un accidente del destino. Es la posición por defecto, el producto inevitable del crecimiento natural y *sin obstáculos* cuyo progreso se adapta a las normas de la proporción matemática. Igual que las leyes de la física dictan que surgen inevitablemente cristales de seis lados cuando se forman nubes de vapor de agua en el aire frío, generaciones de nutrición óptima promueven el material cromosómico humano para una salud óptima. Si sigue habiendo una nutrición óptima durante el desarrollo infantil, las leyes de la biología dictan el resultado final: una persona bella y sana. Pero si la belleza surge naturalmente del crecimiento ordenado, entonces ¿por qué no todos somos bellos?

En octubre de 2006, en una reunión en su casa de Huntington Beach, California, pregunté al doctor Marquardt su opinión. Su respuesta fue: «Lo somos». Cuando le dije que me sentía sorprendida de escuchar eso de una persona que se gana la vida corrigiendo anomalías faciales, él explicó: «Si colocas la máscara a la población, verás que muchas personas no están demasiado alejadas de una adaptación perfecta, aunque no las consideremos altamente atractivas». La variabilidad que mostramos, cree él, surge del hecho de que «hemos evolucionado más allá del punto de eficiencia». En otras palabras, las redes de seguridad de la sociedad permiten que se reproduzcan personas que no son perfectamente sanas o funcionales, mientras que, en el pasado, simplemente habrían muerto.

---

38. «Apolipoprotein epsilon 4 allele modifies waist-to-hip ratio effects on cognition and brain structure», Daid Zade *et al.*, *J Stroke, Cerebrovasc Dis*. 22, 2 (2013):119-125.

39. «Adiposity assessed by anthropometric measures has a similar or greater predictive ability than dual-energy X-ray absorptiometry measures for abdominal aortic calcification in community-dwelling older adults», Xianwen Shang *et al.*, *Int J Cardiovasc Imaging* (2016), doi 10.1007/s10554-016-0920-2.

40. «Waist circumference and body composition in relation to all-cause mortality in middle-aged men and women», Bigaard J, *Int J Obes* (Londres), julio 2005, 29(7):778-84.

La pragmática explicación de Marquardt arroja algo de luz sobre los orígenes de nuestro nivel actual, históricamente sin precedentes, de variabilidad en el atractivo. Si examinamos la historia humana y nos concentramos sólo en el acceso a los nutrientes, descubrimos que, con la civilización y el sedentarismo (no emigrando) aparecieron la escasez de alimentos y la enfermedad. Pero el sedentarismo era también menos exigente físicamente que el estilo de vida vagabundo de los cazadores o pastores-recolectores, y así actuaba como una especie de red de seguridad. Vivir en ciudades establecidas, relativamente pobladas, comenzó a minimizar nuestra programación genética, generando la aparición de enfermedades, mientras que simultáneamente permitía a la gente con genes dañados, que de otro modo habrían muerto, sobrevivir y tener hijos menos saludables con menos simetría dinámica. Poco a poco, la riqueza genética creada por miles de años de supervivencia con éxito en la naturaleza fue malgastada como pobreza, o las plagas negaron a los genes los nutrientes que necesitaban. Durante cada período de privación nutricional se perdía una cantidad de valiosa programación epigenética.

A medida que ha pasado el tiempo, hemos necesitado más y más redes de seguridad y hemos inventado correctores como las gafas, los aparatos de ortodoncia y miles de medicamentos. Algunos argumentarían que esta caída en desgracia fisiológica aún no ha demostrado ser perjudicial para las personas que viven en sociedades modernas industrializadas, puesto que todavía nos seguimos reproduciendo con éxito. Pero eso puede estar cambiando. Igual que muchos médicos del país, veo cada vez a más jóvenes parejas frustradas por la infertilidad. Tendremos que esperar para ver lo extendido que va a ser este problema.

Ciertamente, no estoy sugiriendo que sólo las supermodelos deberían tener hijos. Y, puesto que he explicado que los genes de todas las personas de cualquier raza y cualquier forma de vida contienen el potencial de una belleza y una salud extraordinarias, las consecuencias de este capítulo van más allá del espectro de la eugenesia en la medida de lo posible. Lo que estoy diciendo es que –de la misma forma que animo a las mujeres que intentan quedarse embarazadas a que dejen de fumar y beber, que tomen ácido fólico y que eviten medicamentos de los que se sabe que causan defectos de nacimiento–, hay opciones nutricionales que podemos adoptar para ayudar a asegurar que nuestros hijos nazcan sanos y bellos, si eso es lo que queremos. Por supuesto, los padres pueden decidir fumar, beber e ignorar los consejos de su médico. Pero creo que todos nos merecemos la información mejor, más reciente y más completa, con la cual tomar decisiones.

En los capítulos anteriores he explicado que la adaptabilidad del genoma humano, su inteligencia, es tan vasta que sólo ahora estamos empezando a desvelar sus misterios. Lo que conocemos es que su capacidad para crear el cuerpo humano perfecto y conservar la salud está, como sucede con cualquier maestro artesano, limitada por los materiales con los que tenemos que trabajar. En este capítulo hemos aprendido cómo la anatomía configura en gran medida nuestro destino. En el capítulo anterior vimos cómo el interés de nuestros antepasados por la nutrición les compensaba en forma de niños sanos y adultos de vidas longevas y que mantenían su vitalidad hasta el mismo final.

UNA CARA PROMEDIO

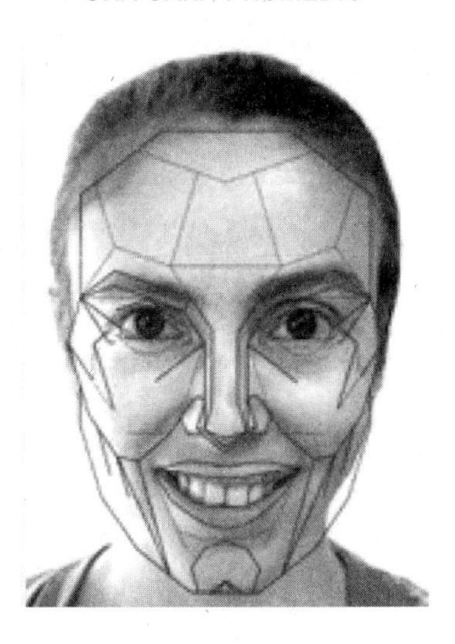

Marquardt modificó la fórmula para colocar la máscara con el objetivo de que se adaptase a mi cara. Si el crecimiento facial se ve alterado, los planos horizontal (X) y vertical (Y) crecen desproporcionadamente y se pierde la simetría dinámica perfecta. De acuerdo con Marquardt, las caras estrechas son muy comunes, lo que sugiere que, cuando las condiciones nutricionales están por debajo de lo óptimo, se pierde la coordinación de los planos de crecimiento, y el plano X se contrae. Pero, si las condiciones son suficientemente malas, la coordinación del crecimiento dentro de un plano empieza a venirse abajo. Por esa razón, incluso con el ajuste de la máscara, mi mandíbula sigue siendo demasiado estrecha para encajar.

Entonces, ¿qué sucede cuando abandonamos estas tradiciones?

No es de extrañar que, habiendo sido fabricadas sin todos los ingredientes normales, actualmente las personas desarrollen enfermedades «de la vejez» siendo jóvenes o maduras, además de otros problemas de salud de los que las generaciones anteriores nunca han oído hablar. (Los *Principios de Harrison de medicina interna*, de 1990, ni siquiera incluyen el trastorno de déficit de atención ni la fibromialgia en su índice, y tampoco escuché mucho sobre el tema en la escuela de medicina. Actualmente, ambos son muy comunes). Si la inteligencia genética necesita más nutrientes de lo que está obteniendo actualmente, y si Price tenía razón y las caras perfectas florecen donde fluye una buena nutrición, esperaríamos ver las formas faciales divergir de la definición ideal del doctor Marquardt. Creo que eso es exactamente lo que está ocurriendo. En el capítulo siguiente, el lector tendrá pruebas de que no sólo la degeneración facial surge predeciblemente de una mala nutrición, sino que los efectos son tan inmediatos que podemos ver que ocurren en el transcurso de una sola generación.

CAPÍTULO 5

Dejando que tu cuerpo cree un bebé perfecto

La estrategia fraternal

- El estatus nutricional de la madre, antes y durante el embarazo, influye en qué medida su hijo desarrolla simetría facial y corporal.
- En el contexto de la dieta moderna, el orden en el nacimiento se correlaciona con dos cambios simétricos distintos de lo ideal.
- Las investigaciones demuestran que la mayoría de las mujeres tienen deficiencias nutricionales durante los años en que crían a sus hijos.
- Comer dulces y comidas fritas durante el embarazo probablemente sea tan perjudicial como fumar y beber, o incluso peor.
- Todas las pruebas sugieren que optimizar la nutrición representa una poderosa estrategia para tener hijos sanos y bellos.

Prácticamente nada genera a una mujer más orgullo y autoconfianza que el nacimiento de su primer hijo. Después de un embarazo con éxito, es comprensible que se espere que el segundo embarazo sea aún más llevadero. Y quizás lo sea, al menos para la madre; los tejidos pélvicos más distendidos permiten que el segundo parto sea más fácil.[1] Pero, a menos que la madre espere tiempo suficiente (normalmente al menos tres años) y nutrientes para que su cuerpo se reponga plenamente, el segundo hijo

1. «The impact of parity on course of labor in a contemporary population», Vahratian A, Hoffman MK, Troendle JF *et al.*, *Birth*, marzo 2006, 33(1):12-7.

no será tan sano como su hermano mayor. Y así, aunque el hermano mayor juegue al fútbol, o que la hermana mayor consiga un trabajo de modelo, el segundo pasará bastante tiempo en las consultas de los ópticos y ortodoncistas locales. No es porque tuviera genes «con mala suerte». El problema es que, en comparación con el hermano mayor, se desarrolló en un entorno relativamente mal alimentado, en el útero.

EL TIEMPO LO ES TODO

¿Por qué nacer el segundo a veces conlleva que el cuerpo de un niño sea de calidad inferior? En primer lugar, la mayoría de las mujeres estadounidenses no tienen idea de lo mal que comen. Un estudio demuestra que, en general, el 74 por 100 de las mujeres «tiene carencia de nutrientes en su dieta».[2] Y creo que esa cifra es incluso muy optimista (*Véase* las estadísticas del capítulo 3 y más que ofreceremos posteriormente). Si la mayoría de las mujeres que van a ser madres no toman ni siquiera suficientes nutrientes para ellas mismas, ¿cómo podemos esperar que alimenten adecuadamente a un niño en desarrollo, por no hablar de tener al segundo poco después que al primero? Pero la razón más importante que marca la diferencia entre el número uno y el número dos, en los casos de concepciones rápidas, tiene que ver con cómo funciona la placenta.

Incluso la mínima deficiencia nutricional puede perjudicar el crecimiento del bebé. Para proteger mejor al niño, la naturaleza ha proporcionado un mecanismo de seguridad integrado, colocando en la placenta tantos recursos como puede, aunque eso conlleve poner en peligro la salud de la madre. El mecanismo de protección del bebé es tan poderoso que, incluso con una dieta de McDonald's al completo, la mujer puede estar segura de tener un bebé con diez dedos en las manos y en los pies. El doctor John Durnin, de la Universidad de Glasgow, describe vívidamente el mecanismo: «El feto está bien protegido contra la malnutrición de la madre, y efectivamente se comporta como un parásito al que no le impor-

2. «Nutritional supplements in pregnancy: commercial push or evidence based?» Glennville M Curr, *Opin Obstet Gynecol*, diciembre 2006, 18(6):642-7.

ta la salud de su anfitrión».[3] Si la dieta de la madre es deficiente en calcio, se lo quitará de sus huesos. Si es deficiente en grasas constructoras del cerebro –tan horrible como puede sonar esto–, se buscarán y extraerán las grasas que forman el cerebro de la madre.[4] El embarazo vacía el cuerpo de la mujer de una amplia variedad de vitaminas, minerales y otras materias primas, y la lactancia exige aún más. Como podríamos esperar, la demanda que conlleva tener un bebé agota los depósitos maternales de una serie de nutrientes, incluidos hierro, folato, calcio, potasio, vitamina D, vitamina A y carotenoides, magnesio, yodo, omega-3, fósforo, zinc, DHA y otros ácidos grasos esenciales, B_{12} y selenio.[5] Para la placenta, el sistema nervioso de la madre, por ejemplo, es sólo un almacén lleno de los tipos de grasas necesarios para construir el sistema nervioso central del bebé. Los estudios muestran que los cerebros de las madres pueden realmente encogerse, principalmente en las zonas del hipocampo y el lóbulo temporal, que controlan la memoria a corto plazo y las emociones.[6] Estas regiones cerebrales no son responsables del funcionamiento básico, como la regulación de la respiración y de la presión sanguínea, y por eso se puede recurrir a ellas. Esta maravillosa búsqueda de nutrientes de la placenta humana conlleva que, incluso en condiciones de nutrición maternal insuficiente, el primer niño puede llegar relativamente intacto. Mientras tanto, el cuerpo de la madre puede quedar agotado hasta el extremo de que fotografías de antes y después pueden revelar que su espina dorsal se ha curvado, sus labios han adelgazado y que puede tener problemas para recordar y aprender nuevas cosas, o sentirse ansiosa y deprimida, como en la depresión postparto.

---

3. *The Contribution of Nutrition to Human and Animal Health,* Widdowson (editor), Cambridge University Press, p. 263.
4. «Reduced brain DHA content after a single reproductive cycle in female rats fed a diet deficient in N-3 polyunsaturated fatty acids», Levant B, *Biol Psychiatry*, 1 de noviembre, 2006, 60(9):987-90.
5. «Maternal parity and diet (n-3) polyunsaturated fatty acid concentration influence accretion of brain phospholipid docosahexaenoic acid in developing rats», Levant B, *J Nutr*, enero de 2007, 137(1):125-9.
6. «Change in brain size during and after pregnancy: study in healthy women and women with preeclampsia», *American Journal of Neuroradiology*, vol. 37, n.º 3, pp. 19-26.

PRIMER HIJO – ¿POR QUÉ TAN AFORTUNADO?

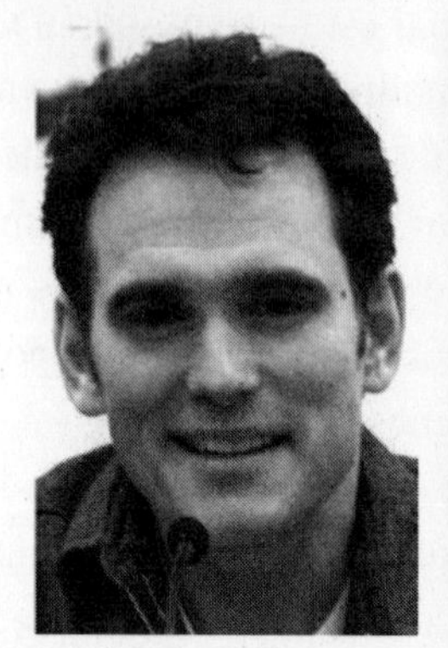

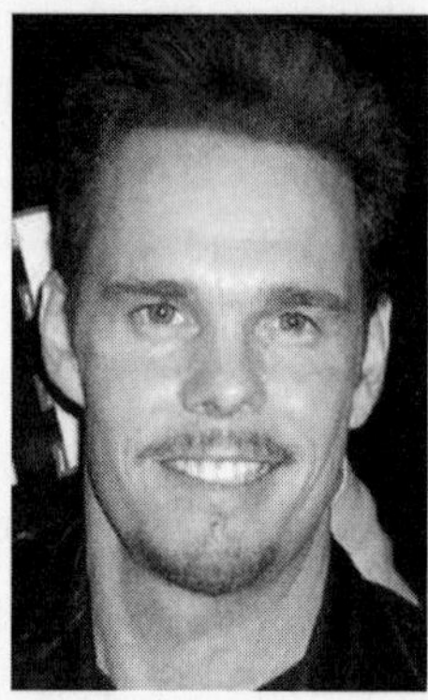

A la izquierda tenemos a Matt Dillon, que ha protagonizado películas desde que era adolescente. A la derecha, el talento increíble de Kevin Dillon, dieciocho meses menor. Ambos hombres tenían cuarenta y tres años cuando fueron fotografiados. ¿Por qué parece más viejo Kevin, y por qué raramente ha hecho papeles de galán? La respuesta: la Alteración de la Simetría de los Hermanos.

Puede sonar duro, pero así es cómo funciona el gen «egoísta». Los genes con éxito se comportan como avaros piratas, requisando los almacenes de nutrientes maternales para el beneficio de su propia replicación. Sin embargo, cualquier hijo concebido con poco tiempo para que los depósitos vuelvan a estar llenos tendrá una clara desventaja. En esas condiciones de agotamiento, si el bebé extrajera de la madre todos los nutrientes que sus genes quisieran tener, supondría un riesgo significativo para la vida de la madre. Siguiendo el cálculo utilitario de la supervivencia genética, la biología decide, de forma pragmática, no matar a la madre mientras el bebé se está gestando y opta, en su lugar, por un compromiso. El segundo bebé se desarrollará lo mejor posible en condiciones de agotamiento, de forma que la madre pueda sobrevivir. Lo trágico es que esto expone al niño a diversos problemas de salud que pueden hacerse más notables, e incluso debilitantes, mientras crece.

Aquí hay algo que debemos tener en cuenta. El azúcar y los aceites vegetales actúan como interferencias que bloquean las señales que nuestros cuerpos necesitan para dirigir sin problemas nuestro metabolismo.[7] Las dietas de la mayoría de las mujeres actualmente tienen un contenido elevado en azúcar y aceites vegetales, lo cual se añade a las alteraciones del crecimiento ya causadas por los nutrientes que faltan. No sólo el consumo de azúcar y aceite vegetal altera el metabolismo maternal y genera diabetes gestacional, preeclampsia y otras complicaciones del embarazo, sino que el azúcar y los aceites vegetales que corren por la sangre del niño en desarrollo bloquean las señales en el útero, alterando la secuencia de eventos de desarrollo interdependientes y altamente sensibles que contribuyen al milagro de un parto saludable.[8,9]

Las consecuencias del hecho de no obtener suficientes nutrientes y de la introducción de toxinas principalmente generan cambios en el epigenoma del bebé. Como vimos en el capítulo 2, el epigenoma consta del conjunto de moléculas que se unen al ADN y otros materiales del núcleo que controlan cuándo un gen determinado se activa o desactiva. Estas perturbaciones genéticas influyen en todos los aspectos de nuestra función fisiológica. Enfermedades anteriormente atribuidas a una mutación permanente –cáncer, diabetes, asma e incluso obesidad–, en realidad, con mayor frecuencia, son el resultado de una expresión genética hecha a destiempo. Y, dado que la temporalización adecuada de la expresión genética requiere nutrientes específicos en concentraciones específicas, si un segundo hermano se gesta en un entorno nutricional peor que el primero, su expresión genética estará por debajo de lo óptimo, y el crecimiento y el desarrollo se verán perjudicados. Sabemos, por ejemplo, que un peso bajo al nacer, a menudo porque la madre fumaba o tenía hipertensión (ambas situaciones asociadas con una mala nutrición), coloca al niño en peligro de tener una masa ósea baja y obesidad relativa

---

7. Como veremos en los próximos capítulos, los aceites vegetales y el exceso de azúcar en la dieta son los principales responsables de un estado de desequilibrio metabólico llamado estrés oxidativo. Éste, a su vez, perjudica la función señalizadora celular alterando la transmisión de moléculas señalizadoras de vida corta, como el óxido nítrico y agotando la célula de los antioxidantes necesarios para la función normal, además de producir un daño directo mediado por los radicales libres.

8. «Effects of oxidative stress on embryonic development», *Birth Defects, Res C Embryo Today*, septiembre de 2007, 81(3):155-62.

9. «Diabetes mellitus and birth defects», Correa A, *Am J Obstet Gynecol*, septiembre de 2008, 199(3):237.

durante el resto de su vida.[10] Las respuestas epigenéticas anormales, debidas a una deficiencia de nutrientes, pueden explicar por qué los niños de partos consecutivos tienen un riesgo mayor de sufrir enfermedades, desde el cáncer[11] hasta la diabetes,[12] pasando por un CI bajo y defectos de nacimiento.[13]

Nuestro desarrollo esquelético depende también de una expresión genética normal. Puesto que el crecimiento facial normal exige grandes cantidades de vitaminas y minerales, y los intervalos breves entre embarazos hacen improbable que el cuerpo de la madre tenga tiempo suficiente para reponer todas las vitaminas y minerales que utilizó el primer bebé,[14,15] los niños nacidos en un breve espacio de tiempo pueden esperar tener un aspecto distinto. Estudios anteriores han mostrado que los nacimientos con menos de dieciocho meses de separación aumentan la mortalidad infantil y, en algunos casos, perjudican el crecimiento.[16,17] La especulación de un grupo de autores sobre que «un período más corto entre nacimientos puede reducir la capacidad de la madre de reponer sus reservas adecuadamente para este propósito»[18] respalda la idea de que la

---

10. «Epigenetic regulation of metabolism in children born small for gestational age (review)», Holness MJ, *Curr Opin Clin Nutr Metab Care*, julio de 2006, 9(4):4 82-8.
11. «Early-life family structure and microbially induced cancer risk», Blaser MJ, PLoS Med, enero de 2007, 4(1):e7.
12. «The effect of birth order and parental age on the risk of type 1 and 2 diabetes among young adults», Lammi N, *Diabetologia*, diciembre de 2007, 50(12):2433-8, epub octubre de 2007.
13. «Associations of birth defects with adult intellectual performance, disability and mortality: population-based cohort study», Eide MG, *Pediatr Res*, junio de 2006, 59(6):848-53, epub abril de 2006.
14. «Nutritional factors affecting the development of a functional ruminant–a historical perspective», Warner RG, pp. 1-12 en *Proc Cornell Nutr Conf Feed Manuf*, Syracuse, NY, Cornell University, Ithaca, NY, 1991.
15. «The many faces and factors of orofacial clefts», Schutte B, *Human Molecular Genetics*, 1999, vol. 8, n.º 10, pp. 1853-1859.
16. «The effect of birth spacing on child and maternal health», Beverly Winikoff, *Studies in Family Planning*, vol 14, n.º 10, octubre de 1983, pp. 231-245.
17. «Does birth spacing affect maternal or child nutritional status?» *Matern Child Nutr*, julio de 2007, 3(3):151-73, a systematic literature review.
18. «Association between birth interval and cardiovascular outcomes at thirty years of age: a prospective cohort study from Brazil», Devakumar D *et al.*, *PLoS One*, 2016; 11(2).

salud nutricional de la madre desempeña un papel en la salud del bebé que se ha subestimado. Pero no pude encontrar estudios que trataran las influencias potenciales del orden del crecimiento sobre el desarrollo facial. Así que diseñé uno yo misma.

Cómo el orden en el nacimiento influye en el aspecto

Empecé observando a las estrellas de televisión y del cine. La cara de un famoso está cargada con ejemplos de ese tipo especial de simetría expuesto en el último capítulo, llamada simetría dinámica, que reconocemos por instinto. El actor con «atractivo para la pantalla», la actriz con «determinada cosa», el prometedor periodista elegido para presentador gracias a su cara «fresca», el fotogénico escritor con una sonrisa encantadora: de lo que verdaderamente estamos hablando aquí es de geometría. Nuestros cerebros son detectores exquisitamente sensibles de patrones, capaces de valorar la arquitectura de una cara humana con la precisión propia de la NASA. E igual que la NASA se recuerda por el Hubble, el espesor del cabello puede marcar toda la diferencia. Las desviaciones de sólo un milímetro respecto del ideal generan rasgos que no encajan perfectamente con la máscara de Marquardt, y podemos asimilar toda esta información al instante. Preferimos fijar nuestra mirada en caras con amplias frentes, equilibradas con fuertes mandíbulas, cejas prominentes por encima de ojos bien delineados, enmarcados por mejillas altas y agradables: ésas son las características que tienden a inclinar los ángulos de la cara humana hacia una proporcionalidad más perfecta. Como tal vez hayas adivinado, los modelos y estrellas de cine, desde Greta Garbo hasta Angelina Jolie, tienen la costumbre de acumular más que la simetría dinámica que les corresponde. Y a menudo son el primer hijo de sus familias.

En cambio, las caras de sus hermanos menores suelen ser bastante menos simétricas. La mayoría se caracterizan por un estrechamiento de la parte central de la cara, con rasgos redondeados, poco definidos, incluidos los de la nariz, las mejillas y las cejas, y un debilitamiento del mentón y la mandíbula. ¿Son siempre estrellas de cine los hijos mayores de la familia? Ciertamente no, puesto que estamos hablando de nutrición, y esto es algo en lo que muchas mujeres pueden, y a menudo hacen, emprender acciones conscientes para mejorar. Pero el fortalecimiento nutricional requiere tiempo, y creo que por eso quienes tienen hermanos mayores suelen ser tres o más años menores que ellos. (Toda regla tiene su excepción, y Tom Cruise es un ejemplo destacable).

Por supuesto, el aspecto de las superestrellas es algo raro (en el mundo moderno), y la probabilidad de que una familia produzca incluso un hijo de belleza estelar es pequeña. La improbabilidad estadística de que un hijo impresionante siga la estela de otro podría predecir, con raras excepciones, que cualquier hijo siguiente sea menos atractivo que el primero, independientemente de la eficacia con que la madre pueda reponer su almacén nutricional con reservas para su bebé. Esto explicaría un imparcial, aunque miserable, racionamiento de jóvenes estrellas y aspirantes a estrellas en la población general, pero no el hecho de que los hermanos más atractivos y con más éxito suelan ser el mayor o, en las familias de tres o más, uno de los dos primeros. Me parece que una mejor nutrición es la explicación más simple y probable de los niños con aspectos favorables nacidos en primer lugar, y que un aporte relativamente bajo de nutrientes para los hermanos siguientes perjudica potencialmente su salud. Pero antes de examinar esto mejor, yo quería saber si el fenómeno del segundo hermano podía observarse no solamente entre los supermodelos de la sociedad, sino también en el resto de nosotros, en la población en general.

Así que amplié mi búsqueda. Con la ayuda generosa de compañeros de trabajo, pacientes que me proporcionaron montones de anuarios desde 1969 a 2006, y estudiantes graduados de la Universidad de Hawái, recopilé cerca de cuatrocientos grupos de hermanos, más de mil caras, cortando y pegando sus fotos de mayores (para controlar el factor edad), organizándolos en grupos familiares: algunos grandes, otros pequeños. Para ser incluidos en el estudio, las familias debían tener al menos dos hermanos nacidos con una diferencia menor de dos años, el uno del otro. Igual que con los hermanos famosos, en los representados en los anuarios, la belleza familiar seguía el mismo patrón. Desde los de mayor hasta los de menor edad, la mandíbula se estrechaba y se retraía, los pómulos se aplanaban y los ojos quedaban situados a una menor profundidad. Cuanta menor edad separaba a los hermanos, más notables eran los cambios. Lamentablemente, no sólo la distancia entre las fechas de nacimiento evita este efecto. En un contexto de ausencia de dieta óptima, si al cuerpo de la madre se le exige que produzca un gran número de hijos, entonces el último bebé utiliza una mayor cantidad de sus reservas de forma que, incluso con tres o cuatro años entre las fechas de nacimiento, su cuerpo sigue teniendo deficiencias nutricionales. Esto puede agrandar los efectos de las desigualdades en el desarrollo, más adelante.

GEOMETRÍA DIFERENTE

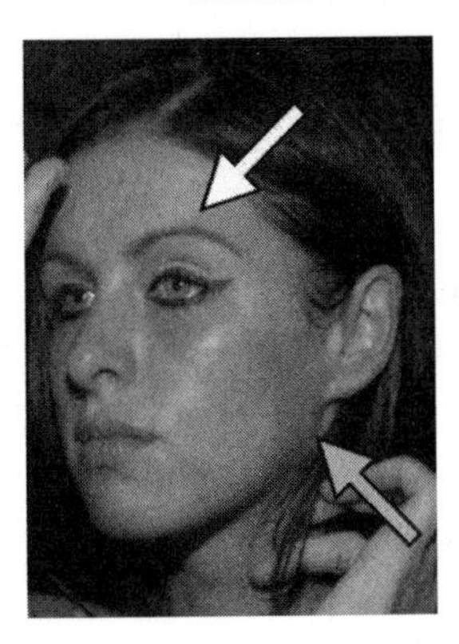

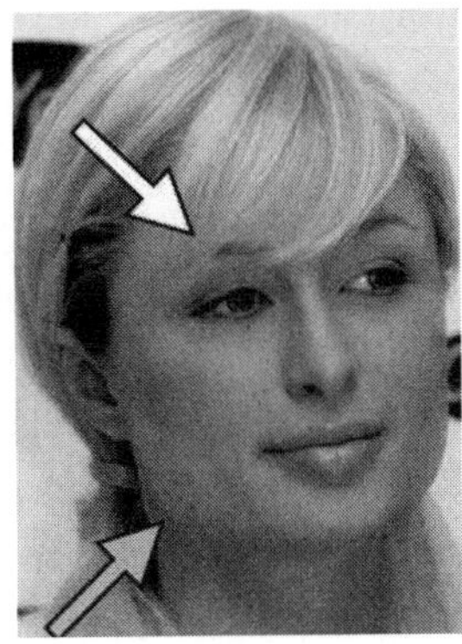

Paris Hilton (a la izquierda, nacida en 1982) y Nicky Hilton (a la derecha, nacida en 1983). Ambas chicas son adorables, a pesar de que la fama de la primera eclipse a la segunda. Las flechas indican dos de los rasgos que diferencian a estas atractivas mujeres. Las flechas de color gris señalan la esquina de la mandíbula (maxilar inferior), llamada gonión. Paris tiene un ángulo de casi 90 grados dentro de la estructura ósea de su mandíbula, mientras que la de Nicky es más oblicua y su gonión se encuentra situado mucho más cerca de la oreja, lo que es reflejo de una mandíbula más pequeña, relativamente menos desarrollada. Las flechas blancas indican el punto de inflexión de sus cejas. La ceja de Paris es angulosa, mientras que la de Nicky simplemente es curva, lo que señala unas órbitas de los ojos menos angulosas. Las sutiles deficiencias nutricionales generan sutiles imperfecciones en el crecimiento de los huesos. Podemos encontrar tendencias similares de estrechamiento facial y subdesarrollo en la parte central de la cara (llamado retrusión) en los hermanos menores de muchas familias famosas, como Beyoncé y Solange Knowles, Penélope y Mónica Cruz, Kourtney, Kim y Khloe Kardasian, Zooey y Emily Deschanel, Vanessa y Stella Hudgens, Nicole y Antonia Kidman.

Lo que suponen todas estas sutiles –y a veces no tan sutiles– modificaciones de los rasgos faciales es una pérdida de simetría dinámica que, por razones que tienen mucho que ver con la salud y la función, lo mismo que con el aspecto, es improbable que estén asociadas con una mejora de la calidad de vida. Esto puede hacer parecer que los bebés nacidos en primer lugar tienen todas las ventajas. Pero, cuando estamos hablando de un feto que crece dentro de una madre con una dieta menos que ideal, ser el primero para heredar una simetría más dinámica en realidad puede tener un precio.

LA ALTERACIÓN DE LA SIMETRÍA DE LOS HERMANOS

En el anterior capítulo hablé de dos tipos distintos de simetría, la birradial (de izquierda a derecha) y la dinámica (basada en las proporciones de phi).

Mi examen de las caras de los alumnos de instituto mostró dos patrones inesperados. En primer lugar, aunque el nacido en primer lugar tenía simetría dinámica, presentaba menos birradial, lo cual equivale a decir que la mitad derecha de la cara no era una copia perfecta de la izquierda. Además, los hermanos nacidos en segundo lugar parecían exhibir los efectos de una mayor receptividad hormonal.

El nacido en primer lugar podía tener un ojo más grande que el otro, o una mandíbula algo rotada que tuerce ligeramente su sonrisa. Una mitad de la cara podía ser un poco mayor que la otra. Después de este descubrimiento empecé a revisar a mis pacientes con dolor articular temporomandibular (o dolor en la articulación de la mandíbula) en busca de esta asimetría y la encontré con mayor frecuencia en quienes tenían unos síntomas más prolongados. Al menos en mi pequeña muestra de varias docenas, estos pacientes solían ser primogénitos.

Resulta que la literatura médica está llena de informes de asimetrías birradiales que se manifestaban más a menudo en los primogénitos: diferencia en la longitud de las piernas,[19] displasia congénita de la cadera,[20] es-

---

19. «Developmental dysplasia of the hip», *Am Fam Physician*, 15 de octubre, 2006, 74(8):1310-1316, Stephen K. Storer.

20. «A meta-analysis of common risk factors associated with the diagnosis of developmental dysplasia of the hip in newborns», *Eur J Radiol*, marzo de 2012, 81(3):e344-51.

coliosis,[21] plagiocefalia (aplanamiento de un lado del cráneo),[22] asimetría facial, incluyendo el aplanamiento de un pómulo, siendo más prominente el otro[23] y asimetrías izquierda-derecha de la mandíbula.[24,25] Los autores de este tipo de artículos normalmente sugieren un vínculo entre estas alteraciones de la simetría birradial y un «amontonamiento uterino», la ausencia de espacio adecuado.[26]

Como podemos ver, somos testigos de dos patrones distintos de alteración de la simetría, uno que tiene lugar en los hijos nacidos en primer lugar, atribuido a una expansión uterina insuficiente, y el otro, en los hijos siguientes, debido a una nutrición inadecuada. El problema del escaso espacio se correlaciona con una pérdida de simetría birradial (izquierda-derecha), mientras que el de la nutrición inadecuada se correlaciona con una pérdida de simetría dinámica (partes que pierden su proporción relativa ideal).

Ya hemos expuesto una posible explicación para los déficits nutricionales relativos en los hijos posteriores, que consiste en un sencillo agotamiento de los recursos y un período de tiempo inadecuado para permitir la reposición de las reservas nutricionales de la madre. ¿Cuál podría ser la causa del crecimiento uterino inapropiado? Esto, creo yo, tiene que ver con las hormonas.

La versión más extrema de una falta de espacio uterino se llama *retraso del crecimiento intrauterino*, y hace referencia a un feto que no ha lo-

---

21. «Idiopathic scoliosis: genetic and environmental aspects», Frances V. De George, *J. Med Genet*, 1967, pp. 4, 251.
22. «Risk factors for deformational plagiocephaly at birth and at seven weeks of age: a prospective cohort study», Van Vlimmeren, *LA Pediatrics*, febrero de 2007, 119(2):e408-18.
23. «Asymmetry of the head and face in infants and in children», David Greene, *Am J Dis Child*, 1931.
24. «A common form of facial asymmetry in the newborn infant; its etiology and orthodontic significance», Elena Boder, *American Journal of Orthodontics*, vol. 39, n.º 12, diciembre de 1953, pp. 895-910.
25. «On the current incidence of deformational plagiocephaly: an estimation based on prospective registration at a single center», Kevin M Kelly, Semin Pediatr Neurol, 11:301-304, 2004, Elsevier.
26. «Craniofacial deformity in patients with uncorrected congenital muscular torticollis: an assessment from three-dimensional computed tomography imaging», Yu C-C, Wong F-W, Lo L-J, *et al.*, *Plast Reconstr Surg*, 2004, 113:24-33.

grado alcanzar su potencial de crecimiento genéticamente determinado. Afecta a entre el 5 y el 10 por 100 de los embarazos, y es más frecuente en fumadoras.[27] Los recién nacidos afectados sufren problemas pulmonares, hemorragias potencialmente graves y una serie de trastornos que amenazan la vida. Las consecuencias a largo plazo incluyen parálisis cerebral, retraso en el desarrollo y disfunciones de la conducta.[28] Los investigadores están reconociendo la función de la interferencia química procedente de la oxidación a la hora de alterar la respuesta normal del útero a hormonas como el estrógeno, la progesterona y otras.[29,30] Como veremos en capítulos posteriores, los dos alimentos que más promueven el estrés oxidativo son los aceites vegetales y el azúcar. En otras palabras, demasiado aceite vegetal y demasiado azúcar en la dieta de la madre generan interferencias químicas que retrasan la transmisión de la señal entre el cuerpo de la madre y su propio útero. Este tipo de alteración de la simetría es más pronunciado en el primer embarazo por el hecho de que, en el segundo, el útero ya ha sido preparado por el primero, que es la razón por la que el segundo parto es más rápido.

Es importante tener en cuenta que muy pocos de nosotros poseemos una simetría birradial perfecta, y que las pequeñas diferencias en la longitud de las piernas, por ejemplo, no deberían considerarse un gran problema. Sólo cuando la asimetría es pronunciada es probable que genere problemas musculoesqueléticos significativos a lo largo de la vida.

Sin embargo, hay una situación en que el cuerpo humano se ve impulsado a esos extremos, y las sobrecargas que se comunican a través de la cadena cinética generan unas fuerzas tan poderosas que, con el paso del tiempo, incluso asimetrías relativamente menores pueden suponer un problema potencial. Me refiero a deportistas serios, tanto profesionales

---

27. «Intrauterine growth retardation (IUGR): epidemiology and etiology», Romo A, *Pediatr Endocrinol Rev*, febrero de 2009, suppl 3:332-6.

28. «Intrauterine growth retardation-small events, big consequences», Taimur Saleem, Ital J Pediatr, 2011, 37:41.

29. «Maternal and fetal indicators of oxidative stress during intrauterine growth retardation (IUGR)», Ullas Kamath, *Indian J Clin Biochem*, marzo de 2006, 21(1):111-115.

30. «Human conditions of insulin-like growth factor-I (IGF-I) deficiency», Juan E Puche, *J Transl Med*, 2012.

como aficionados. Puesto que estas sutiles asimetrías pueden hacer que un deportista sea sensible a lesiones por movimiento repetitivo o a cambios en la forma de caminar y en el movimiento, el entrenador atlético de L.A. Lakers, Timothy DiFrancesco, incluye un análisis de la simetría cuando el equipo piensa en un posible fichaje: «Los especialistas en el rendimiento de la NBA y otros equipos están buscando siempre las formas más válidas y fiables para valorar los niveles de asimetría musculoesquelética. Esto ayuda a proporcionar un enfoque crítico en la sensibilidad a las lesiones y a que la capacidad del deportista soporte los rigores del deporte».

LA SIMETRÍA BIRRADIAL PUEDE SER ALGO MUY MOLESTO

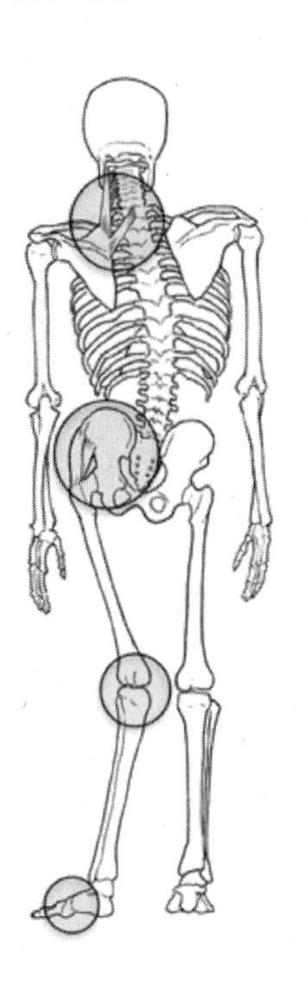

Si tu esqueleto carece de simetría birradial, tus mitades izquierda y derecha no serán iguales. Éste es el esqueleto de una persona con la pierna izquierda más larga que la derecha. Las compensaciones causan un estrés anormal y pueden predisponer a una persona al desarrollo de lesiones crónicas por exceso de uso.

Columna torácica y cervical: la curva compensatoria inclina la escápula izquierda, y para mantener el brazo en una posición funcional, los músculos romboides menor y elevador de la escápula se ven activados crónicamente, lo cual predispone al dolor en la parte superior de la espalda y el cuello, además de dolores de cabeza por tensión muscular.

Columna lumbar: una ligera curva aumenta el riesgo de hernias de disco y estenosis espinal.

Pelvis: al estar inclinada y rotada (hueso innominado izquierdo) aumenta el riesgo de dolor en la articulación sacroilíaca y de tensión muscular en el glúteo máximo.

Rodilla: rodilla afectada, mayor riesgo de tensión de la cápsula articular media y del ligamento.

Pies: arco caído, mayor riesgo de fascitis plantar.

La asimetría genera una compensación en el esqueleto. Cuando éste permanece de pie, podemos imaginar que las fuerzas de la gravedad causan dolor. Ahora imagina al esqueleto haciendo movimientos deportivos. No hay que ser un entrenador de clase mundial para suponer que este grado de simetría puede causar dolor a una persona. Las clases de discrepancia que buscan personas como Tim DiFrancesco son, por supuesto, más sutiles; en parte porque, si no existieran, el deportista probablemente no conseguiría llegar a la élite del deporte.

Me gustaría presentar otro tema adicional en la Alteración de la Simetría de los Hermanos. Descubrí que algunas mujeres nacidas en segundo lugar tienen labios más plenos y mentones y cejas más sexualmente atractivos que sus hermanos mayores, siendo el mentón de una mujer un poco más puntiagudo y menos cuadrado que el de un hombre, y sus cejas más arqueadas, mientras que las de un hombre son más bajas y rectas. El mentón femenino más puntiagudo y sus cejas elegantemente curvas son ejemplos de *dimorfismo sexual*, el desarrollo diferencial entre los hombres y las mujeres (presentado en el capítulo 4). Los varones, además de mentones fuertes y cuadrados, tienden a tener hombros anchos, mientras que las mujeres, junto con mentones más pequeños y redondeados, tienen hombros más esbeltos, cajas torácicas más estrechas, caderas más anchas y tejido graso en los senos. Entonces, ¿qué explicarían estas chicas nacidas en segundo lugar con sus rasgos más atractivos y específicos de su sexo?

El cuerpo de una mujer experimenta un cambio milagroso poco después de la concepción. Bajo la influencia de una nueva directiva fisiológica, el funcionamiento de todos los órganos se ven alterados por oleadas de hormonas, todas generadas por la diminuta colección de células que se dividen rápidamente. Muchos de estos cambios son permanentes. Por supuesto, ningún órgano se ve más afectado que el útero. Pero la dieta moderna interfiere en las señales de las hormonas, como veremos después, por lo que el útero, en particular, no puede funcionar igual de bien, al menos no al principio. Las señales de estrógeno uterino (y placentario) interferidas pueden explicar por qué los efectos del estrógeno sobre el primer bebé chica suele estar reducido. Una respuesta tenue al estrógeno puede generar rasgos relativamente masculinos, frente y mentón ligeramente prominentes, cejas con mirada agresiva y labios no del todo llenos. Puede ser guapa, pero no hará volver las cabezas de los hombres. Con la infraestructura uterina de la madre ya desarrollada en el segundo embarazo, el mismo nivel de estrógeno genera una respuesta más potente. Por cierto, si el segundo hermano fuera un chico, la explosión de receptividad al estrógeno podría crear un efecto feminizante, agudizando el centro del mentón, arqueando las cejas, redondeando la frente y abultando los labios.

¿Qué significa esto? En primer lugar, aunque el desarrollo de un bebé bello y sano es –como nos gusta decir– milagroso, no se trata de un misterio. Esta espectacular orquestación de eventos depende de un seguimiento total de un programa de buena nutrición, del mismo modo que es vulnerable a su violación. Estudiar hermanos nos permite saber por qué no todos somos perfectos, y ser testigos de cómo las deficiencias nutricionales cambian el crecimiento de un niño de formas que son predecibles y fáciles de medir.

Yo lo llamo la Alteración de la Simetría de los Hermanos porque los sutiles efectos de la malnutrición maternal sobre el crecimiento de un niño se distinguen más rápidamente en las caras de los nacidos en un breve período de tiempo después de un hermano anterior, quien, presumiblemente, comparte genes similares y con ello sirve como una clase de control. Pero, tal como he descrito, *ningún niño, ni siquiera un hijo único, es inmune a los cambios de simetría porque el problema subyacente no es el orden en el nacimiento; es la malnutrición.* Mientras un primer bebé crece en el útero de la madre, las interferencias producidas por el azúcar y los aceites vegetales de la dieta también suelen alterar la comunicación hormonal entre la placenta, el útero y los ovarios, retrasando el desarrollo uterino y reduciendo el espacio físico para el bebé, mientras tiende a mitigar el potencial del niño para el dimorfismo sexual. En los siguientes hijos de la mujer, los circuitos celulares necesarios para coordinar las diversas partes donde se desarrolla el bebé (útero, placenta, etc.) ya han sido optimizados, permitiendo respuestas uterinas más rápidas (como un crecimiento más rápido y partos más fáciles), lo cual facilita una simetría birradial mayor y optimizar el potencial del niño para la diferenciación sexual. Pero, en el contexto de una dieta moderna, el coste de llegar el segundo (especialmente con intervalos breves entre los nacimientos) suele consistir en deficiencias nutricionales maternales relativas que dan como resultado un material inferior para construir huesos, nervios, etc., adelgazando y aplanando los rasgos faciales para generar un aspecto de agotamiento.

En el capítulo 3 vimos que la amplia mayoría de estadounidenses –y me refiero a prácticamente casi todos– no están sólo malnutridos, sino severamente malnutridos. Lo cual haría preguntarnos: *¿No significa eso que todos sufrimos algún grado de alteración de la simetría?* La mayoría de nosotros la sufrimos, la razón por la que parece haber por ahí tan pocos ganadores de la lotería genética. ¿Y por qué? ¿Cómo, criados por padres que, presumiblemente, siguieron los mismos consejos que mis padres, y comieron la misma dieta de frutas y hortalizas congeladas, envasadas y pobres en vitaminas, carne de animales envenenados, granos que crecieron en suelos vacíos de minerales, margarina y todo lo demás que conforma nuestra poco saludable dieta moderna, se ganaron el favor de la Madre Naturaleza? No lo hicieron. Lo hicieron sus tatarabuelos, comiendo dietas tan ricas en nutrientes que imprimieron impulso genético al epigenoma de la familia, la capacidad de los genes de rendir bien con aportes nutricionales no óptimos durante una cantidad finita de tiempo. Y lo hicieron sus placentas, enviando un mensaje especialmente urgente a los huesos, el cerebro, la piel, los músculos, las glándulas y los órganos de la madre, con el objetivo de liberar toda la materia prima disponible para beneficio del bebé. En estos casos de uno entre un millón, el genoma fetal que opera en el vientre de la madre puede hacer lo que se ha venido haciendo durante cien mil años: crear el milagro de un bebé de *Homo sapiens* perfectamente simétrico.

Debería quedar claro que mi investigación sobre las relaciones entre alteraciones de la simetría y el orden y el momento del nacimiento apenas araña la superficie. Ciertamente, no quise sugerir, al introducir mis observaciones, que podamos encontrar este patrón en todas las familias sin excepción. Por el contrario, estoy describiendo una tendencia que creo que merece consideración. Tampoco quiero sugerir que a los padres se les puede culpar cuando las malformaciones congénitas afectan a sus hijos. Espero que este tipo de información nos ayude a acabar con la idea de que concebir niños es simplemente una tarea demasiado formidable o misteriosa para intentar optimizar, y que también podríamos elevar nuestras manos al aire y atribuir las alteraciones en la simetría que cambian la vida a factores que están más allá de nuestro control.

Creo que podemos ofrecer a las madres buena información para incentivar eficazmente su adhesión a una dieta saludable. Lo que necesitan, lo que quieren, es una estrategia. Una estrategia que les ayude a asegurarse de que, cuando sus cuerpos se sienten llamados a comprometerse en el serio proyecto de crear un bebé saludable, estén nutricionalmente preparados para permitir todos esos sistemas de interacción para dirigir el crecimiento a fin de unirse en un esfuerzo coordinado. Y la proliferación de salas de chat para madres y plataformas para compartir consejos demuestra que millones de aspirantes a madre ya son totalmente conscientes del profundo impacto de la nutrición y el hambre para buscar el mejor consejo. Partiendo del aumento de defectos de nacimiento, autismo, asma infantil, depresión y cáncer infantil, etc., que he observado en las décadas desde mi graduación, hace años que empecé a sospechar que la estrategia actual –la recomendada por las madres expertas más reconocidas– ha demostrado ser un gran fracaso. No obstante, yo subestimé en gran medida las barreras para difundir una información mejor y más eficaz para fortalecer la salud de los niños mediante las clínicas médicas.

CÓMO LA MEDICINA CONVENCIONAL DECEPCIONA A LAS MADRES

Los médicos obtienen su información de los investigadores. Éstos sólo pueden hacer su labor cuando consiguen financiación. Actualmente, las becas provienen de la empresa privada o de grupos de interés especial, y tienden a respaldar el uso de medicamentos y tecnología costosos o la exigencia de más cobertura médica para uno de muchos grupos de interés especial. Pocos médicos ignoran esta realidad. Pero yo no hubiera apreciado por completo, para financiarse, el extremo en el que la investigación puede caer en una de estas dos categorías, hasta que conocí a investigadores de UCLA y USCF para discutir la posibilidad de que debería haber una relación evidente, aunque hoy en día ignorada, entre la comida actual y las enfermedades.

El viaje me sirvió para abrir los ojos. Estos investigadores creían profundamente en la idea de que su principal objetivo era mejorar la salud humana. Pero pronto fue evidente que su objetivo más inmediato, en virtud de la realidad de la economía, era la obtención de becas de financiación, que necesitan una secuencia interminable de compromisos entre las exigencias de financiación y la integridad científica. Supe gracias a un epidemiólogo que diversos grupos de interés de agricultores financiaban la mayor parte de sus estudios sobre nutrición, y debido a que necesitaban más fondos se dedicó a la promoción de las cosechas más grandes: frutas.[31] Como epidemiólogo, no era consciente de que el exceso de consumo de fruta genera problemas de salud debido a su elevada proporción de azúcares. Y se sintió sorprendido cuando una colega señaló que había descubierto, después de aconsejar a sus pacientes que comieran de tres a seis raciones de fruta recomendadas diariamente, que hacer eso elevaba sus triglicéridos a niveles poco saludables.[32] Esperando tener razón sobre el hecho de que nuestros cuerpos piden más nutrición de lo que podemos obtener de las frutas, las hortalizas, los granos y la carne baja en grasa, y esperando despertar el interés en hacer más investigación sobre nutrición y desarrollo fetal y facial óptimo, describí los resultados de un estudio pertinente. Dicho estudio mostró que una de cada tres mujeres embarazadas que consumen lo que la investigación convencional sugiere que sería una dieta saludable tenían hijos con niveles peligrosamente bajos de vitamina A.[33] La deficiencia de vitamina A está asociada con defectos en los ojos, el esqueleto y los órganos. El epidemiólogo estaba fascinado, pero admitió que tener que depender de la financiación de los productores de fruta le obligaba a seguir produciendo más y más estudios como los que ya había publicado, demostrando que las frutas son «buenas para nosotros». Me di cuenta de que probablemente ni él ni nadie más en la UCLA podría investigar este nuevo problema nutricional o algo parecido porque no había una enorme industria para respaldarlo.

Irónicamente, otro investigador de la UCLA examinaba la llamada *paradoja hispana*, un término que hacía referencia al misterioso descubrimiento de que personas recientemente llegadas de países latinoamericanos (con una relación más íntima con los productos de una dieta tradicional) tienen bebés más sanos que sus colegas caucásicas. ¿Podría explicarse el misterio por el hecho de que nuestros amigos mexicanos, sudamericanos y de otras naciones latinas aún se beneficien de la dieta de su tierra, más saludable? El médico con el que hablé dijo que, aun-

---

31. Comunicación no publicada con un doctor en el Centro para el Cáncer de UCLA, 11 de octubre, 2006.

32. Lillian Gelberg, UCLA Jonsson Comprehensive Cancer Center, comunicación no publicada, 11 de octubre, 2006.

33. «Vitamin A and beta-carotene supply of women with gemini or short birth intervals: a pilot study», Schulz C, *Eur J Nutr*, 10 de noviembre, 2006.

que mi argumento era plausible, no había tenido en cuenta esa posibilidad. Sin embargo, consideraba improbable que la nutrición superior de los hispanos fuera la razón de la mejor salud maternal. Su idea era que los hispanos disfrutan de una mejor red de apoyos sociales (a pesar del hecho de que muchos han llegado a este país recorriendo miles de kilómetros, con familias rotas). Y él creía que los apoyos sociales de algún modo se traducían en menos nacimientos prematuros y defectos de nacimiento. En sus publicaciones, él señala que las redes de apoyo social son reforzadas por las clínicas médicas comunitarias. ¿De dónde procedía su dinero? Becas financiadas por el estado para clínicas médicas de inmigrantes hispanos. Abandoné la UCLA impresionada por el espíritu de optimismo, pero desmoralizada por la mala dirección de sus búsquedas y el volumen de capital intelectual y financiero gastado en producir las contorsiones necesarias para obtener financiación de diversas entidades estatales y privadas.

Esperando encontrar un mejor ambiente en otra parte, viajé al norte para hablar con una perinatóloga experta de USCF. Allí me sentí entusiasmada de conocer a una doctora en medicina y en filosofía con un interés especial en la salud prenatal. Hablamos sobre el patrón de las alteraciones faciales que vi en los hermanos menores y sus consecuencias para mejorar la nutrición maternal. Una vez más, me quedé de piedra. La muy respetada investigadora estaba de acuerdo en que había una relación entre el agotamiento de nutrientes y el desarrollo esquelético, pero no estaba convencida de que el patrón de alteraciones esqueléticas pudiera deberse a algo distinto a la casualidad. Según su visión, que reflejaba la actitud general que encontré en USCF, era improbable que los niños nacidos en Estados Unidos, por no hablar de la relativamente próspera Bay Area, pudieran estar expuestos a niveles significativos de deficiencias. ¿Por qué no? «Porque –explicó–, «a todas las mujeres embarazadas se les proporciona vitaminas».

Y eso es cierto. Los ginecólogos y los médicos de atención primaria como yo normalmente ofrecen prescripciones de vitaminas prenatales para ayudar a reducir el riesgo de la mujer de sufrir preeclampsia (una enfermedad del sistema inmunitario que hace que el cuerpo de la madre rechace parcialmente al bebé y este nazca prematuramente) y para reducir el riesgo del niño de tener un peso bajo al nacer y defectos del tubo neural como la espina bífida. Sin embargo, un importante estudio realizado en Estados Unidos demostraba que las mujeres embarazadas que utilizan sus píldoras prenatales siguen desarrollando «déficits de combinación» de niacina, tiamina y vitaminas A, B_6 y B_{12} que persistían a lo largo de cada uno de los tres trimestres.[34] Otros estudios muestran que las píldoras de vitaminas prenatales no solucionan muchos problemas nutricionales. Los siguientes son solo unos pocos ejemplos:

- Deficiencia de vitamina D: En estudios en los que más del 90 por 100 de las participantes tomaban vitaminas prenatales, el 56 por 100 de los bebés blancos y el 46 por 100 de los bebés negros tenían deficiencia en vitamina D. La deficiencia en las primeras etapas de la vida aumenta el riesgo de esquizofrenia, diabetes y enfermedad esquelética.[35]

- Ácidos grasos esenciales de cadena larga: En la fecha en que escribo esto, no hay recomendaciones sobre cuánto hay que consumir, y la mayoría de las personas que toman suplementos no obtienen casi ninguno. Pero tomar aceite de hígado de bacalao durante el embarazo tiene efectos protectores y duraderos sobre la inteligencia del bebé.[36]

- Colina: La deficiencia de colina durante el embarazo está asociada con déficits de aprendizaje para toda la vida.[37] Un estudio demostró que el 86 por 100 de las mujeres con edad para ir a la universi-

34. «From Vitamin profile of 563 gravidas during trimesters of pregnancy», Baker H, *J. Am Coll Nutr*, febrero de 2002, 21(1):33-7.
35. «High prevalence of vitamin D insufficiency in black and white pregnant women residing in the Northern United States and their neonates», Bodnar LM, *J Nutr*, febrero de 2007, 137(2):447-52.
36. «Maternal supplementation with very-long-chain in 3 fatty acids during pregnancy and lactation augments children's IQ at four years of age», Helland IB, *Pediatrics*, enero de 2003, 111(1):e39-44.
37. «The fetal origins of memory: the role of dietary choline in optimal brain development», Zeises SH, *J Pediatr*, noviembre de 2006, 149(5 suppl):S131-6, revisión.

dad tenían una dieta deficitaria en colina.[38] Ésta no forma parte de ningún suplemento vitamínico prenatal comercializado en Estados Unidos.

Aunque la píldora prenatal trata en parte el problema de la deficiencia de nutrientes, no hace nada sobre el consumo excesivo de azúcar y aceite vegetal, los cuales interfieren en la transmisión de la señal requerida para un crecimiento y un desarrollo normales.

La triste verdad es que muchas, si no las mejores, mentes del negocio de la investigación están satisfechas con el estado actual. Parece haber poca urgencia por prevenir el sufrimiento innecesario procedente del estado fisiológico habitual o de la enfermedad, y tan poca humildad aplicada a la realidad que, en la guerra contra las enfermedades comunes de la niñez y la edad adulta, la investigación médica ha fracasado miserablemente en términos objetivos. Se nos dice que aceptemos la idea de que las deformidades faciales –incluso alteraciones menores como las que yo estudio– tienen lugar de forma aleatoria, producto de la naturaleza caprichosa de la «lotería genética». Hubo un tiempo en que las deformidades faciales que ahora se sabe que estaban asociadas con el síndrome alcohólico fetal se consideraban imposibles de prevenir.[39] Los médicos seguían diciendo a sus pacientes embarazadas que bebieran para calmar sus nervios. Asimismo, se creía que las malformaciones en la espina dorsal y el cerebro para las que actualmente se prescriben píldoras prenatales ocurrían por azar. Eso cambió en 1991, cuando la revista *The Lancet* publicó un artículo titulado «Prevención de los defectos del tubo neural».[40] Provistos de pruebas evidentes de que la deficiencia de ácido fólico desempeñaba una función importante, y que una mejor nutrición podría prevenir problemas como la espina bífida, los médicos adoptaron

---

38. «Choline: are our university students eating enough?» Gossell-Williams M, *West Indian Med J*, junio de 2006, 55(3):197-9.

39. «Fetal alcohol syndrome: historical perspectives», *Neuroscience and Biobehavioral Reviews*, vol. 31, n.º 2, 2007, pp. 168-171; y «Fetal alcohol syndrome: the origins of a moral panic alcohol and alcoholism», vol. 35, n.º 3, 1 de mayo, 2000.

40. «Prevention of neural tube defects: results of the Medical Research Council Vitamin Study», MRC Vitamin Study Research Group, *Lancet*, 20 de julio de 1991, 338(8760):131-7.

medidas de prevención. Todos nos sentimos satisfechos con la afinidad de la ciencia en las explicaciones de los fenómenos naturales. Sin ella, nos vemos guiados sólo por el pensamiento mágico y la superstición. Las brujas de Salem no estaban poseídas, sino envenenadas.[41] Los huracanes no son el castigo por un comportamiento pecaminoso, sino fenómenos meteorológicos explicables. De igual modo, las deficiencias fisiológicas tienen lugar por una razón, y la mayoría puede prevenirse fácilmente.

SÍNDROME ALCOHÓLICO FETAL

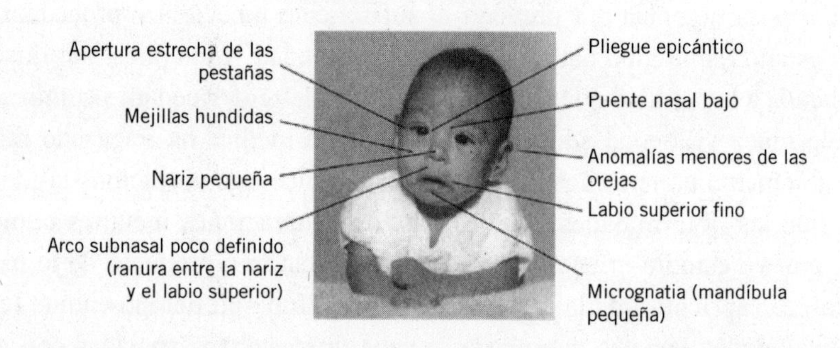

Esta fotografía muestra las características del síndrome alcohólico fetal. Del mismo modo que con la Alteración de la Simetría del Segundo Hermano, nos encontramos con cráneos largos y estrechos, anomalías menores en las orejas, mandíbulas pequeñas, labios finos y mejillas hundidas. Los efectos tóxicos del alcohol tienen lugar en gran medida por el daño producido a las membranas celulares. El azúcar y las grasas tóxicas también dañan las membranas celulares (*véase* capítulos 8 y 9). Cualquiera de los mecanismos se espera que bloquee la transmisión de señales y con ello perjudique el crecimiento.

Siento decir que esa complacencia profesional es cada vez más común en la medicina. Aunque animamos a las mujeres embarazadas a que dejen de fumar y de beber, y que tomen sus píldoras prenatales, y

41. «Views: ergot and the salem witchcraft affair: an outbreak of a type of food poisoning known as convulsive ergotism may have led to the 1692 accusations of witchcraft», Mary K. Matossian, *American Scientist*, vol. 70, n.º 4, julio-agosto de 1982, pp. 355-357.

controlamos ciertas enfermedades, la lista de epidemias infantiles sigue creciendo. Eso es una tragedia. Pero, en su mayor parte, nosotros los médicos simplemente nos dedicamos a nuestro negocio, suponiendo que alguna otra persona hará algo al respecto.

La apatía hacia los cuidados prenatales ha afectado también a la forma en que piensa el público general. Antes he hablado de la píldora prenatal, por lo que podemos considerarla un ejemplo. Una mujer vino hace poco a hablar conmigo, embarazada de siete semanas y con su tercer bebé en menos de tres años. La mayoría de las mujeres no tiene idea de que la píldora de vitaminas prenatales funcionan mejor cuando se toman antes de la concepción porque ayudan a mejorar los niveles de vitaminas de una mujer, a fin de prepararla para las diez primeras semanas de embarazo, el momento en que se toman las decisiones más fundamentales sobre cómo será el cuerpo del bebé. Después de que esa ventana de oportunidad se cierre, aunque aún puede mejorar el peso al nacer, la píldora de vitaminas puede hacer poco para prevenir la mayoría de defectos del crecimiento.[42] Este tercer hijo de esa mujer tendrá un riesgo elevado, no sólo de sufrir alteraciones faciales desfiguradoras, sino también defectos en el esqueleto y en los órganos que probablemente le harán padecer alguna enfermedad crónica antes de graduarse en el instituto. Aun así, es posible que ésta sea la primera vez en que has oído esta información sobre las vitaminas prenatales, que nos dicen algo acerca de la difusión de la información crítica sobre el desarrollo infantil en nuestro país. (Podría ser útil si la llamáramos píldora «preconcepción»).

La joven futura madre no había oído nada al respecto, pero no es culpa suya. Nuestra sociedad no induce a trazar estrategias para optimizar la salud de un niño. La comunidad médica está dejando pasar la oportunidad de preparar los cuerpos de las madres con una buena nutrición, dando a los genes de sus hijos los materiales que necesitan para componer su obra de arte fisiológica. Por supuesto, eso implicaría más que tomar una píldora. Requeriría mejorar el contenido en nutrientes de la comida de la madre.

---

42. «Nutritional supplements in pregnancy: commercial push or evidence based?» Glenville M, *Current Opinion in Obstetrics and Gynecology*, 2006, 18:642-647.

Las píldoras de vitaminas sintéticas son, por supuesto, un paso adelante respecto a la escasa nutrición, pero son un mal sustituto de la comida real. En primer lugar, no son iguales que lo que hace la naturaleza. Muchas vitaminas existen en la naturaleza en forma de familias completas de moléculas relacionadas, de las cuales sólo unas pocas pueden recrearse en una fábrica. Por ejemplo, puede haber más de cien isómeros de la vitamina E, pero sólo unos dieciséis se añaden a estas tabletas.[43] En segundo lugar, el procesamiento de las vitaminas sintéticas incluye necesariamente la creación de subproductos moleculares secundarios, cuyos efectos se conocen desde hace mucho tiempo. Alrededor de la mitad del contenido de las tabletas de vitamina E son isómeros que no existen en la naturaleza, lo cual podría explicar por qué algunos estudios muestran que tomar píldoras de vitamina E sintética aumenta la mortalidad. En tercer lugar, sin los nutrientes adecuados formando un buen equilibrio, muchas vitaminas no se absorben. En cuarto lugar, muchas vitaminas funcionan en sinergia con otros nutrientes de formas que no comprendemos por completo. En quinto lugar, ¿quién sabe qué más hay en esa píldora? Todo el sector de los suplementos no está regulado, y se ha descubierto que algunos están contaminados con compuestos tóxicos, incluido el plomo o altos niveles peligrosos de cobre.[44] Pero, de nuevo, hay algún beneficio en el hecho de tomar ciertos suplementos, especialmente durante el embarazo, porque el aporte de comida está carente de nutrientes cuando se le compara con los alimentos de hace sólo setenta años.[45,46,47]

Un peligro real de la píldora prenatal es su efecto psicológico, cómo indica a las madres que han solucionado el problema nutricional y que lo

---

43. «Beyond deficiency: new views on the function and health effects of vitamins», *Annals of the New York Academy of Sciences*, vol. 669, 1992, pp. 8-10.
44. «Natural Causes: Death, Lies, and Politics in America's Vitamin and Herbal Supplement Industry», Dan Hurly, Broadway, 2006.
45. «Changes in USDA food composition data for forty-three garden crops, 1950 to 1999», Donald R Davis, *P. Journal of the American College of Nutrition*, vol. 23, n.º 6, 2004, pp. 669-682.
46. «Comparison of tables in McCance and Widdowson, The chemical composition of foods versions from 1940 and 2002», publicado por His Majesty's Stationery Office, Londres.
47. «Nutritional supplements in pregnancy: commercial push or evidence based?» Glenville M, *Current Opinion in Obstetrics and Gynecology*, 2006, 18:642-647.

han eliminado de su lista de cosas por hacer. Se cree que esta píldora de vitaminas prenatal, un elemento de los cuidados prenatales «avanzados» –por parte de los profesionales de la salud y por los pacientes– compensa el hecho de que las dietas actuales sean deficientes. La idea general es que, sea lo que fuere lo que nuestra futura mamá no pueda proporcionar a su bebé mediante lo que come, podrá hacerlo la píldora de vitaminas prenatal, con lo que implícitamente da su permiso para continuar con la dieta estándar y expone su cuerpo a alimentos que no han podido ser diseñados mejor para un bebé que carece de ellos. En mi consulta, doy un polivitamínico prenatal a todas las mujeres que vienen a verme, pero me aseguro de que sepan que no se trata de algo mágico. Si quieren tener un bebé sano y bello, tienen que aprender a comer (*véase* parte tres: «Vivir al estilo de la nutrición profunda»).

Estudios como los citados aquí, que muestran lo mal alimentados que realmente estamos, se han hecho de tal forma que los perinatólogos y otros especialistas puedan familiarizarse con –y comiencen a tratar– las enfermedades infantiles y las deficiencias fisiológicas que son resultado de la malnutrición. Sin embargo, emprender acciones basándose en lo que recomienda un estudio determinado requeriría iniciativa personal por parte de quienes proporcionan los cuidados de salud. Pero, igual que funciona la cultura de la empresa, de la misma forma funciona la cultura médica. Vivimos en la era del consenso y del pensamiento grupal, donde de otra forma los profesionales curiosos y capaces evitan ser discriminados reuniéndose en el centro del rebaño. Éste, a su vez, espera a que una figura con autoridad tome las riendas. Por tanto, si no hay ninguna figura de autoridad que reconozca la importancia de los hallazgos de un artículo determinado, no ocurre nada. Es como si no se hubiese escrito nunca.

Mucho antes de que se construyeran las actuales torres de marfil, y mucho antes de que un diploma fuese una prueba de sabiduría, la gente hacía sus propias observaciones y extraía conclusiones, actuando según éstas y transmitiendo la sabiduría a sus hijos. Gran parte del conocimiento acumulado estaba relacionado, directa o indirectamente, con la producción de bebés saludables, y no obstante sólo quedan unos cuantos trozos dispersos. Estos trozos del pasado ayudan a explicar cómo la gente solía evitar los problemas de la Alteración de la Simetría en los Hermanos y los consiguientes trastornos de salud. Y aun así pueden ayudar a cualquiera que espere ser padre, proporcionando un marco de referencia para emprender acciones para asegurar una buena fertilidad, un embarazo sin problemas y un niño sano y bello.

UNA MANDÍBULA POCO DESARROLLADA AFECTA A LAS VÍAS RESPIRATORIAS

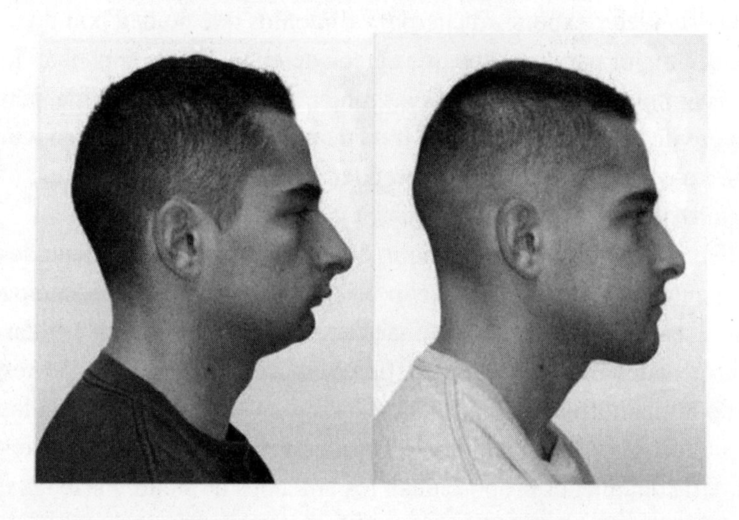

Si tuviera que decirte que estos dos jóvenes eran gemelos y que, durante sus años de escuela, de uno abusaron sin cesar, mientras que el otro era su protector, ¿cuál de los dos sería la víctima y cuál su defensor? Los estudios muestran que la abrumadora mayoría de nosotros hacemos los mismos tipos de valoración del carácter, basándonos en la estructura facial, que probablemente habrás hecho ahora. En realidad, son fotografías de antes y después de un hombre que se sometió a una operación para restaurar su mandíbula infradesarrollada para tener una geometría mejor. He incluido aquí estas fotografías porque científicos de la conducta de gran renombre, como Elaine Hatfield y Susan Sprecher, han demostrado cómo el tiempo vital de recibir ese tipo de juicios comienza con los padres de cada uno y continúa con las interacciones cara a cara de cada día de nuestras vidas. Aunque sutiles, los efectos acumulativos configuran nuestra autoimagen y ambiciones de formas que perjudican o facilitan los logros profesionales. Los padres que se toman la dieta en serio deberían estar orgullosos de sus esfuerzos por proporcionar a sus hijos las mejores oportunidades de éxito en nuestro mundo altamente competitivo.

LA ESTRATEGIA TRADICIONAL PARA UN EMBARAZO SALUDABLE

Un grupo de trabajadores sociales que estudiaban el acceso a los cuidados de salud en África, en la década de 1970, se sorprendieron al descubrir resistencia a la construcción de más hospitales y clínicas por parte de las abuelas de los pueblos. No es que a esas mujeres no les importara la salud o que temieran a las nuevas tecnologías. Creían que el influjo de las ideas occidentales ya había causado daños a sus hijos y sus nietos. El nuevo orden golpeaba como una forma insidiosa de imperialismo. Por tanto, cuando a estas mujeres africanas de mente independiente se les solicitaba educadamente que renunciaran a su papel de protectoras del genoma de la comunidad, se negaron a ello. Un miembro de la tribu de los batelela, de la región alta del río Congo, lo explicaba así:

> Actualmente no tomamos ninguna decisión sobre la separación entre los nacimientos de nuestros hijos [...] Nuestros antepasados tenían hijos más fuertes porque no nacían tan juntos. Hoy en día, los padres no se preocupan porque sus hijos enfermen. Creen que siempre podrán comprar medicinas y entonces los hijos se pondrán bien. Por eso las parejas no separan sus camas después del nacimiento de un hijo, como solían hacer en el tiempo de nuestros antepasados.[48]

Cuando los trabajadores sociales examinaron cómo se habían erosionado esas tradiciones, descubrieron una explicación relevante para nosotros: los occidentales, incluidos los propietarios de minas, los oficiales del Estado, los misioneros y los médicos que trabajan con estos grupos, pensaban que la práctica tradicional de espaciar los partos se oponía a sus objetivos a largo plazo de expansión y no defendieron su continuación.[49] «Colonialismo íntimo: La producción imperial de la reproducción en Uganda, 1907-1925» sugiere más bien provocativamente que, cuando

---

48. «Traditional methods of birth control in Zaire», Waife RS, *Pathfinder Papers* n.º 4, Chestnut Hill, MA, 1978.

49. «"Le bebe en brousse": European women, African birth spacing and colonial intervention in the Belgian Congo», Hunt NR, *International Journal of African Historical Studies*, 21, 3 (1988), pp. 401-32.

las empresas necesitan trabajadores, les importan más las cifras puras que la calidad de la vida de éstos o su longevidad.[50] Ese tipo de preocupaciones se volvía irrelevante si se contaba con una cantidad suficiente de potenciales trabajadores. Y así la distanciación sistemática de niños que en su momento fue un «rasgo importante del control de la excelencia de la vida infantil»[51] se considera un anacronismo, un artefacto fracturado del empoderamiento femenino. Pero no es sólo un problema de las mujeres, y se extiende más allá de lo político. Todos ganamos con la buena salud infantil, que requiere dejar a la madre al menos tres años –preferiblemente cuatro– para refortalecer sus tejidos con un generoso aporte de nutrientes.

Hace casi un siglo, Mahatma Gandhi predicaba que la autosuficiencia es un prerrequisito del autogobierno, y recordaba a sus compatriotas que «olvidar cómo cavar la tierra y cuidar el suelo es como olvidarnos a nosotros mismos».[52] Franklin Delano Roosevelt se hizo eco posteriormente de este principio, diciendo: «Una nación que destruye su suelo se destruye a sí misma».[53] Dos de los recursos más importantes que tenemos son la tierra, que nos proporciona alimentos, y los granjeros, que la cuidan en nuestro nombre. Si la idea de refortalecer el cuerpo de la madre entre partos y hacer lo mismo con el suelo entre ciclos de cosechas te parecen conceptos relacionados, estás en lo cierto. Del mismo modo que todos somos guardianes de nuestro genoma, los granjeros tradicionales son los guardianes de la tierra, en primera línea, y hacen todo lo posible por reponer el suelo entre cosechas y restaurar todos los minerales necesarios para el buen crecimiento de las plantas, incluso hasta el extremo de colocar capas de estiércol sobre el suelo para reponer los nutrientes que de otro modo faltarían. La técnica moderna consiste en reponer sólo unos

---

50. «Intimate colonialism: the imperial production of reproduction in Uganda, 1907-1925», Carol Summers, Signs, vol. 16, n.º 4, *Women, Family, State, and Economy in Africa*, verano de 1991, pp. 787-807.

51. *Nutrition and Physical Degeneration,* Weston A Price, Price Pottenger Foundation, 1945, p. 398.

52. «Mahatma Gandhi, quoted in Richard Frazer, Live as though you might die tomorrow and farm as though you might live forever, Christian faith and the welfare of the city», Johnston R. McKay (ed.), Edimburgo: CTPI, 2008, p. 48.

53. Carta a todos los gobernadores de estados sobre una misma ley de conservación del suelo, 26 de febrero, 1937, Franklin D Roosevelt, pp. 1933-945.

pocos de los numerosos nutrientes de los que se alimenta el suelo cada año. A consecuencia de esto, nuestro aporte de comida es de mucha menor calidad ahora de lo que era antes de los cultivos industriales, que a su vez hacen que fortalecer el cuerpo de la madre sea una tarea más difícil.

Mientras que el hecho de producir inmensas cosechas año tras año tiene buena prensa, en realidad, el contenido en nutrientes de las plantas y los animales criados al estilo estadounidense es mucho peor de lo que era en la década de 1930. Los granjeros llaman a esto el *efecto de dilución*: más kilos de producto procedentes del mismo suelo conllevan menos nutrición por kilo de producto. Un informe mostró que los paquetes de judías verdes contienen sólo el 11 por 100 de la vitamina C que afirma el envase.[54] Otro informe que compara los niveles de minerales de veintisiete frutas y hortalizas de 1930 y 1980 descubrió que la producción moderna no tenía nutrientes en un porcentaje del 20 por 100, con una reducción de calcio del 46 por 100, de magnesio del 23 por 100, de hierro del 27 por 100 y de zinc del 59 por 100.[55] La carne y los productos lácteos, que dependen en última instancia de un suelo saludable, han disminuido considerablemente en calidad entre 1930 y 2002, con un contenido de hierro reducido en una media de 47 por 100, un 60 por 100 en la leche, y reducciones menores de calcio, cobre y magnesio.[56][57] Cuando las plantas y los animales se crían en un suelo deficiente en minerales, no sólo carecen de nutrientes, sino que no son tan saludables. Y sus células son, a su vez, menos capaces de sintetizar las vitaminas y otros nutrientes que podrían beneficiarnos. Si pudiéramos de algún modo visualizar estos productos comestibles básicos como existen ahora nutricionalmente, parecerían postimágenes fantasmagóricas de lo que fueron en el pasado, formas semitransparentes de manzanas, apios, los diversos cortes de la

---

54. «Nutritional supplements in pregnancy: commercial push or evidence based?» Glenville M, *Current Opinion in Obstetrics and Gynecology*, 2006, 18:642-647.
55. «Changes in USDA food composition data for forty-three garden crops, 1950 to 1999», Donald R Davis, P., *Journal of the American College of Nutrition*, vol. 23, n.º 6, 2004, pp. 669-682.
56. «Comparison of tables in McCance and Widdowson, The chemical composition of foods versions from 1940 and 2002», publicado por His Majesty's Stationery Office, Londres.
57. «Nutritional supplements in pregnancy: commercial push or evidence based?» Glenville M, *Current Opinion in Obstetrics and Gynecology*, 2006, 18:642-647.

carne de vaca. Por supuesto, en la vida real todo parece relativamente fresco y apetitoso. En el pasado era mejor: la mayor parte crece y se diseña teniendo en cuenta el atractivo. Estas imágenes tan bonitas ocultan el hecho de que es más difícil comprar alimentos ricos nutricionalmente hoy que en cualquier momento de la historia reciente.

Sin suelo saludable para nutrirlas, las plantas son incapaces de utilizar la energía del sol para sintetizar niveles óptimos de vitaminas. Sin plantas ricas en vitaminas y minerales para que las coman los animales, no pueden añadirse a la siguiente capa de complejidad química/nutricional de la que dependemos evolutivamente. Estamos aquí hoy porque nuestros antepasados enseñaron a sus hijos a cuidar las plantas, cazar y preparar su comida de forma que algún día criaran hijos saludables por sí solos. Su duro trabajo y su diligencia para desarrollar y mantener un entorno saludable a fin de respaldar un genoma humano saludable puede, sin embargo, sólo llevarnos hasta ese punto. Estamos aprovechándonos del impulso nutricional de milenios de sabiduría nutricional y medioambiental. Si nuestra comida está compuesta por muchos menos nutrientes de lo que estuvo hace cuatro generaciones, podemos apostar a que nuestra fisiología –nuestros tejidos conectivos y nervioso, nuestro sistema inmunitario, etc.– se ve afectada. ¿Qué sucede con nuestros genes? ¿Podrían también quedar afectados? ¿Cuál sería el efecto esperado de generaciones de negligencias nutricionales sobre nuestros propios hijos?

Eso depende, en gran parte, de las decisiones que tomemos cada uno de nosotros, pero no hay duda de que los médicos como yo vamos a estar muy, muy ocupados.

LA GENERACIÓN OMEGA

Cuando vivía y trabajaba en Hawái, a veces acudían a mi clínica cuatro generaciones juntas, ofreciéndome una visión en primer plano del impacto de la alimentación moderna. Muy a menudo, esto es lo que veía: la bisabuela, nacida en la granja de la familia y bien entrada en sus ochenta años, todavía tenía una buena vista y su dentadura completa. Su piel avejentada tenía rasgos que parecían como si estuviera esculpida en granito. Con frecuencia, era la más sana del grupo y tenía un informe médico para demostrarlo. El niño más joven, por otro lado, solía presentar síntomas de toda la serie de enfermedades modernas: déficit de atención, asma, trastornos de la piel e infecciones recurrentes del oído. Igual que muchos niños de la generación actual, uno o más de sus órganos no estaba bien. Tal vez hubiera una lesión en su corazón, o quizás necesitara una operación para reponer los músculos alrededor del oído. Aunque los efectos exactos pueden ser difíciles de predecir, lo que sí es predecible, basándonos en la menor cantidad de nutrientes dietéticos y la proliferación de materiales tóxicos, es algún tipo de declive fisiológico.

Dentro de una familia determinada, cuanto más temprano sea el abandono de los alimentos tradicionales para adoptar una dieta de conveniencia, más fácilmente perceptible es el declive. Estoy pensando en un chico en particular, el bisnieto de una de las muchas familias de misioneros adineradas que desarrolla una infección del oído durante su visita a Kauai desde otra isla. Este chico no tenía nada de la chocante geometría facial de su bisabuela. Su mandíbula era estrecha, su nariz pequeña y delgada, sus ojos demasiado cercanos y sus mejillas estaban retraídas detrás de masas de grasa corporal. La falta de huesos para apoyar sus ojos hacía que su piel se hundiera en forma de bolsas, dándole el aspecto de estar agotado. Sus orejas eran retorcidas, inclinadas y sobresalientes, y sus canales auditivos eran anormalmente curvos, lo que le predisponía a infecciones del oído externo recurrentes.

Cara estrecha, huesos delgados, rasgos aplastados. ¿Te suena familiar? Se trata de una alteración de la simetría dinámica. La naturaleza y el grado era algo que esperaría ver si fuera el tercer o cuarto hijo de hermanos nacidos en rápida sucesión. Pero el joven que estaba sentado en mi mesa de examen era sólo el segundo hijo de la pareja, y aunque la madre había dejado pasar cuatro años entre los dos, eso no había protegido su salud. Era el producto de la cuarta generación de un siglo de malas elecciones nutricionales y de las consecuencias del daño epigenético. El último siglo ha arruinado toda nuestra cultura tradicional que nos mantenía, por lo que es evidente un daño epigenético visible. Y las consecuencias impactan más que el sistema esquelético de un niño; todo su genoma está en riesgo. Creo que esto se debe, según un informe transcendental del Centro para el Control de las Enfermedades en 2003, a que este chico, como todos los nacidos en el año 2000, tenía una de tres probabilidades de desarrollar diabetes, un problema que reduce la esperanza de vida entre diez y veinte años.[58] Lo que sigue sin informe es el hecho de que no es sólo la diabetes con su agresividad. Cada año, mayores batallones de enfermedades familiares están imprimiendo una huella cada vez más significativa de destrucción en las experiencias normales de la infancia.[59]

LA RAZÓN POR LA QUE LOS HOMBRES DEBERÍAN PREPARARSE PARA EL EMBARAZO IGUAL QUE LAS MUJERES

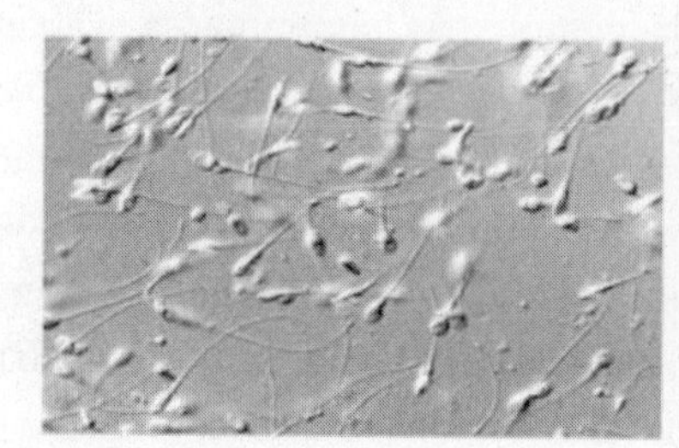

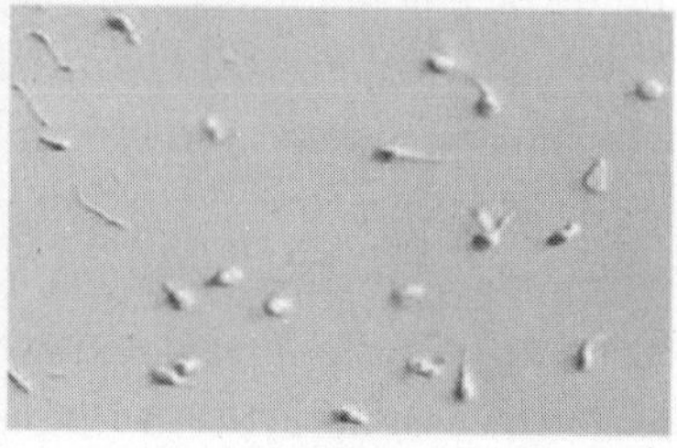

Esperma sano, de alta movilidad (izquierda), frente a esperma menos sano, de baja movilidad (derecha). Piensa en el proyecto de concebir un niño saludable como una competición, porque lo es. Ésta es una imagen del aspecto que tiene la competición momentos antes de que comience el juego. Un superviviente del concurso para el más apto ya se ha puesto en movimiento, y un ganador de cada uno de esos dos concursos será elegido para el avance. Una vez que entren en el mundo, los dos finalistas serán elegidos frente a todos los demás finalistas de la supervivencia en la batalla para los recursos y las oportunidades durante toda la vida.

Mientras que, en siglos pasados, parte de la responsabilidad de los padres se dedicaba a trabajar duramente para prevenir que sus hijos enfermaran, actualmente demasiados de nosotros estamos tan enfermos que hemos llegado a aceptar la enfermedad como una de las cosas inevitables de la vida, incluso para nuestros hijos. Ahora los niños no son más sanos. Pero en lugar de hacer una declaración de gran envergadura y terrorífica, evitamos que nuestros ojos se aparten de un creciente montón de eviden-

58. «Nutritional supplements in pregnancy: commercial push or evidence based?» Glenville M, *Current Opinion in Obstetrics and Gynecology*, 2006, 18:642-647.

59. «America's children in brief: key national indicators of well-being», 2008, Federal Interagency Forum on Child and Family Statistics.

cias, que llenen la serie siguiente de prescripciones y amplíen nuestra definición de salud normal de la niñez para incluir todas las formas de intervención médica. Esta última generación de niños ha acumulado el daño epigenético de al menos las tres generaciones anteriores debido a la ausencia de una nutrición adecuada, junto con el consumo excesivo de azúcar y nuevas grasas artificiales presentes en los aceites vegetales. El genoma de la familia ha sido maltratado sin cesar durante casi un siglo, incluso durante los períodos delicados y clave de la replicación. ¿El resultado fisiológico de estos problemas genéticos acumulados? Cartílago, hueso, cerebro y crecimiento de otros órganos distorsionados. Muchos médicos han observado un aparente incremento en las jóvenes parejas que se quejan de problemas de infertilidad, lo cual, basándonos en las consecuencias de la ciencia epigenética, no debería ser una sorpresa. Me temo que los niños nacidos en la actualidad pueden estar tan comprometidos genéticamente que, para muchos, la reproducción no será posible ni siquiera con el beneficio de la medicina de alta tecnología. Por eso llamamos a estos niños la generación Omega, haciendo referencia a la última letra del alfabeto griego.

SEIS FORMAS POR LAS QUE LA NUTRICIÓN PUEDE OPTIMIZAR EL CRECIMIENTO DE LOS NIÑOS

1. Altura. Tomar mas leche. Un metaanálisis concluyó que por cada 100 ml. adicionales de leche consumidos diariamente, los niños crecían 0,2 centímetros por año.[60] Los niños del estudio oscilaron entre edades de dos y veinte años, y la duración del estudio se movió entre unos meses y dos años. Los autores del estudio observaron que el efecto sobre el crecimiento era especialmente significativo en los adolescentes. No se sabe si una mayor suplementación sostenida de leche tendría efectos aditivos. Pero, si el gran bebedor de leche y jugador de la NBA, Jeremy Lin, es un ejemplo, con 1,90 metros, y con padres de 1,77 metros, entonces tal vez lo sea.

---

60. «Dairy products and physical stature: a systematic review and meta-analysis of controlled trials», Hans de Beer, *Economics and Human Biology*, 10,3 (2012), pp. 229-309.

2. Vista. Busca una amplia variedad. En un estudio de niños de edades comprendidas entre siete y diez años, los que desarrollaron miopía, en comparación con que no, consumieron una cantidad significativamente menor de una amplia variedad de nutrientes: proteína, grasa, colesterol, vitamina B_1, vitamina B_2, vitamina C, fósforo y hierro.[61] Aunque los niños miopes comieron unas 300 calorías menos, hubo una diferencia entre los dos grupos en varias medidas anatómicas: altura, peso o circunferencia de la cabeza. Esto sugiere que, aunque la altura, el peso y la circunferencia de la cabeza son indicadores de una ingesta nutricional suficiente, no son indicadores definitivos de una nutrición óptima. También señala que los niños con visiones normales pueden haber sido más activos físicamente.

3. Desarrollo cognitivo. Hay que saltarse los tentempiés a base de almidones. Los nutrientes que se correlacionan más con el CI son la vitamina E, los ácidos omega-3 y el yodo. Hay estudios que han demostrado que, cuanto mayor sea la ingesta de vitamina E de un niño, mejor será el lenguaje y las habilidades sociales.[62] De igual modo, cuanto mayor sea la cantidad de omega-3 que toma un recién nacido (medido en la sangre del cordón umbilical de la madre), más alto será el CI del niño durante la infancia.[63] Además, se ha demostrado que la cognición se ve perjudicada por un «patrón de tentempiés» que consiste en una alimentación con alto contenido en hidratos de carbono, «caracterizados por alimentos que requieren una preparación mínima, como las patatas y otros productos con almidón, tentempiés salados, azúcar, conservantes y pastelería.[64] Presumiblemente, este efecto se ve mediado por una menor proporción de nutrientes-calorías.

4. Esperanza de vida. Procread bebés grandes. Los niños grandes, nacidos de madres no diabéticas, tienen más masa muscular, una mayor resistencia a la diabetes y a la obesidad, y telómeros más largos (la parte del ADN que determina a cuántas más divisiones puede someterse una célula, con

---

61. «Do variations in normal nutrition play a role in the development of myopia?» Marion Edwards *et al.*, *Optometry and Vision Science*, 73, 10 (1996), pp. 638-643.

62. Hay varios, pero un ejemplo es K Chen *et al.*, «Antioxidant vitamin status during pregnancy in relation to cognitive development in the first two years of life», *Early Hum Dev*, 85,7, 2009, pp. 421-27.

63. «Maternal fatty acids in pregnancy, FADS polymorphisms, and child intelligence quotient at eight years of age, Colin Steer *et al.*, *Am J Clin Nutr*, 98, 6, 2013, pp. 1575-582.

64. «Dietary patterns in early childhood and child cognitive and psychomotor development: the Rhea mother-child cohort study in Crete», Vasiliki Levantakou *et al.*, *British Journal of Nutrition*, 1, 8, 2016, pp. 1-7.

lo que influye en la vida celular), todo lo cual se asocia con una mayor esperanza de vida.[65,66]

¿Cómo criar un bebé grande sin desarrollar diabetes gestacional? Aparte de ser alto y bien alimentado durante la propia niñez, no conocemos mucho sobre intervenciones específicas para tener bebés más grandes. Pero sí sabemos algo sobre cómo evitar que el bebé sea demasiado pequeño: no fumar, no concebir mientras se está malnutrida o con sobrepeso y no restringir las proteínas (es decir, si eres vegano, tal vez necesites tomar suplementos).

5. Sistema inmunitario. Maximizar los microbios y los micronutrientes. Los investigadores de UC Davis descubrieron que los individuos con sutiles deficiencias de diversos micronutrientes son más propensos a desarrollar una variedad de infecciones cotidianas y es más probable que tengan infecciones más severas con una convalecencia más prolongada.[67] Las alergias, el asma y las enfermedades autoinmunes son más prevalentes en niños con menor diversidad de flora microbiana en el intestino. Los expertos recomiendan alimentar a las mujeres lactantes para optimizar el desarrollo de la flora microbiana intestinal, y están considerando recomendar probióticos basados en el suelo.[68,69] Incluir alimentos fermentados en la dieta del niño y animarle a jugar en exteriores son mis métodos preferidos para introducir probióticos a fin de mejorar la inmunidad.

6. Pubertad. Evitar la resistencia a la insulina. El consumo de comida basura y el sobrepeso están asociados con la resistencia a la insulina. Ésta impacta en chicos y chicas de forma distinta. En las chicas, causa pubertad precoz, tan habitual actualmente que encontramos que el desarrollo de los senos, típicos de chicas de once años hace una generación, suele tener lugar con siete años y, en ocasiones raras, en niñas de tres años.[70] Aparte de sus efectos psicológicos perjudiciales, la pubertad precoz reduce la altura del adulto. En chicos, la resistencia a la insulina disminuye los niveles de

---

65. «Recognition of a sequence: more growth before birth, longer telomeres at birth, more lean mass after birth», F de Zegher *et al.*, *Pediatric Obesity*, doi 10.1111/ijpo.12137.

66. «Muscularity and fatness of infants and young children born small- or large-for-gestational-age», Mary Hediger *et al.*, *Pediatrics*, 102,5, 1998, E60.

67. «The Potential Impact of Nutritional Factors on Immunological Responsiveness», *Nutrition and Immunity*, M Eric Gershwin.

68. «Early development of the gut microbiota and immune health», M. Pilar Franciino, *Pathogens*, 3,3, 2014, pp. 769-90.

69. «Is dirt good for kids? Are parents keeping things too clean for their kids' good?» Zamosky, Lisa, Medscape, www.webmd.com/parenting/d2n-stopping-germs-12/kids-and-dirt-germs

70. «Early puberty: causes and effects», Maron, Dina Fine, Scientific American, Health, 2 de mayo, 2015, www.scientificamerican.com/article/early-puberty-causes-and-effects/

testosterona. Una baja testosterona durante la pubertad está asociada con un menor desarrollo de la masa muscular, un crecimiento peor del pene y de los testículos, una voz más aguda, desarrollo de tejido mamario y falta de crecimiento normal del vello masculino.[71]

Nacidos mediante cesárea (a menudo necesaria por anormalidades del hueso pélvico), brevemente amamantados con leche materna (si es que reciben algo), destetados con alimentos con una vida más larga –el equivalente humano a la comida para mascotas–, estos niños de la generación omega consultan frecuentemente al médico y, sean los primeros hijos o no, probablemente sufrirán de alteraciones en la simetría birradial y la simetría dinámica. Del mismo modo que hablamos sobre reforzar los cuidados médicos de la generación del «*baby boom*», mejor habríamos reforzado los diques de nuestro sistema médico para la siguiente marea creciente: la juventud dependiente de la medicina. Estos niños envejecerán más rápido, sufrirán problemas emocionales y desarrollarán enfermedades nunca vistas. Por mi experiencia como médico, los padres tienen un sentido intuitivo de que sus hijos afrontan más problemas de salud que ellos, y se preocupan por su futuro, por buenas razones. Pero ningún padre se queda sin esperanza. Si tienes hijos, o estás planeando tenerlos, puedo pensar en al menos un niño que puede hacer algo para evitar todas estas enfermedades y comenzar la vida estando sano: el tuyo.

RECUPERANDO LA RIQUEZA GENÉTICA DE TU FAMILIA

Si tener un niño de la generación Omega suena terrible, puedes hacer algo por ello. Puedes eliminar el azúcar y los aceites vegetales que bloquearán el potencial genético de tu hijo. Esto conlleva reducir los alimentos procesados, la comida rápida, la comida basura y los refrescos. Y deberías esperar al menos tres, preferiblemente cuatro, años entre embarazos y hacer todos los esfuerzos por fortalecer tu cuerpo con alimentos ricos en vitaminas (o, si no puedes, al menos utilizar las vitaminas prenatales) antes de la concepción. Quienes quieren hacer todo lo posible por

---

71. «The regulation of reproductive neuroendocrine function by insulin and insulin-like growth factor-1 (IGF-1)», Andrew Wolfe *et al.*, *Front Neuroendocrinol*, 35,4 (2014), pp. 558-72.

tener un bebé saludable encontrarán instrucciones adicionales a lo largo de este libro. Pero esta discusión abre una nueva cuestión: *Si hago todo bien, ¿cómo de bello y saludable puedo esperar que sea mi hijo?*

Mi primera respuesta a esta pregunta es que, por supuesto, todos los niños son bellos. Pero si estás preguntando si tu hijo tendrá una salud extraordinaria, si brillará en los estudios y en los deportes, y si será físicamente guapo como para provocar la envidia de sus compañeros, la respuesta es: depende. Depende de cuánta riqueza genética le hayas dado. Lo que, a su vez, depende de lo que tú heredaste de tus padres.

La genética consta de información. Tu riqueza genética es una función de cuánto de la información de tus genes ha sido dañado o permanece intacto, y lo bien que la maquinaria epigenética de apoyo puede expresar los datos supervivientes incluidos en tu código genético. Para valorar las condiciones actuales de tus datos genéticos, puedes empezar preguntando a tus padres y abuelos lo que comían cuando eran pequeños. Averigua si te dieron leche materna. ¿Y ellos? Infórmate todo lo que puedas sobre quién nació cuándo (incluido el espacio de tiempo respecto del hermano anterior). Encuentra todas las fotografías familiares que puedas para buscar los indicios del Síndrome del Segundo Hermano. Cuanto más sepas sobre tu historia familiar, y cuanto más objetivamente midas tu salud y apariencia junto con la de tu pareja, más pistas tendrás para valorar tu salud genética y epigenética.

Hagamos un intento. Intentemos valorar el impulso genético de una persona utilizando a Claudia Schiffer como nuestro sujeto de estudio. Aunque sus dos progenitores eran altos y razonablemente atractivos, tal vez no adivinases que podrían producir la bella superestrella que engendraron. Su ecuación genética se veía complicada por el hecho de que su padre y su madre nacieron durante la Depresión y se criaron bajo las condiciones de los racionamientos de comida de la posguerra. El arma secreta de la riqueza genética de Claudia puede ser que su tatarabuela creció en la más sana y remota de las comunidades granjeras de Austria, una ciudad cerca de Elbigenalp, que cambió muy poco durante los miles de años antes del nacimiento de la abuela de Claudia.[72]

---

72. «Anna Stainer-Knittel: portrait of a femme vitale», Kain E, *Women's Art Journal*, vol. 20, n.º 2, pp. 13-71.

RESPUESTAS ESQUELÉTICAS AL CAMBIO DIETÉTICO

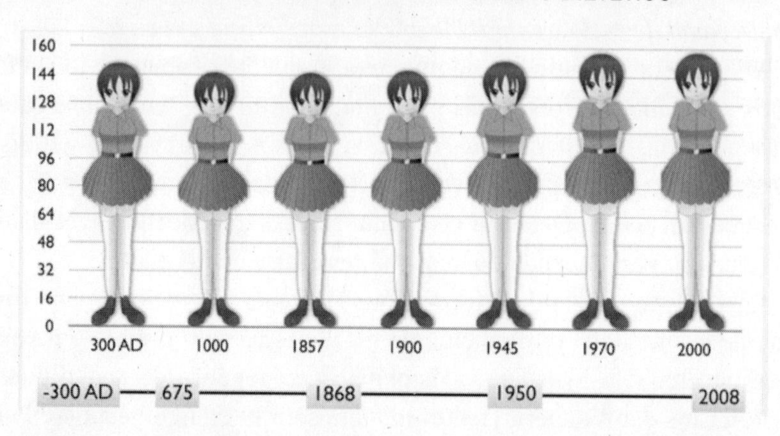

Antiguas caza, pesca y labores de granja.	El emperador Tammu prohíbe el consumo de todos los animales, excepto el pescado	El emperador Meji disfruta en público de platos de carne de vaca.	Según la política del gobierno, los niños deben beber leche.	La obesidad infantil se duplica desde la introducción de las cadenas de comida rápida extranjeras.

La escasa estatura puede ser un tipo de «decisión» biológica, una adaptación epigenética a un material inadecuado para desarrollar hueso en la dieta de una generación anterior. En lugar de crecer con huesos débiles y frágiles, el genoma sintetiza hueso con la misma fuerza, sólo que menos cantidad. Cuando aumenta el aporte de nutrientes, los genes vuelven a responder, aprovechándose del material extra para desarrollar una estructura ósea más grande.

Esta estrecha relación con alguien que vive en una sociedad exitosa, estable e indígena es un raro regalo. Además de esto, la familia del padre de Claudia era próspera, lo que significa que (durante sus años de formación), él y sus padres probablemente tuvieron acceso a los mejores alimentos del siglo XX. Juntemos los dos factores y mantengamos la buena comida y *–voilà–*, un genoma operando bajo un moderado constreñimiento durante un tiempo queda efectivamente rehabilitado.

Observemos un ejemplo más amplio de rehabilitación genética, en esta ocasión relacionada con la altura. Aparte de las evidentes ventajas sociales y para encontrar pareja, las ventajas profesionales obtenidas con cada centímetro adicional de altura están bien documentadas. Los estudios muestran que los hombres altos obtienen mayores salarios, consiguen posiciones de liderazgo más a menudo y tienen más sexo.[73]

Unas pruebas arqueológicas hawaianas demuestran que, durante cientos de años, la estatura de un hombre ayudó a asegurarle una mejor posición oficial en la jerarquía de clase. Nuestro lenguaje –«grandes zapatos que llenar», «hombre grande en el campus», «alguien a quien admirar»– refleja la preferencia universal de la sociedad por los altos. La percepción positiva de los más altos entre nosotros se extiende a las mujeres también. No estoy sugiriendo que las personas más altas sean mejores, sólo que la altura supone ciertas ventajas físicas y sociales. Teniendo eso en cuenta, ¿pueden los padres relativamente más bajos que quieren ventajas para sus hijos tener un bebé que algún día podría caminar y elevarse por encima de los demás, para que su cabeza y sus hombros queden por encima del resto?

¡Por supuesto! Este potencial está codificado en nuestra memoria genética. Todos hemos oído que solíamos ser bastante más bajos, cómo pocos de nosotros podríamos caber en uno de esas pequeñas armaduras usadas por los caballeros medievales. Pero, por todo el mundo, las pruebas acumuladas sugieren que hace miles de años, nuestros predecesores paleolíticos eran tan altos, si no más altos, que la mayoría de nosotros actualmente.[74] Incluso en la primera fase de la Edad Media, hace 1.000 años, los europeos eran casi tan altos como ahora. ¿Qué causó el encogimiento esquelético temporal? Mientras la población crecía, hubo un menor acceso a los nutrientes, hasta que la estatura llegó a su mínimo a comienzos de 1700.[75] Las mejoras en la tecnología agrícola, principalmente las series de invenciones atribuidas a Jethro Tull, un abogado convertido en granjero, revolucionaron el proceso de cultivo del suelo y aumentaron en gran medida la productividad.[76] A finales del siglo XVIII,

73. *Mirror, Mirror... The Importance of Looks in Everyday Life,* Hatfield E, SUNY Press, 1986.

74. «Stature of early Europeans, Hormones», Hermanussen M, Athens, julio-septiembre 2003, 2(3):175-8.

75. «New light on the "dark ages": the remarkably tall stature of Northern European men during the Medieval era», Steckel RH, *Social Science History*, 2004, 28(2), pp. 211-229.

76. *The Cambridge World History of Food,* Cambridge University Press, 2000.

habiendo recuperado parte de sus antiguos aportes nutricionales, el genoma europeo rebotó, y con él la altura media de los europeos. Pero probablemente se volviera a reducir, de forma que un hombre alto hoy en día podría medir sólo un poco más de 1,53 metros, si no fuera por la invención, a comienzos del siglo XX, de la refrigeración. La capacidad de congelar comida conllevó que los pescadores podían viajar todo lo lejos que necesitaran y llenaban sus contenedores hasta el borde. La refrigeración también significaba que, incluso durante el invierno, los países ricos podían bajar a los trópicos a por frutas y hortalizas de verano, convirtiendo en lucrativo el hecho de transformar millones de acres de bosque de todo el mundo en producción de cosechas. Durante los últimos cien años, las naciones industrializadas han tenido acceso continuo a suficiente nutrición para alcanzar nuestra altura paleolítica preprogramada. Por supuesto, altura no equivale a salud. Pero hablando en términos generales, cuando un genoma tiene acceso a un excedente de nutrición compleja, queda mucho mejor posicionado –y puede decirse que tiene una preferencia integrada– para la producción de una descendencia con estructuras mayores y más robustas.

La estrategia de los hermanos

Entonces, ¿cuál es la estrategia que recomiendo? Como hemos visto, optimizar el crecimiento de un niño implica optimizar la nutrición para asegurarse mejor del desarrollo de la simetría birradial y dinámica, además de permitir al cuerpo del niño unas respuestas hormonales normales en el útero.

Para optimizar la nutrición, debemos empezar a comer la Dieta Humana, como se describe en el capítulo 13. Para facilitar las respuestas hormonales en el útero, debemos evitar las sustancias dietéticas que pueden interferir en la función hormonal, es decir, las toxinas. Después aprenderemos más sobre cómo el azúcar y los aceites vegetales, las dos toxinas más comunes en la dieta moderna, te impiden ser tan saludable y bello como mereces, y cómo evitarlos puede mejorar tu propia salud y la de tus hijos, inmediatamente y a largo plazo.

Lo ideal es que te des al menos tres meses antes de la concepción para desintoxicarte y fortalecer tu sistema, pero yo recomendaría entre seis y doce meses si eres prediabética o tienes sobrepeso, porque ambos problemas pueden generar una disfunción y un desequilibrio hormonales profundos. Si estás preocupada por tu reloj biológico, ten en cuenta que mejorando tu nutrición no sólo facilitarás una concepción más rápida cuando llegue el momento, también mejorarás la función pituitaria, lo que esencialmente revertirá el tiempo en tus sistemas de concepción de hijos.

Evitar las toxinas parece una idea bastante buena. Pero ¿cómo hacer eso exactamente? Se vuelve confuso porque un producto puede considerarse saludable, cuando en realidad no tiene nutrientes suficientes para mantener viva a una rata. No estoy bromeando. De acuerdo con el empresario Paul Stitt, autor de *Fighting the Food Giants* [Combatir los gigantes de la comida], una popular compañía de cereales realizó un estudio en la década de 1940 que mostró que un producto de arroz hinchado mataba a las ratas más rápidamente que una dieta de privación de agua y minerales.[77] Granos hinchados y procesados siguen estando actualmente en los armarios de nuestra cocina, vendidos bajo las marcas más conocidas. De hecho, incluso la granola comprada en supermercados, cargada con aceites y azúcar poco saludables, supone una forma poco saludable de empezar el día. Pueden encontrarse alternativas mucho mejores en los departamentos de comida fresca, como veremos. Para entender la profundidad hasta la que nuestro aporte de alimentos está saturado de productos que apenas nos permiten seguir vivos, daré marcha atrás para entender dónde y cuándo las cosas empezaron a torcerse del modo en que pensamos sobre la comida.

---

77. «Fighting the Food Giants», Paul A Stitt, *Natural Press*, 1981, pp. 61-66.

PARTE SEGUNDA

LOS PELIGROS
DE LA DIETA MODERNA

Capítulo 6

La gran migración nutricional

Del Jardín del Edén culinario hasta el espacio exterior

- Hablar sobre lo que constituye comida nutritiva, como si fuéramos químicos, se convierte en nuestro tema de atención y se aleja de lo que realmente importa: la fuente de los ingredientes y la tradición culinaria.
- La mayoría de los alimentos del supermercado no son muy distintos a la comida para mascotas.
- Para evitar perderte entre paradigmas nutricionales contradictorios, piensa como un jefe de cocina.
- De acuerdo con los registros esqueléticos, el acceso a mayores cantidades de productos animales genera históricamente cuerpos más grandes y duros.
- El acceso a la naturaleza es la verdadera fuente de riqueza genética.

> «Pero si el pensamiento corrompe el lenguaje, el lenguaje también puede corromper el pensamiento». *(George Orwell)*

En 1987, a mi amigo Eduardo, un conservador de antigüedades del museo Getty de los Ángeles, le llamaron a Laetoli, en el norte de Tanzania, para restaurar huellas fosilizadas dejadas por una familia de homínidos de hace unos 3,5 millones de años que vagaban por allí. Al hacerse amigo de las tribus locales, Eduardo pronto se encontró inmerso en un mundo inimaginablemente vibrante y profundamente espiritual. Por el día, Eduardo utilizaba jeringas hipodérmicas para inyectar veneno en los diminutos brotes de plantas que amenazaban con destruir las huellas dejadas por nuestros antepasados *Australopithecus afarensis*. De noche, compartía comida –en una memorable ocasión, el corazón de una cabra aún latiendo– con los cazadores-recolectores tanzanos, conocidos como masái, cuyos rituales culinarios han permanecido en gran medida sin cambios durante miles de años.

Oyendo a Eduardo describir el tiempo que pasó con los masái, me acordé del asombro con que Weston Price describió las culturas que visitó y los pueblos que estudió. Eduardo estaba principalmente impresionado por el jefe de la tribu, quien, aunque se decía que tenía más de setenta años de edad, aún era un impresionante espécimen físico, con 1,95 metros de estatura, completamente libre de arrugas y todavía capaz de mantener la paz entre sus varias esposas. Parece que pocas personas que hayan viajado para visitar a los masái han vuelto a casa sin sentirse profundamente cambiadas. Jen Bagget, un escritor de viajes, describe su visita a Tanzania como si hubiese descubierto Shangri-La. «Con estructuras distintamente altas y esbeltas y rasgos faciales llamativos, los masái son sin duda el pueblo más bello que hemos visto en todo el mudo. Nos sentimos atraídos al instante por su disposición amistosa, sus maneras abiertas y su elegancia natural».[1]

Los masái constituyen una de las raras culturas indígenas que han sobrevivido intactas siendo funcionales. Estas sociedades son, en esencia, ventanas hacia nuestro pasado. Leyendo las historias de viajeros que han pasado algún tiempo con pueblos como los masái, podemos tener la impresión de que –en lo relativo a la salud humana– existió de verdad un *érase una vez*. Esta prosperidad se ganó, en gran parte, por el mantenimiento de una relación íntima entre los individuos y la tierra, sus animales y las plantas comestibles que conformaban sus dietas. A consecuencia de esta intimidad, ellos hablaban sobre la comida de forma distinta a nosotros. Para nosotros, la comida es principalmente un combustible, una fuente de energía y a veces una fuente de placer culpable. Para las personas que permanecen conectadas con sus orígenes culinarios, la comida es mucho más. Es parte de su religión y su identidad. Y su valor se ve reforzado con la historia.

---

1. Acceso por Internet el 27 de julio de 2008, en www.lostgirlsworld.blogspot.com/2006/12/becoming-maasai.html

> Al principio, Ngai [la palabra masái para «Dios», que también significa *cielo*] era una con la Tierra. Pero un día la Tierra y el cielo se separaron, de forma que Ngai ya no estuvo entre los hombres. Sin embargo, su ganado necesitaba sostenerse mediante hierba del suelo, por lo que, para no morir, Ngai envió el ganado a los masáis... Ningún masái estaba dispuesto a abrir el suelo, ni siquiera para enterrar a los muertos en su interior, ya que el suelo era sagrado por producir hierba que alimentaba al ganado, que pertenecía a Dios.[2]

Con unas pocas frases, esta historia articula la posición central del ganado en la vida masái y del orden necesario contra el daño a la Tierra. Tan sorprendido como estaba Eduardo cuando le invitaron a tomar su parte de un corazón de cabra que aún latía, pudo haber estado más preocupado si hubieran empezado a hablar sobre el número total de calorías de la comida, el porcentaje de su consumo diario de proteína, hidratos de carbono y grasa, y los beneficios de comer fibra. Esta terminología reduccionista habría estado desfasada con la forma en que los masáis ven el mundo. Si empezaran a hablar de esta manera, como médicos, yo me habría preocupado. Porque, independientemente de dónde vivas, hablar sobre –y después imaginar– comida con esas categorías tan arbitrarias es malo para tu salud.

Por supuesto, aquí, en Estados Unidos, hablamos sobre comida de esa manera durante todo el tiempo. Hoy en día, muy pocos de nosotros participamos en ninguna tradición culinaria profundamente arraigada, por no hablar de compartir historias míticas que relacionan la comida que comemos con el entorno del que surgieron. Como cualquier otra cosa, «hablar sobre comida» tiene que cumplir los requerimientos de una cultura sólida y está limitado a órdenes como «cómete tus hortalizas», «vigila tus hidratos de carbono» y «evita la grasa saturada». Habiendo perdido las antiguas formas de hablar sobre la comida, también hemos perdido la prosperidad fisiológica que en su día nos dotó con el don del crecimiento perfectamente proporcionado. George Orwell nos advertía de que la aceptación

---

2. Acceso por Internet el 4 de septiembre de 2008, en www.bluegecko.org/kenya/tribes/maasai/beliefs.htm

de la palabrería no es una cuestión sin importancia; en última instancia puede convencernos de cambiar la libertad por el totalitarismo.[3] Entonces, ¿qué hemos perdido aceptando la palabrería de los reduccionistas?

EXPULSADO DEL JARDÍN: UN REGISTRO EN LOS HUESOS

A lo largo de la costa oeste de Sudamérica, la poderosa corriente de Humboldt empuja hacia el norte desde cerca del Polo Sur, hasta que su agua helada queda bloqueada por una línea costera de llanuras arenosas que descienden de las altas cumbres de las montañas de Perú. La corriente resultante ayuda a producir varios meses al año nubes ricas en lluvia y, en lo relativo a mantener la vida marina, es una de las corrientes más ricas del mar. Esta confluencia, productora de alimentos, de elementos geográficos y oceanográficos ayudó a hacer que nacieran las grandes civilizaciones de Perú, cuyas antiguas ciudades se cree que alojaban hasta a un millón de personas.

A mediados de la década de 1930, Weston Price, interesado en los efectos de la nutrición sobre la estructura de la mandíbula, se sintió atraído a la zona por las momias: unos quince millones habían sido enterradas en colinas y conservadas por la sucesión de lluvias de temporada sobre el suelo seco. Los ladrones de tumbas habían desenterrado anteriormente a muchas de ellas, por lo que al llegar parecía como si los objetos que deseaba estudiar hubiesen salido a saludarle. «En la medida en que el ojo podía ver blanquearse los huesos, especialmente los cráneos salpicaban el paisaje».[4] Price estaba interesado en aquellos cráneos porque, en Estados Unidos, en aquella época, entre el 25 y el 75 por 100 de la población tenía alguna deformidad de los huesos o arcos dentales, y sospechaba que esa tasa de malformación era una anomalía histórica».[5] Su visita

---

3. The emergence of Orwellian newspeak and the death of free speech, John W Whitehead, Commentary from the Rutherford Institute, June 29, 2015, acceso por Internet el 1 de abril 2016, en www.rutherford.org/publications_resources/john_whiteheads_commentary/the_emergence_of_orwellian_newspeak_and_the_death_of_free_speech

4. *Nutrition and Physical Degeneration,* Weston A Price, Price WA, Price-Pottenger Foundation, 1945, p. 226.

5. *Ibid.,* p. 10.

demostró ser iluminadora. En un estudio de 1.276 huesos antiguos, «no encontró ni un solo cráneo con alguna deformidad significativa de los arcos dentales».[6] Lo más asombroso de la visita de Price a Perú es que, cuando abandonó las momias del desierto para estudiar a los pobladores de las ciudades modernas, descubrió que la simetría estructural y los patrones de crecimiento equilibrado habían desaparecido, sustituidas por lo que describió como «unos tristes daños en el físico y a menudo en el carácter».[7] Los peruanos habían cambiado. Utilizando una metodología propia de antropólogos (que estudian la estructura del cráneo), Price demostró que, cuando una población de granjeros se adapta al estilo de vida de la ciudad, este cambio puede afectar a la estructura ósea. Pero ¿cómo? ¿Cuál era la raíz del problema?

El descubrimiento de Price no era completamente nuevo. Los antropólogos físicos desde hacía mucho tiempo habían reconocido la diversidad del desarrollo craneal humano, y la literatura de esta ciencia está llena de descubrimientos que vinculan las modificaciones esqueléticas con los cambios dietéticos. Por ejemplo, cuando los americanos nativos migraron por la costa, desde Alaska hasta California, y se redujo el consumo de productos animales, el tamaño de los huesos de una mujer promedio se había reducido en un 9 por 100, y el de los hombres en un 13 por 100, en sólo unas pocas generaciones. Mientras tanto, el tamaño cerebral disminuyó un 5 y un 10 por 100, respectivamente.[8] En otro lugar, en Sudáfrica, tuvieron lugar dos episodios distintos de encogimiento esquelético, uno hace 4.000 años, el otro, 2.000 años. El primero coincidió con presiones sobre la población, y el segundo con el uso de la cerámica, lo que indica una mayor dependencia respecto de las granjas. En los años intermedios, ausentes de artefactos de granja, parece haberse recuperado el tamaño del esqueleto (incluido el espacio del cráneo y el

6. *Ibid.*, p. 228.

7. *Ibid.*, p. 248.

8. «Archaeological Amerindian and Eskimo cranioskeletal size variation along coastal Western North America: relation to climate, the reconstructed diet high in marine animal foods, and demographic stress», Ivanhoe F, *International Journal of Osteoarchaeology*, vol. 8, n.º 3, pp. 135-179.

cerebro).[9] Y en los Andes, más al sur, precisamente donde por primera vez se domesticaron las plantas en Sudamérica, el registro fósil revela de nuevo «granjeros con un tamaño craneofacial más pequeño que los cazadores-recolectores».[10]

No sólo es un descubrimiento consistente en el registro antropológico que las modificaciones en la dieta coincidan con modificaciones en el crecimiento humano, pero parece haber una tendencia general a tener un tamaño menor. Es decir, cuando los grupos de humanos modernos pasaban de ser cazadores-recolectores a estilos de vida basados en la agricultura, sus cuerpos encogían. ¿Por qué ocurría eso? Los bioantropólogos, que tienen en cuenta la nutrición en sus estudios, sugieren que «nuestros antepasados cazadores-recolectores pueden haber disfrutado de tal variedad de viandas [alimentos] que tenían un estado nutricional mucho mejor que ninguno de sus descendientes que se establecieron para inventar la agricultura».[11]

El desarrollo de la agricultura desde hace mucho tiempo se ha considerado uno de los mayores logros de la humanidad, el salto tecnológico fundamental que nos habría permitido tener unas vidas más fáciles y saludables con cada siglo que transcurría. Pero esta suposición ha sido puesta en duda últimamente por pruebas arqueológicas esqueléticas y vivientes. Parece ser que el cazador-recolector y el pastor-recolector (como los masái), que vivían con una armonía mayor con los ciclos naturales, pueden haber disfrutado del estilo de vida más fácil de todos, excepto algunas de las familias actualmente más adineradas. De hecho, Marshal Sahlins, un antropólogo de la Universidad de Chicago, se refiere a las comunidades de cazadores-recolectores (del pasado) como la «próspera sociedad original».[12] En su tratado sobre la vida de los cazadores-recolectores describe una imagen de la Arcadia:

---

9. «Craniofacial variation and population continuity during the South African Holocene», Stynder DD, *American Journal of Physical Anthropology*, publicado en Internet.

10. «Craniofacial morphology in the Argentine center-West: consequences of the transition to food production», Marina L Sardi, *American Journal of Physical Anthropology*, vol. 130, n.º 3, pp. 333-343.

11. *The Cambridge World History of Food,* Cambridge University Press, 2000, p. 1704.

12. «Stone age economics», Sahlins M Aldine, *Transaction*, 1972, pp. 1-40.

> Una mujer recoge en un día alimento suficiente para alimentar a su familia durante tres días, y pasa el resto del tiempo descansando en el campamento, haciendo bordados, visitando otros campamentos o recibiendo a visitantes de otros campamentos. Por cada día en casa, las rutinas de la cocina, como cocinar, abrir frutos secos, recoger leña y conseguir agua, ocupan entre una y tres horas de su tiempo. Este ritmo de trabajo y de ocio constante se mantiene a lo largo del año».[13]

¿Bordados? ¿Recibir visitas? ¿Visitar a los vecinos y chismorrear bebiendo té? Aunque podría parecer algo extraído de *Martha Stewart Living*, se trata de una descripción de los investigadores de campo de un día normal en la vida de los hadza, a principios del siglo XX, una banda nómada de cazadores-recolectores que han vivido en el valle central del Rift del este de África durante tal vez 100.000 años. Muchos otros informes confirman el hecho de que la ecología en determinados lugares, en cierta ocasión, proporcionó abundancia más que suficiente para que los cazadores-recolectores simplemente se sentaran y disfrutaran, al menos durante un día normal.

Cazar y recolectar requiere moverse mucho, vagar de un lugar a otro persiguiendo la abundancia de la temporada. La agricultura, por otra parte, nos permitió ser sedentarios. A lo largo de los bancos de los mayores ríos del mundo, en algunos de los suelos más fértiles del planeta, las sociedades crecieron y se convirtieron en más estratificadas, desarrollaron herramientas y tecnología y se embarcaron en ambiciosos proyectos de ingeniería como las pirámides. Pero hubo que pagar un precio. En todo momento, los agricultores se esforzaban por conseguir el nivel de nutrición al que estaban acostumbrados sus genes de cazadores-recolectores. A lo largo de generaciones, esta pérdida nutricional perjudicaría el crecimiento, de forma que la estatura disminuiría en relación con sus compañeros cazadores-recolectores. Podríamos decir que, por el bien de las civilizaciones agrícolas en desarrollo, estas sociedades decidieron perder parte de su vitalidad, su dureza y robustez a cambio de construir acueductos, grandes edificios y otras obras públicas. Por supuesto, si

---

13. *Ibid.*

cualquier grupo de personas se desvinculaba de la vida de las ciudades y volvía a la caza nómada, o a ser pastores y recolectores, ellos (como en las tribus americanas nativas antes mencionadas) recuperaban el físico que habían perdido; sus cuerpos crecían más, y sus cráneos eran más fuertes y más robustos.

Esta capacidad de adaptar la estatura para encajar con un contexto nutricional dado presta más apoyo a la idea de un genoma inteligente y receptivo (como mecanismo funcional) que a la sugerencia de que el cambio fisiológico depende solamente de las mutaciones aleatorias. Si los cambios evolutivos dependieran de mutaciones aleatorias, entonces sería altamente improbable que las respuestas a los cambios nutricionales fueran tan consistentes y rápidas en aparecer. Sin embargo, si un genoma inteligente hubiera registrado en su biblioteca epigenómica los ajustes fisiológicos que fueran más apropiados en cualquier contexto nutricional, entonces bastaría con que la biblioteca epigenómica (*véase* capítulo 2) leyera las instrucciones sobre qué hacer a continuación. Y esto se debe a que vemos que «durante el transcurso de la evolución humana se han adquirido, perdido o cambiado en distintos grupos rasgos de robustez como los arcos supraorbital y occipital».[14]

Si queremos tomarlo de forma poética, podríamos decir que los cambios y los rasgos en la forma esquelética y facial representan un artista genómico trabajando. Cada serie de sutiles modificaciones de los rasgos del cráneo que han distinguido a todas las nacionalidades igualmente bellas de seres humanos es como un retrato pintado, y cada uno de ellos ha sido creado utilizando diversos pigmentos nutricionales en distintas proporciones y reflejado en el lienzo de la geografía mundial. De esta manera, la inteligencia de nuestros genes ha generado numerosas variaciones sobre el tema del atractivo humano. Los rotundos pómulos, la esbelta cintura y las gráciles piernas, el delicado mentón femenino y la poderosa ceja de una cara masculina dominante: todos estos rasgos universalmente deseados se han modificado un poco para generar el continuo de la variación anatómica que es el *Homo sapiens*.

---

14. «The question of robusticity and the relationship between cranial size and shape in Homo sapiens», Lahr MM, *Journal of Human Evolution*, 1996, 31, pp. 157-191.

Pero si examinamos estas variaciones anatómicas de la forma en que lo hace el doctor Marquardt, y nos concentramos en la huella básica de nuestro plan esquelético en lugar de en la decoración, veremos que, en realidad, muy poco ha cambiado con el paso del tiempo. Aunque nuestra estatura y la prominencia de los rasgos faciales individuales pueden variar, gracias a la preferencia del crecimiento genéticamente programado por la proporcionalidad de phi, todo encaja a la perfección. Cada una de las partes ha mantenido su relación funcional con las otras. Todo funciona. Esto es cierto en las personas que viven por todo el mundo. O más bien, era cierto. Muy recientemente, algo cambió.

Esto nos lleva de vuelta a Price y a esos cráneos perfectos que encontró dispersos por la arena peruana. En la visita de Price, él se dio cuenta de que había tenido lugar una disminución de la proporcionalidad de los cráneos peruanos en la historia contemporánea. Había una diferencia clave en la dentición de los peruanos antiguos y modernos (y en hasta el 75 por 100 de la población estadounidense) que indicaba un proceso completamente distinto de lo que presentaban las variaciones esqueléticas durante el tiempo de la evolución. Esa diferencia: una pérdida de proporción. ¿Por qué es tan significativa? Como hemos visto en capítulos anteriores, la salud y la belleza son todo proporción. La falta de proporcionalidad perjudica la capacidad del cuerpo para funcionar.

En el capítulo 4, vimos que una cara perfecta –y los huesos debajo de ella– es la que ha crecido de acuerdo con una fórmula matemática llamada phi, que define el crecimiento saludable en numerosas especies de vida vegetal y animal. El doctor Marquardt, el cirujano plástico que descubrió cómo tiene lugar el crecimiento basado en phi en la especie humana, y que creó una máscara para ilustrarlo, nos ha demostrado que el crecimiento equilibrado tiene lugar en tres dimensiones, los planos faciales X, Y y Z. Cuando esa proporcionalidad de phi equilibrada se pierde, las distorsiones resultantes en el crecimiento causan problemas. En mi propia cara, la pérdida de proporcionalidad de phi en la dimensión horizontal (o X) estrechó mi cráneo, de forma que mis muelas del juicio no cabían en mi cabeza y tuvieron que extraerlas, y mis cavidades oculares de tamaño desproporcionado distorsionaban la forma de mi globo ocular, forzando a mi lente a enfocar la luz en un punto por delante de (en lugar de en) mis retinas, lo cual nubló mi visión. Una cara que sea más estrecha que la mía puede afectar a las vías aéreas, provocando problemas en los senos nasales. Cuando el estrechamiento del cráneo afecta al plano Z (visible de perfil), puede escorzar el paladar, lo cual aumenta la probabilidad de apnea del sueño, un problema de salud en el que los tejidos de la persona se colapsan hacia dentro y la ahogan de forma periódica, causando fatiga, trastornos de memoria y enfermedades cardíacas.

Phi parece ser la plantilla universal que utiliza la naturaleza para asegurarse de que la proporcionalidad óptima genera desarrollo, incluso bajo condiciones de diversas entradas nutricionales. Sin embargo, durante el siglo pasado o los dos últimos, la dieta humana típica se ha diferenciado tanto de la anterior que nuestros patrones de crecimiento ya no encajan con la plantilla. El cambio del hombre cazador-recolector al agricultor vino acompañado por un sacrificio nutricional, sí. Pero no bloqueó la capacidad de la plantilla de phi para seguir generando proporcionalidad perfecta. ¿Por qué no? Como he indicado, los historiadores modernos han subestimado en gran medida el valor del conocimiento nutricional tradicional. Creo que fue este conocimiento lo que permitió al hombre que había hecho el cambio de la vida de los cazadores-recolectores a una vida sedentaria seguir tomando (principalmente) decisiones coherentes sobre qué tipo de alimentos necesitaban para nutrir a sus hijos y a los padres expectantes para asegurar una salud óptima. Mediante los inventos más famosos de la historia –como la trigonometría, la fontanería y el arado–, el hombre ayudó a conseguir los artefactos visibles de la civilización, ninguno de los cuales podría haber sido posible si hubiese estado mal alimentado de forma severa. La consecución de una nutrición adecuada a base de granos, como en las islas escocesas, por ejemplo, requería una tecnología biológica avanzada de enriquecimiento del suelo, fermentación y otras estrategias. Estas estrategias tan infravaloradas permitieron a poblaciones mayores mantener una nutrición adecuada para el crecimiento saludable después de abandonar la relativa abundancia de sus antepasados cazadores-recolectores. Y lo hicieron utilizando los Cuatro Pilares de la Cocina Mundial.

El registro esquelético evidencia el éxito de los regímenes dietéticos tradicionales por todo el mundo, que incluyen universalmente los cuatro pilares. Si tuviéramos que crear una línea temporal visual de toda la historia humana desde hace casi 500.000 años hasta hoy en día, colocando en fila cráneos humanos sobre una mesa larga, descubriríamos que, a medida que el *Homo sapiens* progresaba, migrar por continentes y océanos –con algunos que encontraban islas diminutas y aisladas a las que consideraron su hogar–, con un tamaño cambiante y rasgos variados, algunos cráneos, como el del *Homo sapiens* del Paleolítico, serían pesados y robustos, y otros, como el *Homo floresiensis*, descubierto recientemente, diminutos. Pero en cada cráneo de nuestra fila veríamos los dientes bien alineados y libres de caries,[15] mandíbulas cuadradas y una construcción de los planos faciales X, Y y Z acorde con las proporciones de phi.[16] Esta matemática es la que dio lugar a las órbitas oculares profundas y amplias, a poderosas cejas masculinas y a delicados mentones femeninos, a arcos cigomáticos amplios (pómulos) y a todos los rasgos que utilizan los antropólogos para decidir que un cráneo pertenece a un *Homo sapiens* anterior. Estos rasgos serían claramente visibles en todos los cráneos de nuestra mesa. Hasta que llegáramos al final de ésta, donde aún se está construyendo la formación. En los cráneos de los últimos cien años, más o menos, veríamos un cambio brusco.[17]

Los cráneos humanos han registrado con sus rasgos todos los cambios desde cazadores-recolectores hasta el estilo de vida del granjero, y todas las migraciones, de lugar en lugar. Pero nuestros cuerpos saludables y proporcionados habían sido mantenidos y protegidos como si estuvieran bajo la égida de un tipo de Jardín del Edén nutricional. Entonces, ¿qué les ocurrió a nuestros cráneos del extremo derecho de la mencionada mesa de la línea temporal humana, los que tienen la den-

---

15. «Dental caries in prehistoric South Africans», Dryer TF, *Nature*, 136:302, 1935, «Los resultados de esta zona... confirman la afirmación de los antropólogos europeos de que las caries son una dolencia relativamente moderna, y que ningún cráneo que la muestre puede ser ubicado en la Antigüedad.

16. «Dental anthropology», Scott GR, *Annual Review of Anthropology*, vol. 17:99-126, octubre de 1988, «Las formas pronunciadas de mala oclusión son un fenómeno relativamente frecuente».

17. Bioarchaeology of Southeast Asia, Oxenham M, Cambridge University Press, 2006. «Los cazadores-recolectores suelen tener una baja frecuencia de caries, cálculos, mala oclusión y resorción alveolar, una frecuencia elevada de abrasión severa y tamaño grande de la mandíbula. Las poblaciones agrícolas suelen tener el perfil opuesto, bajos niveles de abrasión (excepto en los casos en los que los alimentos contienen abrasivos) y tasas elevadas de caries, cálculos, resorción, apiñamiento dental y mala oclusión».

tición desfigurada y las proporciones alteradas? Un antropólogo que los examinara podría concluir que habíamos abandonado el jardín para siempre, olvidándonos por completo de las dietas que nos habían protegido a lo largo de la historia, y hecho un peregrinaje al equivalente nutricional de un país estéril e inhóspito. Pero lo que ningún antropólogo podría descubrir, examinando los huesos, es ¿por qué? ¿Qué pecado nutricional habíamos cometido?

La respuesta a este acertijo puede encontrarse en las páginas de un libro de cocina escrito hace cien años. Vemos que, para que un floreciente sector nutricional convenza a la gente de que haga este viaje –este éxodo desde la naturaleza– y abandone tradiciones con miles de años de éxito, necesita cambiar la forma en que la gente habla sobre la comida.

DICES PATATA...

¿Has oído decir alguna vez a alguien: «He intentado reducir los hidratos de carbono»? ¿O a un jefe de cocina decir: «Ahora, todo lo que este plato necesita es una proteína»? ¿Hidratos de carbono? ¿Una proteína? Son términos bioquímicos. ¿Cuándo empezamos a hablar como químicos sobre nuestros alimentos? La respuesta es, no por casualidad, que fue por la época de la Revolución Industrial.

El *Libro de Cocina Fanny Farmer*, de 1896, presentó esta nueva terminología al gran público. «Los alimentos se componen de lo siguiente: orgánicos e inorgánicos», y los orgánicos están compuestos de: «1. Proteínas (nitrogenadas o albúminas); 2. Hidratos de carbono (azúcares y almidones; 3. Grasas y aceites».[18] Esta nueva y simplificada división de los alimentos empezó a influir inmediatamente en nuestro enfoque sobre la comida y las dietas, y no de buena manera. Lo que en su momento se conocía holísticamente –conejo, patatas o aceite prensado a mano de origen conocido– se consideraría ahora como cierta cantidad de proteínas, hidratos de carbono y grasas. No me malinterpretes. El libro de cocina del granjero Francis se considera un clásico, y bien lo merece. Pero la clasificación de sistemas orgánicos complejos, basados sólo en sus com-

---

18. *Fannie Farmer 1896 Boston Cookbook,* Fannie Merritt Farmer, Boston Cooking School, Ottenheimer, edición conmemorativa, 1996, pp. 1-2.

ponentes químicos rápidamente aislables, tiene tanto sentido como describir el Taj Mahal en términos de cuántas toneladas de roca contiene. En términos de componentes aislables, una botella de Romanee-Conti no es todo lo que la diferencia de un vino en un envase de tetra-brick, pero los enólogos de Burgundia probablemente argumentarían que en el vino hay más que sólo sus componentes básicos.

Aunque podemos hervir, extraer y refinar el tejido vivo para aislar la proteína, los hidratos de carbono o la grasa, sólo podemos hacerlo a expensas de cualquier otra cosa que mantiene juntas las células y los órganos. Eliminar determinados componentes de los sistemas vivos –como hacemos para elaborar harina, azúcar, estiércol proteico y el 90 por 100 de lo que actualmente se vende en las tiendas–, y esperar que se aproximen a su valor nutricional, es como eliminar a alguien el cerebro de su cuerpo y esperar que responda a preguntas. Eso no es ciencia; es ciencia ficción. Lo mismo ocurre con la idea de que los alimentos altamente procesados pueden ser saludables.

Entonces, ¿adónde nos lleva esta terminología, de la forma en que hablamos sobre comida? Nos impide hablar sobre el aspecto más importante de cualquier comida, su fuente. Y así, por cierto, es exactamente cómo los productores en masa de alimentos procesados extraídos de forma no costosa procesaron los productos nutricionales que tenían. Ahora podemos decir cosas como «las batatas son realmente nutritivas», sin detenernos a considerar que algunas batatas –las cultivadas en suelo estéril y tóxico– son nutricionalmente deficitarias. Podemos añadir otro paquete de salmón de vivero a nuestro carrito de la compra pensando que es nutricionalmente igual al salvaje. Y podemos comprar carne de vacas criadas con maíz empapado de productos petroquímicos, en condiciones de hacinamiento deplorables, y decirnos a nosotros mismos que, mientras que sea tierna, es tan buena como la carne de animales felices, que andan por el campo y alimentados con hierba. Una vez que consiguen que creamos ese tipo de cosas absurdas o, peor aún, comprar nuestra comida en forma de hábito sin pensar, pueden lograr que compremos prácticamente cualquier cosa. Con un poco de *marqueting* y un envoltorio apropiado, pueden incluso hacer que comamos comida para perros.

EL PASILLO DE LA COMIDA PARA PERROS

Echemos un vistazo a la parte posterior de una bolsa de comida para perros o gatos, y éstos son los ingredientes que veremos: harina de maíz, soja (ocasionalmente), trigo, soja parcialmente hidrogenada u otro aceite vegetal, carne y proteína y unas pocas vitaminas sintéticas. Pero ¿sabes? El animal que empuja el carrito de la compra está comprando para él alimentos con la misma lista de ingredientes. Las principales diferencias entre los donuts, los panes y los Cheerios son las cantidades de aceite hidrogenado y azúcar. Los Cheerios, a su vez, son casi idénticos a los tallarines ramen. Ponles un poco de sal y tendremos patatas fritas para tentempiés. Añade rodajas de tomate, proteína en polvo y *–¡bam!–* es una hamburguesa con tallarines. Agrega una pizca de subproductos de carne, quita algo de polvo de tomate y estaremos de nuevo en el pasillo de la comida para mascotas, cogiendo una bolsa de diez kilos de comida para perros clase A.

Ya sabemos por qué los fabricantes elaboran la comida de esta forma: es barata y fácil de reformular los ingredientes básicos de proteína, almidón y grasa (¡otra vez estas palabras!) en diversas formas y texturas, cubrirla con azúcares y potenciadores del sabor artificiales y enviarla a prácticamente cualquier parte. Por eso la fabrican. Pero ¿por qué tenemos que comerla? Hay algunas razones: es barata y cómoda. Hoy en día, un padre ocupado puede comprar una lasaña congelada suficientemente grande para alimentar a una familia de cinco personas por prácticamente lo que costaría hacerla desde cero. Viene con su propio recipiente de aluminio desechable, por lo que –sin molestias– el problema de la cena está resuelto. Como otros alimentos del supermercado, se mantiene para siempre (o al menos un tiempo bastante largo) en el congelador, por lo que, si no la comemos esta noche, estará lista para cuando queramos. Y, gracias al hecho de que estas comidas tan cómodas contienen proteína, grasa e hidratos de carbono, más algunas vitaminas sintéticas, podemos sobrevivir con ellas, al menos una cantidad determinada de tiempo. Pero eso no significa que estos alimentos no nos estén cambiando. Lo están haciendo.

Como ya he explicado, siempre que nuestros antepasados se trasladaban desde un lugar a otro, sus dietas cambiaban y, a su vez, lo hacía su fisiología. Y, como recordarás, cada vez que cambiaban de un sitio natural a otro, aunque ese cambio influyera en su estatura y prominencia relativa de ciertos rasgos faciales, sus esqueletos normalmente seguían siendo perfectos ejemplos de función y proporcionalidad. No pensaban en la comida en términos de hidratos de carbono, proteínas y grasas, sino en términos de buen suelo, animales sanos y alimentos recién recogidos. Y por esta razón, sus prácticas culturales culinarias y los alimentos que introducían en sus cuerpos los mantenían firmemente relacionados con el mundo natural. En otras palabras, permanecían conectados.

Durante eones, los seres humanos mantuvieron esa conexión, gracias a la guía de su sabiduría cultural. Pero no podían conocer todas las posibles consecuencias de cortar esas ataduras naturales. ¿Cómo podrían hacerlo? Hasta hace poco, la población de este planeta se beneficiaba de un clima relativamente estable sin saber lo fácilmente que podría verse arrojada a un caos; nunca habíamos pensado en ello hasta que todo empezó a descomponerse. En efecto, podríamos haber sido ciegos a la causa subyacente si no hubiera sido por un puñado de climatólogos y geólogos clarividentes que, con un gran coste profesional, consiguieron que se escucharan sus advertencias. A consecuencia de esto, la mayoría de nosotros estamos bien informados sobre las ideas de regulación climática e inestabilidad.

Sabemos, por ejemplo, que la Revolución Industrial y el consiguiente crecimiento comercial crearon una contaminación masiva de dióxido de carbono, que extendió el efecto invernadero y actualmente está haciendo que el clima sea más caluroso. Lo que aún no sabemos es el grado en que la Revolución Industrial contaminó los alimentos que comemos, generando tantos cambios en nuestra salud y fisiología que ha alterado nuestro aspecto. Durante los últimos cien años, hemos realizado el cambio dietético más grande de la historia de nuestra raza. Este cambio, una migración dietética importante sobre un territorio nutricional enorme, ha tenido lugar principalmente sin que nos diéramos cuenta –ni siquiera por la comunidad médica– debido a las razones siguientes:

- El cambio no conllevó trasladarse desde un punto geográfico a otro; sólo ha cambiado nuestra comida.
- Excepto para los ricos y los recientemente urbanizados, pocos de nosotros en Estados Unidos nos hemos visto expuestos a los productos de la tradición culinaria, y por tanto no sabemos lo que nos estamos perdiendo.

- Puesto que el cambio desde la comida real hacia la falsa ha tenido lugar durante cinco generaciones, incluso nuestros padres probablemente nacieran en un entorno carente de tradición culinaria.
- Los productos baratos y cómodos llaman rápidamente nuestra atención, y tendemos a no preguntar dónde los han hecho o de qué, por lo que, cuanto más fácil y barata sea nuestra comida, menos pensamos en ella.
- La fusión de negocio y ciencia en una única empresa conlleva que la ciencia médica ya no puede permitir consejos incompatibles con los intereses del comercio.
- Un flujo constante de nuevas soluciones tecnológicas sigue respaldando nuestra infraestructura fisiológica colapsada, que hasta ahora ha enmascarado lo que de otro modo serían las consecuencias inadecuadas de ese colapso.

Este último punto es el más significativo. Si la necesidad de usar gafas nos matara, sin duda prestaríamos una cumplida atención a los factores que hacen que un niño sea miope. Si las caries dentales nos mataran, nos mantendríamos alejados de las cosas que se sabe que pudren nuestros dientes, como si nuestras vidas dependieran de ello. Si hubiera consecuencias mortales procedentes de la falta de atención a los detalles dietéticos, nuestra ciencia de la nutrición estaría tan avanzada que sería –me atrevo a decir– eficaz para prevenir las enfermedades y capaz de promover la salud. En el pasado, cuando el conocimiento que permitía mantener cuerpos sanos con la nutrición era, en realidad, una cuestión de vida o muerte, era tan altamente valioso que el doctor Price encontraba muchos pueblos indígenas reticentes a «revelar los secretos de su raza».[19] Tal como Price descubrió, «la necesidad de esta [reticencia] es comparable a la necesidad del secreto relacionado con los dispositivos de la guerra moderna».[20] Ya no pensamos de esta forma. Y resulta irónico que los tipos de avances tecnológicos que permitían la producción en masa de

---

19. *Nutrition and Physical Degeneration,* Price WA, Price-Pottenger Foundation, 1945, p. 279.

20. *Ibid.*

alimentos procesados, nutricionalmente deseados, sean ahora necesarios para tratar las consecuencias fisiológicas de su consumo.

CAMBIAR NUESTRA DIETA PUEDE CAMBIARNOS

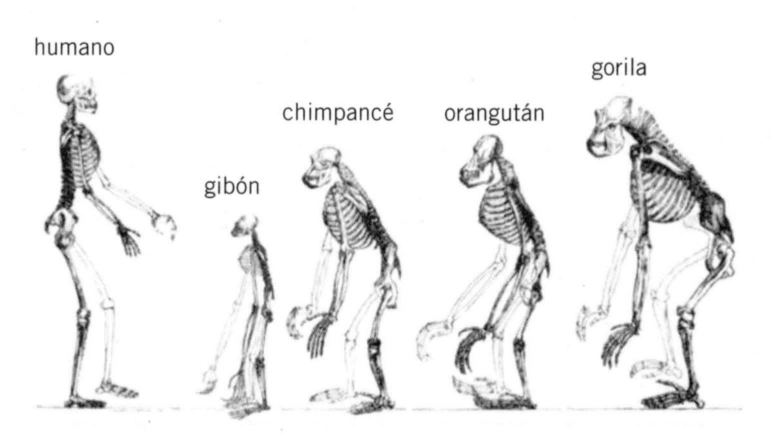

Los cerebros grandes necesitan grasas constructoras del cerebro como el colesterol, la lecitina, la colina, la grasa saturada y grasas poliinsaturadas de cadena larga. Estos compuestos se encuentran en mayor concentración en las carnes de los órganos, los peces de aguas frías y las huevas de los peces. Hoy en día, estos sabrosos alimentos los consumen principalmente los ricos, en restaurantes de calidad superior donde el foie-gras, las ostras frescas, la langosta, el cangrejo y el caviar son artículos de consumo habitual. Nuestros antepasados homínidos los consumían en cantidades más altas que otros primates.

Es una ironía que yo pudiera interpretar esto desde una distancia segura. Y no estoy sola. ¿Cómo decir esto delicadamente? Si pensamos que los ricos –los miembros de la clase social alta– ni siquiera tocan los alimentos que comen a diario la mayoría de los estadounidenses, los considerados constantemente como saludables, cometeríamos un error. No, los más privilegiados de entre nosotros comen en gran medida como sus antepasados. Si pudiéramos traspasar las vallas de hierro de la Casa Blanca y asomarnos a las ventanas del comedor para ver lo que comen los invitados en el segundo almuerzo inaugural del presidente Obama, veríamos esto:

■ PRIMER PLATO ■

Colas de langosta con salsa de crema de almejas

■ PLATO PRINCIPAL ■

Lomo de bisonte a la parrilla [seguramente criado con pasto]
con ternera semiglaseada con arándanos,
remolachas enanas doradas y judías verdes,
y fresas en conserva y repollo rojo

■ TERCER PLATO ■

Helado de crema agria y queso artesano[21]

Quienes comen estos alimentos pecaminosamente ricos representan al mismo gobierno cuya pirámide alimenticia nos prohíbe a la gente normal comer cualquier cosa de este tipo. Y, puesto que se supone que tenemos que vigilar nuestro sodio, difícilmente nos arriesgaremos a tocar con nuestros labios algo tan salado como un semiglaseado o los quesos artesanos. ¿Se han vuelto locos esos temerarios nutricionistas, vagando tan lejos de la sombra dietética proyectada por la pirámide alimentaria? ¿O son sus jefes de cocina los instigadores, atrayendo a estas víctimas cerca del acantilado con el aroma de la langosta y la crema agria? Sea como fuere, intencionadamente o en virtud de los mismos vientos afortunados del destino que han acariciado otros aspectos de sus vidas, una cosa es segura: manteniendo su dieta a base de alimentos tradicionales y verdaderos, los adinerados han logrado acomodar a sus genes dentro de las murallas de una fortaleza nutricional, y defienden sus dinastías fisiológicas de la chusma, las grandes masas de los enfermos y debilitados.

Puesto que los privilegiados pueden, y frecuentemente lo hacen, comer de la forma en que solíamos hacerlo, y puesto que este cambio en los hábitos alimenticios tuvo lugar hace un siglo, y que los efectos de la privación nutricional continua se ven ampliados con cada generación, el hueco creciente entre las clases nutricionales-fisiológicas debería colo-

21. 20 de enero, 2001, menú de almuerzo servido en el Capitolio de Estados Unidos, acceso por Internet el 31 de octubre, 2007, en: www.gwu.edu/percent7Eaction/inaulu.html

car bien en el transfondo los otros asuntos de diferencia de clases. Hace cien años, se distinguieron dos caminos nutricionales en el bosque evolutivo. Los menos afortunados empezaron a caminar por uno por el que nunca habían viajado y –a juzgar por las estadísticas de salud– que ha marcado todas las diferencias.

Es como si, al principio del siglo XX, a las familias de clase trabajadora se las reuniera y ordenara hacer su equipaje, dejar sus granjas y el fértil suelo y ocupar los asientos que se les ha asignado en un enorme crucero espacial dirigido a Marte. La mayoría de nosotros no habríamos hecho ese viaje sin resistencia, porque conocemos instintivamente que las consecuencias para nuestra salud, y para la de nuestros hijos, podría demostrar ser catastrófica. Se trata de un buen instinto, y aunque nuestros antepasados tal vez no lo supieran en su época, ese instinto permanece vivo en cada uno de sus descendientes y nos ayudará a volver a la Tierra.

LA VIDA EN EL ESPACIO EXTERIOR

En el episodio que transcurre en Florencia, Italia, de la excelente serie de difusión pública de Phil Rosenthal, *I'll Have What Phil's Having*, Phil está acompañado del jefe de cocina de celebridades Fabio Picchi, y de su anciana, pero vital madre, para visitar el jardín de su tejado. Con una visión de 360 grados de Florencia, le ofrece, para que lo coma, un pequeño tomate impregnado con el aceite de una hoja de albahaca recién cogida. Después de saborearlo, Phil dice con su entusiasmo característico: «¡En Los Ángeles no sabe así!». Dada su reacción, parecería como si estuviera probando un tomate por primera vez, y estamos hablando de una de las superestrellas de la comedia, creador de *Everyone Loves Raymond*, que podría haber tenido cualquier ingrediente de su elección, de primera clase, procedente de cualquier parte del mundo.

Viendo sus ojos cerrarse por el placer, los jugos corriendo por su boca, pensé: «Me gustaría tomar lo que come Phil». Ese tomate era la misma esencia de la palabra fresco. Y me hizo preguntarme: si el vividor Phil Rosenthal, que viaja por el mundo, puede sorprenderse por todo el sabor que se está perdiendo, entonces, ¿qué indica esto sobre la experiencia alimenticia del estadounidense medio con un presupuesto limitado? Lamentablemente, me sirvo de la experiencia de Phil Rosenthal y las que he tenido comiendo hortalizas recién cogidas de la huerta de cuando yo era niña, y la rica y cremosa leche recién ordeñada en una granja de Nueva Zelanda, y el opihi del océano, cogido unos minutos antes de una roca de la orilla sur de Kauai, como recordatorios de que, sin que lo notemos, la frescura y el verdadero sabor han sido eliminados gradualmente de nuestras experiencias alimenticias.

No es de extrañar que tanto a los niños como a los adultos se les haya apartado de las hortalizas insípidas y acercado a las opciones «supertremendas-mega-intensas» disponibles en los restaurantes de comida rápida y a las bolsas de patatas fritas guardadas en sus coches. Pero no es sólo la experiencia sensorial de la verdadera comida lo que nuestros cuerpos ansían. Aunque los nutricionistas hayan averiguado cómo recrear la intensidad del gusto, si no los sutiles matices de la verdadera comida, no pueden replicar lo que la Madre Naturaleza hace mejor: crear alimentos que sean igualmente ricos en sabor y nutrición.

Presento esto como nuestro conocimiento de las experiencias de la verdadera comida que se nos ha negado desde hace tanto tiempo y hasta tal punto que los revoltijos de comida nos han apartado, en masa, centímetro a centímetro, tan lejos de la naturaleza que es como si –en relación con los alimentos producidos con fecha de caducidad, en un suelo agotado, en un espacio limitado y comercializados como «saludables»– la mayoría de los estadounidenses actualmente hubieran salido del planeta y se hubieran exiliado en el espacio exterior.

Consideremos esto: si viviéramos confinados en algún tipo de colonia gigante de Marte, ¿cómo serían nuestras dietas? ¿Serían de verdad tan distintas de las actuales?

La mayor parte de los alimentos de Marte necesitarían tener una larga vida. Puesto que el transbordador sólo llega varias veces al año, los envíos deben durar meses. Descubriremos que la mayoría de los alimentos del espacio están cargados con ingredientes estables como azúcar, harina, aislado e hidrolizado de proteína y aceites vegetales. (Las barritas «deportivas» y «nutricionales» no contienen prácticamente nada más). Aunque estos productos se han refinado y se les ha eliminado los componentes vivos y reactivos, muchos contienen conservantes tóxicos para hacer que duren incluso más tiempo, incluidos el BHT y el BHA (los mismos compuestos químicos utilizados por los fabricantes de plástico y de ruedas).[22] Dado que el aceite vegetal no es apreciado por los microorganismos (por las razones descritas en el capítulo 8), lo encontraremos incluido en numerosos productos y casi imposible de evitar mientras sigamos una dieta marciana.

La comida del espacio no es muy variada en sabor. El entorno estéril puede soportar el crecimiento de algunas hortalizas seleccionadas, entre ellas la lechuga iceberg y los tomates cultivados hidropónicamente. Los envíos ocasionales de zanahorias, pimientos, brécol, patatas, manzanas y unas pocas frutas más y hortalizas ofrece el conjunto de colores que contribuye a convencernos de que tenemos comida real, a pesar de lo que nos digan nuestras papilas gustativas. Para empeorar las cosas, durante el largo viaje tiene lugar una reducción de nutrientes, de forma que muchas frutas y hortalizas «frescas» contienen apenas más nutrición que sus iguales envasadas o congeladas.[23,24] Las frutas y hortalizas enviadas desde la Tierra se recogen sin madurar, y como consecuencia contienen niveles de vitaminas significativamente menores (menos de la mitad en algunos casos) que cualquier producto fisiológicamente maduro.[25] Las investigaciones sugieren que los artículos producidos en masa pueden ser insípidos porque aportan poco más que agua y celulosa, y algunos contienen sólo la décima parte de vitaminas y antioxidantes que sus primos cultivados ecológicamente.[26]

El espacio es muy valioso en esta colonia penal, por lo que a los animales criados para consumo humano se les niega el pasto, la luz solar y

---

22. «The content of bioactive compounds in rat experimental diets based on organic, low-input, and conventional plant materials», Leifert C, 3rd QLIF Congress, Honeheim, Germany, March 20-23, 2007, archivado en www.orgprints.org/view/projects/int_conf_qlif2007.html

23. «Nutritional comparison of fresh, frozen, and canned fruits and vegetables, vitamin A and carotenoids, vitamin E, minerals and fiber», Joy C Rickman, *J Sci Food Agric.*

24. «The vitamin A, B, and C content of artificially versus naturally ripened tomatoes», House MC, *Journal of Biological Chemistry*, vol. LXXXI, n.º 3, recibido para publicación el 13 de diciembre, 1928.

25. *Ibid.*

26. «Nutritional comparison of fresh, frozen and canned fruits and vegetables, Part 1, Vitamins C and B and phenolic compounds», Joy C Rickman, *J Sci Food Agric*, 87:930-944 (2007).

el espacio para correr. No hay océanos, por lo que los peces –genéticamente diseñados para que crezcan prodigiosamente– se crían con comida alta en calorías. Los pollos, el pescado, el ganado y los cerdos viven en contenedores con una luz tenue, son alimentados con una mezcla de maíz y soja, y sus partes carnosas que caducan antes (órganos) y los huesos se destinan al consumo animal o se desechan.

Los fabricantes de la Tierra saben que el prisionero bien educado está deseando gastar su dinero en productos etiquetados como «ecológicos». Los encargados de estos productos deben reducir ligeramente la adición de sustancias químicas para cumplir con las normas del etiquetado. Los envíos incluyen una pequeña ración de su volumen como cereales ecológicos, sustitutos de la leche, sustitutos de la carne y el queso, y postres, para ayudar a que estos prisioneros crean que sus alimentos son significativamente superiores. Otros compañeros preocupados por su salud –que conocen la falta de idoneidad de sus dietas– siguen las pautas de los astronautas estadounidenses y consumen vitaminas sintéticas, grandes cantidades, sin saber que las producidas en fábricas no suelen parecerse a las reales.

Ya habrás captado la idea. No es una exageración sugerir que, en lo que respecta a nuestros cuerpos, la mayoría de nosotros podría estar viviendo también en el espacio exterior. Compara esto con los masái, que siguen ofreciendo a sus genes las mismas frutas nutritivas de la tierra que sus antepasados de hace 40.000 años, mientras que nuestros genes se agitan en el aire vacío. La leche de la que disfrutan los masái es en gran medida la misma que hace miles de años, cuando los artistas hacían dibujos de personas con su ganado en las paredes de las cuevas, en Gilf Kabir, en el norte de África. Es más, lleva la misma información a sus células. ¿La sustancia gris-blanca extraída de nuestras tristes vacas? No se parecen en nada.

Afortunadamente, no necesitas vivir en una tribu nómada del desierto para empezar a comer mejor. Todo lo que necesitas hacer es seguir las recetas expuestas en cualquier libro de cocina tradicional. En el capítulo 10 explicaré detalladamente los elementos fundacionales de la filosofía de *Nutrición profunda*, de forma que puedas escoger las mejores recetas de las disponibles en tus libros de cocina favoritos o en Internet.

Pero antes de que abordemos qué alimentos debes buscar, me gustaría hablar contigo sobre dos ingredientes tan perjudiciales e intrínsecos a la dieta estadounidense actual que, con el simple acto de identificar a estos seres problemáticos, te encontrarás kilómetros por delante del juego.

LA LISTA *KAPU*

La mayoría de la gente es consciente de los efectos perjudiciales de los residuos químicos de las granjas industriales y de los conservantes y otros agentes que tienen efectos fisiológicos dañinos. Y aquellos de nosotros que nos preocupamos por nuestra salud hacemos lo que podemos para evitarlos. Estos dos ingredientes son distintos. No sólo cada uno de ellos parece perfectamente diseñado para evitar que nuestras células funcionen de la forma que deberían, sino que suelen aparecer en equipo, juntos en los mismos alimentos. Estoy hablando de los aceites vegetales y el azúcar.

No estoy diciendo que todos los contaminantes y las toxinas de los que se suele hablar no sean perjudiciales para nuestra salud, lo son. Pero, puesto que el aceite vegetal y el azúcar son tan desagradables y su uso en los alimentos procesados es tan ubicuo que han sustituido a los ingredientes ricos en nutrientes que de otra forma comeríamos, coloco al aceite vegetal y al azúcar antes que a todos los demás, en la parte superior de mi lista de productos que no hay que comer.

Cuando las personas tradicionales querían enviar el mensaje de que ciertos alimentos eran peligrosos (o, en algunos casos, demasiado especiales para las personas no reales), los incluían en una lista de cosas que no había que comer. En Hawái, estos alimentos eran *kapu*, o prohibidos. Si observaban que un alimento producía un efecto dañino en los recién nacidos, entonces se convertían en *kapu* para las madres embarazadas. Todas las sociedades indígenas honraban estas listas; ignorarlo suponía un desastre para la madre o el hijo. A continuación veremos por qué el aceite vegetal y el azúcar son los verdaderos culpables de las enfermedades que la mayoría de los médicos achacan al azar o –incluso de forma más absurda– al consumo de grasas naturales. Cuando sepas lo que hacen dentro de tu cuerpo, espero que los pongas en la parte superior de la lista de *kapu* de tu familia.

CAPÍTULO 7

Grasas buenas y malas

Cómo la teoría del colesterol creó una epidemia de enfermedades

- Si alguna vez queremos establecer el debate de las grasas buenas y las grasas malas, debemos preguntar a los científicos que estudian los lípidos.
- Los científicos que estudian los lípidos nos han intentado decir durante décadas que la grasa saturada y el colesterol no son ningún problema.
- La grasa poliinsaturada oxidada es peligrosa porque es químicamente inestable.
- Eliminar las grasas tóxicas puede hacernos prácticamente inmunes a ataques al corazón.
- El tamaño de las partículas de tus lipoproteínas es la mejor evaluación de tu riesgo de ataque al corazón.

Cuando acababa de salir de la escuela de medicina, si me hubieran preguntado qué causa las enfermedades cardíacas, habría contestado: «La grasa y el colesterol, por supuesto». Tenía confianza en este consejo no sólo porque era lo que me habían enseñado, sino porque me parecía que era de sentido común; podía imaginar la grasa acumulándose en el interior de las arterias de una persona, dejándola taponada como la grasa de cocinar en una tubería. Además, la Asociación Médica Americana, la Asociación Americana del Corazón, la Sociedad Americana contra el Cáncer, el Colegio Americano de Cardiólogos y otras organizaciones respaldaban esta teoría sobre el colesterol y las enfermedades cardíacas.

Pero, cuando empecé a practicar la medicina, una cosa sobre esta teoría me incordiaba: ¿por qué, si el colesterol es tan mortal, tantos pacientes ancianos disfrutaban de una salud excelente, después de pasar toda una vida consumiendo mantequilla, huevos y carne roja?

No hace mucho tiempo, los médicos y científicos del centro fundacional de la medicina empezaron a hacerse preguntas similares a la luz de las crecientes pruebas de que valía la pena revisar la teoría sobre el colesterol. En 2001, unos científicos nutricionistas de la Escuela de Salud Pública de Harvard llegaron a sugerir que «la campaña que defendía comer poca grasa se ha basado en pocas pruebas científicas y que tal vez haya causado consecuencias para la salud imprevistas».[1] Además, afirmaban que la campaña que recomendaba ingerir poca grasa y nada de colesterol podía no sólo perjudicar la lucha contra la obesidad y la diabetes, sino también empeorar ambas epidemias.

Gracias a Michael Pollan y a otros autores de varios libros recientes, que citaban el artículo del primero y otros como él, el público lector ha sido testigo de grietas en los fundamentos del pensamiento nutricional moderno.[2,3,4] Puesto que cada vez más investigadores descubren todas las formas de pruebas sobre los efectos beneficiosos para la salud de la grasa animal (ese tipo de datos se han publicado en docenas de artículos académicos), la presión está generando muchos cambios en la medicina organizada.[5] Sin embargo, hasta que ese cambio llegue, es poco probable que tu médico contradiga las pautas oficiales. Sólo cuando las pautas

---

1. «Types of dietary fat and risk of coronary heart disease: a critical review», HU F, *Journal of the American College of Nutritio*n, vol. 2, 1, 5-19, 2001.
2. *In Defense of Food: An Eater's* Manifesto, Michael Pollan, Penguin, 2009, p. 43.
3. *Eat Fat, Get Thin: Why the Fat We Eat Is the Key to Sustained Weight Loss and Vibrant Health,* Mark Hyman, Little, Brown, 2016.
4. *The Big Fat Surprise: Why Butter, Meat and Cheese Belong in a Healthy Diet,* Nina Teicholz, Simon and Schuster, reimpresión, 2015.
5. «In food choices and coronary heart disease: a population based cohort study of rural Swedish men with twelve years of follow-up», *Int J Environ Res Public Health* 2009, 6, 2626-2638. Los autores afirman: «La hipótesis dieta-corazón de la década de 1950 que sostenía que las grasas saturadas generan enfermedad cardíaca por medio de un desarreglo de los lípidos sanguíneos está en fase de reevaluación». Barry Groves cita más de mil artículos en su libro, *Trick and Treat: How Healthy Eating Is Making Us Ill*, Hammersmith, 2008. El libro de Gary Taubes de 640 páginas, *Good Calories, Bad Calories*, Knopf, 2007, está igualmente bien citado.

actuales cambien para reflejar una ciencia mejor, dejarán los consejos habituales del médico de poner a los pacientes bajo el riesgo de esas «consecuencias para la salud no intencionales».

Cuando llegues al final de este capítulo, puede que estés convencido de que hay pocas razones para temer al colesterol. Espero que por lo menos te des cuenta de que la teoría que relaciona el colesterol con las enfermedades cardíacas está lejos de ser irrefutable, y que, cuando tu médico te aconseje «mantener las cifras bajas», no tengas que aceptar sus consejos sin objeciones.

La otra cosa que quiero que entiendas es que un brote necesario en las críticas hacia el colesterol es un rechazo de las grasas naturales y tradicionales que han sostenido a la humanidad durante miles de generaciones. Es un poco como la idea que Nestlé usaba con éxito en la década de 1940 para vender leche maternizada a mi abuela y muchas otras abuelas, afirmando que era «más perfecta que la leche materna».[6] Quienes sustituyen los alimentos naturales y tradicionales por productos modernos similares a la comida en nombre de la salud defienden que la naturaleza no lo sabe todo; una empresa sí. Ésta es una afirmación extraordinaria que requiere pruebas extraordinarias, una responsabilidad que no han logrado cumplir.

Entonces, ¿por qué nos lo creemos?

Para entender lo fácil que es vendernos ideas totalmente falsas, hacernos solicitar productos de los que apenas sabemos nada, comenzaremos con las ventas más exitosas de la historia de la medicina, publicitadas por un hombre considerado el héroe del pensamiento nutricional moderno.

---

6. Al investigar la salud de mi propia familia descubrí sobre mi madre que ella y su hermano fueron alimentados con leches maternizadas, al estilo de las mujeres bien educadas de la costa este en aquella época. Pregunté a mi abuela qué la convenció a seguir esta tendencia, sospechando que era por comodidad o alguna idea relacionada con que le ayudaría a recuperar su figura. Ante mi sorpresa, contó la historia de una charla promocional ofrecida por la «enfermera de la leche», de Nestlé, después de que naciese mi tío. A mi abuela le dijeron que, si iba a dar el pecho, necesitaría tomar varios suplementos para asegurar la salud del bebé. Pero, si decidía tomar una leche maternizada, que estaba «enriquecida», evitaría la necesidad de dar al bebé varios suplementos porque la formulación era «más perfecta que la leche de la madre».

EL HOMBRE QUE LANZÓ LA CAMPAÑA QUE INDUCÍA A COMER POCA GRASA

Es el año 1958, Ancel Keys, un hombre en forma y apuesto, se encuentra ante la pizarra de un laboratorio, en un documental de la CBS titulado *La búsqueda*, para advertirnos de «la nueva plaga americana».[7] En pantalla, vemos una fila de diez pequeños hombres de madera sobre la mesa de Key. Derriba cinco de ellos con su dedo, golpeándolos mientras habla. «El principal asesino de los americanos es la enfermedad cardiovascular [...] Golpea sin avisar. De diez hombres, podemos esperar que cinco de ellos la padezcan». Desde este momento, Estados Unidos recurría a Keys para tener consejos sobre cómo prevenir las enfermedades cardíacas.

La cámara presenta a Keys delante de un grupo pequeño, pero atento, de hombres vestidos con batas blancas, colocados para hacer parecer que están dando una charla a un equipo de médicos fascinados. Aunque nunca afirma ser un especialista en enfermedades del corazón, lleva puesta una bata de médico y habla con confianza sobre la salud del corazón, asemejándose al clínico tranquilizador mientras pronuncia con seriedad las palabras exactas para lograr un impacto máximo. Realizado con el sentido de la gravedad de un presentador de noticias y la suave confianza del personaje Don Draper, de *Madmen's*, el carisma de Keys le catapultó a la portada de la revista *Time*. Pero, a diferencia de Draper, quien vendía productos para el hogar utilizando pegadizos eslóganes pronunciados por atractivos portavoces, Keys se vendía a sí mismo como el reputado experto en todas las formas de enfermedad cardíaca utilizando mala ciencia, engaños encubiertos y miedo.

En realidad, el padre de la «hipótesis de la dieta del corazón» no era un cardiólogo, y ni siquiera doctor en medicina. Había obtenido su doctorado en los años 1930 estudiando las anguilas de agua salada. Sus credenciales en nutrición se basaban en el hecho de que, durante la Segunda Guerra Mundial, el ejército le encargó diseñar las comidas listas para tomar que podían almacenarse durante años y enviarse a millones de soldados. El doctor Keys llamó a sus comidas con la ración del tamaño de

---

7. El archivo del episodio de 1953 de The Search que presentaba a Keys está disponible en la Universidad de Minnesota: www.epi.umn.edu/cvdepi/video/the-search-1953/

un bolsillo ración-K, por su mismo apellido. Cuando terminó la guerra, el Departamento de Salud Pública de Minnesota contrató a Keys para estudiar el problema de la mayor incidencia de ataques cardíacos. Pero el ego le venció.

En su primer encuentro científico presentó la idea de que en los países en los que la gente comía más grasa animal morían con mayor frecuencia de ataque al corazón, con lo que sugirió una posible relación causal. Pero su trabajo estadístico fue tan descuidado (*véase* la figura de pág. 204) que fue criticado por sus compañeros. En lugar de enmendar el problema, Keys clamó venganza: «Les enseñaré a esos tipos».[8] Parece que, más que cualquier otra cosa, Keys quería que la gente pensara que había descubierto, sin ayuda de nadie, la causa de los ataques cardíacos. Y lo mismo hicieron los productores de margarina del país, quienes habían encontrado en Keys al portavoz perfecto. Aunque su trabajo no llegó a convencer a los científicos profesionales (al menos durante la primera o segunda década posteriores), el sector de la margarina sabía que había encontrado una forma de convencer al hombre de la calle. Si el público creía que la mantequilla y otras grasas animales «obstruirían sus arterias», en su lugar se le podría convencer de que comprara margarina.

No pasó mucho tiempo antes de que la Asociación Americana del Corazón, que depende de las grandes donaciones de dinero en efectivo de la industria de los aceites vegetales, se enganchara al carro de Keys. Cogieron sus estadísticas equivocadas y les sacaron provecho, convenciendo a la mayoría de los médicos de que un filete es un «ataque cardíaco en un plato», y que la margarina hecha a partir de aceites vegetales hidrogenados (llena de grasas trans) era saludable. En menos de una década, las estanterías de los supermercados estaban llenas de alimentos listos para comer, y los estadounidenses los compraban. Ya no se insistía en las comidas frescas procedentes de los pequeños granjeros de la misma localidad; nos habían convencido de que los productos hechos en lejanas fábricas eran más seguros, más saludables y mejores. Y también eran más baratos. Pero incluso Keys tenía sus dudas a la hora de comerlos.

---

8. «Health revolutionary: the life and work of Ancel Keys», acceso por Internet en www.209.85.141.104/search?q=cache:PVHCLlIMKzQJ: www.asph.org/movies/keys.pdf+percent22i'll+show+those+guyspercent22+keys&hl=en&ct=clnk&cd=1&gl=us&client=firefox-a

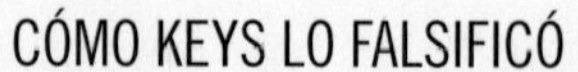

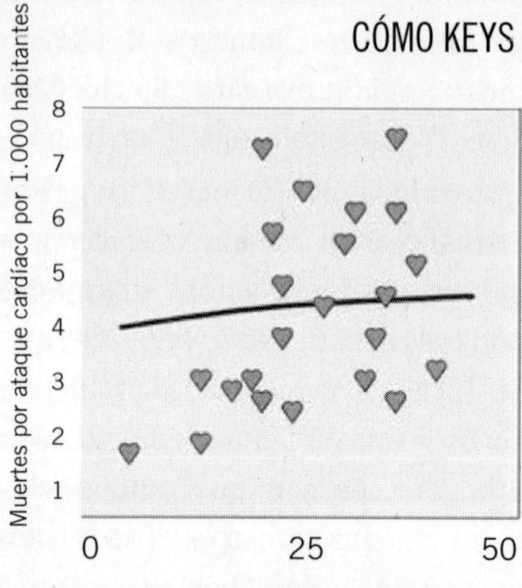

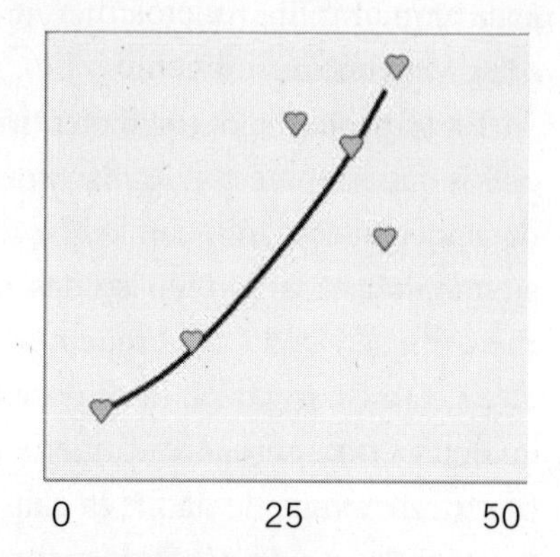

La verdad
Utilizando todos los datos disponibles de veintidós países, vemos una mala correlación entre la ingesta total de grasa y las enfermedades cardíacas.

Lo que Keys publicó
Seleccionando seis países de acuerdo con su consumo de margarina, y eliminando el resto, se obtiene una fuerte correlación.

Mentiras, malditas mentiras y estadísticas. Keys culpaba al consumo de grasa natural de los ataques cardíacos. Pero Estados Unidos, Inglaterra, Canadá y Australia tenían los mayores niveles de consumo de margarina. Keys nunca la menciona en su famoso «Estudio de seis países», y el engaño jamás se explicó. Keys sigue siendo considerado un héroe de la medicina moderna.

«¡Vaya! Todo lo que dije sobre la grasa saturada en realidad era sobre la margarina» (Parafraseando a Ancel Keys).

Hacia 1961, bajo un mayor escrutinio científico, Keys empezó a dudar sobre su apoyo a su propia (ahora públicamente aceptada) hipótesis sobre la dieta y el corazón.[9] Los investigadores habían indicado el uso erróneo de los términos científicos por parte de Keys. En público, señalaba a

9. «Hydrogenated fats in the diet and lipids in the serum of man», Anderson JT, *J Nutr*, 75 (4):338, p. 1961.

las grasas animales como las causantes de la mayor tasa de ataques cardíacos. Pero en su laboratorio y en experimentos con humanos no utilizó grasa animal.[10] Sus sujetos fueron alimentados con margarina hecha con aceite vegetal parcialmente hidrogenada. ¿Y qué había en la margarina? Grasas trans, hasta en un 48 por 100.

Las grasas trans son las infames moléculas endurecedoras de las arterias que han sido prohibidas en los restaurantes de Nueva York y en otros lugares debido a su bien conocida relación con las enfermedades cardíacas. Estas grasas no existen en los alimentos procedentes de la naturaleza. (*Trans* describe un enlace químico entre dos moléculas, no una molécula en sí misma. *Véase* más sobre esto más abajo). Mientras que la naturaleza produce versiones saludables de grasas que contienen trans, la grasa trans que ha sido prohibida es el subproducto de un proceso industrial llamado *hidrogenación*. Y así, que Keys concluyera de sus estudios, que utilizaron grasa vegetal hidrogenada, que la grasa animal causa las enfermedades cardíacas no tiene ningún sentido en absoluto.

Lamentablemente, el público nunca conoció la historia completa. Dado que la margarina también contiene grasa saturada (fabricada durante el mismo proceso de hidrogenación que genera grasa trans), al sector de la alimentación se le ofreció la clave que necesitaba para atacar a la grasa saturada basándose en los hallazgos de Keys. Ignorando la presencia de grasa trans (y otras grasas alteradas de la margarina), los portavoces simplemente culparon a la grasa saturada. Y en televisión, Keys identificó la grasa saturada con la grasa animal, completando el engaño.[11] Este ingenioso giro de los hechos es similar al de envenenar a ratas con leche mezclada con estricnina y culpar a la leche de las muertes.

La pelota de la grasa antisaturada y anticolesterol rodaba perfectamente, y se hizo tanto dinero vendiendo alimentos procesados «saludables» bajos en colesterol y en grasa que no iba a ser fácil detenerla. Todos los informes de noticias que has escuchado sobre los peligros de la grasa

---

10. *Ibid.*

11. «Health revolutionary: the life and work of Ancel Keys», acceso por Internet en www.209.85.141.104/search?q=cache:PVHCLlIMKzQJ:www.asph.org/movies/keys.pdf+percent22i'll+show+those+guyspercent22+keys&hl=en&ct=clnk&cd=1&gl=us&client=firefox-a

saturada y el colesterol son respaldados en gran parte por estudios que evaluaron los efectos del aceite vegetal hidrogenado, lleno de moléculas antinaturales que no se encuentran en la mantequilla, los filetes ni ningún alimento natural.[12]

Con tanta ciencia basura saturando los medios, los profesionales que ofrecen consejos nutricionales deben ir más allá de las citas para descubrir la verdad por sí mismos. Aunque es fácil seguir la corriente y decir a los pacientes que «reduzcan la grasa animal», hacerlo convierte a los profesionales de la salud con buenas intenciones en participantes involuntarios en una campaña en curso para vender sustitutos artificiales con altos beneficios para los alimentos naturales; unos sustitutos que, a su vez, enferman a la gente.

Los científicos de los lípidos al rescate

En un capítulo anterior he sugerido que nuestra salud empeora cuando dejamos de hablar sobre la comida de la forma en que los hacen los granjeros y los jefes de cocina, y adaptamos el lenguaje de los científicos. Éstos no son el problema. El problema aparece cuando utilizamos términos científicos sin entender realmente lo que estamos diciendo. Un buen ejemplo: la historia que acabo de contar sobre los medios de comunicación que nos advierten contra la grasa procedente de alimentos como la mantequilla y la crema, cuando el alimento de los estudios en realidad era la margarina, que por tanto estaba cargada con grasas trans que sólo recientemente –cincuenta años después– hemos sabido que son malas para nuestra salud.

Hoy en día escuchamos con tanta frecuencia términos como *trans* y *poliinsaturadas* que es fácil olvidar que son descripciones químicas de compuestos con tipos específicos de enlaces y formaciones moleculares: detalles que la mayoría de quienes no son químicos no serían capaces de describir. Por tanto, cuando el joven que repone el aliño para ensalada

12. Seguir el rastro de las citas en artículos de consenso y otras declaraciones de política de investigación nos vuelve a llevar a Keys y su ciencia patológica. Un buen ejemplo es el Programa Nacional para Educación sobre el Colesterol, que en 2004 coordinó la publicación de la tercera declaración de consenso del Panel de Tratamiento de Adultos

en el supermercado insiste en que el aliño es saludable porque es rico en grasas poliinsaturadas, o cuando quien te sirve en el restaurante elogia los méritos de los omega-3 de la colza, es mejor tomar con escepticismo estos consejos nutricionales. En 1961, cuando Ancel Keys atrajo la atención nacional sobre los lípidos y su papel en la salud humana, fue considerado por la revista *Time* el hombre del año. En los más de sesenta años desde que la discusión sobre los lípidos fueran el centro de las conversaciones sobre nutrición, las historias relacionadas con la salud cardíaca han reflejado una fascinación constante hacia las grasas, pero han transmitido un mensaje totalmente inconsistente: «El colesterol y ahora las malas noticias» fueron unos titulares en 1984, argumentando que comer colesterol es malo.[13] Pero en 2014, *Time* informó, en un artículo titulado «Finalizando la guerra contra la grasa», que los médicos ahora afirman que la mantequilla es buena.[14] ¿Qué –o a quién– se supone que debemos creer?

Desde mi punto de vista, sólo deberíamos escuchar al grupo de personas que realmente pasan sus carreras estudiando las grasas: los científicos de los lípidos, que se concentran solamente en aprender más sobre diversos lípidos (grasas) y sus respectivas funciones en la salud humana. En las décadas en que hemos estado probando diferentes tipos de grasa en distintas combinaciones –desde la de Rip Essylstein, con casi nada de grasa, la dieta Engine 2, hasta la Dieta South Beach (solo pescado y grasas dietéticas basadas en plantas) y el énfasis de la dieta Atkins en las grasas animales– el público estadounidense nunca ha escuchado nada dicho por un solo científico de los lípidos. Es una verdadera vergüenza porque los científicos de los lípidos tienen mucho que decir sobre el tema. Y, puesto que saben más sobre el asunto quc ninguna otra persona, lo que tengan que decirte podría salvar tu vida.

Una causa de enfermedad cardíaca que podrías haber omitido

Si hay alguien que se considere una estrella del rock de la ciencia de los lípidos, entonces yo sostendría que Gerhard Spiteller es como Elvis

13. *Time magazine,* 26 de marzo, 1984.

14. *Time magazine,* 12 de junio, 2014.

Presley, Jim Morrison y Mick Jagger en una sola persona. Este brillante científico austríaco lleva estudiando silenciosamente el fondo de la función de las grasas en los ataques cardíacos durante casi medio siglo. Superestrella entre los superbichos raros cuyo currículo incluye haber sido profesor e investigador en el MIT, Innsbruck, y otras prestigiosas universidades, es el principal autor de más de ciento treinta artículos científicos publicados. Aunque otros miembros de la comunidad de investigación de las grasas han estudiado y escrito extensamente sobre la peroxidación de los lípidos y su papel potencial en la arteriosclerosis, fue el doctor Spiteller quien, en su artículo del año 2000, «Oxidación del ácido linoleico en las lipoproteínas de alta densidad: Un evento importante en la aterogénesis», nos guía definitivamente en la dirección correcta.[15] En este artículo meticulosamente respaldado por hechos, el doctor Spiteller defiende que son las grasas poliinsaturadas procesadas, no la grasa saturada ni el colesterol, quienes merecen que les echemos la culpa del endurecimiento de las arterias en todo el cuerpo. (Nos informaremos mejor sobre lo que son las grasas poliinsaturadas, y de dónde proceden, posteriormente, en este mismo capítulo).

Voy a apostar que, hasta ahora, no habías oído hablar sobre el doctor Spiteller. Los científicos de los lípidos, como norma general, no aparecen en los programas de televisión. No se les pide que comenten las historias médicas más recientes en los programas de noticias de las mañanas. No aparecen en la portada de *Time* ni en ninguna otra revista para todos los públicos. A diferencia de llevar la vida de un cirujano cardíaco, un cirujano cerebral o un cardiólogo, el hecho de pasarte la vida en un laboratorio sin ventanas estudiando las grasas es improbable que impresione a la gente en una fiesta nocturna. Reconozcámoslo: para la mayoría de nosotros, «científico de los lípidos» difícilmente puede ser sinónimo de «sexy».

Esto explica por qué el público en general –incluso quienes estudian la nutrición y la salud– no suele llegar a escuchar lo que los científicos de los lípidos tienen que añadir a un diálogo sobre nutrición, a una conversación que, el menos últimamente, tiene que ver con el tema de las grasas buenas y las malas. Pero ¿qué sucede con los otros investigadores

---

15. «Oxidation of linoleic acid in low-density lipoprotein: an important event in atherogenesis», Spiteller G, *Angew Chem Int Ed Engl*, febrero de 2000, 39(3):585-589.

y profesionales de la medicina? Seguramente, incluso los deportistas de la comunidad de la medicina emplearían cierto tiempo en familiarizarse con los descubrimientos más recientes de esos investigadores de los lípidos que saben mucho más sobre el comportamiento de las grasas en el cuerpo que cualquier otra persona, ¿no es cierto?

No es así. En líneas generales, el tipo que conduce el Porsche Carrera hasta la lujosa habitación de la cirugía para introducir otro stent en las arterias de otro paciente es casi seguro que lleve treinta años, o más, de estudio de la nutrición y de su función en la etiología de las enfermedades cardíacas que, indirectamente pagará su casa, su próximo viaje a Italia y la educación de sus hijos en prestigiosas universidades. De hecho, en el momento en que acabes de leer este capítulo es probable que sepas más sobre las causas de las enfermedades cardíacas que el cirujano cardíaco o el cardiólogo de tu ciudad. Entenderás lo que los científicos de los lípidos nos han estado contando –y lo que la investigación ha respaldado durante años–: que el colesterol y las grasas saturadas no son enemigas de nuestro corazón; lo son los productos grasos industriales y los aceites vegetales.

Los productos grasos industriales como los aceites vegetales son tóxicos para tus arterias porque contienen delicados ácidos grasos polinsaturados que son especialmente propensos al daño oxidativo, sobre todo cuando se exponen al calor y se separan de los antioxidantes que, de otro modo, ayudarían a protegerles del daño oxidativo. Lo sé: no es nada tan atractivo como «el colesterol bloquea tus arterias». Pero es lo que respaldan las pruebas de la investigación.

Por tanto, tal como los científicos de los lípidos han defendido desde hace mucho, yo sostengo que las grasas y el colesterol naturales han formado parte de la dieta humana durante milenios y no son el problema. El auge históricamente reciente de la arteriosclerosis y las enfermedades cardíacas es el resultado de una invención históricamente reciente del sector de la alimentación: aceites vegetales refinados, decolorados y desodorizados. Revelando la certeza con que los ácidos grasos son alterados por el calor y el procesamiento, el doctor Spiteller nos ofrece una definición químicamente indiscutible de las grasas buenas frente a las malas.

Durante el resto de este capítulo, explicaré estos conceptos y mostraré cómo la ingestión de ácidos grasos que dañan el corazón genera placa que se acumula en las arterias. Pero antes quiero mostrar las consecuencias de la teoría de Keys, y por qué cualquiera que critique las grasas saturadas está ayudando a respaldar a las enfermedades y al sector de la comida basura.

CÓMO LA TEORÍA DEL COLESTEROL CREÓ UNA EPIDEMIA DE ENFERMEDADES

En la década de 1950, Ancel Keys y otros popularizaron la idea de que la grasa bloquea nuestras arterias del modo en que también atasca la tubería que corre bajo la cocina. Y, aunque la gran mayoría de todas las investigaciones disponibles nos digan que esta idea no es sostenible, la comunidad médica, en líneas generales, insiste en adherirse a esa historia. Es cierto, a lo largo de los años hemos modificado un poco este modelo, pero la idea central es que, de algún modo, el cuerpo se ve afectado y es incapaz de tratar con las grasas naturales. Todo esto procede del fracaso en apreciar la habilidad química del juego de manos que el doctor Keys sacó adelante cuando describió sus experimentos utilizando la expresión *grasa saturada* mientras se refería a la margarina, pero todo el mundo pensaba que hablaba sobre la mantequilla.

Tomémonos un momento para examinar algunas de las consecuencias en desarrollo de esta sencilla dirección incorrecta.

Antes de la campaña de Keys, la gente comía muchos más alimentos ricos en grasa saturada y colesterol de lo que hacemos actualmente, pero los ataques cardíacos eran tan raros que prácticamente no se oía nada sobre ellos.[16,17] Durante el siglo pasado, cuando el consumo de mantequilla cayó hasta menos de una cuarta parte de lo que había sido (desde ocho kilogramos por persona, por año, hasta dos), el consumo de aceite vegetal se quintuplicó (desde cinco kilogramos por persona, por año, hasta

16. *Know Your Fats: The Complete Primer for Understanding the Nutrition of Fats, Oils, and Cholesterol,* Mary G Enig, Bethesda Press, 2000, p. 94.

17. *The Cholesterol Myths,* Uffe Ravnskov, New Trends Publishing, 2000, p. 30.

veintiuno).[18,19] En 1900, las enfermedades cardíacas eran raras.[20] Hacia el año 1950, los problemas del corazón estaban matando a más hombres que cualquier otra enfermedad.[21] Ahora, a comienzos del tercer milenio, las enfermedades cardíacas son la causa número uno de muertes tanto en hombres como en mujeres.[22]

Consumo de grasa naturales: bajo. Consumo de grasas procesadas: alto. Enfermedades cardíacas: nivel alto y en ascenso. Olvida un momento lo que dicen los «expertos» y pregúntate a ti mismo qué sugieren estas tendencias al estadístico que llevas dentro. La próxima vez que vayas al supermercado, veamos cuántos alimentos puedes encontrar que no contengan aceite vegetal como ingrediente. ¿Qué haces con el hecho de que, mientras miras la televisión en casa, veas un reportaje de salud de sesenta segundos que expone los beneficios de alguna crema baja en colesterol, seguido de un anuncio de un fármaco para el colesterol, y después otro para la disfunción eréctil? ¿Qué dice este escenario al pensador crítico que hay en ti?

Lo que nos está matando como a moscas no es ningún aumento del consumo de grasa saturada, sino un aumento del consumo de *dos categorías importantes* de los alimentos proinflamatorios: los aceites vegetales (también conocidos como grasas no naturales) y el azúcar. Reducir ambos de tu dieta no solo protegerá tu corazón, sino que te ayudará a protegerte de todas las enfermedades crónicas.

Para ayudarte a entender por qué es completamente anticientífico culpar a las grasas naturales de las enfermedades cardíacas, apelaré al químico que llevas dentro, demostrándote por qué las grasas naturales son beneficiosas. Pero, en primer lugar, quiero ofrecerte un poco de la historia de estos aceites y decirte por qué el aceite vegetal ha logrado

---

18. «Myths and truths about beef», Fallon S, *Wise Traditions in Food, Farming and the Healing Arts*, verano de 2000.
19. «*Trans fatty acids in the food supply: a comprehensive report covering sixty years of research*», 2.ª ed., Enig Mary G, Enig Associates, Silver Spring, MD, 1995, pp. 4-8.
20. Heart disease and stroke statistics, 2003 update, American Heart Association.
21. «The rise and fall of ischemic heart disease», Stallones RA, *Sci Am*, noviembre de 1980, 243(5):53-9.
22. «Sex matters: secular and geographical trends in sex differences in coronary heart disease mortality», Lawlor DA, *BMJ*, 8 de septiembre, 2001, 323:541-545.

introducirse en casi todos los productos que la mayoría de los estadounidenses comen todos los días. Los fabricantes de comida los utilizan por las mismas razones que utilizan el plástico: es fácil de manipular químicamente, al público se le puede enseñar a ignorar las consecuencias de su uso, y lo mejor de todo, son baratos.

La primera grasa mala

A finales del siglo XIX, el emperador Napoleón III ofreció un premio para un sustituto de la mantequilla que alimentara a su ejército y a «las clases bajas».[23] El objetivo era un producto que costase muy poco y que no se corrompiera en los viajes marinos de larga duración. Después de algo de experimentación, un químico llamado Hippolyte Mege-Mourie descubrió que comprimiendo bloques de sebo extraía elementos aceitosos que se convertían en sólidos cuando se mezclaban con leche desnatada. El material gris mate tenía un aspecto nacarado y Mege-Mourie lo llamó margarina, por el término griego *margarites*, que significa «perla». No sabía bien, pero era barato.

Sin embargo, no era suficientemente barato para Estados Unidos. Criar, alojar, alimentar, reproducir y ordeñar vacas es una tarea cara en comparación con el cultivo de plantas. Durante el cambio de siglo, los químicos habían descubierto una forma de reinventar la reinventada mantequilla comenzando con un material más cercano a la parte inferior de la cadena alimentaria: semillas de algodón. Había sacos y más sacos de ellas tirados por todas partes sin utilizarlos. De hecho, las diminutas semillas negras eran difíciles de almacenar porque, si se dejaban solas, fermentaban y despedían un olor terrible. Los químicos reconocían que las sustancias volátiles odoríferas significaban que el aceite reaccionaba con el oxígeno y olían. La naturaleza reactiva del aceite conllevaba que tenía potencial para modificarse químicamente con diversos propósitos y, muy pronto, se descubrió una forma para convertir este subproducto inútil de la industria textil en oro sólido. Así comenzó una feliz relación entre químicos, granjeros y compañías petrolíferas que perdura hasta hoy.

---

23. «The lowdown on oleo», Kapica C, *Chicago Wellness Magazine*, septiembre-octubre de 2007.

Para conseguir que el aceite de semillas de algodón líquido se pareciera a la mantequilla necesitaban espesarlo en una pasta sólida. La química ofrecía dos opciones: mezclar grupos de moléculas o convertir a las moléculas individuales en menos flexibles y más almacenables. La primera opción genera una forma primordial de plástico, demasiado incomestible para hacerla pasar por comida. Así que eligieron la segunda. Planearon una transformación de los ácidos grasos en el aceite, planchándolos con calor, presión, hidrógeno y un catalizador de níquel hasta que prácticamente quedaban planos. La clave para convertir el producto en comestible era el catalizador, que evitaba que las moléculas formaran un plástico. Cuando el aceite quedaba plano en este proceso, sus enlaces dobles cambiaban desde la configuración natural curvada y flexible hasta algo más rígido. Y así nacieron las grasas *trans*.

LA HIDROGENACIÓN PARCIAL APLASTA LAS GRASAS

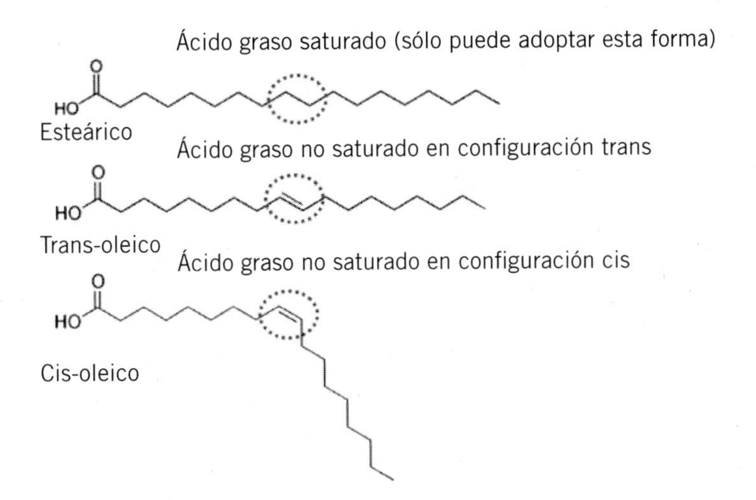

El proceso químico de hidrogenar parcialmente un ácido graso no saturado transforma los ácidos grasos con configuración cis en trans, o convierte el enlace no saturado en saturado. Ambos resultados conducen a una molécula plana con menos características fluidas que el ácido graso no saturado original con configuración cis.

A las que llamamos ácidos grasos trans parcialmente hidrogenados por el tipo de enlace que une a los átomos de carbono. Los ácidos grasos que surgen de forma natural contienen enlaces en una configuración cis. En esta configuración, los ácidos grasos son altamente flexibles, lo cual evita la cristalización (solidificación), y así las moléculas se comportan como líquidos. La hidrogenación parcial hace dos cosas: deja algunos enlaces de la configuración cis totalmente planos (saturando el enlace con hidrógeno) y convierte otros en trans. Convertir un ácido graso cis en saturado o trans le permite ser una molécula más rígida y más acumulable. Por eso los aceites vegetales parcialmente hidrogenados se solidifican como la mantequilla (que contiene grasas saturadas naturalmente rígidas y acumulables). Cottolene fue la primera marca importante que los comercializó con éxito en Estados Unidos, hace algo más de un siglo. No sabían como la mantequilla, pero eran baratos. Este proceso aún se utiliza para hacer «mantequilla» para las «clases bajas», actualmente.

Ahora, la mayoría de los expertos están de acuerdo en que el consumo de sustitutos baratos de la mantequilla, como la margarina y la manteca, son malos para nuestra salud. Sin embargo, los médicos suelen evitar recomendar mantequilla a sus pacientes. Por tanto, ¿qué utiliza la gente en su lugar? Algunos de los productos alimenticios más peligrosos de la tienda.

LA NATURALEZA NO FABRICA GRASAS MALAS

Una de las ideas fundamentales de este libro es que la belleza física no está, como parece, en el ojo del observador. Las cosas vivas bellas son las manifestaciones de las leyes inmutables del crecimiento natural, reglas basadas en las matemáticas. Estas reglas se aplican por todas partes, incluso a nivel molecular.

Las biomoléculas, incluidos los ácidos grasos, el colesterol y el ADN, normalmente se enlazan en configuraciones hexagonales o pentagonales para facilitar su interacción entre ellas y con el agua. El procesamiento altera los ácidos grasos en el aceite vegetal, de forma que ya no pueden asumir su típica geometría de cinco o seis lados. Igual que las trampas chinas para dedos, nuestras enzimas absorben estos ácidos grasos alterados y después no pueden dejarles que se vayan, lo cual perjudica el funcionamiento celular tan profundamente que puede matar a tus células. Y si comes una cantidad suficiente de grasas trans, la disfunción celular afectará a tantas células de tantos tejidos que los efectos acumulativos perturbarán las funciones básicas (como la circulación de la sangre o la capacidad del cuerpo de luchar contra la infección), y al final te matará. Los aceites vegetales rara vez matan a los niños, pero pueden alterar el metabolismo normal tan profundamente que se pierde su *simetría dinámica*, y sus proporciones esqueléticas quedan desequilibradas.

Ningún alimento representa un espectro tan completo de moléculas –desde saludable hasta distorsionadas y extremadamente tóxicas– como la grasa. Las grasas buenas son algunos de los mejores alimentos que puedes comer. Y algunas de las personas más saludables y robustas del planeta viven en culturas cuyas dietas dependen en gran medida de las grasas naturales, como por ejemplo la grasa animal. Pero cojamos esos alimentos con grasas buenas y sustituyámoslos por alimentos con un alto contenido en hidratos de carbono refinados y grasas alteradas, y los mismos problemas que tenemos en nuestro país empiezan a extenderse por todo el mundo: aumento de peso, problemas cardíacos, trastornos del estado de ánimo, otras enfermedades crónicas, niños recién nacidos que muestran deformación de órganos y de la cara, y otras marcas distintivas de la degeneración física. Hasta ahora, la medicina convencional echa la culpa a la leche y la carne. Pero yo culpo a las grasas alteradas y tóxicas (y al azúcar). Afortunadamente, el principio que hay detrás del hecho de evitar las grasas tóxicas y alteradas es fácil de recordar: *Come grasas naturales y evita las procesadas*. Esta fórmula funciona porque la naturaleza no fabrica grasas malas; lo hace la industria.

GRASAS BUENAS Y MALAS	
GRASAS BUENAS	**GRASAS MALAS**
Estas grasas tradicionales pueden soportar el calor que conllevan el procesamiento y el cocinado; • Aceite de oliva • Aceite de cacahuete • Mantequilla (¡Sí, mantequilla!) • Aceite de nuez de macadamia • Aceite de coco • Grasas animales (manteca, sebo) • Aceite de palma • Cualquier aceite no refinado, producido artesanalmente	Estas grasas de la era industrial no pueden soportar el calor que conlleva el procesamiento o cocinado; • Aceite de colza • Aceite de soja • Aceite de girasol • Aceite de semillas de algodón • Aceite de maíz • Aceite de pepitas de uva • Pastas para untar que no sean mantequilla (incluida la margarina) y las llamadas pastas para untar libres de grasas trans

Los seductores sabores de los alimentos ricos en grasas son una tentación por buenas razones. A diferencia del azúcar –que no contiene nada nutritivo–, una comida completa con grasa animal normalmente nos ayuda a absorber y saborear otros nutrientes. Por eso la mantequilla hace que otros alimentos sean tan deliciosos.[24,25,26,27] Y, puesto que las grasas animales contienen colesterol –un supresor del apetito natural–, satisfacen de una forma que pocos alimentos más pueden.[28,29,30] En cambio, los aceites vegetales perjudican la absorción de vitaminas y hacen

24. *Véase* el capítulo 11.
25. «The ABCs of vitamin E and s-carotene absorption», Traber MG, *American Journal of Clinical Nutrition*, vol. 80, n.º 1, 3-4 de julio, 2004.
26. «Absorption, metabolism, and transport of carotenoids», Parker RS, *FASEB J*, Abril 1996, 10(5):542-51.
27. «Human plasma transport of vitamin D after its endogenous synthesis», Haddad JG, Matsuoka LY, Hollis BW, Hu YZ, Wortsman J.
28. «Physicochemical and physiological mechanisms for the effects of food on drug absorption: the role of lipids and pH», *Journal of Pharmaceutical Sciences*, vol. 86, n.º 3, pp. 269-282.
29. «Plasma lipoproteins as carriers of phylloquinone (vitamin K1) in humans», *Am J. Clin Nutr*, junio de 1998, 67(6):1226-31.
30. «Vitamin E: absorption, plasma transport and cell uptake», Hacquebard M, Carpentier YA, *Curr Opin Clin Nutr Metab Care*, marzo 2005, 8(2):133-8.

poco por suprimir el apetito, de forma que comemos más y nos alimentamos menos.[31]

Cuando te preocupas por las sustancias químicas presentes en la comida moderna, tal vez pienses en primer lugar en el glutamato monosódico, residuos de pesticidas y contaminantes como el mercurio. Pero, comparadas con las grasas malas, esto no es nada. De todos los cambios dietéticos a los que atiende la modernización, nada es comparable a lo que hemos hecho con las grasas y los aceites. Durante los cien últimos años, en Estados Unidos, nuestra ingesta de grasas ha pasado de basarse principalmente en los animales y la naturaleza a basarse en productos antinaturales a las que no pueden adaptarse nuestros cuerpos. Gracias al doctor Keys y sus asociados de la industria, y también de la Asociación Médica Americana, nos han engañado hasta poner en cuestión nuestros propios sentidos, convencidos de que nuestra salud depende de apartarse de estas anteriormente premiadas fuentes para mantenernos y permitirnos comprar en su lugar aceites vegetales «neutros», sin sabor y procesados. Sin ni siquiera darnos cuenta, hemos cambiado grasas saludables por otras tóxicas, y ahora están haciendo que enfermemos.[32]

ALIMENTOS CARGADOS DE GRASAS PROINFLAMATORIAS (NO HAY QUE COMERLAS)	
Margarina	Es un alimento clásico de «una molécula surgida del plástico» que los animales de nuestra granja no comerán. Contiene muy poco aparte de grasas trans y ácidos grasos alterados que son peores que las trans. No hay que dejar que los niños se acerquen; interfiere en el crecimiento óseo normal y el desarrollo sexual.

31. Los PUFA reducen la formación de triglicéridos postprandiales que llevan los nutrientes solubles lipídicos de los PUFA de tu última comida.

32. «... Se suele reconocer que la sustitución de grasas saturadas en lugar de aceites vegetales que contienen niveles elevados de ácidos grasos poliinsaturados puede también beneficiar a los individuos susceptibles de tener lesiones cardiovasculares». En «Vivo absorption, metabolism, and urinary excretion of alpha, beta-unsaturated aldehydes in experimental animals: relevance to the development of cardiovascular diseases by the dietary ingestion of thermally stressed polyunsaturate-rich culinary oils», Grootveld MJ, *Clin Invest*, vol. 101, n.º 6, marzo de 1998, pp. 1210-218.

ALIMENTOS CARGADOS DE GRASAS PROINFLAMATORIAS (NO HAY QUE COMERLAS)	
Aliño de ensalada	Aparte de agua y vinagre, la mayor parte del aliño de ensalada comprado en tiendas es aceite vegetal puro más azúcar y agentes saborizantes.
Leche de arroz	Una ración contiene una cucharadita de aceites vegetales y menos de 30 gramos de arroz líquido. No hay nada más en ella, excepto las vitaminas sintéticas. Decimos a los diabéticos que no coman arroz, así que, ¿por qué beberlo va a ser una buena idea?
Leche de soja, queso de soja, productos a base de soja	El procesamiento daña la membrana celular del haba de soja, y libera ácidos grasos poliinsaturados que se oxidan rápidamente en forma de grasas mega-trans perjudiciales. Las habas de soja integrales pueden formar parte de una dieta saludable.
Cereales de desayuno	La mayoría de los cereales de desayuno están extrusionados, comprimidos, en copos y/o hinchados. La lechada se endurece con una cobertura de aceite vegetal, que actúa como un barniz protector que puede mantener la forma del producto y evitar que la humedad se vuelve pastosa.
Frutos secos (solo frutos secos aceitosos. Los tostados, crudos o secos son buenos, pero debes leer con detenimiento las etiquetas).	Los frutos secos suelen cocinarse en «aceite de cacahuete y/o vegetal». El aceite de cacahuete sería bueno, pero, dado que cuesta entre cinco y diez veces más que el vegetal, dudo que lo utilicemos mucho. Los frutos secos contienen más vitaminas buenas para ti, y son ricos en aminoácidos cuando se comen crudos.
Patatas fritas	Los restaurantes pueden reutilizar el aceite para freír durante una semana o más. Estos aceites pueden volverse tan tóxicos que suelen degradarse para reciclarse como biodiésel.
Galletas crujientes y patatas chip	Muchos pacientes suponen que, puesto que las galletas crujientes son insípidas, son saludables. (Esto siempre me entristece. El hecho de que sea insípidos indica una ausencia de nutrientes). Las galletas crujientes de fábrica y las patatas chip se fríen en aceites que pueden utilizarse una y otra vez, aumentando la concentración del peor tipo de grasas proinflamatorias: la mega-trans.
Granola	Hasta la mitad de las calorías de la granola procede del aceite vegetal.

ALIMENTOS CARGADOS DE GRASAS PROINFLAMATORIAS (NO HAY QUE COMERLAS)	
Panes blandos, bollitos y la mayoría de molletes comprados en tiendas	He dejado éstos para el final porque, aunque el contenido total de grasa antinatural tiende a ser bajo, la mayoría de la gente come muchos de estos productos en una semana normal, y forman una fuente importante de grasas trans, y especialmente de las dañinas y proinflamatorias grasas mega-trans.

EL PROBLEMA DEL ACEITE VEGETAL

¿Qué supones que habría ocurrido si, hace varias décadas, un desconocido científico de los lípidos hubiera demostrado concluyentemente que una molécula de grasa artificial, presente en la margarina, además de en todos los tipos de otros productos a la venta en todos los supermercados del país, fuese mortal, y que probablemente estaba causando enfermedades, defectos en el crecimiento y mortalidad prematura? ¿Y qué habría ocurrido si ese científico hubiera tenido la oportunidad de presentar esta información sobre salud pública al Congreso? ¿Habría contestado el Congreso? ¿Habrían recordado las compañías que los apoyan –empresas tan poderosas como Unilever, Monsanto y ADM– los millones de productos que contiene la toxina que este científico había descubierto? ¿Habrían detenido sus líneas de producción, retirado sus subvenciones y, si fuera necesario, habrían desechado millones de metros cuadrados de maíz (ya no dedicado a la producción de margarina) que ya no serían necesarios? ¿Habrían abandonado la producción de margarina y vuelto a la verdadera mantequilla, cambiando los productos de margarina, la gallina de los huevos de oro, por otros procedentes de las vacas que producen leche? ¿O más bien las advertencias de los científicos habrían acelerado el tren de mercancías repleto de maíz, e incluso el negocio agrícola habría echado paladas de desinformación en la caja de combustión?

No tenemos que averiguar la respuesta, porque hubo un científico así y sus descubrimientos llegaron al Congreso –allá por 1988– para advertir de los peligros de la grasa trans, presente en los aceites hidrogenados.[33] Sólo podemos presuponer que los políticos que se informaron sobre la investigación de la doctora Mary Enig tenían poca experiencia personal con los baratos sustitutos de la mantequilla con los alimentos cómodos que los contienen. Pero el resto de nosotros estábamos comiendo grandes cantidades de ese material y seguimos haciéndolo durante décadas después de las advertencias de Enig porque nunca habíamos oído sobre el tema. Sólo después de que los países europeos pusieran fuera de la ley a las grasas trans por fin oímos que podrían ser malas para nuestra salud.

¿Por qué Estados Unidos tardó tanto en tomarse en serio las grasas trans? Anteriormente he mencionado que a los descubrimientos científicos que son incompatibles con los intereses comerciales les cuesta mucho llegar a los periódicos. El de las grasas trans es sólo un ejemplo. El consumo de cigarrillos es otro. El amianto, otro más. Y estoy suponiendo que si algo que tú y tu familia tal vez coméis cada día lo que los científicos ya saben que es mortal, te gustaría saberlo ahora, no treinta años después. Por eso quiero decirte la verdad sobre el aceite vegetal.

El aceite vegetal no debería calentarse

Los aceites vegetales contienen principalmente grasas *poliinsaturadas* sensibles al calor. Cuando se calientan, estas frágiles grasas se convierten en compuestos tóxicos, que incluyen grasa trans.[34] El problema de la sensibilidad al calor significa que todos los aceites vegetales procesados, y todos los productos elaborados con aceite vegetal, contienen necesariamente grasa trans. El aceite de colza se degrada tan rápidamente que una compañía que lo estaba probando, al necesitar encontrar el aceite de colza más puro para usarlo como baremo con el que podrían compararse otros aceites, no pudo localizar ninguna cantidad de aceite de colza, ni

---

33. El informe de Enig se dio a conocer en la prestigiosa revista *Food Chemical News and Nutrition Week*, además de otras publicaciones ampliamente leídas por miembros del Congreso. «The oiling of America», publicado el 1 de enero de 2000, por Sally Fallon y Mary G. Enig. Ver más en: www.westonaprice.org/know-your-fats/the-oiling-of-america/#sthash.xgjweoMn.dpuf

34. «Dietary oxidized fatty acids: an atherogenic risk?» Meera Penumetchaa M, *Journal of Lipid Research*, vol. 41, 1473-1480, septiembre de 2000.

siquiera de los fabricantes que lo hacen de grado farmacéutico, con un contenido de grasas trans inferior al 1,2 por 100.[35]

GRASA FRENTE A ACEITE: ¿CUÁL ES LA DIFERENCIA?

«Lípido» es un término genérico para las grasas y los aceites. Si el lípido es sólido a temperatura ambiente, se le llama grasa. Si es líquido, aceite. La mantequilla es sólida, por lo que se la llama grasa. En general, los lípidos hechos con grasas saturadas rígidas e inflexibles son sólidos, y los elaborados con grasas insaturadas, fluidas y flexibles, son líquidos. Sin embargo, describir a la mantequilla (y otras grasas animales) como «grasa saturada» no es totalmente correcto, porque muchos ácidos grasos de la mantequilla no son saturados.

Todas las grasas almacenadas (frente a las grasas de las membranas celulares y otras grasas con funciones activas) existen en una unión química llamada triglicérido. Un triglicérido contiene tres ácidos grasos que cuelgan como llaves de una cadena hecha con glicerol, una molécula pequeña a la que se unen cada uno de los ácidos grasos. Éstos pueden ser cualquier combinación de grasa saturada, monoinsaturada o poliinsaturada. La mantequilla contiene más ácidos grasos saturados en sus cadenas de triglicéridos que el aceite vegetal, pero no todos son grasas saturadas. Si lo fueran, la mantequilla sería tan rígida y sólida como la cera. Los aceites vegetales en realidad están formados por ácidos grasos saturados, pero muchos menos que la mantequilla. Las distintas combinaciones de ácidos saturados e insaturados se unen para generar el punto de fusión final de la grasa.

Esto significa que el aceite vegetal, y los productos elaborados con él, contienen grasas trans, aunque la etiqueta parezca asegurar que está libre de ellas. Pero, puesto que el calor altera tan fácilmente sus ácidos grasos, el aceite vegetal y los productos fabricados con él también contienen algo peor para nosotros que las grasas trans. Antes de que lleguemos a esto, me gustaría tomarme un momento para comparar y contrastar los diversos ácidos grasos y su capacidad para soportar el calor.

35. «Determination of total trans fats and oils by infrared spectroscopy for regulatory compliance», Mossoba M, *Anal Bioanal Chem*, 2007, 389:87-92.

POR QUÉ LOS ACEITES VEGETALES SON PROPENSOS A LA OXIDACIÓN

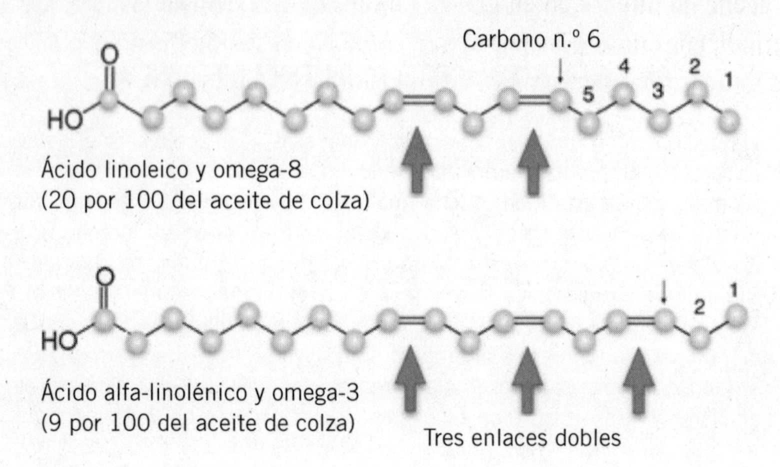

Las grasas poliinsaturadas tienen dos o más enlaces dobles, y de ahí la expresión «poli». Las dos moléculas mostradas aquí son las dos grasas poliinsaturadas más comunes en el aceite de colza y otros aceites vegetales, los ácidos linoleico y linolénico. Si un ácido graso tiene dos enlaces dobles cerca el uno del otro, la molécula se hace altamente susceptible de ser atacada por el oxígeno, sobre todo cuando se calienta, como en el procesamiento y cocinado. Si tiene tres enlaces dobles, cerca los unos de los otros, como el ácido linolénico, es incluso más vulnerable a un ataque por parte del oxígeno. Los productos de estas reacciones oxidativas son las moléculas dañadas y alteradas que hacen que los aceites vegetales sean tan tóxicos.

¿Quién puede aceptar el calor? Conceptos básicos sobre cocinar grasas

Para los propósitos de cocinado, nos interesa escoger los tipos de grasas que pueden aceptar el calor. Respecto de eso, las grasas saturadas (presentes en la mantequilla, el aceite de coco, la manteca y las grasas tradicionales) ganan de sobra. ¿Por qué? Porque pueden resistir un tipo de daño relacionado con el calor llamado *oxidación*. Gracias a su configuración, las grasas saturadas no tienen espacio para que el oxígeno las comprima, y ni siquiera el calor elevado puede obligar a estas duras moléculas a acomodarse mejor. Las grasas monoinsaturadas tienen espacio para que sólo entre una molécula de oxígeno. Pero no es fácil, por lo que el aceite de oliva, rico en grasa monoinsaturada, resiste las alteraciones perjudiciales inducidas por el oxígeno y sigue siendo bueno cocinar con él. La grasa poliinsaturada es otra historia. Ésta tiene dos lugares en los que el oxígeno puede reaccionar químicamente, lo cual no hace que el oxígeno tenga el doble de probabilidades de enlazarse con la molécula de grasa, sino que la probabilidad es miles de millones de veces mayor. Este aumento exponencial en la reactividad con el oxígeno suele ser verdadero con las moléculas de oxígeno, no solo con las grasas. El TNT (trinitrotolueno) tiene seis lugares donde el oxígeno puede reaccionar, lo que le hace tan reactivo que es literalmente explosivo. Pero no cocinamos con explosivos en nuestras sartenes, ¿verdad? En realidad, en cierto sentido sí lo hacemos, aunque a una escala ligeramente menos espectacular. Y son estas reacciones oxidativas explosivas las que debemos evitar.

Los aceites extraídos de semillas que se procesan en forma de aceites vegetales están compuestos principalmente de ácidos grasos poliinsaturados, o PUFA.[36] Si quieres recordar qué tipo de ácido graso reacciona más fácilmente con el oxígeno, tan sólo recuerda que «*¡los PUFA hacen puf!*».

La biología utiliza esta reactividad. Las enzimas de las plantas y los animales unen el oxígeno con las grasas poliinsaturadas con el objetivo de cambiarlas de una configuración a otra. Por ejemplo, el aceite de pescado no es antiinflamatorio por sí mismo. Las enzimas del cuerpo humano oxidan los PUFA del aceite de pescado para convertirlos en compuestos específicos que desactivan las enzimas proinflamatorias. Pero esta variabilidad también significa que las grasas poliinsaturadas son más capaces de alterarse accidentalmente, y por eso el calor es una amenaza para su utilidad.

¿De dónde procede el aceite vegetal?

El aceite vegetal es el lípido extraído del maíz, la colza, la soja, el girasol, las semillas de algodón, el cártamo, el salvado de arroz y las pepitas de uva. El aceite vegetal no procede del brécol y no equivale a una ración

36. PUFA: *polyunsaturated fatty acids*. *(N. del T.)*

de verduras. Se encuentra en casi todos los alimentos rápidos de preparar, desde la granola y los productos de pastelería blandos, hasta la leche de arroz y las guarniciones, incluso en aliños de ensalada que reflejan el aceite de oliva en la etiqueta. En cierta ocasión compré un paquete de arándanos secos, sólo para descubrir, después de llevármelo a casa y leer la etiqueta, que estaban recubiertos con aceite vegetal.

Hay una razón por la que esos aceites son especialmente sensibles a la temperatura. Las semillas permanecen dormidas durante el frío invierno. Pero llega el deshielo de la primavera y los PUFA sensibles al calor se despiertan en respuesta al calentamiento, lo cual facilita la germinación.[37] Para proteger los PUFA del daño mientras el suelo calienta y los rayos del sol caen sobre ellos, la planta carga sus semillas de antioxidantes. Lamentablemente, el refinamiento de estos aceites destruye en última instancia tanto los PUFA como los antioxidantes que los acompañan, y se convierten en moléculas alteradas y poco saludables. Por tanto, lo que en su momento fue saludable en la semilla no lo es en la botella.

Aceite de colza: Simplemente otro aceite vegetal

Cuando aconsejo a mis pacientes que eviten los aceites vegetales, normalmente me dicen que sólo utilizan aceite de colza, como si éste de algún modo fuera una excepción. No puedo culparles por pensar esto: la industria de la colza llega a grandes extremos para presentar su producto como saludable para el corazón, y la Asociación Americana del Corazón le sigue la corriente. Afirman que el aceite de colza es rico en grasas esenciales omega-3 antiinflamatorias. Y hay algo de verdad en ello. Sólo hay un problema: el omega-3 es un PUFA, lo que significa que se altera fácilmente cuando se expone al calor. Y, puesto que el omega-3 de las semillas de colza dispone de tres lugares para que reaccione el oxígeno, es verdaderamente reactivo. El aceite de colza que hay aún en la semilla puede estar repleto de omega-3, pero el procesado en fábricas, *incluso el prensado orgánicamente*, contiene versiones mutadas, oxidadas, dañadas

---

37. «Lipoxygenase-catalyzed oxygenation of storage lipids is implicated in lipid mobilization during germination», Feussner I, *Proceedings of the National Academy of Sciences*, vol. 92, 11849-11853.

por el calor, de grasas que antes eran saludables.[38] El consumo de colza ha demostrado causar los mismos problemas de salud que el resto de los aceites vegetales.[39,40] Si de algún modo pudiéramos tomar el aceite de colza de la semilla, sin exponerlo al calor, sería bueno para nosotros. Pero nadie puede hacerlo.

Bien, esto no es completamente cierto. Antiguamente, el lino y la canola (un pariente de la colza) se extraían cuidadosamente en casa utilizando una pequeña prensa de cuña. En el transcurso de un día, el calzo se comprimía un poco más en la prensa, siempre lentamente, y el dorado aceite empezaba a gotear, fresco y lleno de antioxidantes y vitaminas naturales. Estos aceites no se utilizaban para freír alimentos, y por ello nunca se exponían al dañino calor. Si no puedes instalar una prensa en tu cocina, algunas empresas pueden proporcionar lino, cáñamo y otros aceites saludables, ricos en omega-3, ninguno de los cuales debe utilizarse para cocinar.

«¡Detened las prensas! –suplican las semillas de aceite–, ¡nos estáis comprimiendo demasiado!»

Si cogiéramos un estetoscopio y lo colocáramos al lado de una prensa gigante de fábrica, cuando se aplica un calor cada vez más intenso y presión a un montón de diminutas semillas de aceite, podríamos oír perfectamente gritos amortiguados que indican que, en lugar de ser tratadas como pequeñas embajadoras de una dieta saludable para el corazón, las semillas se están procesando y refinando como gran parte del aceite de máquina. De hecho, uno de los pasos iniciales para elaborar aceite vegetal incluye el uso de hexano, un componente de la gasolina. Si te colocaras cerca y captaras el olor del extracto inicial, nunca imaginarías que podría

---

38. «Formation of modified fatty acids and oxyphytosterols during refining of low erucic acid rapeseed oil, aka canola oil, Lambelet PJ», *Agric Food Chem*, julio de 2003, 16;51(15):4284-90.

39. «The effect of short-term canola oil ingestion on oxidative stress in the vasculature of stroke-prone spontaneously hypertensive rats», *Lipids Health Dis*, octubre de 2011, 17;10:180.

40. «Differential effects of dietary canola and soybean oil intake on oxidative stress in stroke-prone spontaneously hypertensive rats», *Lipids Health Dis*, junio de 2011, 13;10:98.

limpiarse. Convertir estos apestosos aceites en algo comestible requiere un título en ingeniería química; se necesitan unos veinte pasos adicionales para limpiar y desodorizar ese oscuro fango. Y no te dejes engañar por los llamados productos de salud que contienen aceite prensado; eso sólo significa que el fabricante no ha utilizado disolventes para maximizar la extracción. El aceite orgánico prensado ha pasado por todos los peligrosos pasos habituales en el proceso de «refinamiento».

El aceite de oliva, el aceite de palma y otros aceites que son buenos para nosotros contienen principalmente ácidos grasos saturados y monoinsaturados, que no son tan frágiles. También se extraen fácilmente a temperaturas bajas. Los aceites vegetales no se obtienen con tanta facilidad y son más propensos a reacciones colaterales que polimerizan y mutan las moléculas de grasa. Por eso, obtenerlos genera una gran cantidad de lípidos tóxicos, de los que sólo algunos serán eliminados. El resto nos lo comemos.

El análisis químico muestra que incluso las botellas de aceite de colza orgánico prensado contienen en tanto como un 5 por 100 de grasas trans, más hidrocarbonos cíclicos (carcinógenos) y oxifitosteroles (que dañan las arterias).[41] Por supuesto, las grasas naturales son todas buenas antes de procesarse y refinarse, por lo que no hay ningún problema en comer maíz, habas de soja, girasol y otras sabrosas semillas.

Inflamación y radicales libres

Tal vez un 5 por 100 de grasas trans (y otras grasas mutantes) no parezca tan terrible. El verdadero problema tiene que ver con el hecho de que, después de comernos estos ácidos grasos alterados y mutados, pueden reproducirse dentro de nuestro cuerpo.

Imagina una película de zombis, filmada a nivel molecular, excepto que las grasas mutantes no deambulan por tu torrente sanguíneo con un movimiento lento. Utilizando radicales libres (definidos en la siguiente sección), los PUFA mutados convierten los ácidos grasos normales en

---

41. «Formation of modified fatty acids and oxyphytosterols during refining of low erucic acid rapeseed oil, aka canola oil», Lambelet PJ, *Agric Food Che*m, julio de 2003, 16;51(15):4284-90.

espíritus malignos a una tasa de miles de millones por segundo.[42] A esta conversión por contacto la llamo *efecto zombi* porque, como sabe todo el que conoce las películas de terror, cuando un zombi te muerde, te conviertes en uno de ellos. Cuando una muchedumbre de malhechores moleculares empieza a despedazar tus células, la situación puede volverse muy mala. Su capacidad para dañar los PUFA normales hace que esta clase de PUFA oxidados sea más peligrosa que las grasas trans de las que hemos oído algo en las noticias. Puesto que son similares a las trans, sólo que peores, yo las llamo mega-trans.

Hay muchos nombres técnicos para las mega-trans, incluidos grasas peroxidadas, lipoxigenasas, grasa oxidada, peróxidos de lípidos, hidroperóxidos de lípidos y algunos más. Piensa en ellos como en distintos grupos de grasas malas. Aunque algunas de estas grasas tóxicas se encuentran en la configuración trans y otras no, eso no es lo importante. Lo importante es que estas grasas tóxicas son todas gánsteres con una cosa en común: son realmente malas para ti. Contaminan todos los alimentos con grasas trans y, de hecho, todos los alimentos elaborados con aceites vegetales. Son malas porque llevan a la formación de radicales libres, que no sólo convierten los ácidos grasos poliinsaturados en mutantes, sino que también pueden dañar cualquier parte de tu cuerpo: membranas celulares, cromosomas, otras grasas, etc.

La razón por la que el aceite vegetal inflama tus arterias

Los radicales libres son electrones con alto contenido en energía que se ven implicados en todas las enfermedades conocidas. Pueden causar lesiones reestructurando prácticamente todas las moléculas con las que entran en contacto, convirtiendo las moléculas funcionales en disfuncionales, o incluso tóxicas. ¿Por qué hacen esto? Después de todo, el cuerpo humano a veces utiliza radicales libres para efectuar funciones fisiológicas básicas como matar bacterias. Todo se reduce a un tipo de soledad, a nivel atómico.

---

42. Mastugo *et al.*, «Current medicinal chemistry», 1996, vol. 2, n.º 4, Bentham Science Publishers, p. 764, con el subtítulo de «The chemistry of free radicals and biological substrates», Tabla 1, Reaction rate constants of hydroxyl radical with organic compounds.

CORAZÓN DE PATATAS FRITAS

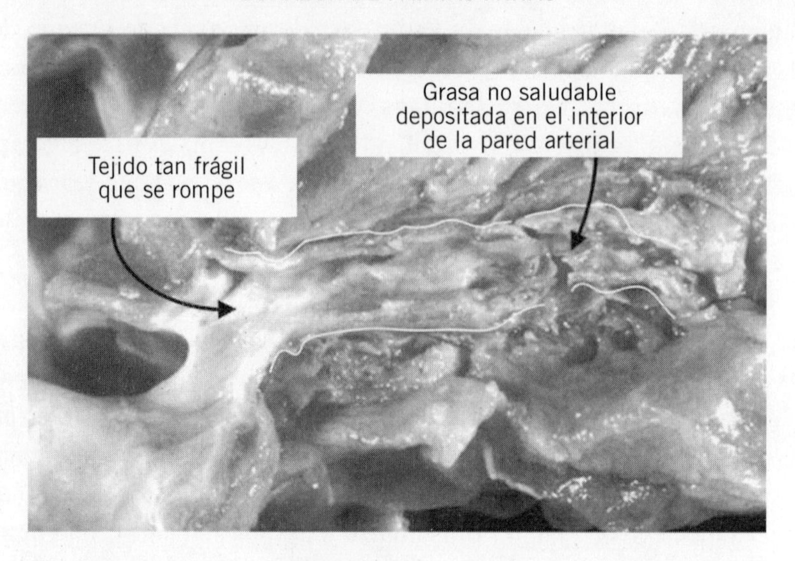

Esta arteria diseccionada muestra algunos depósitos de grasas, pero más preocupante es el efecto que las grasas mega-trans han tenido sobre la pared arterial cuando las cascadas de radicales libres han freído literalmente el tejido arterial. La arteria y el músculo cardíaco que la rodean son grasos y frágiles, como comida frita crujiente. Cuando ese tejido frágil se rompe y sangra dentro de la arteria genera un coágulo. Eso es un ataque cardíaco.

Imagina una serie de moléculas vecinas de tus membranas celulares, como un pueblo de comunas polígamas en medio de un bosque, en el estado de Nueva York. Los electrones que son los miembros de estas comunas están de acuerdo en una norma: siempre debemos mantener un número par de miembros, de forma que ningún electrón se sienta solo; todos deben tener un compañero. Ahora imagina una situación en la que un electrón decide hacer una carrera como actor y se va una noche sin avisar. Inmediatamente, el electrón no emparejado que dejó atrás enloquece, corre por las salas de la comuna, derriba las puertas, rompe los muros y altera por completo la estructura esencial de la comuna mientras busca desesperadamente un nuevo compañero. El electrón no emparejado se ha radicalizado: se ha convertido en un radical libre. Esta comuna ahora tiene dos problemas importantes. Uno, ya no es la que fue en cierto momento; ha sido maltratada y tiene un aspecto irreconocible. Y dos, puesto que está quebrantando la regla del número par, tiene que hacer algo contra eso. Decide solucionar el problema pasando el electrón abandonado a otra comuna y dejar que ellos paguen las consecuencias.

CÓMO LOS RADICALES LIBRES DAÑAN LAS MEMBRANAS

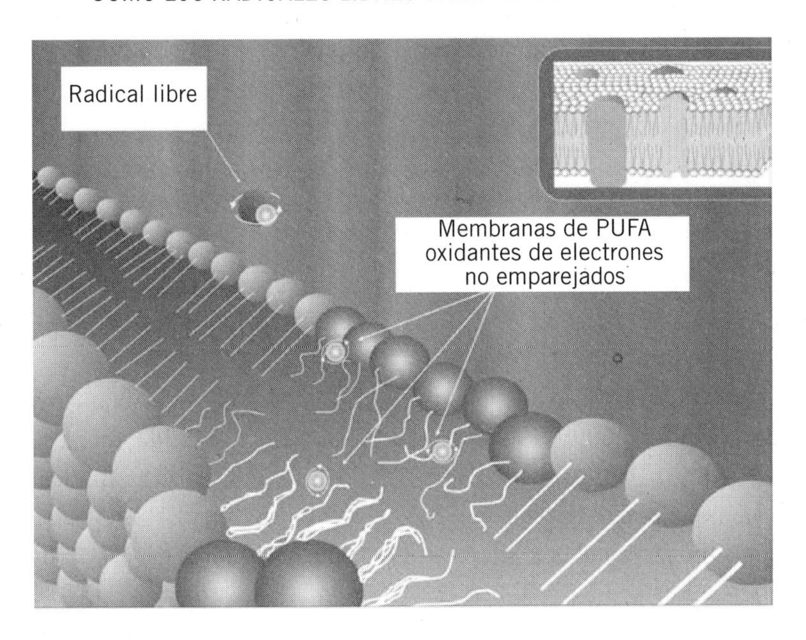

Vista en primer plano de una membrana celular bajo ataque. Esta sección particular de la membrana está compuesta de PUFA. (La inserción de la parte superior derecha es una sección cruzada de la misma membrana). Una vez que el radical arranca un electrón de uno de los PUFA, inicia una reacción en cascada a través de la membrana, liberando más electrones dañados, sin pareja. Además de arruinar y perturbar los PUFA de la membrana, la reacción en cascada puede dañar receptores hormonales, canales de nutrientes y otras proteínas de la membrana, alterando la función de la membrana y poniendo en riesgo toda la célula.

Esas consecuencias son predecibles. Ya sea que el electrón que se acaba de introducir expulsa a otro amante de su cama o no logra encontrar a nadie que desee ser su pareja, la comuna número dos enseguida tendrá que tratar con un electrón solitario que derriba muros, siembra el caos y obliga a sus miembros hacer una reunión de emergencia. Hasta que llegue el momento en que un antioxidante terapeuta, como la excelente vitamina E, diga: «Venga, amigos, yo cogeré a vuestro amante que os sobra… todo está bien… tengo otro amigo terapeuta con el que trabajo que se llama vitamina C, y el número par de amantes se restaurará completamente», este caótico proceso continuará, dejando a todas y cada una de las comunas afectadas totalmente cambiadas, y no para bien.

POR QUÉ LOS HOMBRES SUFREN ATAQUES CARDÍACOS ANTES QUE LAS MUJERES

Los hombres sufren ataques cardíacos de diez a quince años antes que las mujeres, de media. ¿Por qué? La única explicación que ofrecen los cardiólogos es que «las mujeres son organismos más perfectos».[43] Aunque tiendo a estar de acuerdo, también creo que hay más factores en esta historia. La verdadera razón es que los hombres tienen más testosterona, lo que les hace producir más glóbulos rojos, con lo cual también tienen más hierro en su sangre.[44]

El hierro actúa como acelerante y activa el oxígeno de formas que convierten en más probable el daño que sufren el ácido linoleico y otros frágiles PUFA que viajan en las lipoproteínas, junto a glóbulos rojos ricos en hierro.[45] ¿Significa esto que los hombres se ven condenados a tener ataques cardíacos? ¡Por supuesto que no! Aparte de reducir el aceite vegetal,

---

43. «Familial hypercholesterolemia: risk stratifications in practice», ReachMD, programa dirigido por Alan J Brown. Posdcast disponible en Internet, en www.reachmd.com/programs/lipid-luminations/its-relative-screening-and-treating-familial-hypercholesterolemia/6421, comentario de Alan Brown en el minuto 9.
44. «Testosterone induces erythrocytosis via increased erythropoietin and suppressed hepcidin: evidence for a new erythropoietin/hemoglobin set point», Bachman EJ, *Gerontol Biol Sci Med Sci*, junio de 2014, 69(6):725-35, doi 10.1093/gerona/glt154, epub octubre de 2013.
45. «Lipid peroxidation in vivo evaluation and application of methods for measurement by Eva Sodergren», resúmenes exhaustivos de las Charlas de la Facultad de Medicina de Uppsala, 949.

comer bastantes hortalizas frescas, ricas en antioxidantes, ralentizará la reacción entre el hierro y los PUFA, convirtiéndolos en menos explosivos y evitando el proceso de la deposición de lípidos dentro de las arterias de una persona.[46,47]

Los químicos llaman a esta serie de reacciones una *cascada de radicales libres*. Estas cascadas dañan los PUFA normales y los convierten en feos espíritus malignos moleculares (el efecto zombi). Un poco de grasas mega-trans en la botella de un aceite de colza puede convertirse en una gran cantidad de grasas mega-trans después de que tú –o los fabricantes de cereales/donuts/comida procesada– cocinen con él. Por el lado positivo, las cascadas de radicales libres hacen que tu comida sea extremadamente crujiente. (Dichas cascadas también desempeñan una función en las reacciones de polimerización para fabricar plástico sólido. Éste es probablemente el origen de la afirmación bien intencionada, pero no estrictamente científica, de que «la margarina se encuentra a una molécula del plástico»). Por el lado negativo, las cascadas de radicales libres pueden hacer que tus arterias sean extremadamente crujientes. También dañarán otros tejidos corporales, lo cual puede causar inflamación, una clase de caos químico que interfiere en el funcionamiento metabólico normal.

En la sartén para freír, las grasas mega-trans reaccionan con el oxígeno para generar un radical libre tras otro. Freír en aceites vegetales no cocina tanto tus alimentos como el punto en que los llenan de radicales libres, uniendo las moléculas para que el material sea rígido e inflexible.

Los métodos tradicionales de preparación de los alimentos suelen hacer que los nutrientes sean más biodisponibles y son, por esta razón,

46. «Antioxidant and inhibitory effects of aqueous extracts of Salvia officinalis leaves on pro-oxidant-induced lipid peroxidation in brain and liver in vitro», Oboh G, *J. Med Food*, febrero 2009, 12(1):77-84.

47. «Antioxidant and inhibitory effect of red ginger (Zingiber officinale var. Rubra) and white ginger (Zingiber officinale Roscoe) on Fe(2+) induced lipid peroxidation in rat brain in vitro», Oboh G, *Exp Toxicol Pathol*, enero de 2012, 64(1-2):31-6.

antiinflamatorios. Cocinar con aceite vegetal, por otra parte, destruye los nutrientes complejos. Por tanto, aparte del hecho de que los alimentos cocinados en aceite vegetal depositan grandes cantidades de grasas «zombi» en tus tejidos, donde puedan, con poca provocación, llenar tus tejidos con radicales libres, los alimentos cocinados con aceites vegetales también tendrán menos vitaminas y antioxidantes que los alimentos cocinados utilizando métodos tradicionales y aceites mejores.[48]

¿CÓMO PUEDE SER TAN MALO ALGO QUE SABE TAN BIEN?

Si las comidas rápidas fritas y otros alimentos crujientes son tan malos, ¿por qué la naturaleza permite que tienten a nuestras lenguas seductoramente?

Los sabores de la comida rápida no son reales. Si no estuviera repleta de glutamato monosódico, azúcar y otros productos químicos, te darías cuenta de cómo saben en realidad esas patatas fritas rizadas y esos trozos de carne. Son crujientes, sí, pero carecen de complejidad de sabor. ¿Qué ha ocurrido? El procesamiento y el cocinado con aceite vegetal destruyen los nutrientes complejos y atenúan los sabores. (Los ligandos del sabor se unen, con lo que consiguen ser irreconocibles o demasiado grandes para poder entrar en las papilas gustativas). Puedes obtener todo el sabor fuerte y enérgico que te encanta de la comida rápida a partir de métodos tradicionales de cocinado que mejoran los sabores de la comida de forma natural convirtiendo los nutrientes en más biodisponibles.

Los radicales libres pueden freír tus membranas celulares, dañar tus arterias y, como he indicado antes, comer alimentos fritos en aceite vegetal puede precipitar un ataque cardíaco. Pero algo ocurre antes de que tengas un ataque cardíaco completo: tus arterias dejan de responder al estrés normal del cuerpo. Se llama *función endotelial* anormal. Y hay una prueba para ella.

48. «Autoxidation of human low density lipoprotein: loss of polyunsaturated fatty acids and vitamin E and generation of aldehydes», *J Lipid Res*, mayo de 1987, 28(5):495-509, www.ncbi.nlm.nih.gov/pubmed/3598395

CÓMO PUEDE DECIRTE TU MÉDICO SI TIENES ARTERIAS CON PATATAS FRITAS: DISFUNCIÓN ERÉCTIL Y FUNCIÓN ENDOTELIAL

En 1999, un equipo de científicos de lípidos de Nueva Zelanda quiso ver lo que provocan los alimentos muy fritos en nuestras arterias, a corto plazo. Planearon alimentar a sujetos con patatas fritas y después probar a ver si sus vasos sanguíneos seguían siendo capaces de regular normalmente el flujo sanguíneo (esta capacidad se llama *función endotelial*). La prueba se realiza colocando el brazo del paciente en un manguito para la presión sanguínea y después comprimir para cortar el flujo de sangre durante unos minutos. Normalmente, al volver a liberar el manguito, las arterias que se han quedado sin oxígeno se abren tanto que la sangre puede volver a circular, igual que respirarías más aire si retuvieras el aliento durante un tiempo. Esta respuesta de dilatación depende de las células endoteliales que recubren los vasos sanguíneos, que tienen que ser suficientemente saludables para generar el óxido nítrico que hace que las arterias se dilaten. Si las células endoteliales no pueden sintetizar óxido nítrico, o si el que sintetizan se destruye con excesiva rapidez, el sistema circulatorio de una persona no puede funcionar correctamente.

La función sexual masculina depende de una función endotelial saludable, por razones que tienen que ver con la dilatación arterial y la evidente expansión de tejidos facilitada por esa dilatación. Lo que tal vez sea menos evidente es que, si una persona sufre disfunción eréctil, lo más probable es que tenga disfunción endotelial, lo cual indica problemas de salud que van más allá del dormitorio. Centros especializados pueden efectuar una prueba de la función endotelial en cualquier persona. Esto indica fácilmente a tu médico lo sanas que están tus arterias y lo rápidamente que pueden repartir sangre en respuesta al ejercicio y otras actividades.

Los científicos de Nueva Zelanda compraron aceite para freír con una semana de uso (con alto contenido en grasas mega-trans) en un restaurante normal y prepararon un lote de patatas fritas. Cuatro horas después de que los sujetos del estudio comieran las patatas, colocaban sus brazos dentro de los manguitos para la presión arterial, a fin de poner a prueba su función endotelial. El efecto del aceite fue innegable. Antes de las patatas fritas, las arterias de los sujetos se habían dilatado normalmente y se habían abierto un 7 por 100 más. Después no hubo casi dilatación, apenas un 1 por 100.[49]

(Tal vez te preguntes si los resultados se vieron afectados porque los científicos utilizaron aceite para freír con una semana de uso. Bien, lo cierto es que, aunque la ley obliga a que el aceite para freír se sustituya cada semana, muchos restaurantes utilizan el mismo durante más de una semana. Un propietario de restaurante me habló sobre un nuevo aceite que amplía este tiempo a dos semanas, o incluso más.[50] Por tanto, tenemos que creer que el aceite utilizado durante una semana era, lo queramos o no, un buen ejemplo de en el que se fríen nuestras patatas cuando las encargamos en un restaurante).

Lo que nos dice esta prueba es que, después de comer alimentos fritos en aceite vegetal, nuestros vasos sanguíneos no funcionan bien. Te puedes sentir aletargado. Los hombres pueden sufrir disfunción eréctil. Como señalan los autores, hacer ejercicio después de una comida rápida también estresará nuestro corazón.[51] ¿Por qué? Los radicales libres de las grasas mega-trans atacan la señal del óxido nítrico que envían las arterias cuando sienten que los niveles de oxígeno están bajos. Sin esa señal, nuestros músculos no obtendrán el oxígeno que necesitan. Los músculos más activos serán los más afectados, y el corazón siempre está activo.

Los hombres con disfunción eréctil tienen células endoteliales enfermas que no pueden generar cantidades normales de óxido nítrico. El Viagra funciona ayudando a las células endoteliales de las arterias del pene a generar óxido nítrico, como si estuvieran sanas. El desagradable aceite para freír inhibe temporalmente esa capacidad. Lo podríamos llamar anti-Viagra. Pero, escuchad, chicos: si seguís comiendo alimentos con aceite vegetal (especialmente si tomáis demasiado azúcar), dañaréis

---

49. «Impaired endothelial function following a meal rich in used cooking fat», Williams M, *J Am Coll Cardiol*, 1999, 33:1050-1055.

50. El dueño de un restaurante de mi localidad me explicó que uno de los beneficios de los nuevos aceites para cocinar «con menos grasas trans» es que se puede alargar su vida útil de una a dos semanas. Para entonces, dijo, el material se vuelve tan negro y rancio que no queda más remedio que cambiarlo. ¡Buen apetito!

51. «Two consecutive high-fat meals affect endothelial-dependent vasodilation, oxidative stress and cellular microparticles in healthy men», Tushuizen ME, *J. Thromb Haemost*, mayo de 2006, 4(5):1003-10.

esas células endoteliales mucho más de lo que el Viagra puede hacer funcionar.

El estudio de Nueva Zelanda se realizó en personas jóvenes con arterias sanas, pero ¿qué le sucedería a una persona cuyas arterias son más viejas, o ya están dañadas? Después de leer el estudio, empecé a preguntar a los pacientes admitidos en el hospital por ataques cardíacos qué acababan de comer. Hasta ahora, todos me han dicho que comieron algo frito en aceite vegetal. Un hombre japonés había comido pescado frito, lo cual viene a demostrarnos: el uso de aceite vegetal puede convertir un plato de otro modo saludable en una emergencia para llamar al 112. Esa sensación que consiste en que nos falta el aire cuando intentamos hacer ejercicio puede ser un indicio de que no estamos en forma. Pero puede significar que las grasas mega-trans ya han dañado nuestras arterias.

La mejor prueba para el daño arterial

Una prueba para la función endotelial nos dirá algo sobre la salud de nuestras arterias. Pero hay una forma más fácil de determinar si han sido dañadas o no. Si has comido aceite vegetal y alimentos ricos en azúcar, puedes estar seguro de que se han dañado. Algunas personas quieren pruebas, por supuesto. Es como gastar dinero: algunos de nosotros sabemos cuándo hemos gastado más efectivo de lo que llevábamos, y otros tienen que mirar el extracto de la cuenta bancaria para confirmar la mala noticia. Por tanto, si no podemos hacernos una prueba de la función endotelial, pero aún queremos probar la condición de nuestros vasos sanguíneos, hay varias otras cosas que podemos hacer.

Una es decir a nuestro médico que compruebe el nivel de azúcar en sangre. Si es de 89 o superior, puede que tengamos *prediabetes*, un problema en el que tus membranas celulares se han vuelto demasiado rígidas para captar la glucosa tan rápidamente como podrían en condiciones normales. (Esto suele generar resistencia a la insulina y una diabetes en toda regla). ¿Y qué hace que las membranas celulares se vuelvan rígidas? El daño de los radicales libres propios de las grasas mega-trans, las deficiencias nutricionales y el azúcar. Tampoco es mala idea comprobar nuestra presión sanguínea. Los niveles normales oscilan entre 80 y 120 para la sistólica y entre 50 y 75 para la diastólica. Una lectura superior a 130/80 (mientras se está relajado) puede indicar una función endotelial anormal. También podemos hacernos una prueba de las enzimas hepáticas. Un nivel elevado de enzimas hepáticas tiene lugar cuando las explosiones de las grasas mega-trans dañan las células del hígado. Por último, podemos hacernos una prueba de colesterol. Pero encargar la prueba adecuada e interpretarla correctamente requiere algún conocimiento de la forma en que las grasas circulan por nuestro cuerpo, una función fisiológica que llamo el *ciclo de los lípidos*.

Presentando el ciclo de los lípidos

El ciclo de los lípidos describe el proceso por el cual las grasas se acumulan en partículas que viajan por el torrente sanguíneo para repartirse en diversos tejidos corporales que hacen un uso inmediato de ellos, o los almacenan para más tarde.

Nuestro cuerpo necesita controlar y regular todos los nutrientes de la dieta. Por ejemplo, regular el calcio implica a la vitamina D, la K_2 y la A, y a las hormonas estrógeno, testosterona y calcitriol, entre otras. Para mantener el azúcar sanguíneo dentro de niveles normales, el cuerpo necesita insulina, glucagón, hormona del crecimiento y leptina, entre otras cosas. Y para mantener el sodio equilibrado, el cuerpo necesita las hormonas aldosterona, renina y angiotensina.... Mientras tanto, nuestro cuerpo también requiere regular cosas como los niveles de oxígeno y dióxido de carbono, la temperatura, el pH y la hidratación. Y eso es sólo la punta del iceberg. Nuestro organismo es el experto multitarea definitivo y, para mantener todo coordinado, las células están diseñadas para ser frikis del control en términos absolutos.

Los médicos van a la escuela a aprender estos y otros sistemas de control de precisión que permiten a las células trabajar juntas y poner los nutrientes en mejor uso. Pero, por alguna razón, la mayoría no nos damos cuenta de que el cuerpo también tendría, en su propio sitio, sistemas para controlar la utilización de la grasa y el colesterol. En su lugar, nos permitimos llegar a creer que mantener la grasa y el colesterol fuera de nuestro torrente sanguíneo casi por completo, utilizando dietas extremadamente restrictivas o fármacos, es la mejor forma de prevenir los ataques cardíacos.

Yo prefiero entender los métodos por los que el cuerpo controla adónde van las grasas y el colesterol. Para tal fin, me gustaría mostrarte el modelo que he creado para la mejor prueba disponible que demuestra cómo el cuerpo transporta la grasa de la dieta (procedente de fuentes naturales) por el torrente sanguíneo, igual que hace con todos los demás nutrientes. Y me gustaría ayudarte a evitar esos elementos de la dieta moderna que alteran la capacidad de tu cuerpo de controlar esos nutrientes, con lo que aumenta el riesgo de padecer una enfermedad arterial.

Cómo se supone que funciona el ciclo de los lípidos

Si comes al estilo de la dieta americana, alrededor del 30 por 100 de las calorías de tu dieta probablemente procederán de las grasas.[52] Después de que los alimentos sean descompuestos por las enzimas del intestino, la grasa y la mayor parte de los otros nutrientes se absorben en las células intestinales (llamadas *enterocitos*). Aquí, la grasa y los nutrientes solubles en grasa se preparan para circular por el torrente sanguíneo. Puedes comer toda la grasa y el colesterol que quieras, y nada de ello llegará a tus arterias sin antes quedar envuelto dentro de una capa especial de proteína. Cuando funcionan tal como están diseñadas, las proteínas especiales expulsan toda la grasa de su interior en la disolución de nuestro torrente sanguíneo, y eso es lo que evita que la sangre de la dieta bloquee las arterias. Las pequeñas masas de grasa resultantes, envueltas en proteína, se llaman *lipoproteínas*.

Las lipoproteínas están diseñadas como si fueran Lacasitos microscópicos. Igual que el recubrimiento de caramelo impide que el chocolate manche tus manos, la cobertura de proteína permite a las lipoproteínas circular por tu cuerpo sin que esa masa llegue a tus paredes arteriales. Por supuesto, las lipoproteínas no transportan chocolate. Si tu dieta es saludable, tus lipoproteínas estarán llenas de nutrientes esenciales: todo tipo de buen material.

52. «Intake of calories and selected nutrients for the United States population, 1999-2000», publicado en Internet, acceso el 4 de abril de 2016, en: www.cdc.gov/nchs/data/nhanes/databriefs/calories.pdf

LIPOPROTEÍNAS: SUPERHÉROES DE LA CIRCULACIÓN DE LÍPIDOS

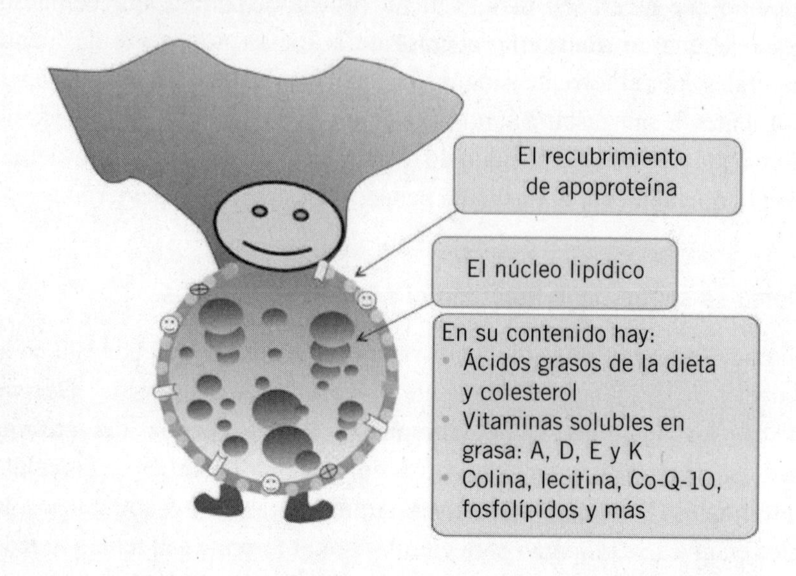

Las lipoproteínas tienen dos partes esenciales, como un Lacasito: un recubrimiento externo (hecho de proteínas llamadas apoproteínas) e interiores blandos y deliciosos (hechos de grasa, llamados núcleos lipídicos). Las apoproteínas funcionan un poco como las etiquetas de dirección de un paquete, al dirigir la lipoproteína para repartir sus productos a los tejidos que más lo necesitan.

Cuando las células intestinales preparan los lípidos de tu última comida para que penetren en el torrente sanguíneo, no arrojan cualquier tipo antiguo de proteína sobre las grasas, ni introducen la pequeña partícula en la circulación y dicen: «¡Buena suerte!». Las células de nuestro cuerpo deben poder reconocer las lipoproteínas como fuentes de nutrientes grasos. Por tanto, el recubrimiento de proteína (llamado *apoproteína*) también sirve como un tipo de código de barras que describe el origen y el contenido de la partícula.

Las lipoproteínas elaboradas en el intestino se llaman *quilomicrones*. Contienen algo de colesterol, pero principalmente triglicéridos, otros nutrientes grasos (como la lecitina, la colina, los omega-3, los omega-6 y los fosfolípidos), cantidades variables de vitaminas liposolubles y antioxidantes. Otros tejidos que participan en el ciclo de los lípidos sintetizan otros tipos de lipoproteínas, todas con el mismo diseño general: una masa de grasa envuelta en proteína.[53]

LIPOPROTEÍNAS: LAS BUENAS Y LAS MALAS

El LDL y el HDL de los que te habla tu médico hacen referencia a los dos tipos de lipoproteínas: lipoproteínas de baja densidad y de alta densidad. Durante las explicaciones normalmente oirás que el LDL es «malo» y que una cantidad excesiva dañará tus arterias, y que el HDL es «bueno» y que limpia tus arterias. Estas caracterizaciones son imprecisas. Las LDL, HDL y otras lipoproteínas (quilomicrones, VLDL e IDL) desempeñan funciones importantes para asegurarse de que los nutrientes solubles en grasa de tu comida se distribuyen correctamente.

Como ocurre con cualquier servicio de envío de paquetes, la precisión de este sistema de etiquetado es crítica para el éxito de todo el proceso de distribución. Si algo dañase a la etiqueta (pronto volveremos a esta idea), la lipoproteína no podría cumplir su función, y todo el sistema sería un desastre.

Después de que la lipoproteína empaquetada salga de una célula intestinal, viaja por el torrente sanguíneo durante varias horas, completando muchos circuitos. Como si flotara, deposita sus nutrientes grasos en los tejidos que más los necesitan.

Los hambrientos tejidos son alimentados por las células endoteliales que recubren sus pequeños vasos sanguíneos para colocar proteínas especiales en su superficie, que actúan como diminutas cañas de pescar para captar proteínas mientras van flotando. Una vez capturada, la partícula puede descargar parte de su carga en la célula endotelial o, alternativamente, la célula endotelial puede abrir una estructura similar a un túnel en su parte central para permitir que pasen las proteínas del torrente

53. «A new role for apolipoprotein E: modulating transport of polyunsaturated phospholipid molecular species in synaptic plasma membranes», *J Neurochem*, enero de 2002, 80(2):255-61.

sanguíneo, a través de la célula endotelial y directamente hacia los tejidos hambrientos.

Horas después de una comida, la cantidad de grasa en la circulación disminuye porque salen de la circulación o ceden su grasa y se encogen (reduciéndose gradualmente de tamaño y aumentando su densidad a medida que viajan). Al final, el hígado capta los restos disminuidos y de alta densidad, y revisa los contenidos para reciclar cualquier cosa útil mientras desecha los residuos. Las grasas no deseadas o dañadas salen por medio del sistema biliar del hígado, de nuevo al tracto intestinal, para su eliminación.

El ciclo de los lípidos puede tomar cualquiera de las diversas rutas. Las grasas pueden entrar en la circulación por medio del intestino (como lipoproteínas llamadas quilomicrones), o por medio del hígado, o incluso mediante la grasa que hay bajo la piel. En realidad hay múltiples puntos de entrada, y también puede participar el cerebro. Las grasas pueden salir del ciclo siendo transportadas al interior de una célula hambrienta de cualquier parte del cuerpo, o siendo expulsadas mediante los sistemas biliares del hígado. El hígado es como una estación de transferencia. Revisa las lipoproteínas entrantes para separar las buenas de las malas. Cuando ha recogido suficientes grasas buenas, sintetiza sus propias lipoproteínas (llamadas VLDL,[54] o lipoproteínas de muy baja densidad), les coloca nuevas etiquetas identificativas y las envía de vuelta de nuevo al torrente sanguíneo. Estas partículas pasan por otra parte del ciclo, siguiendo la misma serie de pasos, distribuyendo el cargamento poco a poco o transportándolo intacto a su destino final. Las partículas que distribuyen el cargamento llegan a ser suficientemente pequeñas para que el hígado las capte de nuevo, donde serán descompuestas y sus grasas desechadas o recicladas una vez más.

Una vuelta del ciclo de los lípidos comienza en el intestino y distribuye los que acabas de comer. Otra empieza en el hígado y distribuye proteínas sintetizadas por él. Y un tercer ciclo comienza en la *periferia* –es decir, en el resto del cuerpo– y distribuye lipoproteínas sintetizadas por la piel, el cerebro y otros órganos. Cada una de las tres fuentes (intestino,

54. Very low density lipoprotein. *(N. del T.)*

hígado y periferia) sintetiza su propia clase de lipoproteínas completas con sus etiquetas de identificación.

Cómo el ciclo de los lípidos alimenta tu cerebro

El ciclo de los lípidos es un sistema asombrosamente eficiente que permite a las células ordenar la distribución de nutrientes grasos. Funciona un poco como Uber, el servicio de transporte bajo demanda.

A continuación explicamos cómo. Tenemos, por ejemplo, que una célula cerebral (llamada Fred) necesita más ácidos grasos omega-3. ¡No hay problema! Como un pasajero que utiliza la aplicación de Uber para solicitar un conductor cercano, la célula del cerebro Fred realiza una solicitud consistente en que una de las lipoproteínas circulantes se detenga y distribuya omega-3. Fred hace esto liberando un flujo de un tipo especial de apoproteína llamada APO E en el torrente sanguíneo. Muy pronto, uno o más de los APO E liberados se encontrarán con una o más de las lipoproteínas ricas en grasa del cuerpo. Cuando se encuentran, la APO E se inserta en una partícula de la lipoproteína (una APO E por partícula) y ahora puede servir para dirigir la partícula de nuevo a Fred, esperando pacientemente en el cerebro.

La APO E no necesita dar a la lipoproteína que transporta nutrientes direcciones específicas sobre cómo encontrar a Fred para realizar su función. En lugar de eso, puesto que la APO E actúa como un pequeño mango que sobresale de la lipoproteína en la que viaja, simplemente espera para circular por el cerebro, donde Fred, que espera con los brazos abiertos (con un receptor de APO E en su superficie) podrá captar la partícula de lipoproteína por medio de su APO E insertada, mientras flota.

Cuando la célula cerebral Fred ha recuperado la APO E, puede ayudarse con todos los omega-3 y cualquier otra grasa que puede ofrecerse en la partícula, y después volver a liberar la lipoproteína en la circulación.

Por supuesto, otras células del cerebro (o de algún otro lugar) pueden solicitar omega-3 (u otros nutrientes grasos), utilizando el sistema al mismo tiempo. A diferencia de Uber, donde se te asigna un conductor específicamente, éste es el primer sistema que consiste en que el primero en llegar es el primero en servirse, y otras células pueden capturar la APO E de Fred antes de que vuelva a él. Pero el cuerpo funciona como una unidad cooperativa, y eventualmente otra APO E que contiene una partícula (con la APO E sintetizada quizás por otra célula) flotará al lado de Fred para repartir el omega-3 que ha encargado.

Tan eficiente como es este sistema, tiene una vulnerabilidad importante. La APO E carece de la capacidad de distinguir las grasas buenas de las malas. Por tanto, si la dieta de una persona está cargada de grasas mega-trans, también lo estarán sus lipoproteínas, y eso es lo que tendrá Fred, le guste o no.

Evidentemente, este sistema interno de distribución de grasa, intrincado y antiguo, es asombroso y complejo. Y no quiero insinuar, describiéndotelo, que sé todo sobre la forma en que funciona. No lo sé. Pero permíteme que te cuente un secreto: tampoco los fabricantes de fármacos nos dicen que debemos reducir nuestra cifra de LDL, y ellos sólo tienen la píldora para hacer esto.

Cuando todo funciona adecuadamente, cuando todas las conexiones están hechas sin obstáculos, tus arterias estarán bien abiertas, bonitas, de color rosa y limpias. Pero, cuando el sistema se corrompe y no se pueden realizar las conexiones, las lipoproteínas no pueden salir del torrente sanguíneo, tus cifras de colesterol pueden subir y las partículas descomponerse, transmitiendo su contenido en el torrente sanguíneo, donde dañan a las células epiteliales. Repite este proceso una y otra vez, y los lípidos que se acumulan darán a tus arterias un aspecto amarillento, irregular y lleno de grumos, que es claramente malo para la salud (*véase* la imagen de la pág. 244). Ésta es la enfermedad que llamamos aterosclerosis.

La ruptura del ciclo de los lípidos genera aterosclerosis

La *aterosclerosis* hace referencia al endurecimiento de las arterias. Es el diagnóstico que los médicos dan cuando hay placa que se acumula en el sistema circulatorio. Cuando la dieta altera tu ciclo lipídico y las grasas no van adonde deben ir, tus cifras de colesterol empiezan a dispararse. Tu LDL puede elevarse y tu HDL reducirse. Ninguna de las dos cosas es buena, ya que ambos son síntomas de que las lipoproteínas afectadas pueden estar dañando tus arterias.

El concepto clave aquí es que el problema subyacente –la razón por la que tus cifras se disparan– no es comer demasiado colesterol o grasa saturada. Consiste en comer alimentos que alteran el ciclo lipídico. Por tanto, el verdadero secreto para prevenir (y revertir) la enfermedad cardíaca es evitar los alimentos que alteran el ciclo de los lípidos.

¿Cuáles son los alimentos que alteran el ciclo? Lo has adivinado: los ricos en aceites vegetales (y también los azucarados). Estos alimentos alteran el ciclo lipídico dañando las frágiles proteínas en sus superficies, las apolipoproteínas, que sirven para ayudar a dirigir las partículas durante su viaje por el ciclo lipídico.

Examinémoslo detenidamente.

CÓMO INTERPRETO UN PANEL DE LÍPIDOS ESTÁNDAR

La mejor prueba disponible para evaluar la salud de tu ciclo lipídico es una prueba del tamaño de las partículas adecuadamente interpretada. Si no puedes permitirte esta prueba, puedes obtener bastante información de una prueba estándar. Así es como yo interpreto los resultados.

Tu perfil de colesterol contiene cuatro cifras distintas: el colesterol total, el LDL, el HDL y un valor para los triglicéridos. Las dos cifras que más me interesan son los niveles de triglicéridos y de HDL. El HDL debería ser superior a 45 en hombres y superior a 50 en mujeres (los he visto tan altos como 108). Me gusta ver que el LDL es tres veces menor que el HDL. Esta proporción, junto con niveles de triglicéridos menores de 150, me dice que el sistema de distribución de grasas de una persona, las lipoproteínas y la dieta son saludables. No me preocupo por la cifra de colesterol total si la proporción entre el LDL y el HDL se encuentra dentro de límites aceptables. Por otra parte, si los triglicéridos están por encima de 150 y/o el nivel de HDL es inferior a 40, es muy probable que tu ciclo de lipoproteínas esté alterado.

La mala dieta altera el ciclo lipídico dañando las apoproteínas

Como vimos en la figura titulada «Lipoproteínas: Superhéroes de la circulación de los lípidos», la apoproteína, la capa de proteína que rodea a la lipoproteína de la imagen, sirve de etiqueta de dirección que ayuda a garantizar que los contenidos de la partícula terminan en algún lugar útil del cuerpo. Creo que la clave para prevenir y revertir enfermedades consiste en esta idea: el daño a las etiquetas de estas lipoproteínas altera el ciclo lipídico, lo cual, en última instancia, produce aterosclerosis.

CÓMO LAS LIPOPROTEÍNAS DISFUNCIONALES CAUSAN ARTERIOSCLEROSIS

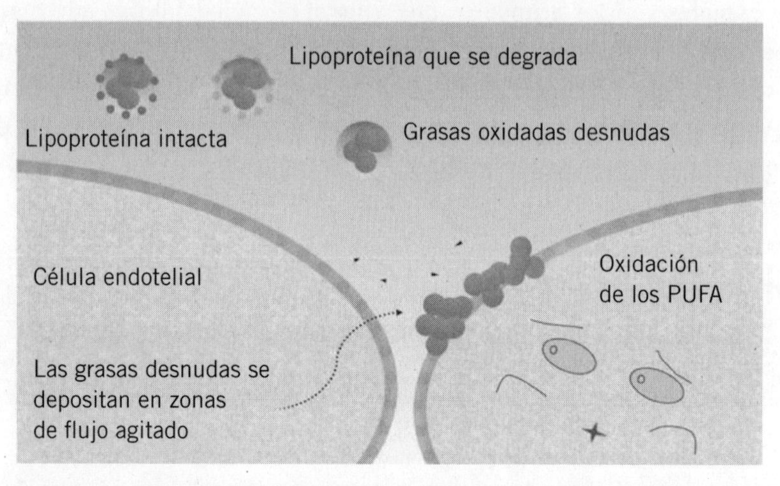

La célula endotelial de la derecha está preocupada porque las grasas oxidadas desnudas de las lipoproteínas degradadas se colocan sobre ellas y oxidan su membrana de PUFA. La oxidación de los PUFA puede alterar el metabolismo celular o incluso matar a la célula (*véase* «Cómo los radicales libres dañan las membranas»). Cuando esta clase de daño afecta a muchas células endoteliales, se puede generar la primera fase de aterosclerosis, llamada «la mancha grasa».

Para entender mejor cómo las etiquetas de las proteínas dañadas pueden causar una alteración de este tipo, imagina a una niña de seis años viajando a un lado y otro del país, en avión, entre las casas de sus padres, que están divorciados. Supongamos que esta niña pequeña viaje sin acompañante y lleve una etiqueta de identificación en una cinta colgada del cuello, donde aparece su nombre, los domicilios de ambos progenitores y la información de contacto. Si el padre que la recibe no estuviera en el aeropuerto, esta etiqueta permitiría a los oficiales del aeropuerto saber quién es, de dónde viene y adónde necesita ir. Pero si la etiqueta se dañara de forma que las palabras no pudieran verse, estaría perdida.

Si las partículas de tus lipoproteínas tienen dañadas sus etiquetas, pueden perderse también. Igual que niños vagabundos que tiran desesperadamente de las mangas de las camisas de cualquier extraño que ven, a las lipoproteínas que carecen de identificación apropiada se les da la fría espalda de las células, incapaces de reconocerlas. Estas lipoproteínas huérfanas flotan sin rumbo fijo por el torrente sanguíneo, empiezan a descomponerse y al final se acumulan en el recubrimiento de tus arterias (*véase* la ilustración anterior), donde causan problemas.

¿Qué daña las etiquetas de las lipoproteínas? Uno de los factores más importantes parece ser el aceite vegetal. Desde 1977, los científicos de los lípidos han escrito sobre la oxidación del ácido linoleico en las lipoproteínas. Citando artículos publicados ese año y en la década de 1989 por él mismo y otros, el doctor Spiteller, el científico austríaco, escribe: «El LDL modificado oxidativamente ya no es reconocido por los receptores de LDL».[55] ¿Y cómo se modifica oxidativamente el LDL? La grasa mega-trans genera radicales libres que queman la superficie de la lipoproteína, lo que la hace irreconocible para el receptor de LDL. Cuanto más aceite vegetal rico en grasa mega-trans comas, y peor sea tu dieta en general –baja en antioxidantes y especialmente baja en vitamina E presente de forma natural–, más rápidamente se oxidará la etiqueta del LDL (el recubrimiento de apoproteína por el cual se identifica la partícula de LDL).[56,57]

CÓMO UNA MALA DIETA PUEDE HACER QUE DISMINUYA EL HDL

Otro factor que daña las etiquetas de las lipoproteínas es el azúcar. Como explicaré en el capítulo 9, éste se adhiere a las cosas mediante un proceso llamado *glicación*. Con el paso del tiempo, esto hace que estén rígidas todas las membranas celulares, lo cual lleva a la prediabetes y a niveles de azúcar sanguíneo constantemente elevados. Siempre que los niveles de azúcar están altos, hay una oportunidad para que éste se

---

55. «Oxidation of linoleic acid in low-density lipoprotein: an important event in atherogenesis», Angew, *Chem Int Ed*, 2000, 39, n.º 3.

56. *J Lipid Res*, mayo 1987, 28(5):495-509, «Autoxidation of human low density lipoprotein: loss of polyunsaturated fatty acids and vitamin E and generation of aldehydes», en: www.ncbi.nlm.nih.gov/pubmed/3598395

57. «Oxidation of linoleic acid in low-density lipoprotein: an important event in atherogenesis», Angew, *Chem Int E*d, 2000, 39, n.º 3.

pegue en las etiquetas de proteínas de las partículas de tus lipoproteínas. Y eso es un problema.

En 1988, unos investigadores que trabajaban en Lyon, descubrieron que, cuando las etiquetas de las partículas de HDL quedaban bloqueadas por el azúcar, simplemente se desprendían.[58]

El estudio fue realizado en un tubo de ensayo, donde las partículas de HDL desnudas se adherían al cristal. En tu cuerpo, la grasa desnuda quedaría expuesta a la sangre. Eso no es bueno, y explicaré por qué más adelante. Antes quiero señalar que uno de los hallazgos más comunes en los pacientes diabéticos es un nivel bajo de HDL. Una posible explicación es que el exceso de azúcar de su sangre haya afectado al recubrimiento de su HDL, y las partículas desnudas dejan de circular.

COMER MÁS GRASA PUEDE HACER QUE SUBA EL COLESTEROL LDL, Y QUÉ HACER SI OCURRE ESO

Tal vez estés pensando: «Me recomiendas comer mantequilla». Sin embargo, la realidad es que comer más grasa puede a veces hacer que el colesterol LDL aumente, sea la grasa saludable o no. Cómo responda tu cuerpo al añadido de grasas a tu dieta depende de muchos factores, incluidos la actividad, la edad, el sexo, hormonas como la insulina, la leptina, la tiroides, el cortisol, y si simplemente estás comiendo demasiado o no. Por tanto, es difícil predecir lo que ocurrirá a tu LDL hasta que hagas el experimento.

Yo no considero que el LDL sea malo. Lo que me preocupa es si tu cuerpo es capaz, o no, de controlar dónde terminarán las grasas y el colesterol que hay en el LDL, y así prevenir con éxito que la partícula y su contenido se depositen en el interior de tus arterias. Sin embargo, cuando la mayoría de médicos ven que el colesterol LDL sube, consideran esto como una bandera roja que indica que su paciente necesita cambiar su dieta o tomar una píldora para el colesterol, o ambas cosas. Si tu médico piensa que tu dieta es un problema y no estás de acuerdo, entonces la conversación sobre tu LDL puede causarte un estrés innecesario. Me gustaría ayudar a prepararte para esa conversación anticipadamente hablándote sobre la prueba que utilizo para determinar si tu cuerpo ha perdido el control de sus lipoproteínas.

---

58. «Non enzymatic glycation of apolipoprotein A-I: effects on its self-association and lipid binding properties», Calvo C, *Biochem Biophys Res Commun*, 3 de junio de 1988, 153(3):1060-7.

CÓMO UNA DIETA MALA PUEDE HACER QUE SUBAN EL LDL Y LOS TRIGLICÉRIDOS

¿Y qué tiene que ver el azúcar con el LDL? En 1990, otro experimento investigó precisamente eso. En esta ocasión, las etiquetas no se perdían, sino que más bien quedaban alteradas hasta el extremo de ser ilegibles e irreconocibles por parte de las células hambrientas.[59] A consecuencia de esto, estas partículas de LDL incrustadas en azúcar (glicadas) permanecieron demasiado tiempo en la circulación, lo cual explicaría por qué algunos diabéticos tienen niveles elevados de LDL: con tantos paquetes de LDL flotando por ahí sin ser distribuidos, empiezan a acumularse.[60,61] (Cuando los niveles de LDL están altos debido a la glicación, entonces el LDL alto es un problema, como veremos).

La mayoría de prediabéticos y diabéticos tienen los triglicéridos altos. Esto indica un serio problema en todas las lipoproteínas de tu cuerpo. El triglicérido no es una lipoproteína, sino un componente de todas las proteínas. Los triglicéridos son transportados por las partículas de LDL y HDL. Pero la mayor parte del triglicérido es transportada por quilomicrones (las partículas de lipoproteínas que tu intestino sintetiza después de una comida) y lipoproteínas de muy baja densidad (VLDL), que el hígado sintetiza a partir de grasas recicladas. Estos rechonchos transportadores de nutrientes quieren distribuir su cargamento en tus células hambrientas. Pero, igual que todas las lipoproteínas, no pueden hacer su tarea ellas solas. Necesitan una enzima especial –piensa en ella como en un trabajador del muelle– para recoger los ácidos grasos y transportarlos a la célula. Un estudio efectuado en 1990 demostró que el azúcar interfiere en la función de esta enzima. Por tanto, si tienes el azúcar sanguíneo alto, ese azúcar puede romper en pedazos los recubrimientos de las lipoproteínas más allá del reconocimiento, o simplemente arrancar la parte posterior de las partículas. Si éstas consiguen llegar a un puerto celular,

---

59. «Lipoprotein lipase mediates the uptake of glycated LDL in fibroblasts, endothelial cells, and macrophagos», Robert Zimmerman.

60. «Glycation of very low density lipoprotein from rat plasma impairs its catabolism», Mamo JC, *Diabetologia*, junio de 1990, 33(6):339-45.

61. «Modification of low density lipoprotein by advanced glycation end products contributes to the dyslipidemia of diabetes and renal insufficiency», Bucala R, *Proc Natl Acad Sci USA*, 27 de septiembre de 1994, 91(20):9441-5.

el azúcar las sigue para completar la distribución. Con tantas barreras para alimentar las células hambrientas, no es de extrañar que las personas con diabetes tengan hambre todo el tiempo.[62]

POR QUÉ REDUCIR EL LDL NO HACE MUCHO POR PREVENIR LA ENFERMEDAD CARDÍACA: NO ES CUESTIÓN DEL TRANSPORTE, SINO DEL CARGAMENTO

Disminuir tu LDL por debajo de la media –hasta, por ejemplo, 70– aún te deja con prácticamente el mismo riesgo de ataque cardíaco que tendrías con un LDL de 150.[63] Tu riesgo se reduce, pero muy poco. Por ejemplo, si tu riesgo de ataque cardíaco es de un 20 por 100 cuando tu LDL es de 150, disminuir esa cifra hasta por debajo de 70 reducirá tu riesgo en aproximadamente un 15 por 100. Mientras tanto, tu riesgo de cáncer,[64] infecciones,[65] depresión,[66] ansiedad,[67] ictus hemorrágico (hemorragia en el cerebro)[68] y muerte (si tienes enfermedad renal severa)[69] se elevará significativamente. En las décadas antes de que las compañías farmacéuticas crearan el tipo, éxito de ventas, de fármacos para reducir el

62. «Glycation of very low density lipoprotein from rat plasma impairs its catabolism», Memo JC, Diabetologia, junio de 1990, 33(6):339-45. El estudio concluye: «La glicación [acto por el que el azúcar se pega a las cosas] del VLDL parece interferir con la lipólisis [eliminación] de sus triglicéridos. Esto puede explicar la eliminación retrasada de triglicéridos VLDL glicados in vivo».
63. Stone NJ, *et al.*, 2013 ACC/AHA blood cholesterol guideline, p. 1, 2013, ACC/AHA guideline on the treatment of blood cholesterol to reduce atherosclerotic cardiovascular risk in adults, un informe del Colegio Americano de Cardiología/Asociación Americana del Corazón, Cuerpo Especial de Pautas para la Práctica.
64. «Cholesterol and cancer: answers and new questions», Eric J Jacobs, *Cancer Epidemiol Biomarkers Prev*, noviembre de 2009, 18; 2805.
65. U. Ravnskov, «High cholesterol may protect against infections and atherosclerosis», *Q J Med*, 2003, 96:927-934.
66. «Cholesterol quandaries relationship to depression and the suicidal experience», Randy A Sansone, *Psychiatry (Edgmont)*, marzo de 2008; 5(3):22-34.
67. «Editorial serum cholesterol concentration, depression, and anxiety», Mehmed YuÈcel AgÏarguÈn, *Acta Psychiatr Scand*, 2002; 105:81-83.
68. «Low cholesterol as a risk factor for primary intracerebral hemorrhage: a case-control study», Ashraf V. Valappil, *Ann Indian Acad Neurol*, enero-marzo 2012; 15(1):19-22.
69. «Chronic kidney disease and its complications», Robert Thomas, *Prim Care*, junio de 2008, 35(2):329-vii.

colesterol, llamadas estatinas, los médicos no prestaron mucha atención al LDL.

Lo que examinaban era el HDL, el llamado colesterol «bueno», porque las pruebas estadísticas mostraban que un HDL elevado se correlaciona con un riesgo muy bajo de ataque cardíaco.[70] Eleva tu HDL hasta 60, e incluso si tu riesgo de enfermedad cardíaca era anteriormente de un enorme 20 por 100, habrás reducido tu riesgo a menos del 2 por 100. Mientras tanto, el riesgo de padecer las enfermedades mencionadas también disminuye. Una cosa realmente buena, ¿verdad? (Por cierto, si tu HDL es bajo y sigues la Dieta Humana descrita en el capítulo 13, con toda seguridad verás aumentar tu HDL en menos de tres meses).

Los calculadores del riesgo que hay en Internet y que utilizan los cardiólogos (y que tú también puedes emplear) para determinar la probabilidad de ataque cardíaco ni siquiera te preguntan por tu nivel de LDL.[71] Entonces, ¿por qué hablamos del LDL? Probablemente ya sabes la respuesta. No hay ningún fármaco que aumente el HDL, pero sí los hay para reducir el LDL: las estatinas (Lipitor, Zocor, Crestor, Vytorin y sus equivalentes genéricos). Si vendes alguno de estos medicamentos y puedes utilizar las estadísticas y los juegos de manos para convencer a la gente de que reducir el LDL es la estrategia para vivir más, entonces te harás de oro.

Mientras los investigadores financiados por corporaciones farmacéuticas han estado ocupados intentando producir pruebas que condenen al LDL, una partícula que ha estado con nosotros desde que somos humanos, los científicos de los lípidos como nuestra «estrella del rock», el doctor Spiteller, han realizado una inspección química del cargamento que hay en el *interior* del LDL y otras lipoproteínas que llevan nutrientes. Esta investigación nos ha permitido tener buenas ideas sobre lo que realmente causa los ataques cardíacos.

A modo de analogía, podrías decir que los investigadores de las corporaciones farmacéuticas son como estudiosos que, después de un ataque terrorista en el que se derribó un edificio del gobierno, centraron toda su atención en el camión que hizo estallar todo: *¿Son de algún modo los camiones amarillos explosivos? ¿Es el tamaño del camión lo que hizo que explotase?* El doctor Spiteller eligió una ruta de investigación distinta: *¿Qué sucede si tenemos en cuenta lo que transporta el vehículo? Tal vez no sea el vehículo en sí, sino más bien su cargamento.* Quizá el camión no sea tan peligroso, sino los cientos de kilogramos de fertilizante petroquímico explosivo y de combustible diésel que hay en su interior.

70. «High density lipoprotein as a protective factor against coronary heart disease», Tavia Gordon *et al.*, The Framingham Study, American Journal of Medicine, mayo de 1977, vol. 62, pp. 707-714.

71. Acceso en: www.cvriskcalculator.com/

El doctor Spiteller centró su investigación en el PUFA más prevalente en todos los aceites vegetales: el ácido linoleico, un tipo de omega-6.[72] Su interés en este ácido se debe a que, como científico de los lípidos, entendió lo fácilmente que se oxida y lo perjudicial que puede ser. Su investigación sugiere que la cantidad total de LDL en el torrente sanguíneo de una persona es prácticamente irrelevante. Lo que importa para nuestra salud, y especialmente para nuestro riesgo de ataque cardíaco, es qué cantidad de ácido linoleico oxidado está presente en el LDL.

Y yo estaría de acuerdo. A lo largo de los años, he descubierto que quienes comen alimentos fritos en aceite vegetal puede tener un LDL muy bajo, sobre todo cuando toman alguno de los fármacos con estatinas, pero a menudo sufrirán uno o más ataques cardíacos. También he visto que el mejor indicador del ácido linoleico oxidado es un HDL bajo y un recuento alto de partículas. (Para más información sobre las partículas, *véase* «La mejor prueba del colesterol», en el recuadro siguiente).

Como puedes ver, hay bastantes pruebas de que el azúcar se puede pegar, atascar o simplemente confundir con otra forma coreográfica perfectamente orquestada de grasa y reparto de nutrientes que es el ciclo de los lípidos. Inevitablemente, esto hace que muchos cargamentos sean mal dirigidos, y en lo que respecta al cuerpo, perdidos. ¿Hasta qué punto es esto un problema? Eso depende de qué tipo de material se haya perdido. Si una compañía de transporte envía mal un cargamento de toallas de papel, las autoridades podrían decir a las unidades de sustancias peligrosas que se quedaran en casa. Si, por otra parte, perdieran un kilo de uranio, habría motivo para la preocupación. En tu cuerpo, una de las cosas más peligrosas que una proteína puede llevar es una grasa oxidada y proinflamatoria, una mega-trans. Cuando se difunde por tus arterias, tu cuerpo llama a su propia unidad de sustancias peligrosas.[73] Pero en los prediabéticos y diabéticos, se libera tanta grasa mala (de una vez o con el paso del tiempo) que el equipo de limpieza no puede hacerse cargo de ella, y las arterias terminan siendo afectadas por cascadas de radicales libres y, literalmente, fritas.

---

72. «Oxidation of linoleic acid in low-density lipoprotein: an important event in atherogenesis», Spiteller D, Spiteller G. Angew, *Chem Int Ed Engl*, febrero de 2000, 39(3):585-589.

73. «Thermally oxidized dietary fats increase the susceptibility of rat LDL to lipid peroxidation but not their uptake by macrophages», Eder K, *J Nutr*, septiembre de 2003, 133(9):2830-7.

LA MEJOR PRUEBA DEL COLESTEROL: EN LO QUE RESPECTA AL COLESTEROL LDL, EL TAMAÑO IMPORTA

Si tu cifra de LDL es alta, por ejemplo de 160, eso puede ser, o no, un problema. De igual modo, si tu LDL es bajo, por ejemplo de 70, eso puede indicar, o no, que estás en buena forma metabólica. Lo que importa más que estos números es el tamaño de tus partículas de LDL, porque es el mejor representante que tenemos para evaluar lo bien que funcionan las partículas de LDL. Unas partículas de LDL de mayor tamaño son más saludables. ¿Por qué? Por la simple razón de que las partículas de LDL saludables pueden distribuir eficientemente la grasa que transportan. Entran en el torrente sanguíneo, hacen un trabajo de distribución o dos (lo cual reduce su tamaño), y entonces son fácilmente reconocidos por el hígado, que saca las partículas pequeñas de la circulación y las rellena con más colesterol y lípidos, haciéndolas más grandes de nuevo.

Pero ¿qué sucede cuando el hígado no puede reconocer la lipoproteína más pequeña, parcialmente vacía (lo que los lipidólogos llaman una partícula «remanente») porque el recubrimiento de proteína de una partícula (que refleja información vital que identifica la partícula y su cargamento) ha sido dañada por la oxidación? Estas partículas huérfanas, más pequeñas, se ven ahora forzadas a vagar por el torrente sanguíneo buscando casa hasta que el mismo proceso oxidativo que dañó su recubrimiento les obligue a salir fuera de la circulación y dirigirse a las delicadas superficies de tus paredes arteriales. Una prueba normal de colesterol no puede decirte cuántas de estas pequeñas y caprichosas partículas están flotando, destinadas a causar daño, pero una prueba de las partículas sí puede. (*Véase* el capítulo 4 para aprender a hablar con tu médico sobre encargar una de estas pruebas).

La historia de las enfermedades relacionadas con la dieta y el corazón es bastante simple. El azúcar y el aceite vegetal obligan a destruir las lipoproteínas. En primer lugar, el puñetazo de uno-dos de oxidación y glicación se deteriora, y el azúcar se incrusta en el delicado equipo de la superficie de las lipoproteínas (la apoproteína), que funciona como un tipo de sistema de navegación, lo que impide a las partículas de lipoproteína de todos los tipos llegar a su destino. Eventualmente, igual que los satélites dañados se salen de su órbita, chocan con las paredes de tus arterias.

DELINEAR EL CONCEPTO DE ATASCO: EL PROBLEMA ES LA INESTABILIDAD DE LA PLACA

Cuando una sola lipoproteína llega a tus arterias, no causa automáticamente un ataque al corazón o un ictus. Sin embargo, si tu dieta es rica en aceite vegetal, entonces las partículas de lipoproteínas caídas acumulan muchos desechos inútiles, contaminan todas las avenidas, las calles laterales y de vuelta en el pasaje de tu sistema circulatorio.

El daño causado por las grasas mega-trans es tan pacífico como la arena corriendo por las calles. A nivel molecular, es más como las fuerzas oscuras de Darth Vader bombardeando la superficie del planeta natal de Yoda con chorros blancos y calientes de radicales libres. Las grandes franjas de la membrana celular se queman como engendros de grasas «zombi» y radicales libres difundidos por la superficie, quemando todo lo que tocan: canales de iones, transportadores de azúcar, receptores de hormonas. Esto desactiva, y en último término destruye, las células funcionales. Así es cómo los radicales libres fríen las arterias. Con el paso de los años, el daño puede ser tan grande que durante una operación a corazón abierto son visibles a simple vista. Se parecen mucho a la piel de pollo frita.

Y trata también sobre piel de pollo crujiente y frita, y se rompe más fácilmente que la versión no frita. Las reacciones de cadenas de radicales libres debilitan el andamiaje subyacente de glucógeno y unen las moléculas, polimerizando las paredes arteriales en un tipo de plástico proteico crujiente. Ahora la arteria puede romperse y sangrar fácilmente.[74] Si la sangre llega a contactar con el colágeno se coagulará, taponando la arteria. Y así es como tienes un ataque cardíaco o un ictus. Por tanto, es un *coágulo sanguíneo*, no la grasa, lo que impide el flujo de sangre. Por eso los médicos de urgencias tratan los ataques cardíacos y los ictus con destructores de coágulos, no coágulos de grasas.

¿Qué tiene que ver la placa con esto? Piensa como tu cuerpo. Tus arterias se encuentran bajo el ataque continuo de las grasas mega-trans y el azúcar. Aunque todo tu árbol vascular esté dañado, algunas secciones se fríen tanto que corren el peligro de romperse. Tu cuerpo intenta parchear estas secciones dañadas con matrices de proteínas, calcio y colesterol. La

---

74. «Myeloperoxidase and plaque vulnerability», Hazen SL, *Arteriosclerosis, Thrombosis, and Vascular Biology*, 2004, 24:1143.

mayoría de esos parches funcionan bien, manteniendo la sección arterial durante el resto de tu vida. Estas placas robustas y reforzadas con calcio se llaman *placas estables*.

La imagen de una arteria taponada disminuyendo la sangre que llega a tu corazón es alarmante. Sin embargo, en realidad, eso es lo que casi nunca causa un ataque cardíaco o un ictus. De hecho, si las placas arteriales que el cuerpo ha desarrollado para reparar las superficies arteriales dañadas fueran perfectas –arreglos permanentes que serían estables para siempre–, no serían una amenaza en absoluto. Tu cuerpo tiene una forma de responder al estrechamiento arterial desarrollando más arterias en otros lugares, lo que los médicos llaman colaterales. A medida que envejecemos, este proceso de desviar las rutas arteriales tiene lugar todo el tiempo. Tu músculo del corazón y otros tejidos están perfectamente adecuados para esta solución, mientras sigan teniendo un aporte suficiente e ininterrumpido de sangre.

Las placas estables sólo causan problemas cuando la inflamación continua debilita la placa material de forma que, dentro de la placa estable, se desarrollen pequeños parches que son más propensos a la ruptura espontánea. Estas áreas debilitadas se llaman *placa inestable*. Las placas inestables pueden también formar amplias áreas de una arteria, pero no son tan gruesas o duras; los cardiólogos las llaman *placa grasa*. Sean las áreas inestables grandes o pequeñas, son peligrosas porque pueden estallar, abrirse, sangrar y coagularse.

La placa puede ser tan gruesa que estrechará la sección de una arteria lo suficiente para ser visible en un angiograma. Un cardiólogo normalmente señalará con el dedo la imagen de la sección estrechada, te dirá que eres una bomba de relojería y te dará cita para una cirugía de by-pass o colocar una endoprótesis. Pero esa placa espesa no es el verdadero problema. Si tienes una placa espesa, estable, que es visible en un angiograma, es seguro que todo tu árbol vascular se haya dañado y no haya forma de decir dónde podrías desarrollar un coágulo. Si yo hiciera lo que quisiese, en lugar de oír decir: «necesitas cirugía para salvar tu vida», la gente oiría: «debes dejar el aceite vegetal y el azúcar inmediatamente». Pero si no estás dispuesto a hacer esto, entonces necesitarás abrir tu pecho y sustituir todas las arterias dañadas que puedas con limpiadores de vasos sanguíneos de otros lugares de tu cuerpo.

CÓMO LA COMIDA RÁPIDA CAUSA DEFECTOS DE NACIMIENTO

Comer aceite vegetal no sólo afecta a tus arterias. Estos radicales libres perturbadores pueden interferir en prácticamente todo lo que una célula puede necesitar, y acabar provocando cualquier enfermedad que puedas nombrar.[75,76]

En ningún momento del ciclo de nuestra vida es esta alteración más devastadora que mientras nos estamos desarrollando en el útero. En 2006, cuando los investigadores que analizaron la sangre de madres cuyos bebés nacían con defectos congénitos espinales y sanguíneos, encontraron pruebas de estrés oxidativo,[77,78] exactamente lo que esperaríamos encontrar en alguien que come grandes cantidades de aceite vegetal. En 2007, un artículo de *Genes to Cells* mostró cómo el estrés oxidativo puede alterar la producción de hormonas e interferir en las respuestas hormonales, lo que sugiere que las mujeres que consumen aceite vegetal mientras están embarazadas aumentan el riesgo de que su hijo tenga todo tipo de deformidades de crecimiento y enfermedades.[79] Por tanto, si estás embarazada o planeas quedarte embarazada, destierra el aceite vegetal y los alimentos que lo contienen de tu cocina y expúlsalos de tu vida.

---

75. «Oxidation-reduction controls fetal hypoplastic lung growth», Fisher JC, *J Surg Res*, agosto de 2002, 106(2):287-91.
76. «Intake of high levels of vitamin A and polyunsaturated fatty acids during different developmental periods modifies the expression of morphogenesis genes in European sea bass (Dicentrarchus labrax)», Villeneuve LA, *Br J Nutr*, abril de 2006, 95(4):677-87.
77. «Neural tube defects and maternal biomarkers of folate, homocysteine, and glutathione metabolism», Zhao W, *Birth Defects Res A Clin Mol Teratol*, abril de 2006, 76(4):230-6.
78. «Congenital heart defects and maternal biomarkers of oxidative stress», Hobbs CA, *Am J Clin Nutr*, septiembre de 2005, 82(3):598-604.
79. «A reduction state potentiates the glucocorticoid response through receptor protein stabilization», Kitugawa H, *Genes Cells*, noviembre de 2007, 12(11):1281-7.

UNA ILUSTRACIÓN DETALLADA DE UN ATAQUE CARDÍACO (O UN ICTUS)

La historia de los ataques cardíacos, ilustrados aquí, comienza con las lipoproteínas degradadas saliendo de la circulación, aterrizando en el recubrimiento de tus vasos sanguíneos, donde atraen a una pandilla de limpieza de glóbulos blancos. Pero, a veces, durante el procedimiento de limpieza, el oxígeno da comienzo a una reacción de radicales libres tan grande que el colágeno subyacente queda expuesto a la sangre que fluye. Siempre que el colágeno toma contacto con la sangre, se forman coágulos. Si el coágulo es lo suficientemente fuerte para alterar el flujo cardíaco, puede causar un ataque cardíaco, un ictus o una trombosis venosa (un coágulo de sangre en la pierna).

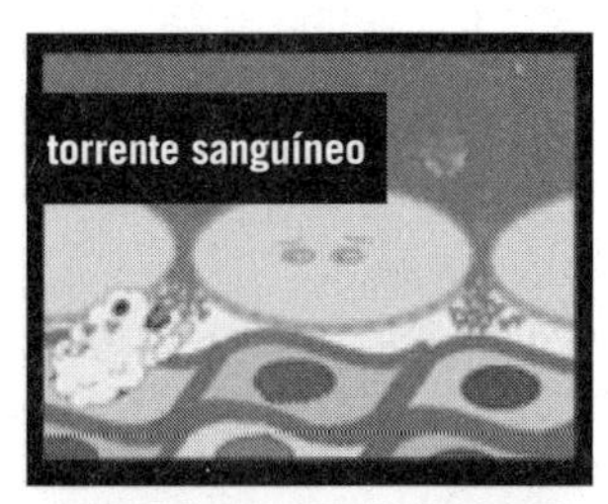

1. Los contenidos degradados de la lipoproteína atraen a un glóbulo blanco

- Oxígeno
- Lipoproteína
- Célula endotelial
- Contenido de lipoproteína degradada (grasa mega-trans)
- Capa de colágeno de la pared arterial

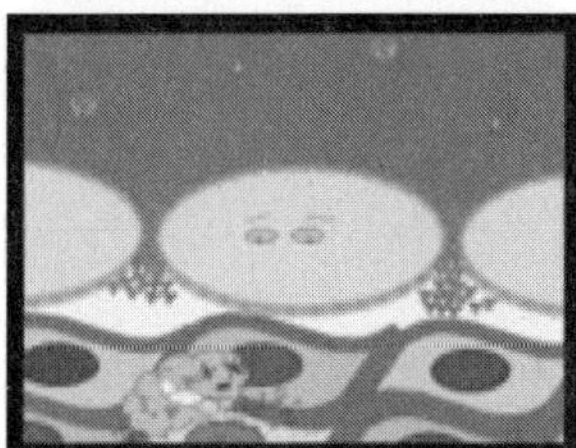

2. Las grasas mega-trans matan a los glóbulos blancos
Los glóbulos blancos hacen su trabajo ingiriendo desechos de la lipoproteína, incluidas las grasas mega-trans. Esto perturba al glóbulo blanco. Las enzimas proinflamatorias salen de su cuerpo y van a parar a los tejidos que respaldan la pared arterial, debilitándola.

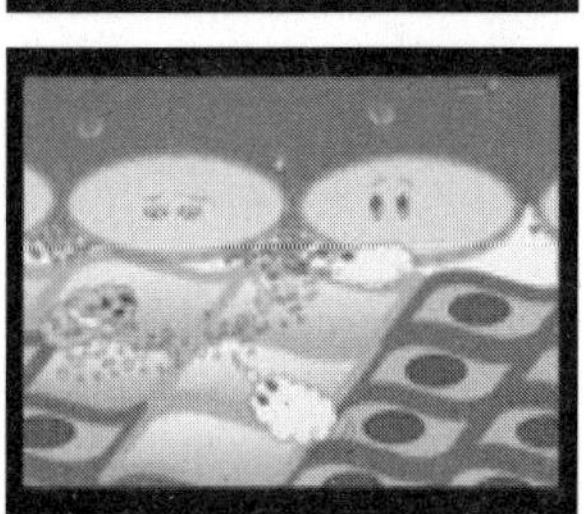

3. La inflamación atrae más glóbulos blancos
Los glóbulos blancos moribundos envían quimiocinas proinflamatorias, señales químicas que convocan a los glóbulos blancos de los tejidos de alrededor. Mientras tanto, las enzimas proinflamatorias que salen siguen masticando a través del colágeno, creando una zona blanda de la pared arterial. Ésta es placa inestable (*véase* texto).

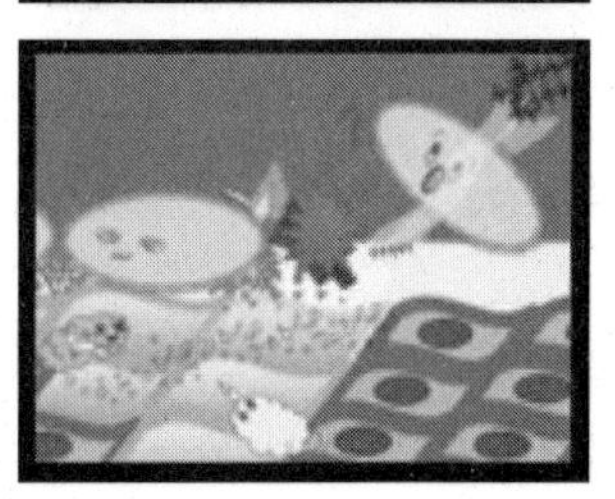

4. El oxígeno reacciona explosivamente con las grasas mega-trans.
Las moléculas de oxígeno y las de grasa mega-trans con idéntico giro se unen, reaccionan y explotan. Esto afecta a la célula endotelial, exponiendo la capa de colágeno subyacente. Los finos hilos de colágeno cuelgan del torrente sanguíneo, donde atraen las plaquetas. La célula endotelial alterada sabe que hay más problemas por delante.

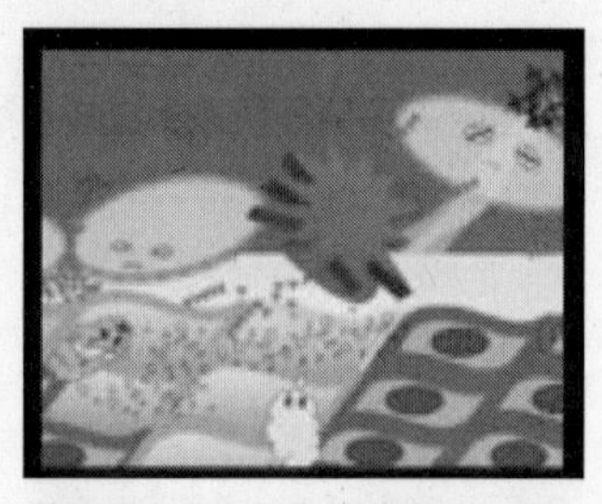

5. Continúa la reacción de los radicales libres
Después de explotar, la cascada de radicales libres genera más y más grasas mega-trans, muchas de las cuales coinciden con el estado del oxígeno ordinario presente en abundancia en el torrente sanguíneo. Mientras la reacción crece en fuerza y la explosión se hace más fuerte, la capa de colágeno queda más dañada y debilitada.

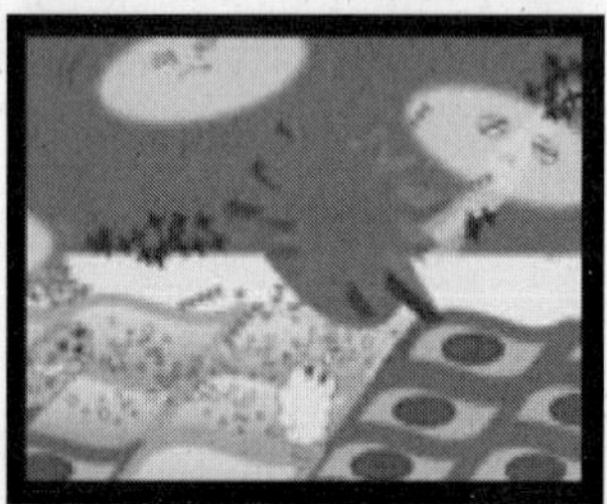

6. Una competición contra el tiempo
La reacción inflamatoria ha hecho que los glóbulos blancos que se unen liberen enzimas destructoras de colágeno. Ahora, las plaquetas deben cubrir la capa de colágeno antes de que las enzimas debiliten tanto el apoyo al colágeno de la pared arterial que la presión en la arteria genere una ruptura.

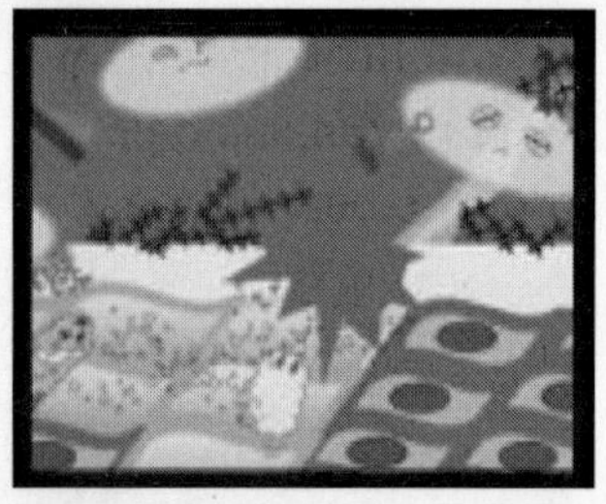

7. La peor situación
Si se forma un desgarro, la mezcla de químicos proinflamatorios generados por los glóbulos blancos reunidos estaría expuesta al flujo de sangre de la arteria, generando un coágulo enorme. Si se trata de una arteria del cerebro, el resultado puede ser un ictus. Si es en el corazón, un ataque cardíaco. Esperemos que las plaquetas puedan coagular la zona a tiempo.

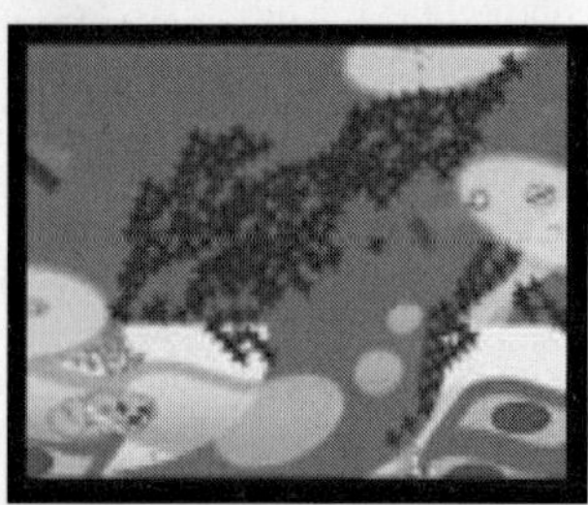

8. El momento crítico
Hoy no es un buen día para los vasos sanguíneos de esta persona. La placa inestable se ha roto en el torrente sanguíneo, y la mezcla proinflamatoria generará ahora un coágulo considerable, que se muestra en la imagen siguiente.

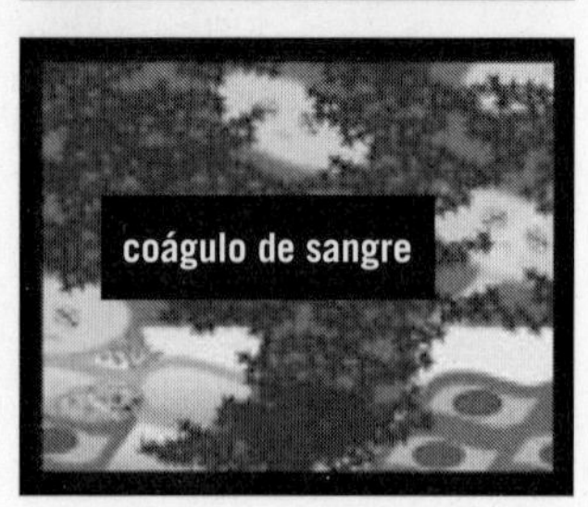

9. ¿Mortal o no?
No hay ninguna prueba para ver si tus arterias contienen placa inestable que genere este tipo de coágulo. Este angiograma comúnmente realizado sólo muestra un estrechamiento que resulta de una acumulación de placa espesa y vieja. La placa estable se ha endurecido con una matriz de calcio, proteína y colesterol, y por ello es improbable que se rompa.

Puede que hayas observado los diversos niveles, a lo largo de los años, para identificar a personas con un «alto riesgo» de un ataque cardíaco. Hace años, si tu colesterol total era de 300 o menos, tu médico te habría dicho que estabas bien. Muy pronto, esa cifra se redujo a 200. Ahora la gente también vigila sus niveles «seguros» de LDL, los cuales han bajado de 200 a 160, a 130 y a 100, y ahora a 80. Actualmente, el LDL de una persona media sigue siendo lo que siempre ha sido, entre 120 y 130.[80] La controvertida revisión del año 2013 de las pautas del colesterol conlleva que casi la mitad de la población de Estados Unidos, entre las edades de cuarenta y setenta y cinco, pueden considerarse «de alto riesgo».[81] Y las compañías farmacéuticas están amasando una fortuna. De acuerdo con el doctor John Abramson, de Harvard, y el anterior director de la revista *New England Journal of Medicine*, el doctor Jerome Kassirer, la razón por la que nuestro liderazgo médico les sigue la corriente, insistiendo con determinación en que no hay daño potencial al reducir tanto estas cifras, puede radicar en conflictos de interés económico.[82,83]

Entonces, ¿cuál es una buena cifra? Como he dicho, me gusta ver que el LDL es al menos tres veces menor que el valor de HDL. Si es superior, puede que tengas prediabetes y las arterias con grasa acumulada. Recuerda que la cifra realmente importante es tu nivel de azúcar sanguíneo en sangre, y examinaremos más esto en el capítulo siguiente.

La guerra contra el colesterol no está libre de bajas. Las mujeres con niveles de colesterol más bajos tienen cinco veces más partos prematuros que las mujeres con niveles superiores.[84] Aunque son llevados a término, los bebés de mujeres con el colesterol bajo suelen tener cerebros anor-

---

80. «Trends in serum lipids and lipoproteins of adults, 1960-2002», Carrol MD, vol. 294, n.º 14, 12 de octubre de 2005.

81. «Application of new cholesterol guidelines to a population-based sample», Pencina MJ1, *N Engl J Med*, 10 de abril de 2014, 370(15):1422-31, doi: 10.1056/NEJMoa1315665, epub marzo de 2014.

82. *On the Take: How Medicine's Complicity with Big Business Can Endanger Your Health*, Jerome P. Kassirer, Oxford University Press, 2005.

83. *Overdosed America: The Broken Promise of American Medicine,* John Abramson, Harper Collins, 2004.

84. «Adverse birth outcomes among mothers with low serum cholesterol», Edison RJ, *Pediatrics*, vol. 120, n.º 4, octubre de 2007, pp. 723-733.

malmente pequeños. Recuerda que las alteraciones epigenéticas pueden acumularse durante generaciones. Por tanto, cuando estos bebés con el cerebro pequeño tienen bebés propios, mientras seguían dietas bajas en colesterol, es difícil de adivinar el resultado de este experimento.

Y no es sólo el cerebro en desarrollo de los bebés por lo que debemos preocuparnos. En el capítulo siguiente te informarás de las crecientes pruebas de que, debido en gran parte al hecho de que es un órgano graso, nuestros propios cerebros son especialmente sensibles a los efectos perjudiciales del aceite vegetal.

CAPÍTULO 8

Asesino del cerebro

Por qué el aceite vegetal es el peor enemigo de tu cerebro

- Los aceites vegetales atacan al cerebro en siete puntos vulnerables distintos, utilizando siete estrategias distintas.
- Las siete estrategias funcionan causando autismo y otros trastornos neurológicos infantiles.
- Los aceites vegetales hacen que tu cerebro sea más sensible al daño producido por el azúcar.
- Eliminar estos aceites permitirá mejorar los síntomas de todos los tipos de trastornos cerebrales, desde el autismo hasta el alzhéimer.
- Hay cinco tipos específicos de alimentos que deberías comer para optimizar la salud cerebral.

Actualmente, cuando vemos a alguien con sobrepeso, tendemos a pensar en la relación entre la condición de su cuerpo y su dieta. Pero ahora es totalmente evidente que el tamaño corporal es sólo una de las numerosas consecuencias de una dieta desequilibrada, ya que muchos trastornos metabólicos desaparecen cuando la gente come mejor y recupera su peso normal. En el momento en que termines este capítulo, espero que, cuando veas a una persona sufrir de depresión, alzhéimer, o incluso cuando te encuentres a un niño con un trastorno del aprendizaje, también pienses en la dieta, tanto como causa cuanto como cura. Yo espero sinceramente que llegues a entender por qué, si te preocupas por tu salud mental, el producto más importante que hay que evitar es una comida corriente tan generalizada que pasa desapercibida en gran medida. Estoy hablando, por supuesto, del aceite vegetal.

En el último capítulo vimos que el aceite vegetal puede transformar ácidos grasos normales en una clase de tornado atómico, que descompone las estructuras cerebrales y que deja restos moleculares detrás de él. También vimos que los científicos de los lípidos han publicado durante décadas artículos sobre este tema, intentando advertirnos de que las dietas ricas en aceite vegetal pueden causar un peligroso estrés oxidativo, y que son la causa reconocida de las enfermedades cardíacas y el envejecimiento acelerado. Pero lo más terrible del aceite vegetal es que también destruye los órganos más sensibles al estrés oxidativo, nuestros cerebros. No es exagerado decir que el aceite vegetal ataca tu legado familiar en ambos extremos del espectro generacional, robando a tus hijos su derecho natural y borrando los recuerdos de las mentes de nuestros padres y abuelos.

El aceite vegetal es, sin duda, el producto más antinatural que comemos en cantidades significativas. Recuerda que los organismos genéticamente modificados suelen ser el punto de inicio de la producción de aceite vegetal, y las cosas se ponen cuesta abajo a partir de ahí. Gracias a su capacidad intrínseca para inhibir la vida, los aceites vegetales son los productos químicos que conservan a un pastelito de nata durante años, hasta el final. Más que cualquier otro ingrediente, dicho aceite es lo que hace que la comida basura sea «basura». Un paciente mío de Kauai me dijo que los *paniolos* (vaqueros hawaianos) solían curar el cuero para hacer sus sillas de montar utilizando aceite de semillas de algodón, pero ¿no se comían ese material? *Ho, brah, dat's lolo* («loco»). No lo comían, y tampoco deberías hacerlo tú.

UNA OBVIEDAD: EL ACEITE VEGETAL ES LA TOXINA PERFECTA QUE SE COME NUESTRO CEREBRO

El aceite vegetal, la toxina perfecta que se come nuestro cerebro, promueve trastornos cerebrales que influyen directa e indirectamente en estos sistemas:

1. **Intestino.** Las reacciones inflamatorias del intestino influyen en la salud del cerebro mediante la microbiota, el sistema inmunitario y el síndrome del intestino permeable.

2. **Lipoproteínas.** Éstas sirven como caballos de Troya que distribuyen las toxinas en el cerebro y otros órganos.
3. **Arterias.** El aceite vegetal altera la regulación del flujo sanguíneo a través del cerebro.
4. **Glóbulos blancos.** El aceite vegetal vuelve nuestro sistema inmunitario contra nosotros, con lo que causa enfermedades alimentarias e infecciones que desencadenan reacciones de degeneración nerviosa.
5. **Arquitectura celular de los nervios.** Los aceites vegetales causan una sobrecarga de reacciones oxidativas dentro de la célula, lo cual lleva a la acumulación de basura intracelular. Cuando esto afecta a nuestra materia blanca, perdemos la movilidad. Cuando afecta a nuestra materia gris, perdemos la personalidad y nuestras conexiones con el mundo.
6. **Replicación de los genes.** Los aceites vegetales perjudican el desarrollo cerebral mediante efectos mutagénicos directos en el ADN y una expresión epigenética alterada.

Si has leído *Grain Brain* (Cerebro de Grano), *Cereal Killer* (Cereal Asesino), *Sugar Crush* (El golpe del azúcar), *Sweet Poison* (Dulce veneno), *The Sugar Blues* (El blues del azúcar), *Fat Chance* (Oportunidad para la grasa), *Sugar Nation* (Nación de azúcar), *The Starch Solution* (La solución de almidón) o cualquiera de los otros libros excelentes que explican la relación entre el exceso de azúcar en la dieta y una mala salud, especialmente la salud mental, entonces serás consciente del hecho de que el azúcar de cualquier forma puede tener efectos tóxicos. Pero la fructosa, la glucosa, la sacarosa, el almidón y otros miembros de la banda del dulce azúcar sólo tienen un arma a su disposición, la glicación, que explicaremos en el capítulo siguiente. El aceite vegetal dispone de múltiples estrategias con las que siembra el caos en tu cuerpo. Igual que un general experto, conoce tus puntos débiles e investiga cualquier punto vulnerable para la posibilidad de entrar en tu cerebro y desmantelar tu funcionamiento cognitivo. Son: 1) atacar al intestino; 2) desactivar los sistemas de defensa; 3) contrainteligencia; 4) reducir los aportes; 5) bombas incendiarias; 6) hacer explotar las rutas; y 7) usurpación de identidad.

ESTRATEGIA NÚMERO UNO: ATACAR AL INTESTINO

El aceite vegetal suele iniciar su ataque sobre el cerebro atacando antes al intestino. Cada vez más investigadores aprecian la relación entre el intestino y el funcionamiento cerebral. La inflamación en el intestino produce acidez, que es sólo la punta del iceberg de la inflamación y debería servir como una forma de aviso que nos dice que lo que estamos comiendo es perjudicial. Lamentablemente, muchas personas atribuyen erróneamente la acidez de los alimentos con especias a las especias, y simplemente ignoran los signos de advertencia. Otras calman las llamas gástricas con medicamentos y antiácidos para la acidez, pero no hacen nada para bloquear los efectos dañinos de las grasas mega-trans en el intestino. Como veremos, cuando esas grasas malas salen del estómago para seguir atravesando el sistema digestivo, el impacto sobre tu flora microbiana puede tener efectos que consisten en una alteración mental.

Cómo el aceite vegetal causa acidez

El aceite vegetal entra en el cuerpo a través del sistema digestivo. Cada bocado de comida que tragues entra en primer lugar en el estómago. Éste libera ácido y mensajes sutiles a través de la comida con la acción peristáltica, nombre dado a la compresión de los intestinos para descomponer la comida e impulsarla por el tracto digestivo. El ácido ayuda a la digestión activando enzimas digestivas y matando bacterias patógenas, lo que nos permite extraer tanta nutrición como sea posible a partir de nuestras dietas. Pero en presencia de aceites vegetales, el ácido del estómago interactúa con otros compuestos beneficiosos de nuestra comida de una forma que induce reacciones oxidativas que llevan a la formación de grasas mega-trans que causan daño al recubrimiento del estómago.

En 2001, dos científicos israelíes, conscientes de la tendencia de los PUFA para reaccionar con el hierro –presente en altas concentraciones en todos los tipos de comida–, quisieron evaluar si el ácido del estómago aceleraba o retrasaba las reacciones oxidativas. En un estudio titulado «El estómago como bio-reactor»,[1] combinaron carne de pavo con aceite

1. «The stomach as a bioreactor: dietary lipid peroxidation in the gastric fluid and the effects of plant-derived antioxidants», *Free Radical Biology and Medicine*, vol. 31, n.º 11, 1 de diciembre de 2001, pp. 1388-1395.

de soja, el aceite vegetal más comúnmente usado en todo el mundo, y diversas cantidades de ácido. Lo que descubrieron fue perturbador. Se encontraron con que los niveles de ácido similares a los que había en el estómago humano aceleraban la reacción entre el aceite de soja y el hierro de la carne de pavo, transformando rápidamente el ácido linoleico del aceite de soja en grasa mega-trans perjudicial (productos de peroxidación de lípidos). Otro grupo de científicos cuyo trabajo apareció en la revista *Saudi Journal of Gastroenterology* quiso comparar los efectos de diversas grasas en un intestino estresado. Utilizando ratones como sujetos, redujeron el flujo sanguíneo hacia el estómago para simular el efecto del estrés emocional sobre el aparato digestivo. La mitad de los ratones fueron alimentados con ácido oleico, el principal componente del aceite de oliva, y la otra mitad recibió el mismo componente de aceite vegetal estudiado por el doctor Spiteller, ácido linoleico. Los ratones que recibieron el ingrediente del aceite vegetal, ácido linoleico, desarrollaron lesiones, mientras que a los que recibieron aceite de oliva no les sucedió nada.[2] Y un tercer grupo de científicos de los lípidos[3] –consciente de que los antioxidantes pueden a veces tener el efecto opuesto al deseado y, dependiendo de los productos químicos que tengan en su entorno, actúan potencialmente como prooxidantes– evaluó el antioxidante vitamina C. Utilizando un estómago como modelo, demostraron que diversos niveles de vitamina C afectarían a las reacciones químicas entre el hierro (de la carne) y el ácido linoleico. Sorprendentemente, descubrieron que añadiendo sólo un poco de vitamina C a la mezcla aceleraban la capacidad del hierro de reaccionar con ácido linoleico y se formaban más grasas mega-trans que cuando no añadían nada de vitamina C. Por otra parte, añadir mucha vitamina C ralentizó estas reacciones de nuevo, haciendo que se produjera menos grasa mega-trans que cuando no había vitamina C, que es lo que normalmente se esperaría. Considerados en conjunto, estos tres artículos sugieren que cocinar alimentos que contienen hierro

---

2. «Protective effect of oleic acid against acute gastric mucosal lesions induced by ischemia-reperfusion in rat», *Saudi Journal of Gastroenterology*, 2007, vol. 13, issue 1, p. 17.
3. «Lipid peroxidation by "free" iron ions and myoglobin as affected by dietary antioxidants in simulated gastric fluids», *J Agric Food Chem*, 4 de mayo de 2005, 53(9):3383-90, www.ncbi.nlm.nih.gov/pubmed/15853376

con aceite vegetal puede ser una causa importante de trastornos gastrointestinales relacionados con la inflamación que incluyen acidez, gastritis (inflamación del recubrimiento del estómago) y úlceras. Si añadimos otras variables a la combinación, como vitamina C en determinadas concentraciones, o el estrés, podríamos estar echando gasolina en un fuego.

El efecto proinflamatorio e irritante del aceite vegetal sobre el recubrimiento del estómago es sólo el principio; hay más de ocho metros de tracto digestivo y no faltan pruebas de que el aceite vegetal puede irritar e inflamar cada centímetro. Por ejemplo, un artículo publicado en 2009, en la revista *Gut*, demostró una poderosa conexión entre el consumo de ácido linoleico y un serio trastorno de colon llamado colitis ulcerativa, que afecta a casi un millón de estadounidenses y que puede causar brotes de diarrea sangrante. Suele confundirse con la apendicitis, y para algunos pacientes sin suerte, el único tratamiento efectivo consiste en eliminar el colon. Los autores del estudio concluyeron que simplemente reduciendo la ingesta de ácido linoleico disminuye inmediatamente el número de personas que sufren este doloroso trastorno deformante en un 30 por 100.[4]

Lo que puedes concluir de todo esto es que, si tienes acidez, gastritis u otros síntomas digestivos, una de las cosas más simples que puedes hacer como primer paso proactivo es eliminar el aceite vegetal de tu dieta. No estoy diciendo que este aceite sea la única causa posible de estos síntomas, pero eliminarlo es sin duda el paso más importante que se puede dar para reducir las incomodidades digestivas, independientemente de los demás factores que estén implicados. A lo largo de mi experiencia clínica he descubierto que el consumo de aceite vegetal, y la inflamación inducida por las grasas mega-trans relacionadas con él, hace a la gente más propensa a desarrollar sensibilidades alimentarias y reacciones autoinmunitarias. Si estás pensando en reducir el gluten, los lácteos y otros alimentos habituales, pero no has eliminado aún los aceites vegetales, te recomendaría que pensases en reducir antes estos últimos. Hacerlo es mucho más fácil de cumplir que limitar tu exposición a contaminantes

---

4. «Linoleic acid, a dietary n-6 polyunsaturated fatty acid, and the aetiology of ulcerative colitis: a nested case-control study within a European prospective cohort study», Gut, diciembre de 2009, 58(12):1606-11, doi 10.1136/gut.2008.169078, epub julio de 2009.

alimentarios tóxicos casi ubicuos, y que evitar cualquier efecto secundario de fármacos que no puedas dejar de tomar, y es un primer paso esencial para eliminar los parásitos intestinales y otras infecciones.

Los efectos posteriores de la inflamación del estómago inducida por el aceite vegetal pueden ser potencialmente muy serios. La inflamación del estómago persistente podría generar gastritis, una úlcera o un cáncer. La inflamación puede también reducir la capacidad para producir una cantidad adecuada de ácido estomacal, lo que a su vez puede limitar la capacidad de las colonias de las bacterias beneficiosas de reclamar su derecho a permanecer en el territorio del intestino. Una escasez de bacterias beneficiosas en el intestino puede hacer que seas propenso a todas las formas de invasiones patógenas, que generan diarrea bacteriana (como la Salmonella, la Shigella y el C-diff), infecciones presentes en la sangre y (especialmente en los muy jóvenes o muy viejos) e incluso shock séptico. La producción inadecuada de ácido también interfiere en la absorción de vitaminas (incluidos los antioxidantes que atenúan los peligrosos efectos de los aceites vegetales en tu torrente sanguíneo) y evita que las enzimas digestivas hagan su trabajo, porque el ácido debe activar muchas enzimas. Esto, a su vez, puede generar no sólo malnutrición, sino también un crecimiento excesivo de bacterias e inflamación en el tracto digestivo inferior, produciendo hinchazón, estreñimiento, diarrea e intolerancias a ciertos alimentos, todo lo cual indica inflamación en algún lugar del intestino delgado o el grueso, o en ambos. Dado que el intestino contribuye en gran medida al funcionamiento general de tu sistema inmunitario y aloja la microbiota, que también contribuye bastante a tu salud general, esto significa que la acidez frecuente es un síntoma de bandera roja que indica potencialmente un daño generalizado a varios sistemas orgánicos.

LA MAYORÍA DE LOS SUPLEMENTOS DE ACEITE DE PESCADO CONTIENEN GRASAS MEGA-TRANS

Tal vez hayas oído que los aceites marinos son una buena fuente de ácidos grasos omega-3, esenciales, saludables para el corazón y constructores del cerebro; y es cierto. Lamentablemente, intentar extraer grasas omega-3 de la cadena larga de organismos vivos, mientras se mantiene su estructura molecular intacta es un poco como intentar meter un rayo en una botella.

Las grasas omega-3 son incluso más propensas a las reacciones de oxidación que las omega-6 porque (partiendo de la misma longitud de los ácidos grasos), los omega-3 suele tener un enlace doble adicional.[5] Esta oxidabilidad extrema exige un tratamiento suave del aceite, es decir, presión en frío y nada de refinamiento ni procesamiento. Incluso así, después de treinta días, sería mejor que ahorraras tu dinero para comprar alimentos marinos reales, porque, como explica un grupo de científicos de los lípidos de Nueva Zelanda que investigaron la seguridad de los productos grasos marinos, «incluso el aceite almacenado en la oscuridad, a 4 °C, puede oxidarse de forma inaceptable en menos de un mes de almacenamiento». La conclusión del grupo de Nueva Zelanda: «Consumir suplementos conlleva el riesgo de exposición a un aceite oxidado de forma inaceptable».[6]

Mi conclusión: obtén tus omega-3 de alimentos reales, como el sushi, las ostras, la mantequilla de vacas alimentadas con pasto, los frutos secos crudos (especialmente nueces) y las semillas crudas, y grandes cantidades de hortalizas con hojas verdes. Por cierto, otro grupo de investigadores descubrió que los aceites de pescado reaccionan con el ácido estomacal para formar tres potentes compuestos genotóxicos y citotóxicos: 4HNE, 4HHE y malonaldeído.[7] No es de extrañar que al menos la mitad de mis pacientes me digan que los suplementos de aceite de pescado les producen indigestión.

La acidez severa es suficiente por sí sola para que te sientas mal. Duele. Altera el sueño. Puede hacer que cada comida se sienta como un juego de ruleta rusa. Pero más preocupante aún son las pruebas recientes de un vínculo entre la acidez y el mal funcionamiento mental. Un estudio de 2016, publicado en la revista *JAMA Neurology*, informó de que los hombres ancianos que utilizaban antiácidos para controlar sus síntomas digestivos tuvieron un 78 por 100 más de riesgo de demencia. Los autores abren la puerta a la posibilidad de que los efectos cognitivos

5. «Owing to the fact that DHA has a higher number of double bonds compared with AA, DHA is more susceptible to free radical-mediated oxidation» de la página 34 de *Omega-3 Fatty Acids in Brain and Neurological Health*, editado por Ronald Ross Watson, Fabien De Meester, Academic Press, 2014, Elsevier.

6. «Oxidation of marine omega-3 supplements and human health», Benjamin B Albert, 1, David Cameron-Smith, 1, Paul L Hofman, 1, 2, and Wayne S Cutfield, 1, 2, *BioMed Research International*, vol. 2013, 2013, ID del artículo 464921, 8 páginas, www.dx.doi.org/10.1155/2013/464921

7. «Formation of malondialdehyde (MDA), 4-hydroxy-2-hexenal (HHE) and 4-hydroxy-2-nonenal (HNE) in fish and fish oil during dynamic gastrointestinal in vitro digestion», *Food Funct*, 17 de febrero de 2016, 7(2):1176-87.

se deban a la medicación. Considero esta explicación menos convincente que la posibilidad de que la acidez sea la punta del iceberg, que indica una inflamación más extensa, resultante de la prolongada lucha entre el cuerpo humano y los efectos prooxidativos del aceite vegetal.[8]

En varios libros merecidamente influyentes se sostiene que una macrobiota saludable es un prerrequisito necesario para la buena salud del cerebro.[9] A la inversa, argumentan ellos, una macrobiota no saludable compromete el recubrimiento del aparato digestivo y produce síndrome del intestino permeable, que, a su vez, interfiere en la absorción de los nutrientes y la función inmunitaria de formas que perjudican directamente al estado de ánimo, la cognición y la memoria. Estos libros tan conocidos han puesto a disposición del público general una gran cantidad de información valiosa sobre el papel de la dieta a la hora de cultivar una macrobiota saludable.

Uno de los factores dietéticos más mencionados son los cereales. Últimamente, muchos médicos e investigadores han mostrado un vínculo entre el gluten y las enfermedades mentales. Al hacerlo arrojan luz sobre una conexión importante entre la dieta y la salud. Aunque creo que se puede ganar mucho limitando los cereales refinados y con ello reduciendo la ingestión de calorías vacías que elevan el azúcar en sangre, aún no estoy convencida de que el gluten sea tóxico por sí mismo para los organismos beneficiosos que viven en nuestro sistema digestivo. (Para más sobre este tema, *véase* el capítulo 14). Sin embargo, hace mucho que sospecho que el aceite vegetal podría estar dañando directamente nuestros diminutos amigos microbios debido a sus efectos proinflamatorios bien establecidos que comienzan en el momento en que ingieres cualquier comida que contenga aceite vegetal. Durante la década pasada he encontrado muchas pruebas circunstanciales sobre este efecto, pero nunca he tenido pruebas directas que demuestren que las grasas oxidadas –las principales culpables de que los aceites vegetales sean tan poco saludables– puedan reorganizar completamente la poderosa estructura entre

---

8. «Association of proton pump inhibitors with risk of dementia», *JAMA Neurol*, publicado en Internet el 15 de febrero de 2016.

9. *Brain Maker: The Power of Gut Microbes to Heal and Protect Your Brain-For Life,* David Perlmutter, Little, Brown, 28 de abril de 2015, de Gut: The Inside Story of Our Body's Most Underrated Organ, Greystone Books.

las poblaciones de microbios del intestino, hasta que encontré un artículo titulado «La microbiota del intestino del tipo obeso induce cambios neuroconductuales en ausencia de obesidad», y profundicé en la dieta que estudiaron los investigadores.[10]

Lo que encontré fue que, alimentando a los ratones con grasas dañadas y oxidadas, los investigadores alteraron tan profundamente su flora intestinal que perturbaron su estado emocional.

Cómo el aceite vegetal en el intestino altera la microbiota: Un trabajo interno

No es divertido estar gordo. De los muchos problemas asociados con la obesidad, a mis pacientes lo que más les incomoda es que se sienten mal con su aspecto, y eso les hace sentir desesperados, desanimados y desmotivados para mantener difíciles cambios de hábitos. Desde 2003, los investigadores han descubierto cada vez más pruebas de que la función cerebral de las personas obesas y de peso normal es fundamentalmente distinta: «Los estudios funcionales informaron sobre déficits del aprendizaje, la memoria y la función ejecutiva en obesos, en comparación con pacientes no obesos».[11] El funcionamiento ejecutivo requiere poder descomponer tareas complejas en sus componentes individuales y nos ofrece la capacidad de planificar con antelación. Una carencia de esta habilidad está asociada con la ansiedad y la depresión, lo cual no debería considerarse una sorpresa. Después de todo, si no eres bueno en estrategia, pero te ves forzado a hacer algo de este tipo por trabajo o en una boda –o incluso para la visita semanal al supermercado–, puedes sentirte estresado, y fracasar puede ser deprimente. Si esta es tu situación o la de alguien que conoces, puedes sentir alivio al oír que los científicos han descubierto pruebas de que esos elementos de tu personalidad quizás no sean tan personales como crees. Pueden ser una complicación de un equilibrio poco saludable de microbios que crecen en tu intestino. Las investigaciones muestran que la salud de tu microbioma tiene un

---

10. «Obese-type gut microbiota induce neurobehavioral changes in the absence of obesity», Bruce-Keller AJ, *Biol Psychiatry*, 1 de abril de 2015, 77(7):607-15.

11. *Ibid.*

efecto directo sobre tu propia capacidad de ver tus circunstancias y tu cuerpo de forma positiva. En otras palabras, lo que ves en el espejo está mediado, al menos en parte, por las diminutas criaturas que viven en tu interior.[12,13,14,15,16]

Se trata de una idea atractiva, y no solo es teórica. Uno de los muchos estudios que defienden esta idea fue realizado con dos grupos de ratones cuya flora se había alterado por grandes dosis de antibióticos. Cada grupo recibió una inoculación de microbiota aislado de ratones obesos o de peso normal. Dos semanas después del trasplante, ambos grupos se sometieron a una batería de test para evaluar su memoria y su estado de ansiedad. Los ratones a los que se administró la macrobiota de ratones obesos mostraron «alteraciones significativas y selectivas en la conducta exploratoria, cognitiva y estereotípica», se involucraron en un enterramiento masivo de canicas (una medida de la ansiedad), pasaron menos tiempo explorando un campo abierto y no se quedaron quietos –dejar lo que están haciendo para escuchar– cuando se produjo un sonido novedoso. También fracasaron en otras pruebas de memoria y capacidad de aprendizaje. Los ratones a los que se administró la microbiota de peso normal, por otro parte, pasaron todos estos test sin problema. Aunque las diferencias eran sutiles, fueron significativas y no mediadas por el exceso de peso.[17]

Entonces, ¿sugiere esto que las personas con exceso de peso podrían beneficiarse de lo que se llama terapia de trasplante fecal, esterilizando sus intestinos con antibióticos y administrándoles una lechada de bacterias extraída de un compañero delgado, con un tubo nasogástrico, en

---

12. *Ibid.*
13. «Effect of intestinal microbial ecology on the developing brain», Douglas-Escobar M, *JAMA Pediatr*, abril de 2013, 167(4):374-9.
14. Aust N Z, *J Psychiatry*, diciembre 2011, 45(12):1023-5, «Probiotics in the treatment of depression: science or science fiction?» Dinan TG.
15. Intestinal microbiota, probiotics and mental health, from Metchnikoff to modern advances, parte III, Convergence toward clinical trials, Alison C Bested, Gut Pathog, 2013, 5:4.
16. «The role of gut microbiota in the gut-brain axis: current challenges and perspectives», Chen X, *Protein Cell*, junio de 2013, 4(6):403-14.
17. «Obese-type gut microbiota induce neurobehavioral changes in the absence of obesity», Bruce-Keller AJ, *Bio Psychiatry*, 1 de abril de 2015, 77(7):607-15.

sus estómagos? Pasarán años, si no décadas, antes de que los científicos puedan recomendar un procedimiento tan radical y potencialmente peligroso. Pero podría haber una forma más fácil y segura de lograr el mismo cambio beneficioso en tu microbiota: reducir el aceite vegetal de tu dieta.

En los estudios con ratones ansiosos, los autores nos dicen que utilizaron ratones obesos como donantes de microbiota que, en última instancia convirtió a los ratones del estudio en pequeños bichos nerviosos. Esto me llevó a preguntarme qué fue lo que convirtió en obesos a los ratones en primer lugar: ¿sus dietas o una tendencia genética? Resulta que los ratones donantes obesos no eran genéticamente obesos, sino que se convirtieron después por la dieta.[18] ¿Y qué tipo de dieta? Una cuestión muy importante, puesto que sabemos que fue la misma dieta que formó los microbios que transformaron a los ratones en nerviosos y que perjudicó su capacidad de aprender. Bien, la dieta con la que fueron alimentados los ratones obesos y normales fue prácticamente idéntica, excepto en un factor importante: la cantidad de grasas oxidadas (mega-trans) se formaron de las reacciones entre aceite de girasol y manteca almacenados durante meses en comida en pellets que contenía hierro, cobre y ascorbato: sustancias de las que se sabe que incitan las reacciones de oxidación durante el almacenamiento prolongado con PUFA y grasas monoinsaturadas.[19] Este estudio es aplicable a ti porque, aunque no vivas a base de comida para ratas rancia que se ha oxidado durante meses de almacenamiento, en cierto sentido lo estás, porque los alimentos ricos en aceite vegetal oxidado, típicos de la dieta estadounidense, contienen las mismas mezclas de grasas oxidadas. Recuerda que estos compuestos no solo convirtieron a ratas tranquilas y felices en pequeños roedores nerviosos y asustadizos, sino que hicieron que engordaran. Otras toxinas pueden impactar en el microbioma de una forma igualmente negativa, como la quimioterapia, la infección o la radiactividad.

---

18. Ingredientes de la Dieta de Control, file:///Users/cateshanahan/Downloads/product_data_D12450B.pdf, Ingredientes de la dieta rica en grasa, file:///Users/cateshanahan/Downloads/product_data_D12451.pdf.

19. «Oxidation stability and fatty acid composition of selected storage and structural lipids: influence of different high fat diet compositions. The combination of sunflower oil and lard resulted in the highest amount of oxidation, compared to butter, lard, and partially hydrogenated oil», *Nahrung*, 1988, 32(4):365-74.

A propósito, ir a la raíz de lo que realmente había en la comida del estudio no fue fácil. Pero esta es la clase de operación de minería que un buen científico tiene que hacer con estos estudios. Hay que buscar con una varita mágica las conclusiones realmente útiles enterradas en un estudio mal diseñado. Si miras con suficiente profundidad descubrirás lo que ellos concluyeron realmente; en este caso, que a los ratones se les alimentó no con cualquier dieta rica en grasa, sino con una dieta rica en grasas tóxicas.

Gracias a estudios de investigación como éste, las personas que nunca habrían pensado en la salud mental como en algo sobre lo que podría impactar su dieta, actualmente están descubriendo las posibles vinculaciones. Y hay muchas conexiones sorprendentes.

ESTRATEGIA NÚMERO DOS: DESACTIVAR EL SISTEMA DE DEFENSA

La segunda forma en que el aceite vegetal ataca a tu cerebro es desmantelando su sistema de defensa de antioxidantes. De todos los órganos de tu cuerpo, el cerebro es el que más depende de un flujo constante de antioxidantes frescos para defenderse del estrés oxidativo. Pero, puesto que los aceites vegetales pueden agotar los antioxidantes de tu cerebro, también pueden comprometer este mecanismo de defensa cerebral más importante, dejando a tus delicadas células nerviosas sujetas a las destructivas reacciones de los radicales libres y a la inflamación potencialmente devastadora.

Cómo utiliza el aceite vegetal la fisiología del cerebro contra sí mismo

Ya sabes que los antioxidantes son esenciales para tu salud, pero, para entender el papel vital que desempeñan en el mantenimiento de la salud cerebral, antes debes entender algo sobre cómo la estructura y la función de tu cerebro la convierten en vulnerable al daño oxidativo y, por tanto, especialmente dependiente de la protección de los antioxidantes.

El cerebro funciona con electricidad. Mantener la red activa requiere un aporte constante de combustible. Aunque tu cerebro representa solo el

2 por 100 de tu peso total, utiliza el 20 por 100 de las calorías que quemas cada minuto, mientras estás sentando descansando tranquilamente. Las células cerebrales, como todas las células, producen energía oxidando (quemando) diversos combustibles en pequeñas cámaras llamadas mitocondrias.

Los fisiólogos celulares han descubierto recientemente que nuestras cámaras de reacción mitocondrial tienen la desagradable costumbre de expulsar material explosivo en el citoplasma celular que rodea al núcleo.[20] Llamado *anión superóxido*, este material explosivo es una clase de molécula de oxígeno activada que escapa a los límites de la membrana mitocondrial durante la transferencia de electrones en el interior de la cadena de transporte mitocondrial de electrones. Un poco como las chispas que saltan de una chimenea furiosamente caliente, los aniones superóxido son un subproducto inevitable del proceso de producción energética mitocondrial. Parece que, igual que en el mundo exterior, la producción de energía en el cuerpo es como un coste intrínseco de algún tipo de residuo peligroso.

Debido a la naturaleza de su construcción, el derrame de un anión superóxido sobre una célula genera una situación especialmente problemática. El 30 por 100 del peso neto de tu cerebro está compuesto de PUFA de cadena muy larga, que se encuentran entre los materiales más fácilmente combustibles del mundo viviente. El DHA y el AA (ácido docosahexanoico araquidónico, ambos PUFA) son tan reactivos que el cuerpo los utiliza para responder rápidamente a emergencias como una brecha en un vaso sanguíneo y una invasión bacteriana. Sin embargo, el cerebro los necesita por razones totalmente distintas. Estas grasas largas y articuladas son también extremadamente fluidas y flexibles, por lo que se convierten en el material perfecto para usar en los puntos de conexión entre nervios, llamados sinapsis.

Tus pensamientos están hechos de impulsos eléctricos. Cuando una idea está a punto de manifestarse, la electricidad del cerebro viaja por la longitud de un nervio, hasta alcanzar una sinapsis. En la sinapsis, debe

---

20. «Mitochondrial formation of reactive oxygen species», Julyio F Turrens, *Journal of Physiology*, octubre de 2003.

saltar de un nervio al siguiente, o el pensamiento que acabas de tener desaparecerá antes de tomar forma.

Toda la comunicación entre nervios ocurre mediante la acción de compuestos llamados *neurotransmisores*, que el terminal de un nervio libera en el espacio que hay entre él y el nervio vecino con el que se comunica, y se llama espacio *sináptico*. Así es cómo se realiza la comunicación entre dos nervios: en el extremo terminal del nervio número uno, los neurotransmisores, entre los que se incluye la dopamina y la serotonina, están esperando dentro de un manojo de diminutos glóbulos, llamados vesículas. Mediante la estimulación de un impulso eléctrico que procede de la cabeza del nervio, las vesículas del extremo del nervio número uno inmediatamente se unen con la membrana exterior de la célula, liberando su contenido de neurotransmisores en el espacio sináptico. Allí, los neurotransmisores pueden alcanzar el nervio número dos y unirse con un receptor que regenera el impulso eléctrico en el extremo receptor del espacio sináptico. Para que este proceso funcione, las vesículas deben ser flexibles, como pelotas de agua microscópicas. Y la única clase de ácidos grasos que son capaces de unirse lo suficiente para que todo esto tenga lugar –literalmente a la velocidad del pensamiento– son esos PUFA de cadena larga, extremadamente fluidos, flexibles y lamentablemente inestables.[21]

La naturaleza de la constitución únicamente frágil del cerebro, combinada con su intensa producción de energía mitocondrial, pone tu cerebro en un estado perpetuamente precario.[22] Por eso, más que cualquier otro tipo de célula, las cerebrales deben hacer un trabajo cuasiperfecto de defenderse contra las liberaciones atómicas de alta energía de las mitocondrias. Y el único mecanismo de defensa que tienen las células a su disposición son los antioxidantes. Hay que pensar en ellos como en un tipo de campo de fuerza que absorbe y neutraliza los radicales libres que,

---

21. «Chronic n-3 polyunsaturated fatty acid deficiency alters dopamine vesicle density in the rat frontal cortex», Luc Zimmer, *Neuroscience Letters* 284,1-2 (2000): 25-28.

22. *Curr Neuropharmacol*, marzo de 2014, 12(2):140-147, «Oxidative stress and psychological disorders: The brain with its extensive capacity to consume large amounts of oxygen and production of free radicals, is considered especially sensitive to oxidative stress». www.ncbi.nlm.nih.gov/pmc/articles/PMC3964745/

de otro modo, amenazarían la integridad de tu cerebro. Sin un aporte constante de antioxidantes frescos, las chispas que salen de la cámara mitocondrial podrían iniciar reacciones de radicales libres en la membrana celular nerviosa, dañando grandes secciones de la célula e interfiriendo en las funciones metabólicas básicas. Cuando hay suficientes células dañadas y funcionando mal a la vez, desarrollamos síntomas clínicos. En términos inmediatos, eso sería algo parecido a una migraña o una convulsión. Pero, a medida que el cerebro envejece, comienzan a manifestarse problemas mucho más serios.

Los psiquiatras y los neurólogos han empezado a prestar más atención a la importante función que estas reacciones oxidativas tienen en enfermedades graves que afectan a sus pacientes. Un artículo de revisión del año 2009 –un análisis y conclusión de investigaciones recientes relevantes, escrito por un grupo de investigadores neurológicos de Milán–, aconseja a los médicos ser conscientes de los daños del estrés oxidativo en el sistema nervioso. «El estrés oxidativo que genera el ataque de los radicales libres sobre las células neuronales constituye un papel calamitoso [sic] para la neurodegeneración», lo que ocasiona «pérdida de función cognitiva en el alzhéimer, el párkinson, la esclerosis múltiple y la esclerosis lateral amiotrófica, también llamada enfermedad de Lou Gherig».[23] En 2014, del campo de la pediatría, un artículo titulado «Estrés oxidativo y trastornos psicológicos» reflejaba la misma idea, concluyendo que «la acumulación de pruebas implica la patología mediada por los radicales libres, la capacidad antioxidante alterada, neurotoxicidad e inflamación en trastornos neuropsiquiátricos».[24] Creo que hemos llegado a un momento en la ciencia médica en que es evidente que, cuando carece de antioxidantes, el cerebro sufre una muerte lenta por estrés oxidativo. Esto respalda lo que otros médicos y autores han sugerido: si quieres saber qué está dañando al cerebro, no mires más allá del estrés oxidativo.

---

23. *Curr Neuropharmacol*, marzo de 2009, 7(1):65-74, «Oxidative stress and neurodegenerative diseases: a review of upstream and downstream antioxidant therapeutic options».

24. *Curr Neuropharmacol*, marzo 2014, 12(2):140-147, «Oxidative stress and psychological disorders».

Por una parte, resulta estimulante que se esté haciendo una investigación tan importante para mostrar a los médicos y a los pacientes que algo tan simple como controlar las reacciones de oxidación puede ayudar con una amplia serie de trastornos no demasiado tratables de otra manera. Por otra parte, considero desalentador que los autores de artículos por lo demás excelentes, como este último, sigan utilizando suplementos de antioxidantes o fármacos como fuente principal de solución terapéutica. Vimos en la sección anterior que la suplementación con antioxidantes puede producir lo opuesto al efecto deseado, haciendo de prooxidante, dependiendo del entorno químico. Por ello, me parece que una intervención más segura y productiva surgiría, una vez más, seguir las investigaciones de los científicos especializados en la oxidación de los lípidos, los científicos de los lípidos.

Como explicaré en su momento, su investigación ha demostrado que, cuando la dieta es rica en aceites vegetales, independientemente de cuántos antioxidantes obtengas de tu comida o tus suplementos, tal vez no llegue a alcanzar el cerebro para ayudar en la batalla constante de proteger sus tejidos de los estragos del estrés oxidativo.

Cómo los aceites vegetales interceptan la distribución de antioxidantes a tu cerebro

Hasta ahora hemos visto que la mayoría de los investigadores actualmente están de acuerdo en que el estrés oxidativo desempeña un papel importante en prácticamente cada enfermedad cerebral que puedas nombrar, y que la fisiología única del cerebro la convierte en únicamente sensible al estrés oxidativo. Ahora echemos un vistazo a cómo los aceites vegetales prooxidativos derriban el sistema de defensa antioxidante en cada fase del proceso.

Las grasas poliinsaturadas –el tipo de grasas más común en todos los aceites vegetales– son especialmente propensas a las reacciones oxidativas. Como acabo de describir, es el mismo tipo de molécula que conforma el 30 por 100 de tu cerebro, en peso neto. Y, como vimos en el capítulo 7, las reacciones oxidativas transforman fácilmente los PUFA en peligrosos radicales libres que chocan con las moléculas de modo aleatorio, transformándolas, al estilo zombi, en moléculas de alta energía que son capaces de generar más radicales libres en un efecto de cascada. Tu supervivencia y reproducción depende de un cerebro trabajador y funcional, por lo que no es de extrañar que tu cuerpo tenga integradas defensas que intentan protegerse del daño oxidativo. Para tal objetivo, tu cuerpo depende de dos líneas de defensa antioxidante: 1) antioxidantes enzimáticos, producidos en prácticamente todas las células de tu cuerpo; y 2) antioxidantes procedentes de la dieta que debes obtener de los alimentos que comes.

Las enzimas antioxidantes que captan y neutralizan directamente las moléculas de oxígeno reactivas son tu primera línea de defensa contra el estrés oxidativo. Utilizan metales como el zinc, el cobre, el hierro o un aminoácido que contenga azufre, para atrapar las moléculas de oxígeno excitadas, pasando parte de la energía de las moléculas de oxígeno a otras moléculas, con lo que se calman eficazmente. Las enzimas actúan un poco como los porteros de los bares cuyo trabajo es tratar con las personas borrachas y agresivas, pero con una limitación clave: sólo pueden tratar con una clase específica de radical libre, caracterizado por un tamaño determinado y un estado de espín de electrón específico. Piensa en ellas como en porteros a los que sólo se permita tratar con clientes de edades comprendidas entre veintiocho y treinta años. Estas enzimas antioxidantes deben estar en estrecha proximidad con la molécula de oxígeno «excitada» y problemática, antes de que choque con alguna otra cosa y genere un segundo radical libre. Las enzimas «porteros» intentan tratar con los radicales libres preventivamente persiguiendo al oxígeno excitado, antes de que cause más problemas con los radicales libres.

Aunque los radicales libres derivados del oxígeno están limitados en sus posibles formas y tamaños, los técnicamente llamados estados de espín y niveles de energía, los radicales libres secundarios, generados por el oxígeno excitado, pueden asumir cualquiera de un gran número de posibles formas y tamaños. Para defenderse de estos radicales libres secundarios, el cuerpo está armado con una segunda línea de defensa: los antioxidantes limpiadores, no enzimáticos, de radicales. Este equipo de defensa está compuesto por una serie mucho más variada de moléculas que la primera línea de defensa, para tratar con el hecho de que el enemigo cuyos estados de espín y niveles de energía adopta muchos miles de formas. Igual que las moléculas peligrosas que deben prepararse para detener, existen en forma hidrosoluble y liposoluble. Desde el descubrimiento de la vitamina E en 1922, un antioxidante soluble en grasa, hemos codificado miles de otros compuestos con propiedades antioxidantes, incluidas las conocidas vitaminas A, C y E, y fitoquímicos vegetales menos conocidos, como la alicina (del ajo), el ácido cinámico (de la canela) y los flavonoides del cacao y el chocolate. Hay posiblemente millones de moléculas con capacidad antioxidante potencialmente útil. Y ésas son las buenas noticias, porque, colectivamente, pueden calmar y detener prácticamente cualquier tipo de radical libre que pueda formarse. Con una dieta de alimentos integrales, rica en hortalizas de sabor intenso, hierbas y especias, puedes estar seguro de que tu cuerpo está repleto de todas las formas de antioxidantes: los que conocemos y los que aún no hemos descubierto.

Entonces, ahora entiendes no sólo por qué los antioxidantes son tan importantes vitalmente para la salud y el funcionamiento de tu cerebro, sino también por qué toda una clase de antioxidantes que no son producidos por el cerebro deben ingerirse por la dieta. Una vez absorbidos tienen que llegar al cerebro para que puedan participar en la lucha contra el estrés oxidativo. Y aquí tenemos aún otro punto vulnerable, porque las mismas lipoproteínas que tu cuerpo utiliza para distribuir antioxidantes liposolubles y otros nutrientes lipídicos al cerebro (y a otros tejidos corporales), también, con una mala dieta, reparten más munición al enemigo, al alimentar las cascadas oxidativas que ponen en peligro tu cerebro.

Tal vez te preguntes, si los aceites vegetales y otras grasas alteradas y perjudiciales son tan malos para nosotros, especialmente para nuestros cerebros, ¿por qué el cuerpo no las rechaza simplemente o las trata de algún modo? ¿No puede el cuerpo reconocer lo dañinas que son estas sustancias y desintoxicarlas antes de que alcancen el cerebro y causen daño?

Ésta es una buena pregunta. Y la respuesta es que, del mismo modo que el amianto o el mercurio, el cuerpo humano no se ha adaptado adecuadamente para tratar los altos niveles de lo que en términos evolutivos es una toxina novedosa. Durante millones de años, cuando las lipoproteínas distribuían sus bienes, lo hacían sólo con las versiones de las grasas saludables y presentes en la naturaleza. Únicamente en el siglo pasado hemos tenido la tecnología industrial utilizada en la actualidad para extraer grasas poliinsaturadas frágiles de las semillas que las crearon. Este procesamiento industrial elimina gran parte de la naturaleza antioxidante que las acompaña. Como expliqué en el capítulo 7, también muta una parte pequeña, pero significativa, de los frágiles PUFA en grasas mega-trans,[25] moléculas que ahora se sabe que inician cascadas de radicales libres (que causan estrés oxidativo).

Cuando estas grasas mega-trans alteradas se suben a tus lipoproteínas, no se limitan a quedarse quietas, como si fueran polizones. Interactúan necesariamente con cualquier antioxidante también presente en la lipoproteína[26,27] (que habrían tenido que proceder de tu dieta). Mediante esta interacción, los antioxidantes pueden mitigar parte de los daños nocivos de las grasas mega-trans alteradas. Pero el precio que pagan por esta interacción es su propia vida. Igual que las abejas que defienden el nido, los antioxidantes no enzimáticos sólo pueden atacar a un intruso una vez. Después de eso, quedan permanentemente fuera de servicio. Por tanto, en el momento en que llega al cerebro el vehículo de la lipoproteína para distribuir su cargamento, muchos de los antioxidantes que

---

25. Toxicidad de las grasas oxidad II: los niveles de peróxidos lípidos en tejido en ratas alimentadas a base de aceite de maíz oxidado térmicamente. El cerebro contiene mayores niveles de peróxidos líquidos después de ingerir aceite térmicamente oxidado en repetidas ocasiones.

26. «Peroxyl radicals: inductors of neurodegenerative and other inflammatory diseases, their origin and how they transform cholesterol, phospholipids, plasmalogens, polyunsaturated fatty acids, sugars, and proteins into deleterious products», Spiteller G, *Free Radic Biol Med*, 1 de agosto de 2006, 41(3):362-87.

27. «Triacylglycerol oxidation in pig lipoproteins after a diet rich in oxidized sunflower seed oil», *Lipids*, 40, 437-444, mayo de 2005, «Los estudios indican que los lípidos de la dieta oxidados incrementan el nivel de oxidación de los quilomicrones y el VLDL. Además de LDL oxidado, que tiene un papel central en la aterogénesis, los quilomicrones oxidados y sus restos también parecen ser potencialmente aterogénicos. La oxidación de quilomicrones da como resultado partículas que pueden servir de sustrato para receptores de limpiadores. Los quilomicrones y sus restos pueden estar asociados con el tejido arterial, con mayor eficacia incluso que el LDL».

deberían formar parte del reparto están obviamente ausentes.[28] Lo que el cerebro recibe en su lugar es un camión lleno de lo que se necesita para ser grasa natural –recuerda que estas grasas alteradas son tan nuevas que el cerebro no dispone de mecanismos para rechazarlas–, por lo que debe aceptar la distribución.

Aunque el método por el cual las lipoproteínas cruzan la barrera sangre-cerebro aún se está estudiando, ya sabemos que, cuando las lipoproteínas que llegan carecen de antioxidantes, pueden causar estrés oxidativo e inflamación en el sistema nervioso central. En 2015, investigadores del Instituto Linus Pauling, de Corvallis, Oregón, investigaron este problema utilizando como modelo un pez cebra.[29] (El pez cebra tiene una necesidad de antioxidantes similar a los humanos, y un sistema nervioso inusualmente grande para su tamaño). Descubrieron que el aporte inadecuado de antioxidantes al cerebro (el objeto de este estudio fue la vitamina E) se traduce en daño al DHA esencial, un ácido graso omega-3 que constituye aproximadamente el 15 por 100 del peso neto de un cerebro humano. Cuando la deficiencia tiene lugar durante el desarrollo del cerebro, se ve interrumpido el crecimiento del sistema nervioso y, en este modelo, genera respuestas motoras anormales a la luz. Y, puesto que ahora sabemos que el cerebro humano demuestra lo que los neurólogos llaman neuroplasticidad (la capacidad de crecer y cambiar), hasta una edad avanzada,[30] tiene sentido que el daño oxidativo que perjudica el desarrollo durante la juventud, de igual modo, perjudicaría la función

---

28. «Effect of dietary oils on lipid peroxidation and on antioxidant parameters of rat plasma and lipoprotein fractions», C Scaccini, l. M. Nardini, M. D'Aquino, V. Gentili, M. Di Felice, y G. Tomassit, Istituto Nazionale della Nutrizione, Rome, Italy, and Universith della Tuscia, Viterbo, Italy, *Journal of Lipid Research*, vol. 33, 1992, 627-633, «El uso de grasas monoinsaturadas en la dieta, en lugar de grasas poliinsaturadas, genera partículas de lipoproteínas muy resistentes a la modificación oxidativa. Por otra parte, la contribución dietética de compuestos antioxidantes influye en la resistencia total de las lipoproteínas a la oxidación».

29. «Lipidomics and H218O labeling techniques reveal increased remodeling of DHA-containing membrane phospholipids associated with abnormal locomotor responses in α-tocopherol deficient zebrafish (danio rerio) embryos», *Redox Biology*, vol. 8, agosto de 2016, pp. 165-174.

30. «The adult brain makes new neurons, and effortful learning keeps them alive», Tracy J Shors, *Current Directions in Psychological Science*, octubre de 2014, vol. 23, n.º 5311-318.

básica del sistema nervioso y otros aspectos de la neurodegeneración, cuando envejecemos.

¿PUEDEN LOS ACEITES VEGETALES PRODUCIR «ALIMENTACIÓN EMOCIONAL»?

Probablemente habrás oído que el azúcar es adictivo, una de las razones por las que las personas lo pasan mal al dejar de tomar comida basura. Pero ¿qué sucedería si la comida basura contuviera un ingrediente importante que puede reducir tu autoestima, hacerte sentir desesperado y más crítico hacia tu cuerpo cada vez que te mires en el espejo, una receta perfecta para una alimentación emocional?

De acuerdo con un estudio reciente que apareció en la revista *Public Library of Science*, el estrés oxidativo (una consecuencia inevitable de una dieta alta en aceite vegetal) se correlaciona con una menor «inteligencia emocional».[31] El estudio, realizado con una muestra de cincuenta mujeres estudiantes de psicología, investigó la posible correlación entre la actividad enzimática de cada participante y los parámetros de la inteligencia emocional.

Lo que encontraron los investigadores fue que las mujeres que mostraban la mayor actividad de enzimas antioxidantes tenían una puntuación significativamente mejor en seis variables: optimismo, amor propio, gusto por la realidad, tolerancia al estrés, felicidad y control de los impulsos.

En el capítulo siguiente explicaré con más detalle cómo el aceite vegetal y el azúcar funcionan juntos para predisponerte al aumento de peso y al síndrome metabólico. Este estudio muestra cómo la combinación de azúcar y aceite vegetal forma un arma bioquímica perfecta de adicción –que recuerda al «aumento de estímulo» utilizado por los fabricantes de cigarrillos– para convertir la comida basura y otros alimentos procesados en sistemas efectivos de padecimiento de enfermedades metabólicas.

Hasta ahora hemos hablado de los aceites vegetales procesados que no se utilizan para freír o que están sometidos a un calentamiento elevado. Cuando calentamos estas frágiles grasas, el porcentaje de grasas

31. «Associations between the antioxidant network and emotional intelligence: a preliminary study», Pesce, Mirko *et al.*, Vladimir N Uversky (ed.), *PLoS One* 9.7 (2014): e101247, PMC, Web, 10 de abril, 2016.

alteradas contenidas en el aceite vegetal que consumimos aumenta drásticamente. Esto se traduce en un mayor porcentaje de grasas alteradas en nuestras lipoproteínas y una mayor reducción de los antioxidantes disponibles para tu cerebro.[32]

Si tu cabeza está dando vueltas por toda esta bioquímica, el consejo es bastante simple: puesto que, por cada ejemplo de consumo de aceite vegetal hay una alternativa mucho mejor y más sabrosa, ¿por qué no utilizar una grasa más saludable y sabrosa? Cambia el aliño de aceite de colza por una alternativa a base de aceite de oliva. Si no puedes encontrar ninguno, hazlo tú mismo (*véase* recetas en el capítulo 13). En lugar de las mayonesas habituales con nombres conocidos, prueba el nuevo producto Primal Kitchen, que te aseguro que es bastante bueno. En el restaurante de tu localidad, donde sin duda fríen el pescado en un aceite vegetal o una «mezcla de aceites», pregunta si pueden cocinar el tuyo utilizando mantequilla. Si quieres hacer tú mismo un montón de patatas fritas, asegúrate de que es aceite de cacahuete (si te lo puedes permitir) o grasa de pato, y de que cambias el aceite después de un par de usos.

El otro consejo es que, dado que las hortalizas de sabor intenso tienden a ser buenas fuentes de antioxidantes, y que el cocinado reduce el contenido en antioxidantes, todo el mundo puede beneficiarse de tomar verduras frescas y crudas en su dieta. Los estudios muestran que la mayoría de los compuestos de fitonutrientes con buen sabor también tienen capacidad antioxidante que protege las frágiles grasas PUFA del daño oxidativo.[33] El doctor Caldwell Esselstyn y su hijo Rip, el doctor Michael Greger y Gene Stone llevan años diciéndonoslo. Dada la presencia casi inevitable de aceite vegetal en restaurantes y supermercados, asegurarse de que la dieta es consistentemente fuerte en verduras es una buena forma de defenderse contra los asesinos del cerebro que pueden deslizarse hasta tu plato.

---

32. «Influence of dietary thermally oxidized soybean oil on the oxidative status of rats of different ages», *Ann Nutr Metab*, 1990, 34(4):221-31.

33. «Biological studies on the protective role of artichoke and green pepper against potential toxic effect of thermally oxidized oil in mice», *Arab J, Biotech*, vol. 12, n.º 1, enero de 2009, 27-40, www.acgssr.org/BioTechnology/Vol.12N1January 2009_files/abstract/003.pdf

ESTRATEGIA NÚMERO TRES: CONTRAINTELIGENCIA (DEJA QUE EL CUERPO SE ENCIENDA A SÍ MISMO)

Es imposible no notar actualmente la popularidad de las dietas libres de gluten, ahora que algunos supermercados tienen pasillos completos llenos solo de productos libres de gluten. El argumento subyacente a estas dietas es que, en su forma más básica, el trigo actual se parece poco a su lejano antepasado, el trigo que se cultivaba hace diez mil años. Los partidarios de estas dietas afirman que el trigo actual produce inflamación, una respuesta inmunitaria por exceso de reactividad, y tiene su función en casi todas las enfermedades que puedas nombrar, incluidas las cerebrales como el alzhéimer, el párkinson, la esquizofrenia, la depresión y muchas más. Del mismo modo que ha tenido éxito la idea de que el gluten es malo para nosotros –entre el 20[34] y el 30 por 100[35] de los estadounidenses hacen un esfuerzo consciente por evitar los productos que contienen gluten–, lo mismo ha sucedido con la idea de que el gluten puede no ser bueno para nuestro cerebro.

Estoy de acuerdo con que el gluten es un verdadero problema para un número sustancial de consumidores estadounidenses: las estadísticas que afirman que entre el 1 y el 2 por 100 sufren de enfermedad celíaca,[36] y que otro 4 - 6 por 100[37] tiene algún nivel de sensibilidad al gluten, parece razonable. En lo que no estoy de acuerdo con los líderes del fenómeno antigluten es con la relación causa-efecto.

---

34. 2015. Encuesta Gallup (la mayor encuesta realizada hasta la fecha): Uno de cada cinco estadounidenses incluyen alimentos libres de gluten en su dieta, acceso por Internet el 6 de abril de 2016, en www.gallup.com/poll/184307/one-five-americans-include-glutenfree-foods-diet.aspx
35. Encuesta de 2012 realizada por NPD Group, acceso por Internet el 6 de abril de 2016, en https://www.npd.com/wps/portal/npd/us/news/press-releases/percentage-of-us-adults-trying-to-cut-down-or-avoid-gluten-in-their-dietsreaches-new-high-in-2013-reports-npd/
36. «The prevalence of celiac disease in average-risk and at-risk Western European populations: a systematic review», Dube, C *et al.*, *Gastroenterology* 128, suppl. 1, S57-S67 (2005).
37. «Non-celiac gluten sensitivity: the new frontier of gluten related disorders», Carlo Catassi, *Nutrients*, octubre de 2013, 5(10):3839-3853.

La gente antigluten cuenta una historia muy simple: el gluten es la causa subyacente de una parte sustancial de las enfermedades actuales. Ya conoces mi argumento: la grasa proinflamatoria presente en el aceite vegetal es el enemigo público número uno de la salud. No considero la reacción del cuerpo al gluten como el problema subyacente; lo veo como un síntoma. La intolerancia al gluten es un trastorno serio. Pero, como médico, pienso en ella de la misma forma que en otras alergias.

Explico por qué: cuando veo a un niño alérgico a los gatos no digo: «Bien, los gatos son peligrosos y probablemente sería mejor evitarlos». Lo mismo es aplicable cuando veo a un niño alérgico a las abejas, al marisco, a los huevos, a la soja, a las hierbas, a los ácaros del polvo, a la tinta de los periódicos, al pegamento del cuero de los zapatos o a cualquiera de los cientos de alérgenos que los médicos como yo encontramos habitualmente. Cuando veo a alguien con una alergia de cualquier tipo, mi primer pensamiento es que algo está mal en el sistema inmunitario de mi paciente. Su sistema inmunitario ha desarrollado una hiperreactividad a una proteína muy común. No utilizo su reacción alérgica como prueba de que hay algo intrínsecamente peligroso en las abejas, los cacahuetes, el marisco, los huevos, la soja, las hierbas, los ácaros del polvo, la tinta de los periódicos y el pegamento del cuero de los zapatos, o cualquier otra cosa. Un reportaje CDC reciente[38] muestra que todas estas alergias, no solo el gluten, están aumentando. ¿Acaso han cambiado todas estas proteínas o bien ha cambiado algo en nuestra reacción a ellas?

Creo que ocurre esto último. El sistema inmunitario en el intestino tiene que luchar contra más sustancias extrañas en un día –procedentes de los alimentos, las bacterias y los virus– que en toda su vida. (Las sustancias que trata como peligrosas se llaman antígenos). Lo más importante que debe hacer el sistema inmunitario del intestino es ignorar a la mayoría de ellas. Su capacidad para ignorar a los agentes no amenazadores se llama *tolerancia inmunitaria*. Y, últimamente, nuestros sistemas inmunitarios –especialmente los de nuestros hijos– se han vuelto cada vez más intolerantes. ¿Por qué sucede esto?

---

38. «Food allergy among U.S. children: trends in prevalence and hospitalizations», *NCHS Data Brief* n.º 10, octubre de 2008.

Como ya hemos visto en este capítulo, el aceite vegetal causa inflamación en el intestino, el lugar donde los glóbulos blancos del sistema inmunitario hacen su labor al discriminar entre las proteínas que te interesa digerir y absorber y las que indican la presencia de bacterias potencialmente patógenas (y otras toxinas). Los glóbulos blancos desempeñan papeles clave en el sistema militar de defensa de tu cuerpo, patrullando por tus tejidos las veinticuatro horas del día, los siete días de la semana, en busca de patógenos invasores. Cuando encuentran alguno, lanzan un ataque, engullendo a las bacterias literalmente y digiriéndolas. Los glóbulos blancos que han ingerido bacterias después vuelven a viajar al comando central (en tus nódulos linfáticos), donde presentan los trozos y las piezas de la cobertura bacteriana externa a los generales de los glóbulos blancos. Estos trozos y piezas se analizan y se utilizan como plantillas para generar anticuerpos que podrán reconocer al invasor y destruirlo más fácilmente la próxima vez. Sin duda, el hecho de que estos glóbulos blancos floten en aceite vegetal no perjudicará a su habilidad para detectar bacterias sospechosas y las erradicarán antes de que pasen las compuertas de la pared intestinal, ¿verdad?

Por supuesto que sí. Los glóbulos blancos no pueden ver lo que hay en tu estómago; no pueden ver nada. Todo lo que pueden hacer es buscar patrones familiares en moléculas de aminoácidos y azúcar. No conocen proteínas bacterianas procedentes de la proteína de los guisantes ni de los cacahuetes. Sólo saben lo que han aprendido de los glóbulos blancos progenitores que les han entregado la descripción de un sospechoso que se vio en el área de la inflamación en el pasado. Cuanto más a menudo tu intestino haya estado sujeto a los episodios de inflamación, con mayor frecuencia los glóbulos blancos tendrán que llevar a distintos sospechosos a la sala de interrogatorios para preguntarles. Muchos interrogatorios son seguidos por la adición de una foto al álbum de «proteínas más buscadas». A diferencia del sistema de justicia del mundo exterior, que sólo tiene que capturar al chico malo una vez y colgar su fotografía en la pared, tu sistema inmunitario necesita recordar su descripción durante toda la vida, porque las bacterias tienen montones de hermanos gemelos. El mismo patógeno puede reaparecer una y otra vez. Como podrías esperar, cuantos más perfiles de proteína se reúnan en el álbum, más probable es que los glóbulos blancos puedan identificar una proteína derivada de los alimentos porque encaja con la descripción de un criminal previamente identificado. No es una tarea fácil para un glóbulo blanco que vigila el intestino. Y la tarea se convierte en más complicada por la presencia continua de inflamación inducida por el aceite vegetal.

Una prueba crítica que apoya el argumento de que el aceite vegetal genera una perturbación significativa en el sistema inmunitario procede de un estudio del año 1997, en Taiwán, titulado «Efectos del aceite para freír oxidado sobre las respuestas inmunitarias de las células del bazo en ratas». Los científicos alimentaron a un grupo de ratas con una dieta que contenía un 15 por 100 de aceite de soja fresco, y otro grupo con la misma cantidad de aceite de soja que se había utilizado para hacer varios lotes de patatas fritas, con lo que replicaron las condiciones de un restaurante normal. El experimento duró seis semanas. Después, los investigadores evaluaron el funcionamiento del sistema inmunitario de los animales examinando la reacción de los glóbulos blancos en el bazo a un compuesto de membranas celulares bacterianas. Eligieron el bazo porque es uno de los lugares donde los glóbulos blancos se reúnen para intercambiar la información inmunológica más reciente, una especie de sala de reuniones para los glóbulos blancos. Su trabajo demostró que los glóbulos blancos de las ratas, expuestos al aceite oxidado reaccionaron en exceso de forma significativa, y los autores concluyeron que «el aceite para freír oxidado puede aumentar la proliferación espontánea de células del bazo y la activación de las células B, lo cual puede ser importante en el desarrollo de las funciones inmunológicas alteradas». Los investigadores prosiguen sugiriendo un vínculo potencial entre esta disfunción inmune inducida por el entorno y el reciente «rápido incremento en la prevalencia de ciertas enfermedades inmunológicas como las enfermedades alérgicas y las autoinmunes».[39]

En todos los lugares en que los glóbulos blancos patrullan en busca de patógenos, llenar su entorno con aceites proinflamatorios es como pedir a estos patrulleros que busquen chicos malos en medio de una espesa niebla mientras están intoxicados. Se ponen nerviosos, rápidamente desencadenan su respuesta, se sienten confundidos, y lo siguiente que sa-

39. «Effects of dietary oxidized frying oil on immune responses of spleen cells in rats», Reaeawh, W, *Nutrition*, 17, n.º 4.

bemos es que tenemos una fuerza corrupta que lo pasa mal defendiendo sus decisiones acerca de los ciudadanos inocentes a los que han atacado involuntariamente. Y, cuando estos patrulleros, por lo demás con buenas intenciones, se ven obligados a trabajar en un entorno imposible, pueden llegar a atacar a las proteínas de su propio cuerpo. Ésta es la esencia de todas las enfermedades autoinmunes. Al provocar el caos, el aceite vegetal confunde al sistema inmunitario y, en última instancia, obliga al cuerpo a activarse de formas que pueden conducir a trastornos autoinmunes del cerebro como la esclerosis múltiple, la enfermedad de Lou Gehrig, el párkinson y todos los otros procesos neurodegenerativos que ahora sabemos que en parte proceden de los ataques autoinmunes.

ESTRATEGIA NÚMERO CUATRO: REDUCIR LOS APORTES

Una vez que los aceites vegetales acaban con todo el aporte de antioxidantes del cerebro, el agotamiento de los antioxidantes puede perjudicar la capacidad de tu cerebro de incrementar el flujo sanguíneo, un proceso que depende de la función endotelial normal (el mecanismo por el cual tu cuerpo regula el flujo sanguíneo, presentado por primera vez en el capítulo 7). Alterando la función endotelial y limitando el flujo de sangre, el aceite vegetal reduce los aportes a las regiones más activas de tu cerebro. Esto significa necesariamente que, sea cual fuere la tarea mental que intentes cumplir, puedes sentir como si no pudieras seguir el ritmo. Y lo que es más, como estás a punto de ver, los aceites vegetales pueden incluso poner en riesgo de sufrir pequeños ictus a las secciones crónicamente estresadas de tu cerebro.

El aceite vegetal hace que te quedes con la mente en blanco

Para entender lo esencial que es mantener un flujo sanguíneo suficiente, resulta de ayuda que pensar en profundidad –cuando se aprende una nueva tarea o uno se concentra en un problema complejo, por ejemplo– es efectivamente una empresa atlética. Simplemente abriendo los ojos, aumentas el flujo sanguíneo a la zona de tu cerebro que procesa las entradas visuales en un 20 por 100.[40] Si golpeas secuencialmente el pulgar con los otros dedos lo más rápido que puedas, aumentas el flujo sanguíneo de la corteza motora en un 60 por 100.[41] Por tanto, tal vez sospeches que, igual que necesitas un mejor flujo sanguíneo para ayudar a un músculo que se ejercita haciendo deporte, si quieres tener un mejor rendimiento de tu cerebro para mejorar tu estado de ánimo, potenciar la concentración y optimizar tus capacidades cognitivas, el flujo sanguíneo es lo más importante. Si estás sano, tu cuerpo puede aumentar fácilmente el flujo sanguíneo al cerebro sin acelerar el ritmo cardíaco ni elevar la presión sanguínea. ¿Cómo hace esto tu cerebro? Exactamente de la misma forma que tus músculos reciben más sangre en los momentos de mayor necesidad: dilatando las arterias selectivamente en los tejidos que más trabajan. La dilatación arterial permite al instante más sangre que fluya independientemente de cualquier trabajo mayor por parte del corazón.

Del mismo modo que la función endotelial es esencial para la salud cardíaca normal y la función sexual masculina, ahora tenemos dos líneas distintas de pruebas que apoyan la idea de que la mejor función endotelial de tu cerebro te permite pensar con mayor agilidad y mantener la concentración durante más tiempo.

La primera línea de evidencias procede de estudios que evalúan el óxido nítrico, la molécula (presentada por primera vez en el capítulo 7) que envía un mensaje a los músculos que rodean las arterias para que se relajen, con lo que permiten la dilatación.[42] Cuando el aporte de combustible en un grupo de células es pequeño, producen óxido nítrico. Éste, a su vez, envía una señal a los vasos sanguíneos cercanos que deben dilatarse para distribuir más oxígeno, glucosa, glutamato y otras materias primas que tu cerebro necesita para mantener el interés por el tema.[43]

Los estudios muestran que la señal del óxido nítrico, y los aumentos de flujo sanguíneo que estimula, desempeñan un papel central en el manteni-

---

40. www.fmri.ucsd.edu/Research/whatisfmri.html

41. *Ibid.*

42. «Role of nitric oxide and acetylcholine in neocortical hyperemia elicited by basal forebrain stimulation: evidence for an involvement of endothelial nitric oxide», 1995, *Neuroscience* 69, 1195-1204.

43. *Ibid.*

miento de las células nerviosas, su crecimiento y su reparación.[44,45,46] Muy importante para cualquiera que desee mejorar su capacidad para aprender, el flujo sanguíneo inducido por el óxido nítrico también permite la formación física de nuevos recuerdos, ya que desempeña una función clave en lo que los neurólogos llaman potenciación a largo plazo, un proceso necesario para reunir y reforzar nuevas conexiones sinápticas por toda la corteza cerebral, el cuerpo estriado y el hipocampo.[47,48]

Otra línea de pruebas que respaldan el vínculo directo entre el flujo sanguíneo y un mejor poder cerebral procede de estudios sobre las enzimas antioxidantes que soportan la función endotelial reduciendo el estrés oxidativo y, al hacerlo, protegen el óxido nítrico.[49] Neurocientíficos de la Universidad de Londres han descubierto recientemente una fascinante conexión entre un sistema de enzimas antioxidantes llamado CAT («catalasa») y varios marcadores principales del funcionamiento cognitivo superior. Descubrieron «actividad de CAT correlacionada con adaptabilidad, manejo del estrés, [y] estado de ánimo general».[50]

En la misma línea de estos descubrimientos que vinculan el flujo sanguíneo con la función cognitiva, en 2014, una colaboración de científicos liderada por investigadores del Instituto de Tecnología de California lanzó la hipótesis de que la sensación de fatiga cerebral que podemos tener

---

44. «Endothelial nitric oxide: protector of a healthy mind», Zvonimir S. Katusic and Susan A. Austin, *Eur Heart J*, 7 de abril de 2014, 35(14):888-894, www-ncbi-nlm-nih-gov.prx.hml.org/pmc/articles/PMC3977136/
45. «Essential role of endothelial nitric oxide synthase for mobilization of stem and progenitor cells», Aicher A, Heeschen C, Mildner-Rihm C, Urbich C, Ihling C, Technau-Ihling K, *et al.*, *Nat Med*, 2003, 9:1370-1376.
46. «Neurovascular regulation in the normal brain and in Alzheimer's disease», Iadecola C, *Nat Rev Neurosci*, mayo de 2004, 5(5):347-60.
47. «Endothelial nitric oxide: protector of a healthy mind», Zvonimir S Katusic and Susan A Austin, *Eur Heart J*, 7 de abril de 2014, 35(14):888-894, www.ncbi-nlm-nih-gov.prx.hml.org/pmc/articles/PMC3977136/
48. «Tonic and phasic nitric oxide signals in hippocampal long-term potentiation», Hopper RA, Garthwaite J, J, *Neurosci*, 20;26:11513-11521.
49. «Endothelial function and oxidative stress in cardiovascular diseases», *Circ* J 2009; 73: 411-418.
50. «Associations between the antioxidant network and emotional intelligence: a preliminary study», *PLoS One*, 2014; 9(7):e101247, www.ncbi.nlm.nih.gov/pmc/articles/PMC4077755/

al intentar aprender algo nuevo o al pensar con excesiva fuerza sobre el mismo tema, durante demasiado tiempo, puede ser simplemente un fallo de nuestro cerebro a la hora de distribuir esas materias primas por encargo: literalmente, la comida del pensamiento. «Presentamos un modelo de coste cognitivo basado en la novedosa idea de que el cerebro siente y planifica durante una distribución de recursos metabólicos, conservando a propósito la actividad cerebral». En otras palabras, si no hay combustible no hay pensamiento. Los investigadores continúan: «Sugerimos que una decisión individual de incurrir, o no, en costes cognitivos en una situación dada puede entenderse perfectamente como una estrategia de toma de decisiones: un agente sólo comprometerá recursos limitados en los casos en que la compensación valga la pena». En otras palabras, un menor flujo sanguíneo al cerebro reduce la motivación para aprender.[51]

Esta investigación tiene poderosas consecuencias para tu capacidad de completar tareas mentalmente exigentes. Cuando has trabajado en un proyecto durante un tiempo –ya sea leyendo o calculando tus impuestos– y llega un momento en que sientes que no puedes concentrarte más, puede ser el resultado directo de un fallo en el flujo sanguíneo. En gran medida, de la misma forma en que un músculo al que se exige demasiado se retorcerá brevemente antes de seguir funcionando, las células nerviosas de la corteza cerebral, implicadas en la tarea, parecen verse obligadas, por falta de combustible, a limitarse a marcar el ritmo de momento, no dejando más opción que tomarse un descanso.

Entonces, ¿qué tiene que ver con el aceite vegetal toda esta nueva investigación sobre el flujo sanguíneo y la función cerebral? Antes, en este capítulo, hemos explicado cómo la capacidad del aceite vegetal para generar estrés oxidativo puede a menudo superar todos nuestros sistemas de defensa a base de antioxidantes. Y, puesto que los antioxidantes protegen el óxido nítrico, eso significa que es probable que interfieran con la función endotelial. Y lo que es más, tal vez recuerdes que en el capítulo 7 he explicado cómo unos investigadores de Nueva Zelanda demostraron que una sola comida de alimentos fritos cocinados en un aceite vegetal de una semana puede causar una disfunción endotelial que dure hasta

51. «Cognitive cost as dynamic allocation of energetic resources», *Front Neurosci*, 2015, 9: 289, www.ncbi.nlm.nih.gov/pmc/articles/PMC4547044/

veinticuatro horas, alterando la capacidad de los músculos que obtengan el oxígeno que necesitan.[52] Múltiples estudios informan de que el consumo de aceite vegetal viene seguido por un tipo de envejecimiento arterial inducido por la dieta.[53] Aunque la función endotelial posterior a la ingestión de aceite de freír usado aún tiene que comprobarse, tenemos todas las razones para creer que el efecto sería el mismo. Por tanto, cuando te sientes fatigado o como si tuvieras la mente en blanco, tal vez te suceda exactamente eso. Igual que con un calambre muscular, cuando tu capacidad para distribuir nutrientes y eliminar productos de desecho no puede ser tan rápida como las exigencias biológicas de un músculo que se ejercita, los mismos límites físicos se imponen al cerebro. En un comentario relacionado me he encontrado con deportistas que consiguen increíbles aumentos de fuerza con sólo reducir el aceite vegetal. ¿Por qué ocurre esto? Todos los deportistas saben que las explosiones de actividad muscular requieren una concentración intensa para mantenerlas. Y sospecho que estos informes anecdóticos de aumentos de fuerza masivos y rápidos son posibles gracias a una mejor capacidad de concentración en las tareas físicamente exigentes.

Por tanto, si decides cargarte de alimentos fritos en aceite vegetal antes de pasar un test de inteligencia, debes saber que ya has hecho algo mal antes de coger el lapicero. La agudeza de tu mente –tus pensamientos, tu concentración, tu capacidad de formar y recordar cosas–, todo ello depende de un flujo sanguíneo adecuado en todo momento, y así los aceites vegetales bloquean tu flujo mental.

En otras palabras, cuando pierdes el aceite vegetal, liberas tu mente.

Migrañas y pequeños ictus

En el capítulo anterior he advertido explícitamente a los hombres con disfunción eréctil que tuvieran en cuenta el hecho de que el problema

52. «Impaired endothelial function following a meal rich in used cooking fat», Michael JA Williams, *Journal of the American College of Cardiology*, vol. 33, n.º 4, 15 de marzo de 1999, pp. 1050-1055.

53. «Effects of repeated heating of cooking oils on antioxidant content and endothelial function (review)», *Austin Journal of Pharmacology and Therapeutics*, 7 de abril de 2015.

les está diciendo algo muy importante sobre su salud cardiovascular. No necesito decir a esos hombres por qué la Viagra puede ser realmente buena. Pero también puede ser algo malo cuando permite a los hombres con disfunción eréctil no hacer caso a un síntoma que indica un serio trastorno en sus sistemas cardiovasculares. En mi mundo perfecto, las mujeres dirían a sus compañeros farmacológicamente preparados: «Tengo dolor de cabeza. Y lo seguiré teniendo hasta que te tomes tu salud cardiovascular más en serio».

Bien, señoritas, siento decir que ha llegado la hora de vuestras malas noticias. Si ese dolor de cabeza que afirmáis es legítimo y es el resultado de una migraña, debemos hablar. Igual que una disfunción eréctil es un síntoma que debe tomarse en serio, si eres una mujer con historial de migrañas, entonces, debes conocer el último estudio que nos advierte de que las mujeres que sufren migrañas pueden tener un riesgo significativamente mayor de ictus, independientemente de la edad.[54,55,56]

No estoy hablando de la clase de ictus que es probable que tenga tu abuela. Ésos normalmente están asociados con la arteriosclerosis y ocurren con bastante frecuencia en zonas del cerebro del sector más profundo en el orden de aporte de sangre, las llamadas áreas esenciales que dependen en gran medida de la distribución de nutrientes. Para los propósitos de nuestra exposición, definiremos ictus como un evento en el que a una región del cerebro se le niega su necesario aporte de sangre y queda dañada hasta el extremo de que se puede ver en una imagen por resonancia magnética. En virtud de esta definición, las mujeres jóvenes con un historial de migrañas deberían preocuparse tanto por los ictus –y qué papel juega la dieta en la salud de su cerebro– como sus abuelas.

En la sección anterior he descrito el vínculo de la función endotelial dañada en la corteza cerebral como una posible explicación de la sensación de agotamiento mental que te hace necesitar tomarte un descanso. Pero ¿qué sucede si estás conduciendo? ¿O haciendo un examen? ¿O si

---

54. «Migraine, headache, and the risk of stroke in women: a prospective study», Kurth T, Slomke MA, Kase CS, *et al.*, *Neurology*, 2005, 64:1020-6.

55. «Migraine and ischaemic heart disease and stroke: potential mechanisms and treatment implications», Tietjen GE, *Cephalalgia*, 2007, 27:981-7.

56. «Migraine aura pathophysiology: the role of blood vessels and microembolisation», Turgay Dalkara, *Lancet Neurol*, marzo de 2010, 9(3):309-317.

tu jefe te está agobiando? ¿O si, por cualquier razón, no puedes responder a la educada solicitud de alivio por parte de tu cerebro?

Si has sufrido una migraña durante una situación estresante prolongada, puede haber sido el resultado de un consumo de aceite vegetal que ha forzado una disfunción endotelial para terminar al siguiente nivel, representada por un fenómeno bioeléctrico llamado *depresión cortical propagada*.[57] No es una depresión en el sentido psiquiátrico del término, sino que se refiere a una notable reducción en la actividad eléctrica cerebral normal. Cuando esta perturbación tiene lugar en la materia gris –la parte pensante, sintiente y soñadora de tu cerebro–, interfiere en la información procesada en el área afectada, produciendo a menudo lo que se llama un *aura*, una aberración sensorial que se manifiesta de diferentes formas dependiendo de la localización. Para muchas personas que sufren de migraña, la localización es la parte del cerebro de la parte posterior del cráneo que procesa la visión, llamada corteza occipital.[58] Allí es donde puedes tener luces parpadeantes (un fenómeno llamado escotoma) o visión túnel. Si la zona del cerebro que funcional mal es la corteza somatosensorial, tendrá lugar un aura táctil, que a menudo comienza como un hormigueo en el brazo, o en la cara y la lengua. Las auras en otras zonas del cerebro perjudicarán el habla de la persona o causarán debilidades en una mitad de su cuerpo.

Independientemente de donde ocurra, la perturbación eléctrica da como resultado una disfunción endotelial grave y prolongada que reduce el flujo sanguíneo hasta el extremo de que obliga al metabolismo de la célula nerviosa a ralentizarse tanto que decae la producción de energía.[59] Si esos niveles de energía caen por debajo de un umbral crítico, las neuronas pueden sufrir espasmos, como un pez recién pescado que se sacude en búsqueda de aire, sobreexcitándolas bioquímicamente casi hasta la muerte.

---

57. «Arginine-nitric oxide pathway and cerebrovascular regulation in cortical spreading depression», *Am J Physiol*, julio de 1995, 269(1 pt. 2):H23-9.

58. «Migraine aura without headache pathogenesis and pathophysiology», *MedMerits*.com, sección del artículo 6 de 14, Shih-Pin Chen, www.medmerits.com/index.php/article/migraineaurawithoutheadache/P5

59. «Arginine-nitric oxide pathway and cerebrovascular regulation in cortical spreading depression», *Am J Physiol*, julio de 1995, 269(1 pt. 2):H23-9.

En la década de 1990 los neurocientíficos utilizaban escáneres PET[60] en los pacientes con migraña durante el aura anterior a una migraña para entender mejor la patofisiología del ataque. Descubrieron que la fase de aura de una migraña está asociada con una significativa reducción del flujo de sangre en el área afectada de la corteza cerebral.[61,62] Aunque los desencadenantes de las migrañas son variables y a menudo impredecibles –glutamato monosódico, vino tinto, deshidratación, fluctuaciones hormonales, estrés–, la duración del aura es notablemente consistente: de diez a treinta minutos.

El aura comienza con una reducción del flujo sanguíneo cerebral en un pequeño segmento de materia gris, y el fenómeno se difunde rápidamente. La sección inicialmente afectada pronto se vuelve electroquímicamente inestable, y sufre pulsos eléctricos anormalmente prolongados. A modo de respuesta, los vasos sanguíneos de esta área localizada se contraen, lo que reduce el flujo sanguíneo aún más, tal vez en un tipo de último intento por acabar con la actividad nerviosa anormal en esta región definida antes de que se desencadene una convulsión o que mueran las neuronas afectadas. Sin embargo, esta constricción conlleva que las áreas adyacentes también carecerán de un aporte sanguíneo adecuado, haciendo que estas secciones que la rodean se vean igualmente afectadas. Esto, a su vez, expande el área de alteración hasta la siguiente región cerebral adyacente, la siguiente, la siguiente, y así sucesivamente. (De ahí la «difusión» en la depresión cortical propagada). La alteración se difunde por el cerebro a un ritmo de uno o dos milímetros por minuto, durante el transcurso de diez a treinta minutos, hasta que se ve afectado el lóbulo entero. En este momento, por razones desconocidas (quizás porque los músculos que contraen las arterias se han quedado sin calcio u otro combustible necesario para mantener la constricción), los vasos sanguíneos de repente se dilatan. Esta dilatación abre las compuertas, lo que permite que la sangre vuelva a entrar de golpe, deteniendo la depre-

60. Tomografía por emisión de positrones: *positron emission tomography. (N. del T.)*

61. «Migraine aura without headache pathogenesis and pathophysiology», MedMerits.com, sección del artículo 6 de 14, Shih-Pin Chen, www.medmerits.com/index.php/article/migraineaurawithoutheadache/P5

62. «Perfusion-weighted imaging defects during spontaneous migrainous aura», *Ann Neurol*, enero de 1998, 43(1):25-31.

sión propagada. También coincide precisamente con el momento en que muchos pacientes de los estudios informan de que padecen dolor y otros síntomas comunes de las migrañas como náuseas, sensibilidad a la luz y al sonido, y fatiga.

La dilatación y recuperación del flujo sanguíneo logra detener el fenómeno de la depresión propagada, pero este intento desesperado por parte del sistema nervioso para anular la tormenta eléctrica pasa factura. Los nervios privados de oxígeno apenas obtienen sangre durante diez a treinta minutos, y ahora quedan muy dañados. Mientras carecían de su aporte de energía, numerosas actividades celulares tuvieron que sufrir un duro parón, lo que causa acumulación de toxinas intracelulares y una mayor permeabilidad de la membrana que permite la pérdida de valiosos aportes. Los nervios afectados después liberan sustancias químicas causantes de inflamación, llamadas citoquinas, para dirigir los equipos de reparación de emergencia. Aunque éstas son necesarias para que los nervios dañados reciban la atención que necesitan, la inflamación se difunde hasta las delicadas terminaciones nerviosas del recubrimiento del cerebro (llamadas meninges), lo cual las sensibiliza. Por eso, creen los científicos, el dolor de las migrañas se ve normalmente acompañado por una hiperreacción a la luz, el sonido y otras entradas sensoriales, incluidas las pulsaciones de los propios vasos sanguíneos del cerebro.[63]

Tiene sentido que los síntomas relacionados con este evento de depresión propagada se parezcan mucho a los síntomas de un ictus. Ambos son consecuencia de un menor flujo sanguíneo. Partiendo de esto, los neurólogos de múltiples centros académicos comenzaron a preguntarse por el vínculo entre la migraña y los hallazgos de imágenes de resonancia magnética anormales que habían atribuido a una apoplejía aterosclerótica, llamados hiperintensidades profundas de la materia blanca. Éstas son áreas brillantes que aparecen en las imágenes por resonancia magnética del cerebro, que se parecen a cráteres brillantes en la superficie de la Luna. La cuestión de un posible vínculo entre la migraña y el ictus se les

---

63. «Migraine aura without headache pathogenesis and pathophysiology», MedMerits.com, sección del artículo 6 de 14, Shih-Pin Chen, www.medmerits.com/index.php/article/migraineaurawithoutheadache/P5

ocurrió a estos científicos porque muchas hiperintensidades de la materia blanca aparecieron en mujeres sin ninguno de los típicos factores de riesgo de ictus: tabaco, diabetes, hipertensión y aterosclerosis. Lo que sí compartían era el historial de migraña.

Para investigar la posibilidad de que estas anormalidades pudieran desarrollarse como resultado directo de las migrañas en ausencia de otros factores de riesgo, diseñaron un estudio de nueve años, siguiendo a dos grupos de personas, tanto varones como mujeres, 203 con migrañas y 83 sin ellas (para servir de grupo control). El estudio, publicado en la revista *JAMA* en 2012, no mostró ningún vínculo evidente en los varones. Sin embargo, en las mujeres fue todo muy distinto.[64]

El 30 por 100 de las mujeres que tenían historial de migrañas desarrollaron diez o más lesiones en el período de tiempo de nueve años del estudio. De quienes no tuvieron historial de migrañas, sólo el 9 por 100 desarrollaron tantas lesiones. Entre las mujeres con migrañas, las hiperintensidades de materia blanca estuvieron también distribuidas más difusamente que entre los sujetos control, que se localizaban normalmente en áreas vitales del cerebro, igual que se esperaría de los ictus ateroscleróticos. Cuanto más joven era el sujeto con lesiones globalmente dispersas, más probable era que tuviese lesiones difusas. Los autores teorizaron que podría ser una cuestión de distintos ictus en diferentes personas. Aunque los miembros del grupo más joven desarrollaban miniictus como complicación de sus migrañas, los del grupo de mayor edad era más probable que desarrollaran ictus embólicos silenciosos debido a la aterosclerosis.[65]

Entonces, ¿qué deducimos de todo esto?

Aunque el hecho de no poder lograr una erección puede significar que simplemente no tienes buen estado de ánimo, y aunque una migraña podría no ser nada más que la consecuencia natural del estrés o de la fluctuación hormonal, en el contexto de una dieta moderna en la que el uso del aceite vegetal es tan generalizado que es difícil de evitar, las migrañas, igual que la disfunción eréctil, deberían servir de recordatorio de

---

64. «Structural brain changes in migraine», *JAMA*, 14 de noviembre 2012; 308(18): 1889-1897, www.ncbi-nlmnih-gov.prx.hml.org/pmc/articles/PMC3633206/

65. *Ibid.*

que siempre es un buen momento para eliminar los aceites vegetales de tu dieta. Al menos todo lo que sea posible.

ESTRATEGIA NÚMERO CINCO: BOMBAS INCENDIARIAS

Un cerebro cuyo aporte de antioxidantes se ha reducido es como un bosque durante una sequía, disminuido su aporte de lluvia renovadora, un polvorín vulnerable a la menor chispa de luz. Una cosa que puede desencadenar una tormenta de fuego de daño neurológico es una lesión concusiva; incluso una concusión leve puede producir inflamación y oxidación perjudiciales. Pero seguir con la investigación ahora indica que una dieta rica en aceites vegetales puede, en el sentido literal de la palabra, también añadir combustible al fuego *de combustión lenta* del estrés oxidativo asociado con enfermedades progresivas crónicas, incluido el alzhéimer.

El aceite vegetal acelera la oxidación

A Hollywood le encanta que las cosas vuelen por los aires. Cuántas veces habrás visto las escenas en que el héroe de la película se acercaba hacia la cámara, triunfalmente, mientras el fondo se expande formando una bola de fuego de color naranja brillante, como un edificio, un coche, un puente, o sea lo que fuere lo que explota, normalmente a cámara lenta. Por otra parte, cuántas veces habrás visto la escena en que el héroe camina hacia la cámara mientras en el fondo un gran objeto de metal crece silenciosamente cubierto de óxido, un montón de plátanos de los que brotan manchas de color marrón, que indican madurez, o un árbol caído que se deteriora gradualmente. Apuesto lo que sea que nunca has visto una escena así. Pero, aunque un montón de plátanos podridos no da lugar al tráiler de una película de acción, químicamente, estas reacciones imperceptiblemente lentas representan el mismo proceso que genera una explosión: la oxidación. La principal diferencia entre una explosión y los otros procesos oxidativos es el tiempo. Las explosiones ocurren en un abrir y cerrar de ojos. La maduración, la putrefacción y la oxidación tienen lugar durante días, meses o años.

Las reacciones de oxidación se producen en nuestros cuerpos durante todo el tiempo. Respiramos oxígeno porque, gracias a las enzimas mitocondriales, podemos aprovechar el poder del oxígeno para convertir la grasa y el azúcar en energía química con un alto grado de eficacia. Pero nada en este universo es eficaz en un 100 por 100. Así que, a veces, el oxígeno emprende sus acciones en nuestros cuerpos sin supervisión enzimática, generando reacciones aleatorias que nuestros cuerpos no desean. Son estas reacciones de oxidación las que nos oxidan y nos pudren lentamente desde dentro hacia fuera, desempeñando una función fundamental en el envejecimiento natural del cuerpo. Las arrugas, la rigidez y la presbicia (la pérdida de la visión cercana resultante de la rigidez de la lente del ojo) –todos los inconvenientes del envejecimiento– llegan al menos en parte debido al daño acumulado de décadas de reacciones de oxidación. (Las dos reacciones más importantes del envejecimiento se llaman *peroxidación de lípidos* y *glicación proteico-lipídica*).

Me gustaría decirte que la Dieta Humana puede detener por completo la oxidación y sus efectos sobre tu cuerpo, permitiéndote vivir cientos de años, o indefinidamente. Pero eso no sería verdad. Lo que es cierto es que una dieta libre de aceite vegetal y alta en antioxidantes, junto con bastante sueño restaurador y ejercicio, es la mejor estrategia para ralentizar la oxidación de tu cerebro de forma que puedas seguir siendo ingenioso e independiente, que sería lo ideal hasta que te llegue el día de tu muerte.

Los dos factores que impactan más poderosamente sobre si vas a pasar tus últimas décadas viviendo tu vida como tendrías que hacerlo, o si te vas a ver perdido en la devastación del alzhéimer moderado o severo, son: 1) la tasa a la que tu cerebro queda expuesta al daño oxidativo; y 2) la capacidad de tu cerebro para controlar el daño oxidativo.[66] Cada día de tu vida, tu cerebro se ve comprometido en una batalla por el control de la oxidación, y la tasa a la que envejece depende en gran medida del equilibrio diario de la batalla. Si la oxidación la gana, tu cerebro avanza un poco más hacia el envejecimiento prematuro. Si la oxidación se mantiene bajo control –y la oxidación está bajo control día tras día y año

---

66. «Oxidative stress and the aging brain: from theory to prevention», Gemma C, Vila J, Bachstetter A, *et al.*, Riddle DR (ed.); *Brain Aging: Models, Methods, and Mechanisms*, cap. 15, Boca Raton, FL, CRC Press/Taylor and Francis, 2007, disponible en www.ncbi.nlm.nih.gov/books/NBK3869/

tras año–, entonces lograrás mantener tu sentido común, tu memoria, tu sentido del ego, idealmente, durante el resto de tu vida.

La mente inflamable

Un golpe en la cabeza, incluso uno pequeño, puede producir lesiones en las células nerviosas. La lesión expone grasas PUFA de membrana extremadamente oxidable a compuestos prooxidantes, oxidando rápidamente grandes cantidades de PUFA y sobrecargando potencialmente la capacidad antioxidante del cerebro. Debido a la naturaleza volátil de la bioquímica cerebral, una fuerza relativamente suave puede causar rápidamente la destrucción celular. Esta interacción entre las estructuras de los PUFA del cerebro vulnerables a la oxidación y los nuevos PUFA alterados y prooxidativos de nuestra dieta es, creo yo, lo que hay detrás de la personalidad cambiante de la vida y las alteraciones del ánimo que la gente sufre después de una concusión.

Allá por la década de 1990, observé que mis pacientes que habían ingresado en la sala de urgencias tras sufrir un traumatismo craneal leve, y que después se fueron a casa con la seguridad de encontrarse bien basándose en tomografías computerizadas o imágenes por resonancia magnética, en ocasiones acudían a mi consulta con problemas y sin saber por qué. Una paciente, una enfermera que se había dado un golpe en la cabeza con un armario de la cocina unos días antes, se encontró observando con la mirada perdida una botella de lidocaína que se suponía que tenía que preparar para el médico al que estaba ayudando, con el recuerdo totalmente borrado de los detalles de un procedimiento que había realizado miles de veces. Otra, una secretaria del departamento de inglés de la universidad local, mientras cruzaba la calle recibió el golpe de un coche que circulaba lentamente, y que, con sus propias palabras, «apenas me golpeó la cabeza», pero acudió a mi consulta semanas después preguntándose si había alguna relación entre ese accidente menor y la repentina aparición de dolores de cabeza, mareos y déficits de atención que le hacían imposible mantener la rutina habitual de su trabajo y que eran tan angustiantes que empezó a dudar de su cordura.

En aquel momento, la única explicación que le pude ofrecer se basaba en lo que un neurocirujano me dijo mientras estaba de guardia en el equipo de traumatología del hospital, en la universidad de medicina. Fue después de medianoche, en una sala de radiología mal iluminada del hospital, mientras esperábamos que una víctima de un accidente de moto en el Turnpike de Nueva Jersey finalizara su escáner por tomografía computerizada de cuarenta minutos. El neurocirujano explicó que, incluso con un escáner normal –hecho principalmente para detectar hemorragias que amenacen la vida–, el cerebro del paciente podría verse seriamente perjudicado. Esas formas radiológicamente invisibles de daño no son el resultado del impacto físico inicial, que causa compresión, sino del rebote secundario y de la expansión, cuando los frágiles tejidos blandos del cerebro se mueven de una parte a otra del cráneo, estirando los largos y esbeltos axones que conducen la electricidad del cuerpo de una célula nerviosa a la otra.

Más tarde, esa misma noche, dado que resultó que el cerebro del paciente estaba sangrando y la presión en aumento podría matarle, el cirujano me enseñó a hacer un agujero en el cráneo para ayudar a liberar la acumulación de líquido. Es un procedimiento sencillo: simplemente practicar un agujero en cierto punto, como si estuviéramos agujereando un muro, mientras tenemos un cuidado extremo por evitar acercarnos demasiado al otro lado. Lo que más recuerdo fue cuando me animó a «apreciar la textura» del cerebro vivo de un hombre metiendo mi dedo meñique por el agujero. Era terriblemente blando, exactamente como la avena que había comido en el desayuno esa mañana en la cafetería del hospital. Después de experimentar la delicada estructura del cerebro, literalmente de primera mano, me resultó fácil apreciar cómo incluso un golpe leve, como un golpe con un armario, podría estirar o romper los axones.

Como con cualquier daño en el tejido orgánico, una lesión cerebral produce una reacción inflamatoria que puede durar días, semanas o incluso meses. Esta inflamación postraumática puede dar lugar a una serie de síntomas postconcusivos, incluso después de un golpe aparentemente menor en la cabeza. Afortunadamente, cuando la inflamación remite, los déficits cognitivos disminuyen y, por último, desaparecen.

Excepto cuando no lo hacen. A veces los problemas experimentan altibajos durante años, y nunca permiten que la persona herida en la cabeza recupere toda su capacidad en casa o el trabajo. A veces los síntomas empeoran con el paso del tiempo. Esto hace surgir una pregunta: ¿por qué algunas personas con impactos aparentemente menores desarrollan problemas significativos y que después empeoran, mientras que otras con traumatismos más graves se recuperan por completo? Creo que la diferencia consiste en parte en las condiciones postconcusivas que facilitan o alteran los procesos dinámicos de curarse en las horas, días, semanas y meses después de que se produzca la lesión inicial.

Muchas lesiones concusivas comprometen la integridad celular. Cuando ocurre esto, las enzimas cuya función consiste en oxidar las grasas PUFA del interior de la célula de una forma altamente controlada y beneficiosa escapan a su localización confinada dentro de la célula. Una vez liberadas, estas enzimas pueden ahora interaccionar con las grasas PUFA de las membranas de las células nerviosas, donde sus propiedades antioxidantes no son beneficiosas en absoluto, sino que en realidad son bastante perjudiciales. Puesto que el 30 por 100 del peso del cerebro está compuesto de los PUFA, esta activación enzimática acelera el ritmo normal, de bajo nivel, del estrés oxidativo y dar lugar a una gran tormenta de reacciones oxidativas.[67]

En estos casos en que una persona se recupera de un traumatismo importante en la cabeza sin sufrir problemas cognitivos, probablemente se deba a que sus membranas estaban cargadas de antioxidantes que contribuyeron a contener las reacciones de los radicales libres, inhibiendo las reacciones oxidativas y «refrescando» la inflamación que se considera responsable de la «lesión después de la lesión» catalizada por un evento concusivo inicial. El cerebro armado con un buen aporte de antioxidantes y libre de grasas mega-trans prooxidativas está en buena situación para protegerse de los daños del estrés oxidativo y puede dedicarse más rápidamente al asunto de reparar los tejidos dañados. Los ingenieros mecánicos diseñan cascos para proteger el cráneo de un evento concusivo inicial; se diseña una dieta antioxidativa y antiinflamatoria –sólo uno de sus muchos beneficios– para proteger el cerebro concusionado y ayudarle a curar.

---

67. «Peroxyl radicals: inductors of neurodegenerative and other inflammatory diseases, their origin and how they transform cholesterol, phospholipids, plasmalogens, polyunsaturated fatty acids, sugars, and proteins into deleterious products», Spiteller G, *Free Radical Biology and Medicine*, 41, 2006, pp. 362-387.

Una fórmula para predecir el envejecimiento acelerado

El personal de las salas de urgencias conoce bien la frase: *el tiempo es cerebro*. Se refieren al tiempo entre la aparición de los síntomas de un ictus y la introducción de un catéter en la arteria carótida interna para aportar fármacos anticoagulantes. Pero la expresión es aplicable también a la necesidad de una persona lesionada de controlar las reacciones oxidativas. Los segundos cuentan, puesto que cada segundo que pasa todos los radicales libres inician una reacción en cadena capaz de oxidar miles de millones de frágiles membranas de PUFA.[68] Se puede expresar el problema como una fórmula. La cantidad de daño oxidativo que experimenta un cerebro lesionado se llamaría estrés oxidativo (EO). La cantidad de tiempo antes de controlarse el estrés oxidativo se llama tiempo (T). Multiplicamos las dos cifras y el producto se convierte en la cantidad total de daño oxidativo (DO) que sufrirá el cerebro lesionado.

La fórmula sería algo como: EO x T = DO. Podemos llamarla la fórmula del cerebro sano. Después de una concusión, un cerebro con una puntuación menor de DO sanará más rápida y completamente que un cerebro con una puntuación mayor de DO, independientemente de la edad del paciente, lo grave que haya sido el impacto o cuánto tiempo haya estado fuera de combate.

En 2002, un brillante y humilde patólogo de origen nigeriano, llamado Bennet Omalu, demostró al mundo cómo es el DO. Al examinar una delgada sección del cerebro de un jugador de la NFL fallecido, descubrió algo altamente sorprendente: manchas que recuerdan a los murciélagos colgando del techo de una cueva: las *proteínas tau*. Desde hace mucho tiempo, las proteínas tau se han reconocido como marcas distintivas del alzhéimer.[69] Y, aunque el jugador de fútbol había muerto con cuarenta y cinco años, Omalu halló concentraciones de proteína

68. «Linoleic acid peroxidation–the dominant lipid peroxidation process in low density lipoprotein–and its relationship to chronic diseases (review)», Spiteller G, *Chemistry and Physics of lipids*, 95 (1998) pp. 105-162.

69. «Concussions, and the NFL: how one doctor changed football forever», Laskas Jeanne Marie, Bennet Omalu, 15 de septiembre de 2009, www.gq.com/story/nfl-players-brain-dementia-study-memory-concussions

tau consistentes con «un cerebro de noventa años, con un alzhéimer en estado avanzado».[70]

Cuando Omalu publicó el artículo que describía sus hallazgos, la actualmente infame reacción inicial de la NFL consistió en negarlo. La conclusión del doctor no podía ser cierta. Pasaron años y nada cambió. Sólo después de que más jugadores de la NFL y sus familias se atrevieron a contar sus trágicas historias –de pérdida de memoria, depresión, ansiedad, agresividad e incluso suicidio–, la liga finalmente emprendió acciones.

Una parte crítica de esa acción consistió en cambiar las pautas que los entrenadores atléticos siguieron cuando trataban con jugadores que tenían algún síntoma. Desde ese cambio, los jugadores de fútbol concusionados se examinan detenidamente antes de permitirles volver a jugar, ya que un traumatismo craneal secundario de un jugador ya concusionado puede tener un efecto multiplicador en el cerebro ya lesionado, lo cual reduce las oportunidades de que se produzca una buena recuperación. Espero que más médicos de equipos y otros profesionales de la salud entiendan la importante función que el estrés oxidativo desempeña en la recuperación de una lesión cerebral traumática. Así se emprenderán más acciones para tratar el cerebro concusionado con una combinación de reducción del estrés, mucho sueño restaurador y una intervención dietética para dar al jugador todas las oportunidades posibles de recuperación completa.

Dónde no combatir el fuego con fuego: El bosque de las membranas ricas en PUFA

Es importante que entiendas por completo cómo la fórmula del cerebro sano puede ayudarte a tomar las mejores decisiones en el mundo real. Y para hacer eso, es esencial comprender la relación entre tu cerebro (especialmente los ácidos grasos PUFA), las grasas mega-trans altamente proinflamatorias que llegan a tu cerebro mediante el consumo de aceites

---

70. *Ibid.*

vegetales, y el arsenal de antioxidantes protectores, derivados de la dieta, cuya función beneficiosa consiste en proteger los tejidos de las plantas y los animales, incluidos los tejidos de tu cerebro, del daño oxidativo.

Piensa en un cerebro sano como en un bosque que recibe mucha lluvia. En todos los lugares donde miremos, hay unas hojas verdes y frondosas, arroyos que susurran, lagos o pantanos: el tipo de bosque que relaja y restaura los sentidos. La salud del bosque es un resultado directo de la recepción de toda la humedad de la que, durante milenios, la ecología ha llegado a depender y esperar. El agua –de la lluvia, capas subterráneas, la humedad que mantiene el suelo, donde los hongos reciclan la materia orgánica– es como los antioxidantes en el cerebro, un elemento metafórico especialmente adaptable, tal como la humedad actúa de hecho como un antioxidante en la prevención del evento salvajemente oxidativo de un fuego en el bosque. Ahora imagina un rayo que cae en este saludable bosque: eso es una concusión. En nuestro bosque húmedo y saludable, un solo rayo es improbable que cause fuego. Y si lo hace, no será un fuego importante, puede que queme un poco mientras se mantiene en un área restringida y después se apaga solo.

Si un bosque húmedo y frondoso es como un cerebro saludable, un cerebro sin un rico complemento de antioxidantes es como un bosque en tiempo de sequía, tierra seca. Las hojas frágiles y las agujas de pino crujen al pisarlas. Y el olor a tierra de las setas y el terreno está ausente, igual que el olor del polvo en el aire. Es como si los mismos árboles sintieran lo que tú sientes, que esta tierra maravillosa que en cierto tiempo era verde hubiera quedado reducida a un polvorín listo para arder en las llamas con la primera chispa. Y eso es exactamente lo que sucede cuando un solo de calor llega a tocar la tierra.

Siempre que estemos en el bosque, añadamos un elemento metafórico más: un laboratorio abandonado de metanfetamina en medio del bosque seco. Del mismo modo que las grasas mega-trans del aceite vegetal, un laboratorio de metanfetamina es algo con lo que incluso los bosques afectados por la sequía no han tenido que tratar hasta muy recientemente. Ya ves, este laboratorio de droga es un verdadero peligro, contaminado como está con envases de acelerante: disolvente, gasolina y otros productos inflamables peligrosos que, cuando el calor surge del fuego, están listos para explotar.

Recuerda esta metáfora, porque es como una taquigrafía para entender cómo, en la explicación de la creación del mejor entorno posible para la curación de un cerebro concusionado, debemos tener en cuenta no sólo el aceite vegetal o el antioxidante, sino más bien los dos juntos. Así que ahora sería fácil ver que el entorno de curación de la mejor situación es una dieta rica en antioxidantes (hortalizas frescas, hierbas y especias) y libre de aceites vegetales. Un entorno por debajo de lo óptimo es uno en el que la dieta es rica en aceites vegetales y en antioxidantes, o carente de aceites vegetales y baja en antioxidantes. Y la peor situación dietética posible es una dieta sin antioxidantes, pero rica en aceite vegetal: esto crea el bosque metafóricamente seco con un laboratorio de metanfetamina en medio.

Hablaré sobre el azúcar y sus efectos en el capítulo siguiente, pero por ahora debería mencionar al menos que la grasa mega-trans y el azúcar, tomados juntos, crean una combinación de partículas volátiles: digamos que dos latas de dos sustancias químicas diferentes en el laboratorio de metanfetamina son salvajemente explosivas cuando se combinan. Tendrás más información sobre por qué esta combinación es tal mortal un poco más adelante, y por qué reducir el azúcar mientras disminuye el consumo de aceite vegetal y se aumenta la ingesta dietética de verduras ricas en antioxidantes, durante la recuperación de una concusión, es una estrategia sencilla, económica y sin riesgo para reconstruir el bosque saludable del cerebro.

Sin duda, debemos centrarnos en esta cuestión tan importante de cuándo podemos mejorar las consecuencias del daño cerebral traumático con la dieta. Hasta que esto ocurra, y hasta que estos hallazgos se apliquen en un entorno clínico, los médicos seguirán avergonzándose cuando tiene en cuenta la típica comida de hospital: bandejas de carnes muy cocinadas con granola a la parrilla, aliño de colza, soja o semillas de algodón, margarina batida sobre la tostada, hortalizas sin sabor y el zumo de frutas y el pudin de tapioca al que se añade una cucharada de aceite vegetal hidrogenado. Mi antídoto para este pensamiento es la esperanzadora imagen de una superestrella de las artes marciales que atribuya su rápida y total recuperación debido al cariñoso y talentoso jefe de cocina del hospital, al que se haya permitido cocinar para sus pacientes como *si la comida fuera realmente una medicina*.

ESTRATEGIA NÚMERO SEIS: HACER EXPLOTAR LAS RUTAS

Como ya sabrás, los PUFA son especialmente propensos a la degradación química, la razón por la que la factoría que refina los aceites vegetales ricos en PUFA genera compuestos altamente tóxicos. Los más tóxicos de estos compuestos están presentes sólo en cantidades traza en botellas colocadas sobre las estanterías de los supermercados, pero, debido al efecto zombi (explicado en el capítulo 7), se multiplican cuando se recalientan y siguen multiplicándose en tu cuerpo incluso después de ingerirlos. ¿Qué hace que estos compuestos sean tan tóxicos para tu cerebro? Además de los mecanismos ya discutidos, también causan la ruptura de las autopistas subcelulares esenciales para el funcionamiento nervioso normal, dando lugar a retrasos en las primeras fases de la vida, o, cuando envejecemos, incluso a la demencia.

El aceite vegetal transtorna el flujo del tráfico del interior de las células

La idea de que el aceite vegetal es un asesino para el cerebro se basa en la realidad de que está relacionado con compuestos tóxicos. Uno de los peores se llama 4-hidroxi-2-nonenal, o 4-HNE. Igual que muchas de las grasas tóxicas producidas por los aceites vegetales refinados, el 4-HNE se deriva de un ácido graso esencial omega-6 que nuestro cuerpo necesita para su funcionamiento óptimo, llamado ácido linoleico. Los pasos del procesamiento (explicados en el capítulo 7) comprimen las semillas con demasiada fuerza, distorsionan sus frágiles grasas y generan la producción de 4-HNE, junto con otras versiones mutadas de las grasas PUFA, saludables en su día. Presente en cantidades traza en botellas de venta al público, cuando los aceites se utilizan para cocinar tu cena, la oxidación continua del ácido linoleico padre aumenta la concentración de 4-HNE por un factor de diez o más.[71] El 4-HNE altera la función celular de tantas

71. «Determination of lipid oxidation products in vegetable oils and marine omega-3 supplements», *Food Nutr Res*, 2011, 55: 10, www.ncbi-nlm-nih-gov.prx.hml.org/pmc/articles/PMC3118035/

formas y está tan implicado en tantas enfermedades que se han dedicado revistas enteras a describir sus efectos tóxicos.[72]

Una de las formas más dramáticas con las que el 4-HNE aterroriza a nuestras células está relacionada con la demolición de las autopistas de las células nerviosas, llamadas *microtúbulos*. Sin microtúbulos es difícil formar nuevos recuerdos. En un estudio de 2002 realizado por investigadores de Osaka, a las ratas se les administró un fármaco antigota llamado colchicina para prevenir la formación de nuevos microtúbulos. Estas ratas no pudieron aprender el camino de un laberinto.[73]

Los microtúbulos, a su vez, dependen de una proteína llamada *tau*. Como he mencionado en la sección anterior, una marca distintiva patológica que se encuentra en los cerebros de personas que han muerto de alzhéimer, o la forma acelerada de alzhéimer inducida por concusiones (llamada encefalopatía traumática crónica) la forman las manchas de color marrón que los patólogos llaman *marañas de proteínas tau*. La tarea de la proteína tau sirve para estabilizar las autopistas de microtúbulos celulares similares a la forma en que las vigas de acero sostienen el hormigón y el asfalto de una carretera elevada. Eliminamos las proteínas tau y la carretera elevada se estrella contra el suelo. Eliminamos las proteínas tau y la estructura de microtúbulos se desmantela. Como unos investigadores de Roma describieron en 2012, «con la modificación del HNE, la α-tubulina [un componente de los microtúbulos] se altera en su estructura, y los microtúbulos se despolimerizan. Por tanto, el cargamento no puede llegar a su destino y el citoesqueleto queda alterado».[74]

Pero el 4-HNE no sólo elimina las vigas tau que estabilizan las autopistas neuronales, también hace algo peor. Causa estrés oxidativo que ocasiona la modificación de tau mediante grupos fosfatos. Esa modificación cambia la forma de las proteínas tau, convirtiéndolas en menos

---

72. «Molecular aspects of medicine», vol. 24, n.º 4-5, pp. 147-314, agosto-octubre de 2003, «4 - Hydroxynonenal: a lipid degradation product provided with cell regulatory functions».

73. «Involvement of microtubule integrity in memory impairment caused by colchicine», *Pharmacology Biochemistry and Behavior*, vol. 71, n.º 1-2, enero-febrero 2002, pp. 119-138.

74. «4-Hydroxy-2-nonenal, a reactive product of lipid peroxidation, and neurodegenerative diseases: a toxic combination illuminated by redox proteomics studies», *Antioxid Redox Signal*, 1 de diciembre de 2012, 17(11):1590-160.

capaces de estabilizar los microtúbulos, y propensas al desbarajuste y a pegarse a sí mismas.[75] Esto lleva al desarrollo *de enredos neurofibrilares*, microtúbulos robados que no sólo no funcionan tan eficazmente como las autopistas celulares, sino que físicamente se pegan a otros microtúbulos y bloquean el flujo del tráfico.[76] Cuando se han enredado suficientemente unos con otros, la masa proteica crece como para verse bajo un microscopio, en forma de esas estructuras colgantes con forma de murciélago.

Esta forma particular de alteración celular parece desempeñar un papel en causar la fase más temprana, medida objetivamente, del alzhéimer, llamada deficiencia cognitiva leve.[77] Aunque el alzhéimer suele ser evidente en una imagen por resonancia magnética porque causa pérdidas de materia gris y encogimiento del cerebro, las personas con deficiencia cognitiva leve suelen tener cerebros de volumen normal.[78] Lo que no tienen es la capacidad de formar nuevas conexiones sinápticas. Resulta que los microtúbulos intactos permiten la distribución constante de aportes esencial para el desarrollo de nuevas sinapsis que son, a su vez, esenciales para la formación de nuevos recuerdos. Por eso los hallazgos habituales sobre la deficiencia cognitiva leve incluyen aspectos como hacer preguntas repetidamente, comentar siempre lo mismo y olvidar un evento importante; por ejemplo, una reunión o el cumpleaños de un amigo, cuando eso es algo que no te habría sucedido antes.

Si tienes la sensación de que he declarado la guerra al aceite vegetal, tienes toda la razón. Pero no es sin motivos. Ahora que has visto de cerca los mecanismos específicos por los que éste roba a tu cerebro la capacidad de formar nuevos recuerdos, espero que quieras coger un arma y unirte a la lucha. Nada hace que pierdas tu identidad de la forma en que lo hace el alzhéimer, con una posible excepción: cuando los efectos

---

75. *Ibid.*

76. «Neuronal microtubules: when the MAP is the roadblock», *Trends in Cell Biology*, vol. 15, n.º 4, abril de 2005, pp. 183-187.

77. «4-Hydroxy-2-nonenal, a reactive product of lipid peroxidation, and neurodegenerative diseases: a toxic combination illuminated by redox proteomics studies», *Antioxid Redox Signal*, 1 de diciembre, 2012, 17(11):1590-160.

78. «MRI vs. clinical predictors of Alzheimer disease in mild cognitive impairment», *Neurology*, 15 de enero de 2008, 70(3):191-9, vol. tric.

del aceite vegetal sobrepasan lo individual y reorganizan los genes que ayudarán a definir la identidad de tus hijos, como en el caso del autismo.

POR QUÉ EL CEREBRO AUTISTA ES «ÚNICAMENTE ÚNICO»

Los cerebros de los niños autistas pueden exhibir cualquier manera de anomalía del crecimiento. Pueden ser excesivamente grandes debido a un fallo de las células nerviosas para someterse al proceso natural de muerte celular que permite un desarrollo estructural normal del cerebro.[79] Los niños con autismo pueden tener un número inusualmente alto de conexiones celulares locales y menos conexiones de larga distancia.[80] Pueden tener conexiones completamente nuevas entre dos áreas del cerebro, o entre un área del cerebro y alguna otra parte del cuerpo,[81] lo que altera el movimiento. Las diferencias pueden verse a nivel celular, como con cuerpos celulares menores, o una atípicamente baja conectividad entre los nervios (llamados sinapsis).[82] Las capas del cerebro pueden no desarrollarse por completo, de forma que las seis distintas capas de materia gris están llenas de hoyuelos, con interrupciones donde no hay diferenciación presente.[83]

¿Qué significa esto para las experiencias cotidianas del niño autista? Éste es uno de los misterios más problemáticos para el padre de un niño autista, y para el que no hay una respuesta fácil. Para ayudar a guiarnos, podemos escuchar a, y aprender de, niños afectados por el autismo que tienen el lenguaje para expresarse ellos mismos, quienes describen

---

79. «Neuron number and size in prefrontal cortex of children with autism, Courchesne E, Mouton PR, Calhoun ME, *et al.*, JAMA, 2011, 306(18):2001-2010.
80. «Local brain connectivity across development in autism spectrum disorder: a cross-sectional investigation», *Autism Res*, enero de 2016, 9(1):43-54, doi 10.1002/aur.1494, epub junio de 2015.
81. El doctor Anthony Bailey, de la Universidad de British Columbia ofrece el artículo «Neurobiology of autism spectrum disorders», una cuidada presentación web, en el canal de YouTube Care ID, acceso el 11 de abril de 2016, en www.youtube.com/watch?v=0IudE9OrIOE; el minuto 27:00 muestra las nuevas columnas en el tallo cerebral.
82. «Using human pluripotent stem cells to model autism spectrum disorders», Carol Marchetto, vídeo de YouTube con presentación por Internet del Canal de YouTube del Salk Institute, acceso el 11 de abril de 2016, en www.youtube.com/watch?-v=eB9JonYy1xo, minuto 13:00.
83. «Patches of disorganization in the neocortex of children with autism», Stoner R, Chow ML, Boyle MP, Sunkin SM, Mouton PR, Roy S, *et al.*, *NEJM*, 27 de marzo de 2014.

reacciones sensoriales profundamente incómodas para entender que la mayoría se dan por supuestas. Cuando preguntamos por qué los niños autistas realizan conductas repetitivas, Carly, una joven mujer afectada por el autismo que no puede hablar, pero que es elocuente con el teclado de un ordenador, explica: «No sabes lo que es sentirse como yo. Cuando no puedes sentarte quieta porque es como si tus piernas se estuvieran quemando. Es una forma en que nosotros no podemos imaginar todas las entradas sensoriales que nos sobrecargan de una vez. Creamos salidas para bloquear las entradas».[84]

Los niños autistas tienden a no entablar contacto visual. Algunos autores han atribuido esta evitación, tal vez erróneamente, a una falta de interés por otras personas. La historia de Carly, y su continua contribución a la explicación sobre el autismo, nos muestra que algunas veces esta conducta puede basarse no en una falta de capacidad, sino en una capacidad tan aguada que genera distracción. «Nuestros cerebros están dispuestos de forma distinta... Veo más de mil retratos de la cara de una persona, cuando la miro. Por eso me resulta difícil mirar a la gente».[85]

¿Podrían las alteraciones de procesamiento sensorial de Carly surgir de una o más de las anomalías cerebrales estructurales asociadas con el autismo? Mi intuición me dice que sí. Y, puesto que, como con todos los niños autistas, el cerebro de Carly es único –más así, con mucho, que los de los niños no autistas–: cada experiencia sensorial de un niño, sus capacidades y sus daños son suyos propios.

ESTRATEGIA NÚMERO SIETE: USURPACIÓN DE IDENTIDAD

Durante los años que estuve en Hawái conocí a una paciente a quien nunca olvidaré porque se pasaba casi siempre toda la consulta llorando. Por buenas razones: su vida era un caos. Fue durante un tiempo una exitosa agente inmobiliaria y modelo a tiempo parcial. Después de tener un hijo, seguido de unos gemelos nacidos al cabo de un año, parecía como si nada pudiera salirle bien. El primer hijo fue diagnosticado de un trastorno del aprendizaje y con trastorno de déficit de atención, y sus gemelos entraban en el espectro del autismo. Perdió su trabajo, se divorció, ganó

84. «Non-verbal girl with autism speaks through her computer», 20/20 ABC News Story reported by John Stossel, accesible mediante el Canal de YouTube del STAR Center (Centro de Terapias y Investigaciones Sensoriales), acceso el 11 de abril de 2016, en www.youtube.com/watch?v=xMBzJleeOno

85. *Ibid.*

setenta kilos, y aunque intentaba poner buena cara a la situación, no parecía una mujer feliz.

La conocí cuando los gemelos entraban en la pubertad, sus cuerpos se llenaron de testosterona y no manejaban bien la situación. A pesar del hecho de que el Estado le proporcionaba cuatro personas en casa, a tiempo completo, para cubrir los cuidados de las veinticuatro horas, los estallidos de violencia inesperada formaban parte de la rutina familiar diaria. Las lámparas se destrozaban, las mesas se volcaban. En varias ocasiones acudió con heridas de mordeduras en sus manos que requerían antibiótico. Una vez sacó de su monedero un mechón de cabello unido a una diminuta sección de su propio cuero cabelludo, arrancado en el altercado del día anterior. Amaba a sus hijos. No echaba la culpa de su comportamiento a los gemelos, pero estaba desesperada por la ausencia de relación humana normal.

Muchas veces me miraba a los ojos y decía: «Sé que están allí», y entonces se venía abajo. Yo no conseguía empezar a captar la profundidad de su soledad, hasta que un día logró seguir el pensamiento con «porque sólo actúan conmigo. Nunca hacen daño a nada». Que su odio tenía una trayectoria consistente fue su indicación singular de que tenía un significado particular para sus gemelos. Se agarraba a ello como a un salvavidas.

Me gustaría decirte que ella implementó la Dieta Humana en su casa y de repente todo marchó bien, pero no pudo cambiar la dieta de la familia, aunque quería hacerlo desesperadamente; su vida era demasiado caótica. Esta historia no tiene un final feliz. No vuelvo a contarla porque crea que esos hijos no pueden ser tan maravillosos y encantadores como los niños normales. La mayoría de los niños así dan saltos y brincos mejor que los gemelos de mi paciente de Hawái. Cuento la historia del ensayo sin final de esta mujer para señalar un aspecto muy importante: hay algunos trastornos que te separan de tus hijos y nunca puedes recuperarlos. Quiero que esto deje de suceder.

Y creo que podemos.

¿Qué es el autismo?

El primer Manual, Diagnóstico y Estadístico de los Trastornos Mentales, publicado en 1954, describía el autismo como «una reacción esquizofrénica de tipo infantil».[86] El siguiente manual, publicado en 1980, listaba criterios más específicos, incluidos «la ausencia generalizada de respuesta ante otras personas» y «si el lenguaje está presente, sus patrones peculiares como una ecolalia inmediata y retardada, lenguaje metafórico, con cambio de pronombres (utilizando *tú* cuando quieren decir *yo*, por ejemplo)».[87] Por supuesto, el conciso lenguaje de un manual de diagnóstico nunca puede transmitir la experiencia real de vivir con un niño autista, o vivir uno mismo con el autismo.

Cuando me gradué en la escuela de medicina, el autismo se diagnosticaba tan raramente que ninguno de mis exámenes psiquiátricos lo cubría, y yo y mis compañeros de clase conocíamos más sobre el autismo por ver la película *Rain Man* que por estudiar material. La cuestión sobre el si el autismo (actualmente conocido como ASD[88]) es más común ahora que lo que era entonces, o si simplemente lo detectamos más sigue siendo controvertida. Parte de la literatura científica sugiere que es un problema de diagnóstico, y que los trastornos del lenguaje se diagnostican con menor frecuencia porque el autismo se diagnostica más. Sin embargo, de acuerdo con unas nuevas estadísticas CDC,[89] parece que las tasas de autismo han aumentado un 30 por 100 entre 2008 y 2012. Teniendo en cuenta que los criterios de diagnóstico han sido estables hasta este momento durante una década, el crecimiento es improbable que sea un factor importante en esta cifra del 30 por 100.[90]

A partir de estas estadísticas escalofriantes, no es de extrañar que se haya dedicado mucho dinero a la investigación de posibles relaciones entre la exposición a diversos factores medioambientales y el desarrollo del trastorno. Los investigadores han recibido becas para examinar

86. «Schizophrenic reaction, childhood type», DSM I, 1952, entry 000-x28, acceso por Internet el 5 de marzo de 2016, en www.unstrange.com/dsm1.html

87. «Criterios de diagnósitco para el autismo infantil», DSM III, 1980, acceso por Internet el 5 de marzo de 2016, en www.unstrange.com/dsm1.html

88. Trastornos del espectro del autismo: autism spectrum disorders. *(N. del T.)*

89. Centro para el Control de Enfermedades: Centers for Disease Control. *(N. del T.)*

90. Acceso por Internet el 5 de marzo de 2016, www.cdc.gov/ncbddd/autism/addm.html

un posible vínculo entre el autismo y las vacunas,[91] el tabaco,[92] el uso de fármacos por parte de la madre (de prescripción e ilícitas),[93,94,95] los organofosfatos[96] y otros pesticidas,[97] el bisphenol A,[98] el plomo,[99] el mercurio,[100] los teléfonos móviles,[101] la fertilización in vitro y los tratamientos de la infertilidad,[102] el parto inducido,[103] los cables eléctricos de alto

---

91. «Combined vaccines are like a sudden onslaught to the body's immune system': parental concerns about vaccine "overload" and "immune-vulnerability"», Hilton S, Petticrew M, Hunt K, *Vaccine*. 2006;24(20):4321-7.
92. «Maternal smoking and autism spectrum disorder: a meta-analysis», Rosen BN, Lee BK, Lee NL, Yang Y, Burstyn I.
93. «In utero exposure to selective serotonin reuptake inhibitors and risk for autism spectrum disorder», Gidaya NB, Lee BK, Burstyn I, Yudell M, Mortensen EL, Newschaffer CJ J, *Autism Dev Disord*, octubre de 2014, 44(10):2558-67.
94. «Reduced prefrontal dopaminergic activity in valproic acid-treated mouse autism model», Hara Y, Takuma K, Takano E, Katashiba K, Taruta A, Higashino K, *et al.*, *Behav Brain Res*, 1 de agosto de 2015, 289:39-47.
95. «Current research on methamphetamine-induced neurotoxicity: animal models of monoamine disruption (revisión)», Kita T, Wagner GC, Nakashima T, *J Pharmacol Sci*, julio de 2003, 92(3):178-95.
96. «Prenatal exposure to a common organophosphate insecticide delays motor development in a mouse model of idiopathic autism», De Felice A, Scattoni ML, Ricceri L, Calamandrei G, *PLoS One*, 24 de marzo de 2015, 10(3):e0121663.
97. «Neurodevelopmental disorders and prenatal residential proximity to agricultural pesticides: the CHARGE study», Shelton JF, Geraghty EM, Tancredi DJ, Delwiche LD, Schmidt RJ, Ritz B, *et al.*, *Environ Health Perspect*, octubre de 2014, 122(10):1103-9.
98. «Early exposure to bisphenol A alters neuron and glia number in the rat prefrontal cortex of adult males, but not females», *Neuroscience*, 24 de octubre de 2014, 279:122-31, doi 10.1016/J *Neuroscience*, 2014.08.038, epub 2014.
99. «Childhood autism and associated comorbidities», *Brain and Development*, junio de 2007, vol. 29, n.º 5, pp. 257-272.
100. «Mercury exposure and child development outcomes», Davidson PW, Myers GJ, Weiss B, *Pediatrics*, 2004, 113(4 suppl):1023-9.
101. «Sleep spindles, mobile phones, lucid dreaming and sleep in Parkinson's disease and autism spectrum disorders», Dijk DJ, *J Sleep Res*, diciembre de 2012, 21(6):601-2.
102. «Risk of autism spectrum disorders in children born after assisted conception: a population-based follow-up study», Hvidtjorn D, Grove J, Schendel D, Schieve LA, Svarke C, Ernst E, *et al.*, *J Epidemiol Community Health*, junio de 2011, 65(6):497-502.
103. «Perinatal factors and the development of autism: a population study», *Arch Gen Psychiatry*, junio de 2004, 61(6):618-27.

voltaje,[104] los materiales incombustibles,[105] los ultrasonidos,[106] y prácticamente cualquier otro factor ambiental que puedas pensar. Tal vez te estés preguntando si también han examinado la dieta. Por supuesto: el alcohol,[107] la leche de vaca,[108] la proteína de la leche,[109] los preparados de soja,[110] el gluten[111] y los colorantes alimentarios;[112] todos ellos se han investigado. ¿Adivinas a qué nunca se ha dedicado un estudio de investigación? Ahí va una pista: es conocido por ser pro-oxidativo y proinflamatorio, y contiene 4-HNE, 4-HHE y MDA, junto con una serie de otros mutágenos igualmente potentes.[113] ¿Aún no lo has averiguado? De acuerdo, una última pista: es tan ubicuo en nuestro aporte de comida que para muchos estadounidenses constituye tanto como el 60 por 100 de su

---

104. «Out of time: a possible link between mirror neurons, autism and electromagnetic radiation», Thornton IM, *Med Hypotheses*, 2006, 67(2):378-82.

105. «Polybrominated diphenyl ether (PBDE) flame retardants as potential autism risk factors (review)», Messer A, *Physiol Behav*, 1 de junio de 2010, 100(3):245-9, doi 10.1016/j.physbeh.2010.01.011, epub enero de 2010.

106. «Antenatal ultrasound and risk of autism spectrum disorders», Grether JK, Li SX, Yoshida CK, Croen LA. *J Autism Dev Discord*. Febrero de 2010;40(2):238-45.

107. «Autism and attention-deficit/hyperactivity disorder among individuals with a family history of alcohol use disorders», Sundquist J, Sundquist K, Ji J, *Elife*, agosto de 2014.

108. *Med Hypotheses*, agosto de 2013, 81(2):251-2, doi 10.1016/j.mehy.2013.04.037, epub mayo de 2013. «Iatrogenic autism», Hahr JY1.

109. «Influence of candidate polymorphisms on the dipeptidyl peptidase IV and μ-opioid receptor genes expression in aspect of the β-casomorphin-7 modulation functions in autism», Cieślińska A, Sienkiewicz, Szłapka E, Wasilewska J, Fiedorowicz E, Chwała B, *et al.*, *Peptides*, marzo de 2015, pp. 6-11.

110. «Soy infant formula may be associated with autistic behaviors», Westmark CJ, *Autism,* acceso abierto, noviembre de 2013, 18;3, pp: 20727.

111. «The relationship of autism and gluten», Buie T, *Clin Ther*, mayo de 2013, 35(5):578-83.

112. «A review of dietary interventions in autism», *Annals of Clinical Psychiatry*, 2009; 21(4):237-247.

113. «Methods to create thermally oxidized lipids and comparison of analytical procedures to characterize peroxidation», *J Anim Sci*, julio de 2014, 92(7):2950-9, doi 10.2527/jas.2012-5708, epub mayo de 2014.

ingesta calórica,[114] una tasa de consumo que ha aumentado paralelamente a las crecientes tasas de autismo.

Por supuesto, estoy hablando del aceite vegetal. En el capítulo 2 expliqué con detenimiento cómo y por qué la transcripción genética, el mantenimiento y la expresión se ponen en peligro necesariamente en el contexto de un entorno proinflamatorio y prooxidativo, por lo que no entraré en más detalles. Pero sí quiero presentarte los tres mutágenos derivados de los PUFA que acabo de nombrar porque, cuando alcanzan la parte de tu célula que aloja el ADN, pueden unirse a él y crear mutaciones nuevas «a partir de cero». Las mutaciones del ADN que afectan a los ovarios de una mujer, al esperma de un hombre o a un embrión fertilizado pueden tener un impacto devastador sobre generaciones subsiguientes.

En primer lugar, revisemos el 4-HNE (4-hidroxinonanol), que tal vez recuerdes de la sección sobre bombas incendiarias para las rutas. Ésta quizás sea la más destacable de todas las grasas tóxicas derivadas de la oxidación de ácidos grasos omega-6, cuya diversidad de efectos tóxicos requiere que revistas químicas completas se dediquen exclusivamente al 4-HNE. Cuando la mutagenicidad (capacidad de mutación del ADN) del 4-HNE fue descrita en primer lugar en 1985, la citotoxicidad (capacidad para matar células) ya se había establecido durante décadas. Los autores de un artículo de revisión del año 2009 explican que la razón por la que había tardado tanto en reconocer que el HNE era un carcinógeno tan efectivo se debió en gran medida al hecho de que «la citotoxicidad

---

114. Los datos de 1994 muestran un consumo anual per cápita en Estados Unidos de 25,1 kilogramos, lo que equivale a 618 calorías diarias. Datos tomados de las tablas de la página web del Departamento de Agricultura muestran que el consumo en 2014 es del 170 por 100 que en 1995. Suponiendo que en 1994 y 1995 fuera igual el consumo en términos per cápita, entonces, haciendo los cálculos para el año 2014 tenemos más de 1.000 calorías diarias procedentes de aceites vegetales para el americano medio. Las calorías medias consumidas por días por los estadounidenses evidentemente varían mucho, pero estimaciones del año 2015 elevan la media a 3.600, mientras que las personas delgadas comen 1.700-3.000 dependiendo de su nivel de actividad. Son estimaciones para la salud de consumidores concienciados, basándose en la experiencia personal de que la mayoría de los consumidores preocupados por su salud cocinan en casa más a menudo y reducen su exposición a los aceites vegetales. Fuentes: datos de 1995 de la tabla 6 del artículo Polyunsaturated fatty acids in the food chain in the United States, *Am J Clin Nutr*, enero, 2000, vol. 71, n.º 1, pp. 179S-188. Datos de 2014 de las tablas en www.ers.usda.gov/data-products/oil-crops-yearbook.aspx

[capacidad de matar células] del 4-HNE enmascaraba su genotoxicidad [efecto mutante del ADN].[115] En otras palabras, mata a las células tan fácilmente que no tienen oportunidad para dividirse y mutar. ¿Con qué potencia el 4-HNE daña al ADN humano? Después de interactuar con el ADN, el 4-HNE forma un compuesto llamado aducto del HNE, y los aductos impiden que el ADN se replique a sí mismo con exactitud. Cada vez que el 4-HNE se une a una *guanosina* (la G del alfabeto de cuatro letras del ADN, ACGT), hay una probabilidad entre un 0,5 y un 5 por 100 de posibilidades de que la G no se copie correctamente, y que la enzima que intenta hacer una copia perfecta de ADN convierta accidentalmente la G en T.[116] Sin 4-HNE, la probabilidad de error es de una millonésima por ciento.[117] En otras palabras, el 4-HNE aumenta la probabilidad de una mutación del ADN un millón de veces más.

En segundo lugar, el 4-HHE (4-hidroxil-hexanal), que es muy parecido al 4-HNE, su hermano mayor más conocido, derivado de los omega-6, pero el 4-HHE se obtiene en su lugar de los omega-3. Si los chicos malos tienen compinches, el 4-HHE lo sería del 4-HNE. Porque el 4-HHE hace muchas de las mismas cosas al ADN que el 4-HNE, pero se acaba de descubrir recientemente.[118] Puedes ver que, cuando los omega-6 reaccionan con el oxígeno, se descomponen en dos productos principales, mientras que los omega-3 son más explosivos, se descomponen en cuatro moléculas distintas. Esto significa que cada uno está presente en cantidades menores, y que hace que sean más difíciles de estudiar. Pero no hace al 4-HHE menos peligroso. El 4-HHE se especializa en agotar el

115. «Chemistry and biology of DNA containing 1, N2-deoxyguanosine adducts of the α,β-unsaturated aldehydes acrolein, crotonaldehyde, and 4-hydroxynonenal», *Chem Res Toxicol*, 18 de mayo de 2009, 22(5):759-778.

116. «Mutational specificity of γ-radiation-induced g–thymine and thymine–guanine intrastrand cross-links in mammalian cells and translesion synthesis past the guanine-thymine lesion by human DNA polymerase», *Biochemistry*, 5 de agosto de 2008; 47(31):8070-8079.

117. «Rates of spontaneous mutation», Drake JW, Charlesworth B, Charlesworth D, Crow JF, *Genetics*, abril de 1998, 148 (4):1667-86.

118. «Mutagenic/recombinogenic effects of four lipid peroxidation products in Drosophila». *Food Chem Toxicol*, marzo de 2013, 53:ch221-7, doi 10.1016/j.fct. 2012.11.0,3, epub diciembre de 2012.

sistema de defensa antioxidante del peróxido de glutatión.[119] Esta enzima antioxidante basada en el selenio es una de los tres sistemas de defensa enzimáticos y antioxidantes, y puede ser el jugador más importante que defiende tu ADN contra el estrés oxidativo.[120,121]

LA ECONOMÍA DE LA RIQUEZA GENÉTICA

«Soy autista. Pero no es eso lo que yo soy». Así es cómo Carly, la niña autista que he mencionado antes, describe la lucha entre su autismo y lo que considera que es su verdadera identidad. Sospecho que muchos niños autistas se identificarían con esa experiencia. Aunque algunas personas con autismo son extremadamente capaces, viven independientemente y contribuyen a la mejora de nuestro mundo, la mayoría nunca salen de su aislamiento.

Y, puesto que el coste de los cuidados para cada niño se ha estimado entre 1,2 y 2,4 millones de dólares, creo que es seguro decir que si nosotros, como sociedad, tenemos la opción de dar a cada niño una oportunidad mejor en el sistema de salud normal, reduciendo la tasa de autismo, nos beneficiaríamos económicamente.[122]

Y esto se reduce a economía. El autismo es, estimo yo, sólo otra complicación de la dieta industrial, junto con la obesidad, la diabetes, la apnea del sueño, la hipertensión, el alzhéimer y el cáncer. Todos éstos se basan en la decisión de ignorar las prácticas nutricionales que fortalecían a nuestros antepasados con riqueza genética. Esta decisión se tomó por motivos económicos. Si lo que queremos es comida barata, y el mercado ha hablado alto y claro al decir que sí, queremos comida barata, eso significa que obtendremos el aceite industrial de semillas en lugar de una mantequilla procedente de vacas alimentadas con pasto o un aceite de

---

119. «Dietary oxidized n-3 PUFA induce oxidative stress and inflammation: role of intestinal absorption of 4-HHE and reactivity in intestinal cells», *J Lipid Res*, octubre de 2012, 53(10):2069-80, doi 10.1194/jlr.M026179, epub agosto de 2012.

120. «Role of glutathione in the radiation response of mammalian cells in vitro and in vivo», Bump EA, Brown JM, *Pharmacol Ther*, 1990, 47(1):117-36.

121. «Glutathione modifies the oxidation products of 2'-deoxyguanosine by singlet molecular oxygen», Peres PS, Valerio A, Cadena SM, Winnischofer SM, Scalfo AC, Di Mascio P, *et al.*, *Arch Biochem Biophys*, 15 de noviembre de 2015, 586:33-44, doi 10.1016/j.abb.2015.09.020, epub septiembre de 2015.

122. «Costs of autism spectrum disorders in the United Kingdom and the United States», Buescher AS, Cidav Z, Knapp M, Mandell DS, *JAMA Pediatr*, 2014, 168(8):721-728, doi10.1001/jamapediatrics.2014.210.

oliva virgen no refinado, o cualquiera de las otras grasas tradicionales que cuestan más hacer.

¿Cuánto más cuesta la grasa saludable, en comparación con las grasas tóxicas? Cuando pregunté a mi amiga, la jefa de cocina Debbie Lee, asesora de un restaurante, estimó que el coste de utilizar aceite de oliva en lugar de uno de los aceites vegetales sería de aproximadamente cincuenta centavos el plato. Entendemos la economía financiera porque podemos tener un dólar en la mano. Espero que algún día veamos más valor en la economía de la genética y lleguemos a apreciar el valor inconmensurable de los regalos de un cuerpo y una mente saludables.

Por último, está el malonaldehído (MDA), que en 1984 se demostró que era mutágeno, pero se suponía que sólo procedía del consumo de carnes cocinadas y curadas.[123] Sólo en las últimas décadas hemos tenido la tecnología necesaria para determinar que el MDA también puede generarse en nuestros cuerpos.[124] Y a diferencia de las dos sustancias químicas anteriores, el MDA se genera por oxidación de los omega-3 y los omega-6. Puede ser el producto más común derivado endógenamente del producto de la oxidación. El doctor J. L. Marnett, quien dirige un laboratorio de investigación del cáncer en la Escuela de Medicina de la Universidad Vanderbuit, en Nashville, Tennessee, y que ha publicado más de cuatrocientos artículos sobre el tema de la mutación del ADN, resumió su artículo final sobre el MDA con la afirmación definitiva de que el MDA «parece ser una fuente importante de daño endógeno al ADN [aquí, endógeno se refiere a los factores metabólicos internos, no a cosas como la radiación] en humanos, que puede contribuir significativamente al cáncer y a otras enfermedades genéticas».[125]

Hay una cosa más que debo añadir sobre los productos tóxicos derivados del aceite vegetal, especialmente de la larga lista de toxinas que ahora se están investigando como causas potenciales de los trastornos del espectro del autismo. No sólo hacen directamente al ADN, sino que también hacen que éste sea más sensible a las mutaciones inducidas por otros

---

123. «Unequivocal demonstration that malondialdehyde is a mutagen», *Carcinogenesis*, 1983, 4(3):331-3.

124. «Oxy radicals, lipid peroxidation and DNA damage», *Toxicology*, 27 de diciembre de 2002, 181-182:219-22.

125. *Ibid.*

contaminantes medioambientales.[126,127] Esto significa que, si empiezas a leer etiquetas y a eliminar el aceite vegetal de tu dieta, tu cuerpo tratará más fácilmente los miles de toxinas contaminantes que no aparecen en las etiquetas y que es casi imposible evitar.

¿Por qué todo este interés en los genes, cuando estamos hablando de autismo? Prácticamente cada día surge un nuevo estudio que consolida aún más el consenso entre científicos de que el autismo normalmente es un trastorno genético. Las últimas investigaciones se centran en las mutaciones *de novo*, lo cual hace referencia a las mutaciones que ninguno de los padres tenía, pero que surgieron espontáneamente en sus óvulos, su esperma o durante la fertilización. Estas mutaciones pueden afectar a genes individuales o pueden manifestarse como *variaciones del número de copias*, en las que fragmentos completos del ADN que contienen múltiples genes se eliminan o se duplican. Los genetistas ya han identificado un número asombroso de genes que parecen estar asociados con el autismo. En un informe que resume los resultados de novecientos niños examinados, los científicos identificaron mil genes potenciales: «La secuenciación del exoma de más de novecientos individuos aportó una estimación de casi mil genes que influían».[128]

Todos esos mil genes están implicados en un desarrollo adecuado de la parte del cerebro más identificada con el intelecto humano: nuestra materia gris cortical. Ése es el material que nos permite dominar habilidades humanas: el lenguaje hablado, la lectura, la escritura, el baile, componer música y, lo más importante, la interacción social que genera el deseo de hacer todo lo anterior. Sólo necesitamos tener unos pocos de esos mil genes implicados en el desarrollo de un cerebro mal desarrollado, o, en algunos casos, únicamente uno, para que el desarrollo cerebral alterado lleve a la inclusión en el trastorno del espectro del autismo.

---

126. «Malondialdehyde, a major endogenous lipid peroxidation product, sensitizes human cells to UV- and BPDE-induced killing and mutagenesis through inhibition of nucleotide excision repair», *Mutat Res*, 10 de octubre de 2006, 601(1-2):125-36, epub julio de 2006.

127. «Trans-4-hydroxy-2-nonenal inhibits nucleotide excision repair in human cells: a possible mechanism for lipid peroxidation-induced carcinogenesis», *Proc Natl Acad Sci USA*, junio de 2004, 8;101(23):8598-602.

128. «Global increases in both common and rare copy number load associated with autism», *Hum Mol Genet*, 15 de julio de 2013, 22(14):2870-2880.

Por tanto, con sólo unos cuantos genes problemáticos podemos obstruir el programa completo de desarrollo cerebral. Pero, para que las cosas vayan bien, todos los genes para dicho desarrollo deben ser totalmente funcionales.

Dado que se cree que los humanos sólo tienen unos 20.000 genes, y que ya 1.000 de ellos se sabe que son esenciales para el desarrollo del cerebro, esto significa que los genetistas ya han etiquetado el 5 por 100 de la totalidad de nuestros genes como esenciales en el desarrollo de un cerebro saludable, y sólo hemos empezado el examen. ¿Hasta qué punto se convierte en una empresa estúpida seguir buscando genes que, cuando mutan, están asociados con el autismo? ¿Cuando hayamos identificado 5.000? ¿O 10.000? ¿El genoma humano completo? ¿En qué momento dejaremos de concentrarnos de forma miope sólo en estos genes que se cree que desempeñan un papel en el autismo?

Te diré cuándo: cuando sepamos que el genoma del niño autista medio lleva mutaciones *de novo* no sólo en los genes que se consideran asociados con el autismo, sino de todas partes, en todo el paisaje cromosómico. Porque, una vez que sepamos esto, no podremos evitar considerar que el autismo podría caracterizarse como un síntoma de una enfermedad mayor, una enfermedad que da como resultado un aumento absoluto de las mutaciones *de novo*.

Casi enterrado por la avalancha de artículos de revistas sobre genes asociados con el autismo, está el hallazgo de que los niños autistas exhiben aproximadamente diez veces el número de mutaciones de novo, en comparación con sus hermanos que se desarrollan normalmente.[129] Un grupo de trabajo internacional sobre el autismo pronunció este sorprendente hallazgo en un artículo del año 2013 titulado: «Los aumentos globales en la carga de copias de números normales y raras se asocian

---

129. «Global increases in both common and rare copy number load associated with autism», *Hum Mol Genet*, 15 de julio de 2013, 22(14):2870-2880. El artículo expone principalmente la categoría de mutación llamada carga de número de copia, que conlleva que largos fragmentos de ADN estén presentes en grandes cantidades o una copia del gen esté ausente. Este estudio descubrió un aumento del 7,7 en las duplicaciones y de 2,3 en las deleciones.

con el autismo».[130] (La *carga de número de copias* hace referencia a las mutaciones en las que los largos segmentos de genes se duplican con excesiva frecuencia). Lo que dice el artículo es que sí, los niños con autismo tienen un número mayor de mutaciones de *novo*, pero la mayoría de sus nuevas mutaciones no están asociadas estadísticamente con el autismo porque otros niños también las tienen. Los niños con desarrollo normal simplemente no tienen tantas.

Estas nuevas mutaciones no sólo afectan a los genes asociados con el desarrollo cerebral, sino a todos los genes al parecer universalmente. Y lo que es más, hay una relación entre la dosis y las respuestas entre el número total de mutaciones de *novo*, y la severidad del autismo, de forma que cuantas más mutaciones genéticas tenga un niño (con mayor dosis de mutación), peor será su autismo (más grande será la respuesta). Y no importa dónde estén localizadas las mutaciones: incluso en genes que no tengan relación evidente con el cerebro.[131] Este hallazgo indica que el autismo no se origina en el cerebro, como se ha supuesto. El verdadero problema –al menos para muchos niños– puede ser que proceda de los genes. Si es así, entonces, cuando examinamos a un niño con autismo, lo que vemos es un niño que manifiesta una ruptura genética global. Entre las posibles consecuencias de esta ruptura genética, el autismo puede ser sólo la más seria, puesto que las marcas distintivas cognitivas y sociales del autismo son fáciles de reconocer.

Como afirman los autores de un artículo de 2013: «A partir del gran objetivo genético de los trastornos del desarrollo neuronal, estimado en cientos o incluso miles de *loci* genómicos, parece lógico que cualquier cosa que aumente la inestabilidad genómica podría contribuir a la génesis de estos trastornos».[132] *Inestabilidad genética*: ahora están sobre algo. Porque plantear el problema de esta forma nos ayuda a hacernos la pre-

---

130. «Global increases in both common and rare copy number load associated with autism», *Hum Mol Genet*, 15 de julio de 2013, 22(14):2870-2880.413, MMWR CDC Surveill Summ, diciembre de 1990, 39(4):19-23, «Temporal trends in the prevalence of congenital malformations at birth based on the birth defects monitoring program», Edmonds LD, United States, 1979-1987.

131. «Global increases in both common and rare copy number load associated with autism», *Hum Mol Genet*, 15 de julio de 2013, 22(14):2870-2880.

132. «Global increases in both common and rare copy number load associated with autism», *Hum Mol Genet*, 15 de julio de 2013, 22(14):2870-2880.

gunta más fundamental: *¿Qué hay detrás de la «inestabilidad genómica» que causa todas estas nuevas mutaciones genéticas?*

En la sección titulada «Qué hace que el ADN olvide», del capítulo 2, he tratado la idea de que un entorno nutricional óptimo es necesario para asegurar la transcripción exacta de material genético y la comunicación del marcado epigenético, y cómo una dieta proinflamatoria puede sabotear esta delicada operación de formas que puedan generar mutación y alterar el crecimiento normal. Allí me he concentrado en los errores cometidos en la programación epigenética, lo que podríamos llamar *anormalidades epigenéticas de* novo. Los mismos prerrequisitos que apoyan la adecuada comunicación de datos epigenéticos, presento yo, son aplicables igualmente a la transcripción adecuada de los datos genéticos.

UN CAMINO DE CUATRO FASES PARA ENTENDER Y PREVENIR EL AUTISMO

1. Reconocer que el autismo no es una enfermedad aislada, sino una serie de posibles síntomas que surgen con mayor frecuencia a partir de un problema subyacente, un incremento diez veces mayor en las mutaciones de *novo* (esas mutaciones que ningún padre tenía, pero que el hijo sí).
2. Ponerse a trabajar para aprender a prevenir el síndrome de mutación genética de novo.
3. Entender que no habrá solución tecnológica al síndrome de mutación genética de novo.
4. Concentrarse en identificar el entorno reproductivo saludable que ha permitido al ADN producir niños sanos con cerebros desarrollados normalmente, durante miles de generaciones.

¿Qué es lo contrario de un entorno nutricional de apoyo? Una ingesta constante de aceite vegetal proinflamatorio y prooxidante que lleva con él los compuestos mutagénicos conocidos del tipo que acabo de describir. Además, si la exposición a estos mutágenos derivados del aceite vegetal causa una descomposición en los sistemas para duplicar con precisión los genes, entonces, podríamos esperar encontrar otros efectos perjudiciales de este defecto generalizado de la replicación genética. Sin duda lo hacemos. Unos investigadores de Finlandia han descubierto que los niños en cualquier estado del síndrome del espectro autista tienen un riesgo entre 1,5 y 2,7 veces mayor de nacer con un defecto grave de nacimiento, lo más común un defecto cardíaco que amenaza su vida o un defecto del tubo neural (cerebro y espina dorsal) que perjudica la capacidad del niño para andar.[133] Otro grupo, en Nueva Escocia, identificó una tasa igualmente superior de malformaciones menores, como ojos rotados anormalmente, pies pequeños y ojos muy juntos.[134]

Lo que he expuesto aquí consiste en que la mayor prevalencia del autismo se entiende mejor como un síntoma del síndrome de mutación genética de *novo,* producido por daño oxidativo, y que ese aceite vegetal es el culpable número uno a la hora de crear esas nuevas mutaciones. Estas afirmaciones surgen de una deducción punto por punto, basadas en los conocimientos científicos químicos, genéticos y fisiológicos disponibles. Para probar la validez de esta hipótesis, necesitamos más investigaciones.

¿AFECTA SÓLO AL CEREBRO EL SÍNDROME DE MUTACIÓN GENÉTICA DE *NOVO*?

Nada cambiaría la trayectoria de la investigación del autismo de una forma más productiva que redefinir el autismo como un síntoma de una enfermedad subyacente de mayor alcance, que provisionalmente llamamos síndrome de mutación genética de *novo*.

Si aceptas mi tesis de que la creciente epidemia de autismo es un síntoma de una epidemia de mutaciones de nuevos genes, entonces podrás preguntarte por qué el único problema identificado del síndrome de mutación genética de *novo* es el autismo. ¿Por qué no consideramos todas las formas de nuevas enfermedades asociadas con mutaciones genéticas que afectan a órganos distintos al cerebro? Lo hacemos. De acuerdo con el informe más reciente del Centro de Control de Enfermedades sobre la inci-

---

133. «The association between congenital anomalies and autism spectrum disorders in a Finnish national birth cohort», *Dev Med Child Neurol*, enero de 2015, 57(1):75-80.

134. «Minor malformations and physical measurements in autism: data from Nova Scotia», *Teratology*, 55:319-325 (1997).

dencia de defectos de nacimientos en Estados Unidos, 29 de las 38 malformaciones de órganos con seguimiento han aumentado.[135]

Sin embargo, éstos son eventos muy raros, que ocurren con menos frecuencia que el autismo. La razón de la diferencia deriva del hecho de que el cerebro de un niño en desarrollo puede ser dañado mucho más que cualquier otro órgano, mientras se espera que el embarazo llegue a término. Aunque la naturaleza compleja del cerebro hace que sea el más vulnerable en términos de ser afectado por la mutación, esta aberración del desarrollo no hace que el niño sea más vulnerable a la hora de sobrevivir en el útero. El hecho de que el autismo afecte a la parte más evolutivamente nueva del cerebro significa que, en lo relativo a la viabilidad del embrión, es prácticamente irrelevante. Si las mutaciones severas que generan autismo tuvieran lugar en órganos como el corazón, los pulmones o los riñones, la supervivencia del feto estaría en peligro, lo que produciría abortos espontáneos. Puesto que estos órganos empiezan a desarrollarse tan pronto como entre la semana cuarta y la sexta de la vida dentro del útero, el fracaso de un embarazo tan temprano podría tener lugar sin ningún otro síntoma que el sangrado, lo cual se confundiría con una menstruación abundante o tardía, y antes de que la madre se dé cuenta de que está embarazada.

Si suficientes individuos pueden ponerse de acuerdo en que la naturaleza secuestradora de la identidad del autismo es algo que no nos gustaría que entrara en nuestras vidas; y si podemos librarnos de la sensación debilitante de que la única acción que podemos emprender contra esta epidemia es cruzar los dedos en cada embarazo y rezar para que el pequeño que viene de camino no sea uno de los afectados entre cuarenta y dos,[136] entonces tal vez los investigadores se sientan impulsados a examinar el consumo de aceite vegetal como un factor que contribuye. Y cada bocado es importante –puesto que la investigación viene guiada por las conductas de los consumidores más que por cualquier otra cosa–,

135. MMWR CDC Surveill Summ. 1990 Dec;39(4):19-23. «Temporal trends in the prevalence of congenital malformations at birth based on the birthdefects monitoring program, United States, 1979-1987». Edmonds LD. (Sí, éste es el informe más reciente; al parecer, el CDC no consideró suficientemente perturbadoras estas estadísticas para ver si continuaba la tendencia).

136. «Prevalence of autism spectrum disorder among children aged eight years–autism and developmental disabilities monitoring network, eleven sites», United States, 2010, *Surveillance Summaries*, 28 de marzo de 2014/63(SS02);1-21.

si suficientes clientes de supermercados y restaurantes indican con sus compras que saben que su salud reproductiva depende de una dieta rica en antioxidantes y baja en toxinas, y que buscan específicamente los productos libres de aceite vegetal, entonces el flujo de dinero, poco a poco, comenzará a redirigirse hacia una mejor comprensión del papel que el aceite vegetal desempeña a la hora de robar a los niños sus derechos de nacimiento.

MUTACIONES DE *NOVO* EN HOMBRES FRENTE A MUJERES

Una serie de estudios han demostrado que los padres de mayor edad tienen más probabilidades de tener hijos autistas. De acuerdo con un estudio de 2011, un hombre de cincuenta años, cuando se comparaba con un hombre más joven de treinta, tiene un riesgo 2,2 veces mayor de tener un hijo con autismo.[137] Como he explicado en este capítulo, cierto nivel de mutaciones de *novo* es inevitable, incluso en el contexto de una dieta perfecta. La razón por la que los hijos nacidos de padres mayores son más propensos a desarrollar autismo es que las mutaciones de *novo* se acumulan en las células productoras de esperma del hombre (llamada *espermatogonia*) a medida que envejece, de forma que, cuanto mayor sea, más mutaciones llevará su esperma. Pero, puesto que los aceites vegetales son genotóxicos, no es demasiado aventurado sugerir que, cuanto a más aceite vegetal se exponga un hombre, más mutaciones producirá su espermatogonia. Por tanto, yo esperaría que, si un hombre está siguiendo una dieta americana típica, con hasta el 60 por 100 de sus calorías procedentes de aceites vegetales, su tasa de mutaciones de *novo* será mucho mayor que un hombre que siga la Dieta Humana, libre de aceite vegetal y llena de intensa nutrición.

¿Recuerdas la sencilla ecuación que expuse en mi explicación del alzhéimer, que describía cómo los efectos del aceite vegetal aceleran bastante el proceso de envejecimiento del cerebro? Los mismos procesos aceleradores del envejecimiento inducidos por el aceite vegetal tienen lugar en los testículos de un hombre cada vez que se sobrecarga de alimentos ricos en aceites vegetales. Para decirlo sin rodeos, esto significa que los testículos de un hombre consumidor de la dieta de comida rápida serán significativamente más viejos, en términos fisiológicos, que la simple media hora que tardó en comerse su hamburguesa y sus patatas fritas.

---

137. «Advancing paternal age and risk of autism: new evidence from a population-based study and a meta-analysis of epidemiological studies», *Mol Psychiatry*, diciembre de 2011, (12):1203-12.

Los Monty Python tienen un *sketch* en el que cantan sobre lo valioso que es cada espermatozoide, gracioso en parte porque los testículos de un hombre producen 1.500 espermatozoides por segundo. Pero hay algo milagroso sobre la transcripción precisa de los miles de millones de líneas de código genético que ayudarán a definir la identidad fisiológica de sus hijos. Y, cuanta más juventud pueda mantener en ese trabajo milagroso que llamamos espermatogonia, mejores serán las probabilidades para su hijo.

Hasta el día en que los investigadores se dispongan a ofrecernos más pruebas de que los futuros padres harían bien en evitar los aceites vegetales, podemos tomar esta sencilla acción por nosotros mismos con la certeza de que desempeñará un papel beneficioso en todos los aspectos del desarrollo de tu bebé: mantenernos alejados de los aceites vegetales y seguir optimizando la dieta. Al hacer esto no estarás rechazando demasiado la idea de una solución tecnológica, sino más bien lo que es de lejos la tecnología más sofisticada y efectiva para tener bebés que nunca antes ha existido: la Madre Naturaleza.

Ahora que sabes lo que pienso sobre el enemigo público número uno, déjame decirte lo que pienso sobre su cómplice, el enemigo público número dos: el azúcar.

CAPÍTULO 9

Enfermizamente dulce

Cómo una dieta rica en hidratos de carbono bloquea la función metabólica

- El azúcar es pegajoso, y por eso un nivel elevado en la sangre y en los tejidos puede tener efectos tóxicos.
- El cuerpo sabe que el azúcar es tóxico y libera hormonas para regularlo.
- Eventualmente, demasiado azúcar altera el funcionamiento hormonal.
- Demasiado azúcar también altera las funciones celulares básicas de formas que aceleran el proceso de envejecimiento.
- Dado que los supermercados están llenos de alimentos que elevan el azúcar en sangre, la mayoría de la gente come más azúcar del que creen.

Ahora que he dejado totalmente claro que el aceite vegetal presente en tantos alimentos es tóxico para tu salud y tu legado genético, agárrate: estás a punto de que te aconseje que elimines otro producto ubicuo: el azúcar. Antes de que llegues a preocuparte porque esto deje vacío el armario de tu cocina, alégrate. Los alimentos procesados hechos con aceite vegetal son también los alimentos normalmente cargados con azúcar, por lo que reducir el aceite vegetal automáticamente te ayuda a reducir la ingesta de azúcar. Y ten en cuenta que, reduciendo estas dos toxinas mortales, estarás permitiendo que tus genes funcionen como deberían e inmunizándote contra las enfermedades crónicas. Una vez que te libres del aceite vegetal y el azúcar, y empieces a seguir la Dieta Humana, todo lo que comas te ayudará a mantenerte joven, esbelto, inteligente y bello. Te lo prometo: aunque te guste de verdad la comida con azúcar, reducirlo no será excesivamente difícil. Librarte del azúcar te permite degustar la dulzura natural de los alimentos que tu paladar no podía detectar antes. No sólo adquiero esa información de mis pacientes, sino que yo también pasé por esa fase. La única parte verdaderamente difícil de eliminar el azúcar de mi vida fue el primer paso, aceptar el hecho de que, debido a mis problemas crónicos, no tenía otra elección.

UN CAOS PEGAJOSO

El 5 de agosto de 2002 tomé una taza de café edulcorada con salsa de caramelo casera y partí a una misión para recuperar una especie de helecho hawaiano. El paseo por las colinas de la parte sur de Kauai me llevó por una ladera inclinada de lodo y una hierba de un metro de altura que se enrollaba en la rueda de mi carretilla. Cuando empezó a dolerme la rodilla me imaginé que mejoraría después, como siempre. Estaba equivocada. Muy equivocada. El dolor continuó empeorando en los meses siguientes, y también después de una operación desesperada. Muy pronto apenas fui capaz de hacer el trayecto desde el aparcamiento hasta el supermercado, y era toda una lucha soportar mi día de trabajo. Eventualmente, descubrí que un virus se había alojado en el fluido del interior de mi rodilla. Cuando me informé sobre la posible relación entre el azúcar y la disfunción del sistema inmunitario, tenía que tomar una decisión: resistir mi ansia por el azúcar o despedirme de cualquier esperanza de recuperación.

¿Cómo podía el azúcar causar un problema tan serio y poco habitual? Lo que había aprendido en la escuela de medicina era que el azúcar es energía que puede «quemarse» mediante el ejercicio. Además, el único curso de nutrición que seguí dejaba bien claro que el principal enemigo de mi cuerpo era el colesterol, no el azúcar y los otros hidratos de carbono. Afortunadamente, mi marido sospechaba otra cosa. Un día, Luke me pasó un boletín que había recibido de un amigo y subrayó un artículo que decía: «Media cucharadita de azúcar hace que los glóbulos blancos duerman cuatro horas». Al artículo le faltaban unos cuantos detalles experimentales; no había descripción de si el estudio se hizo con instrumental de laboratorio o con sujetos humanos. Aunque tiendo a sospechar de los artículos a los que les falta ese tipo de información, me llevó a que yo misma hiciera algo de investigación. Empecé a examinar los efectos del azúcar sobre las células vivas, y lo que descubrí fue horrible.

EJERCICIO FÍSICO Y AZÚCAR

Si eres un deportista de competición o tu empleo incluye trabajo físico pesado, tus músculos hambrientos actúan como esponjas de azúcar, tomando la materia prima de tu torrente sanguíneo antes de que los niveles sean peligrosamente altos. Pero no creas, como me sucedía a mí, que el ejercicio te permite tomar comida basura. Y se debe a una razón, que ésta destruye tu colágeno (*véase* el capítulo 11). También te obliga a acumular grasa. Incluso como corredora de campo a través en la universidad, que quemaba miles de calorías durante mis sesiones de entrenamiento diarias de dos horas, mi dieta universitaria era tan baja en nutrientes que, a pesar de todo el ejercicio físico, en realidad, desarrollé uno de los primeros signos de diabetes, llamada obesidad troncal.

Aunque estaba lejos de ser gorda con 1,63 metros y 57 kilos, la línea de mi cintura era sorprendentemente poco atractiva. A pesar de tener unos abdominales duros como una roca (también hacía cientos de elevaciones de tronco cada día), mis intestinos estaban recubiertos de grasa epiploica, una forma de grasa muy poco saludable que se desarrolla en todas las personas que siguen dietas bajas en nutrientes, altas en hidratos de carbono, en grasas trans y aceite vegetal. Esto me daba la clásica figura de «forma de manzana», aunque no tuviera sobrepeso. Con treinta y cinco años, cuando empecé a comer mejor, por fin perdí esa grasa epiploica y desarrollé una cintura más femenina. (¡También crecí dos centímetros!).

Por supuesto, necesitamos azúcar en nuestro torrente sanguíneo para seguir vivos. La glucosa es el único combustible que los glóbulos rojos –y otros tipos de células– pueden utilizar. Pero las cosas se tuercen cuando comemos más de lo que nuestro cuerpo puede manejar. Puesto que el azúcar –en altas concentraciones– es una rareza en la naturaleza, el metabolismo humano simplemente no está preparado para la exposición a los más de 100 kilos que el americano medio consume anualmente.[1] En un siglo distinto, sólo los ricos podían permitirse los dulces hechos con azúcar refinado. Ahora, el azúcar es una de las bases de la dieta moderna.

Después de mi (tan esperada) revisión de la literatura científica acerca de los efectos del azúcar sobre la bioquímica corporal, descubrí que las consecuencias del excesivo consumo de azúcar son desastrosas, especialmente en la niñez. A medida que el azúcar se introduce en los tejidos, cubre la superficie de las membranas celulares, con consecuencias que transforman la vida. Cuando era joven, a menudo iba a la tienda de golosinas de la esquina o masticaba las pepitas de chocolate que a veces encontraba escondidas en la despensa de la cocina, estresando los tejidos conectivos de mi cuerpo ya debilitados por mi dieta baja en grasa, baja en colesterol y sin carne con hueso. Y el azúcar incrustado en mis células interfería en la función de los receptores hormonales, alterando la compleja serie de desarrollo fisiológico que tiene lugar durante la pubertad. A consecuencia de todo esto, no tenía ni idea de por qué había tanto jaleo con los chicos cuando fui a la universidad.

EL AZÚCAR CAMBIA LA FORMA EN QUE FUNCIONAN NUESTRAS HORMONAS

Tal vez hayas oído que, por término medio, ganamos cinco kilos por cada década, después de cumplir treinta y cinco; las mujeres, en particular, empiezan a informar de que no pueden comer como lo hacían antes. Este fenómeno puede estar directamente relacionado con los efectos bioquímicos del azúcar al ligarse a los receptores hormonales, saturándolos y haciéndolos insensibles a la hormona *insulina*. Una vez que eres resistente a la insulina, los niveles de azúcar sanguíneo suben más aún, lo cual genera diabetes y todos sus trastornos relacionados, incluido el aumento de peso y la disfunción circulatoria y sexual.

Por la misma razón que el azúcar satura las señales hormonales, también bloquea los canales nutricionales, debilita los huesos y los músculos, y ralentiza la comunicación neuronal, lo cual puede perjudicar el

---

1. Azúcar de caña: 75 kilos per cápita al año; sirope de maíz con alto contenido en fructosa: 20 kilos per cápita al año.

estado de ánimo y la memoria, así como ocasionar demencia. Mientras ocurre todo esto, el azúcar endurece el colágeno de tus tendones, articulaciones y piel, con lo que causa artritis y arrugas prematuras, a la vez que interfiere en la producción de nuevo colágeno en todo tu cuerpo. Y puesto que el azúcar cambia los marcadores de la superficie que tus glóbulos rojos necesitan para diferenciar las células de los invasores, abre la puerta al cáncer y la infección.

¿Cómo hace todo esto el azúcar?

Glicación: La razón por la que el azúcar es malo para ti

¿Alguna vez has observado cómo las piruletas chupadas y los caramelos a medio masticar ofrecen una sensación pegajosa? El azúcar es pegajoso porque, una vez disuelto en agua, reacciona con las proteínas de la superficie de tu piel para formar enlaces químicos que se rompen fácilmente. Cuando separas los dedos y sientes la resistencia pegajosa, percibes el impulso de esos enlaces que están rotos. El proceso por el que el azúcar se pega se llama *glicación*. Las reacciones de la glicación son reversibles, pero, con suficiente calor o tiempo, los enlaces temporales se hacen permanentes debido a las reacciones de oxidación. Los productos de estas reacciones de oxidación se llaman productos finales de la glicación avanzada, o AGE.[2]

Cuando tuestas pan, las reacciones de oxidación generan AGE en las proteínas y azúcares presentes en el trigo. Estos AGE convierten el pan blando, flexible y de color blanquecino, en duro, rígido y de color marrón, porque las proteínas y los azúcares forman enlaces cruzados que endurecen el pan. Lo mismo ocurre dentro de tu cuerpo cuando los AGEs se enlazan con proteínas normalmente móviles. Esto endurece tus células y tejidos, haciéndolas quebradizas y rígidas. Afortunadamente, con niveles de azúcar sanguíneo normales, las reacciones ocurren tan lentamente que ciertos grupos de glóbulos blancos las mantienen bajo control degradándolas. El riñón limpia estos AGE de la sangre y los excreta fuera del cuerpo. Son principalmente estos productos de desecho los que dan a la orina su característico color amarillo.

---

2. Advance glycation end products. *(N. del T.)*

Las consecuencias clínicas de tener los tejidos endurecidos por enlaces cruzados de azúcar-proteína son muchas y de amplio alcance. Los enlaces cruzados convierten las superficies semipermeables de las arterias en paredes impermeables, con lo que evitan que los nutrientes salgan del torrente sanguíneo. Cuando los nutrientes atrapados no pueden salir del torrente sanguíneo, ¿dónde crees que terminan? Recubriendo tus arterias. Como vimos en el capítulo 7, cuando las lipoproteínas se depositan en el recubrimiento de las arterias, atraen a los glóbulos blancos y pueden causar coágulos sanguíneos y/o placas de aterosclerosis. Unos pocos enlaces cruzados sobre tus glóbulos blancos los ralentizan, permitiendo que las infecciones sean más probables y más graves. Los glóbulos blancos debilitados permiten que las células cancerígenas que nacen crezcan ante sus narices, sin que se las combata. ¿Están tus articulaciones chirriantes y rígidas? También se pueden formar AGE en ellas. Los AGE (sobre todo los procedentes del azúcar sanguíneo elevado) son uno de los dos fenómenos bioquímicos principales que nos hacen parecer y sentirnos viejos (el otro son los radicales libres, especialmente los procedentes de los aceites vegetales). Para hacerse una mejor idea de cómo los AGE perjudican las funciones orgánicas normales, estudiémoslas detenidamente.

CÓMO AFECTA EL AZÚCAR A TU SISTEMA CIRCULATORIO

Lejos de ser un tubo hueco donde los componentes sanguíneos se acumulan aleatoriamente, los vasos sanguíneos son lugares muy frecuentados donde tienen lugar eventos coordinados en paralelo los unos con los otros, miles de veces por segundo. Guiados sólo por la termodinámica de su propio diseño, los materiales biológicos de tu sangre hacen acrobacias tan perfectamente coreografiadas como la actuación de un circo de Las Vegas. Este esfuerzo concertado entre equipos de micromáquinas biológicas es lo que permite que un músculo se contraiga, que una glándula sudorípara produzca sudor y que tu cerebro convierta las entradas del nervio óptico en una cara reconocible. Pero, cuando una cantidad excesiva de azúcar crea enlaces cruzados entre las partes móviles, toda la actividad celular se ve perjudicada. Echemos un vistazo a sólo tres tipos de células de la circulación –los glóbulos blancos, las células del recubrimiento de los vasos sanguíneos (llamadas células *endoteliales*) y los glóbulos rojos–, para ver cómo los enlaces cruzados hacen imposible que cumplan sus tareas.

Impulsados por el torrente sanguíneo, los glóbulos blancos que circulan viajan sobre el recubrimiento de los vasos sanguíneos girando como pequeñas plantas rodadoras. Cuando responden a la llamada de los tejidos en peligro, los glóbulos blancos deben salir de la circulación. ¿Cómo saben adónde dirigirse? Los mensajes químicos inflamatorios de los tejidos afectados se filtran por los espacios celulares para llegar a las células endoteliales que recubren el torrente sanguíneo. Estas células después colocan pequeñas banderas en su superficie para indicar a los glóbulos blancos que salgan del vaso sanguíneo. Los glóbulos blancos se transforman mágicamente de esferas rígidas y rodadoras en criaturas fluidas y planas, como una ameba, y se retuercen por los diminutos espacios que hay entre las células endoteliales para llegar a los tejidos subyacentes que los necesitan. Todo esto es fisiología básica. Pero nuestro conocimiento de la bioquímica del azúcar nos ayuda a entender cómo las reacciones de glicación entre el azúcar y la proteína pueden crear enlaces cruzados en las células endoteliales, bloquear esos diminutos espacios y evitar que los glóbulos blancos lleguen a donde se necesitan. Y la conclusión es que, cuantos más enlaces cruzados tengas, en mayor medida se verá perjudicada tu función inmunitaria.

Los AGE son la principal razón por la que los diabéticos padecen problemas circulatorios. Durante la vida de un glóbulo rojo (tres meses, aproximadamente), éste rico en proteína absorbe azúcar como una esponja, volviéndose rígido e hinchado. Una de las tareas del bazo es comprobar la calidad de los glóbulos rojos en la circulación activa. Efectúa esto haciéndolos pasar por un laberinto de corredores que se estrechan poco a poco. Cualquier célula demasiado hinchada de azúcar se destruye. Pero, cuando los niveles de azúcar son elevados en todo momento, el bazo no puede eliminar todas las células hinchadas con suficiente rapidez, por lo que terminan bloqueando los diminutos capilares. Por eso los diabéticos se vuelven ciegos y desarrollan insensibilidad e infecciones en sus pies. Lo que es cierto de los glóbulos blancos y rojos y de las células endoteliales, lo es también de todas las células de tu cuerpo. Si el azúcar perjudica tan drásticamente el funcionamiento de las células que ya están totalmente formadas, imagina lo que puede hacer a las células que aún están en desarrollo.

CANTIDAD POR ENCIMA DE CALIDAD

En este libro ya hemos hablado sobre la necesidad de revisar la forma en que pensamos sobre la comida. En lugar de «bloques constructores» hechos de hidratos de carbono, grasa y proteína, la comida es más parecida a un lenguaje compuesto de –y en última instancia comunicado con– complejos sistemas vivos y dinámicos. Esa complejidad otorgada por la vida es difícil de encontrar.

Cuando el entorno restante está contaminado, utilizado o sustituido por el desarrollo humano, las inevitables matemáticas dictan una tasa de menor complejidad per cápita. El resultado más evidente de esto es el hecho de que cada vez es más difícil para los individuos verse rodeados de naturaleza en sus vidas diarias. Aunque menos obvio, el mismo proceso está teniendo lugar en los platos de nuestras cenas.

Un salmón salvaje, el hígado de un ternero de granja, alimentado con pasto, y medio litro de crema sin pasteurizar de vacas que comen pasto, todos ellos comparten en común el hecho de que son sistemas vivos altamente complejos. Y cada uno comunica a nuestras células las condiciones de la compleja microecología de la que se alimentan esos animales. Lo que también comparten es que todos ellos necesitan una buena dosis de tierra o mar saludables para su producción. En el extremo opuesto del espectro están los hidratos de carbono. Este alimento relativamente simple, que carece de complejidad, tiene la ventaja de necesitar muy poco espacio para producirse, y ese espacio no necesita ser inmaculado. No es necesario decir que es barato. A medida que se reducen los recursos mundiales, la economía necesita cada vez más que la gente consuma más hidratos de carbono, es decir, azúcar. El proceso representa un simple intercambio entre el tamaño de la población humana y la salud individual: la cantidad por encima de la calidad. En nuestro tiempo se dedica mucha atención a los cuidados de salud. Pero el verdadero problema de la salud es el acceso a la naturaleza, principalmente mediante comida saludable y real.

CÓMO EL AZÚCAR PROVOCA DEFECTOS DE CRECIMIENTO

En el capítulo 5 hemos abordado el síndrome alcohólico fetal, el término dado a la constelación de anormalidades congénitas atribuibles al consumo maternal de alcohol. La versión más común de este síndrome se llama *efectos alcohólicos fetales*. Esto describe los efectos menos profundos del consumo maternal con (presumiblemente) niveles más moderados. Puesto que a la mayoría de las madres les gustaría hacer todo lo posible por evitar los defectos de nacimiento, normalmente siguen los consejos de sus médicos para evitar el alcohol por completo. Creo que los médicos deberían aplicar el mismo tipo de razonamiento en lo relativo al consumo de azúcar.

Es una realidad médica aceptada que, si padeces diabetes, tienes un riesgo hasta diez veces mayor de tener un niño con un defecto de nacimiento importante, incluidas anormalidades faciales mayores como el paladar hendido. La diabetes incontrolada ha demostrado tener «un efecto profundo sobre la embriogénesis, la organogénesis y el crecimiento fetal y neonatal».[3] Por tanto, los médicos más conscientes del tema dicen a sus pacientes diabéticas que esperan quedarse embarazadas que controlen antes su diabetes. Pero, ¿qué sucede con las mujeres que están próximas a padecer diabetes, resistencia a la insulina e hiperglucemia?

En mi opinión, igual que los médicos actualmente prohíben incluso el consumo moderado de alcohol durante el embarazo, creo que ha llegado el momento de tomarse también en serio el consumo de azúcar. Como veremos después, decenas de millones de estadounidenses, incluidas muchas madres embarazadas, sufren de complicaciones diabéticas y no lo saben. Los defectos de nacimiento importantes son más comunes en diabéticas, pero, ¿qué hay sobre las anormalidades menores del crecimiento, como los efectos del alcohol sobre el feto o el cambio de simetría de los hermanos? ¿Pueden los efectos cruzados de una dieta alta en azúcar y en hidratos de carbono empeorar de igual modo el desarrollo completo de los rasgos faciales?

A partir de todo lo que sabemos sobre los efectos desastrosos del azúcar en nuestras células, tenemos todos los motivos para creer que la respuesta es sí. Unas pocas células que se adhieren en puntos clave

---

3. «Maternal obesity and risk for birth defects», Watkins ML, *Pediatrics*, vol. 111, n.º 5, mayo de 2003, pp. 1152-1158.

del desarrollo del embrión es muy probable que alteren y distorsionen el desarrollo de un bebé en crecimiento. Por eso aconsejo a todas mis pacientes embarazadas que reduzcan la ingesta de azúcar lo más posible. Si quieren algo dulce, tendrán que esperar para tener una sonrisa perfecta en la cara de su bebé.

CÓMO COMER AZÚCAR CAUSA DIABETES TIPO II

Ciertas células requieren un aporte constante de glucosa, por lo que debe estar fácilmente disponible. El páncreas, una glándula con forma cónica situada detrás del estómago, intenta mantener los niveles de azúcar entre 70 y 85 mg/dl (en unidades internacionales 4,2-4,4 mmol/ml) en todo momento segregando múltiples hormonas que incluyen la insulina –que ayuda a eliminar el azúcar del torrente sanguíneo– y equilibrando hormonas como el glucagón y la somatostatina, que trabajan todas juntas para mantener los niveles de glucosa en la zona Goldilocks perfecta. Pero un subidón de azúcar procedente de una bebida grande, una galleta gigante o un trozo dulce y esponjoso de tarta pueden sobrecargar el sistema de control del páncreas e impregnar los tejidos en azúcar pegajoso el tiempo suficiente para formar un caos de AGE, que necesitarán limpiarse. Si la limpieza no está terminada antes del siguiente capricho, las membranas celulares estarán tan llenas de enlaces cruzados que tardarán en responder a la insulina, y los niveles de azúcar se elevarán más. Esto permite que se formen más enlaces cruzados que antes, y así las células responden incluso peor a la insulina. Ésta es la espiral descendente en que caemos muchos de nosotros. Eventualmente, cuando los niveles de azúcar en ayunas suben por encima de 90 (o 100, dependiendo del médico), a la persona se la diagnostica con niveles de azúcar en sangre elevados (o prediabetes) y, por último, cuando los niveles continúan aumentando, con diabetes.

Puesto que tantas personas con problemas en el azúcar sanguíneo tienen padres con la misma enfermedad, asumen de forma natural que es hereditario y, por tanto, inevitable. Pero no es así. Si algo pasa de padres a hijos son los malos hábitos alimenticios. Si puedes controlar tus hábitos, podrás escapar al círculo vicioso, normalizar tu azúcar sanguíneo e incluso curar la diabetes.

Los expertos recomiendan tratar la prediabetes como si fuera diabetes

Tal vez sepas que la diabetes eleva tu riesgo de sufrir un ataque cardíaco. Lo que quizás no hayas oído es que versiones más moderadas de azúcar sanguíneo elevado también son peligrosas. Un estudio hecho en 2007 demostró que las personas cuyo azúcar en ayunas estuvo incluso *ligeramente* elevado sobre lo normal (definidos como 100 mg/dl), cuando ingresaban en el hospital por un ataque cardíaco tuvieron hasta cinco veces más probabilidades de morir en el año siguiente que las víctimas de ataque cardíaco cuyos niveles eran normales.[4] A estas personas con el azúcar sanguíneo alto no se les dio un diagnóstico de diabetes. En su lugar, se les dijo que tenían «alterada la glucosa en ayunas». Ese diagnóstico suele traducirse en la mente del paciente –puesto que no tiene «diabetes»– en que está limpio.

Pero ésta es la verdad. Todas las cosas que nos asustan cuando oímos a nuestro médico decir la palabra *diabetes* –como fallo renal, ceguera, ictus, amputación, ataque cardíaco, etc.– son aplicables también a la glucosa alterada en ayunas.[5] Si dependiera de mí, pondría a todos ellos bajo el paraguas de la diabetes. Pero, lo llames como lo llames, si tu azúcar sanguíneo está alto, tómalo como una gran bandera roja que te dice que ha llegado el momento de reducir el consumo de azúcar (y de aceite vegetal) drásticamente.

Entonces, ¿qué cantidad se considera elevada?

Dos cifras que pueden salvar tu vida: 89 y 100

Muchos expertos han sugerido que el umbral en que diagnosticamos la diabetes (un nivel de azúcar sanguíneo en ayunas de 125 mg/dl) debería ser revisado, a la luz de todas estas pruebas. Estoy de acuerdo. Cuando empecé a practicar la medicina, utilicé el límite que todo el mundo solía usar: 125. Pero, cuanto más tiempo llevaba practicando la medicina, en

4. «Fasting glucose in acute myocardial infarction, incremental value for long-term mortality and relationship with left ventricular systolic function», Aronson D, *Diabetes Care*, 30:960-966, 2007.

5. «IGT and IFG, time for revision?» K. Borch-Johnsen, *Diabetic Medicine*. vol. 19, n.º 9 de septiembre de 2002, pp. 707.

más ocasiones observaba algo destacable: una vez que los niveles en ayunas llegan a 89, la persona tiende a empezar a ganar peso. Y, puesto que el azúcar sanguíneo elevado altera el ciclo de los lípidos, algunos incluso desarrollan aterosclerosis. Si tienes un nivel en ayunas de 89 o superior, puedes encontrarte en el umbral de verte atrapado por la espiral descendente que conduce a la diabetes total. En mi consulta compruebo los niveles de azúcar en ayunas de cualquiera que tenga algún tipo de síntoma atribuible a la diabetes, o que simplemente tenga sobrepeso. Si el nivel es de 89 o superior, recomiendo que reduzca permanentemente su ingesta total de hidratos de carbono (incluidos los azúcares) a 100 gramos diarios, o menos.

Es posible que parezca que soy muy estricta con el azúcar. Para poner el tema en perspectiva, hay que tener en cuenta que, hace doscientos años, el azúcar refinado era un producto caro que se compraba en raciones diminutas, como la pimienta. Como era de esperar, los problemas de salud relacionados con el azúcar se limitaban a los ricos.[6,7] Actualmente, gracias a la energía y el trabajo baratos –y al azúcar procedente de la remolacha o el maíz–, las enfermedades atribuibles al azúcar alcanzan a toda la población.

La hipoglucemia es un problema comúnmente reconocido que consiste en unos niveles de azúcar sanguíneo bajo. Pero también puede ser el primer síntoma de que esa persona se encuentra en el camino de desarrollar resistencia a la insulina. Los síntomas de la hipoglucemia incluyen sentir cansancio, hambre, inestabilidad o náuseas antes del almuerzo o la cena. Estas sensaciones proceden de la adrenalina, que ayuda al hígado a bombear más azúcar, pero que también nos vuelve inestables, con náuseas e incluso con pánico. Dado que quienes lo sufren suelen creer que

---

6. «The modern nutritional diseases», Ottoboni F, 2002: «Los estudios epidemiológicos en las poblaciones humanas demostraron que las enfermedades cardiovasculares ateroscleróticas tenían lugar en tasas más elevadas en las sociedades prósperas y en clases socioeconómicas más altas. Estos estudios asociaron la alta tasa de enfermedad con el consumo de "comida lujosa", una ingesta excesiva de calorías, dulces, estilo de vida sedentario y estrés».

7. America's eating habits: changes and consequences, Frazao E (ed.), Agriculture Information Bulletin No. (AIB750) 484, mayo de 1999, cap. 7: Trends in the US. food supply: 1970-97.

sus síntomas se deben a un nivel bajo de azúcar, suelen automedicarse comiendo más azúcar, lo que, como veremos, sólo empeora el problema.

HISTORIAS REALES DE ADICTOS AL AZÚCAR

«Maleficios» inducidos por el azúcar

Presentamos a Mary, una enfermera que trabajó en mi consulta hace varios años. Siempre dando lo mejor de sí misma, comprobaba las gráficas para asegurarse de que los médicos no habían dejado pasar ningún registro. Para permanecer alerta comía algo dulce varias veces al día. Eso sí, nada de golosinas. Sólo cosas «saludables», como fruta y barritas energéticas. Estaba en buena forma, hacía ejercicio habitualmente y mantenía bajo su peso. Sin embargo, con el paso de los años empezó a observar que las manos le temblaban cuando tenía hambre. Podía controlarlo comiendo otro tentempié dulce, que mantenía guardado en una parte especial de su bolso. Cuando le llegó la menopausia, estos arrebatos de hambre de repente se convirtieron en algo más peligroso. Un día, cuando estaba ayudando al cirujano a hacer una sutura, Mary se quedó mirando al vacío, sin responder y confusa. Permaneció rodeada por una niebla mental unos dos minutos antes de recuperarse. Para asegurarse de que nunca le volviera a ocurrir, decidió comer algo dulce con más frecuencia. Posteriormente, cuando le comprobaron sus niveles en sangre, el médico le dijo que todo estaba bien. Si sucedía algo, dijo, era que sus niveles de azúcar en ayunas estaban bajos.

«Es mi hipoglucemia», me dijo Mary. Le dije que estaba causando la hipoglucemia comiendo dulces y limitando su respuesta a las hormonas, de forma que el cuerpo producía cada vez más para obtener la misma respuesta. Ninguna de nosotras esperaba lo que sucedió después.

Unos meses después, Mary se desmayó al volante y acabó con el coche en la cuneta. Afortunadamente, nadie salió herido. En el hospital, el neurólogo dijo que esos arrebatos que había tenido eran convulsiones y le dio medicamentos anticonvulsivos. Pero la medicación la dejaba somnolienta y no quería tomarla, por lo que vino a verme para encontrar alguna alternativa.

Como sabe cualquier mujer menopáusica, los niveles fluctuantes de hormonas pueden causar irritabilidad. Eso era parte del problema de Mary.

El estrógeno y la progesterona que subían y bajaban le afectaban a su cerebro y le causaban ansiedad. Pero ése no era el único problema. El gran problema era el tentempié envuelto en papel de aluminio que escondía en el bolso. Con tantos años siguiendo esa costumbre, había empapado sus tejidos con glucosa adicional, lo suficiente para generar enlaces cruzados demasiado numerosos para limpiarlos. Puesto que su respuesta celular a la insulina estaba sólo un poco retrasada, su páncreas seguía segregando más. Por supuesto, su respuesta al glucagón –la hormona que indica al hígado que libere azúcar– también era defectuosa. Imagina un piloto de líneas aéreas que intenta hacer volar un avión cuya respuesta a los controles está retrasada en diez segundos aproximadamente. Cuando sus niveles de azúcar caían por debajo de 60, el cerebro de Mary se veía privado de glucosa y desencadenaba una respuesta de estrés de las glándulas adrenales. Ellas, a su vez, liberan adrenalina, que, igual que el glucagón, indica al hígado que libere la glucosa almacenada. La adrenalina también afecta al sistema nervioso y causa ansiedad, agitación e incluso náuseas. El azúcar que sube y baja, el estrógeno y la progesterona, en combinación con señales mixtas procedentes de los niveles elevados de insulina, el glucagón y los ocasionales subidones de adrenalina en última instancia le causaban un cortocircuito en el cerebro que daba como resultado una convulsión. Una vez se desarrolla un cortocircuito de este tipo, hace que sea más fácil tener otra convulsión. Por tanto, quitarse la medicación para las convulsiones, como quería que hiciera yo, podría ser arriesgado.

Le sugerí un compromiso. Le recomendé que siguiera una dieta estricta, baja en hidratos de carbono. También le reduje un poco la medicación y le mandé análisis de sangre para asegurarme de que seguía en el rango terapéutico. Le advertí que, si no seguía la dieta, tendría que aumentar de nuevo la dosis de medicación. Después de algunas dificultades iniciales para controlar su deseo de comer dulces, Mary pudo seguir la dieta y ahora lleva ocho años libre de convulsiones con una dosis baja de medicación.

¿Es esto un final feliz? Supongo que sí. Ante todo, depende menos de la medicación anticonvulsiva que si hubiese continuado con su dieta alta en azúcar. Si hubiese continuado, incluso la dosis completa de medicación quizás no podría haber prevenido las convulsiones por completo.

Pero aquí está la otra cara de la moneda: por lo que he aprendido sobre el azúcar y sus efectos en la salud humana, no es totalmente improbable que inundar su torrente sanguíneo con niveles tóxicos de glucosa durante bastantes años pueda haber sido causa suficiente para sus convulsiones. En otras palabras, si hubiésemos quitado la barrita energética de su bolso hace diez años, es posible que Mary nunca hubiese necesitado medicación para las convulsiones. ¿Me lleva esto a quitar las bebidas, barritas energéticas y los zumos de fruta de las manos de la gente? Puedes apostar a que sí. No sólo porque el azúcar causa enfermedades, sino porque los problemas inducidos por él llevan a personas sanas a entrar en un sistema médico que pierde beneficios cuando la gente está sana. Necesita que ellos –es decir, tú– estén enfermos. Por eso te explico todos los detalles. Hospitales, clínicas y gran parte del sector de la medicina dependen de que la gente esté desinformada. Pero tus genes dependen de que aprendas la verdad sobre lo que se necesita para comer correctamente.

«Yo no quiero operarme el corazón»

Gary es monitor de buceo. Su trabajo requiere que esté listo para emprender acciones siempre que uno de los turistas de su barco sufra problemas. Cuando empezó a sentir palpitaciones en el pecho, necesitaba saber exactamente lo que estaba ocurriendo y hacer algo para detenerlo. Aunque podía navegar por las corrientes hawaianas con los ojos cerrados, no tenía idea de cómo moverse por el sistema médico. Por tanto, como muchas personas, en lugar de empezar con una visita a su médico de atención primaria, fue directo a la sala de urgencias.

El médico de la sala de urgencias no pudo diagnosticar la fuente del problema de Gary porque, cuando acudió, todo estaba bien. El médico encargó varias pruebas, incluidos análisis sanguíneos y un electrocardiograma, todo lo cual dio un buen resultado. Como era meticuloso, el médico envió a Gary a su médico de atención primaria para que le remitiera al cardiólogo, quien le hizo más pruebas. Todas normales. Sólo para asegurarse, el cardiólogo encargó un angiograma. Si esa prueba reflejaba algo fuera de lo normal, como el ligero estrechamiento de una arteria, el paciente se convertiría en candidato para una intervención importante: un *stent* o incluso una operación del corazón.

Entonces fue cuando Gary vino a verme. Su médico habitual estaba de vacaciones y sentía demasiada ansiedad para esperar.

«No quiero operarme el corazón», dijo. Le dije que, puesto que yo no hago operaciones, había acudido al sitio adecuado. Examiné sus registros y sólo un elemento de todo su historial atrajo mi atención, su nivel de azúcar en ayunas. Era de 92. Aunque se considerase normal, yo creo que esta cifra es alta porque, como he mencionado antes, cualquier nivel por encima de 88 (89 o superior) parece invitar a tener problemas. No me sorprendió descubrir que su azúcar estuviera un poco alto. Había observado que sus talones tenían un poco de callo, y he descubierto que los pacientes con niveles de azúcar elevados suelen desarrollar callos en sus talones.

Los ruidos en el pecho que Gary describía se denominan *palpitaciones*. Éstas son alteraciones en el ritmo cardíaco que, por mi experiencia, ocurren con mayor frecuencia en personas que comen grandes cantidades de azúcar. Igual que con los trastornos convulsivos, las subidas de hormonas y de los niveles de energía producidas por el azúcar irritan los nervios. En el caso de Gary, las oscilaciones alteraban los nervios que rodeaban su corazón. Le pedí que me hablara sobre su dieta y descubrí que era un clásico adicto al azúcar. Cereales dulces para desayunar, una barrita de Snickers a las 10 de la mañana para mantenerse a flote durante el trabajo, después un sándwich para almorzar, seguido de otro Snickers. Bueno, y no olvidemos el zumo de fruta y el refresco. Era una rutina que había seguido durante años, pero ahora, con treinta y nueve, le estaba pasando factura. Siempre que sus niveles de azúcar disminuían, comenzaban las palpitaciones.

Le dije que, si quería evitarlas, tendría que reducir su azúcar a la mitad, como mínimo. Y para poner en claro la seriedad de su problema, añadí que su glucosa en ayunas era uno de los primeros síntomas de que estaba a punto de perder su sensibilidad a las hormonas; todas las hormonas, incluida la testosterona. La testosterona ayuda a los hombres (y a las mujeres, por cierto) a mantener la libido. Pero cuando atascas los receptores de testosterona en la superficie de las células, no responden tan fácilmente a las señales. Y cuando se atascan las células que recubren los vasos sanguíneos, éstos no pueden dilatarse y llenarse con sangre. Lo que tenemos aquí es una receta para la disfunción eréctil.

Para Gary, esta advertencia dio en el blanco. Le expliqué que, si quería evitar las complicaciones de la diabetes, incluida la disfunción eréctil, sería mejor que eliminara el azúcar por completo. Y eso fue lo que hizo. En un par de semanas fue testigo de todo tipo de mejoras, lo mismo que su novia. Cambió el azúcar por algo incluso más dulce, y las palpitaciones inducidas por el azúcar por un tipo mejor.

Gary no necesitaba operarse el corazón. Necesitaba una «azúcar-ectomía». Si hubiera tenido su angiograma, era muy probable que el cardiólogo encontrara algo de interés. Una pequeña anomalía, un punto de estrechamiento, algo –cualquier cosa– para transformar a esta persona sana, en forma y amante de la vida en un paciente cardíaco. Y una vez que ocurre esto, puesto que los efectos secundarios y las complicaciones de las pastillas y los procedimientos empiezan a acumularse, una vez que dependes de uno o más fármacos para el resto de tu vida, cuando un corazón sano se convierte en un caso viviente para el más novedoso de los artilugios médicos, te encuentras de lleno dentro del sistema. Y hay que tener buena suerte para encontrar la puerta de salida. En el caso de Gary, como millones de estadounidenses, la entrada en el laberinto médico del que tantas personas nunca vuelven, está incrustada de azúcar.

Disminuir la medicación contra el colesterol reduciendo el azúcar

Jane era una tenista delgada, bronceada y entusiasta con un colesterol total de 260 mg/dl y un LDL de 170 mg/dl. Al ser enfermera había aprendido a tener miedo al colesterol. Puesto que su padre había tenido un ataque cardíaco, ella seguía una dieta baja en colesterol y hacía mucho ejercicio. Sus niveles de colesterol, suponía ella, «se debían a la genética». También sabía que los medicamentos para el colesterol causan dolores musculares que afectarían a la práctica del tenis. Aun así, estaba tan asustada por tener el colesterol alto que estaba dispuesta a arriesgarse y venir a mi consulta a por una prescripción.

Naturalmente, se sorprendió cuando le dije que antes debía tener una prueba de su azúcar sanguíneo en ayunas. Ahora que ya has leído sobre el ciclo de la lipoproteína en el capítulo 7, no debería sorprenderte que eso fuera lo que le recomendé. El azúcar sanguíneo afecta a numerosas funciones fisiológicas, incluso a aquellas que podrías suponer que no tienen nada que ver con el azúcar, como el colesterol.

Demasiado azúcar hace que el LDL se eleve debido a varios mecanismos. En primer lugar, el azúcar eleva la insulina. Una insulina alta acelera la producción de LDL al activar la enzima HMGCoA-reductasa, la misma enzima para la cual se diseñan los fármacos a base de estatinas.[8] El azúcar también glica las apoproteínas LDL circulantes, cerrando las moléculas de LDL afectadas de la circulación y haciendo irreconocibles a las proteínas que se acoplan (*véase* el capítulo 7), con lo que el LDL sube aún más. Después de varios años, los capilares de enlaces cruzados del azúcar se vuelven rígidos. Los capilares deben mantenerse flexibles para permitir el paso del LDL y otras lipoproteínas a los tejidos subyacentes. Pero, una vez se han vuelto rígidos, los canales de los capilares no pueden abrirse con suficiente rapidez, si es que pueden hacerlo de algún modo: el LDL bloqueado se ve obligado a permanecer más tiempo en circulación, y los niveles de LDL en suero se elevan aún más. La mayor parte del colesterol en circulación lo sintetiza el cuerpo, por lo que, si tu dieta es alta en azúcar, es casi imposible reducir el colesterol, a menos que tomes algún fármaco para hacerlo.

Jane se mostró de acuerdo en reducir el azúcar, y su LDL pronto cayó hasta 120, lo cual, con su HDL de 85, estaba bien. Su LDL elevado no tenía nada que ver con su historial familiar y mucho que ver con su consumo de azúcar. No necesitaba ninguna medicación; sólo identificar las fuentes ocultas de azúcar de su dieta y evitarlas.

El dolor de cabeza por el azúcar

Los dolores de cabeza de Susan eran terribles. Tal como ella los describía, eran como una espada caliente que se hubiese introducido por su ojo derecho. Durante veinte años le habían dicho que tenía migrañas y le habían dado todo tipo de tratamientos para las migrañas, con escasos resultados. Muy a menudo, no había nada que pudiera hacer excepto despertar a su marido en medio de la noche para que la llevara a la sala

8. «Insulin and glucagon modulate hepatic 3-hydroxy-3-methylglutaryl-coenzyme a reductase activity by affecting immunoreactive protein levels», G Ness, *Journal of Biological Chemistry*, 18 de noviembre de 1994, 29168-72.

de urgencias y que le administraran analgésicos por vía intravenosa. Sin previo aviso, se materializaba otra agonizante serie de dolores de cabeza, le arruinaban su vida durante días o incluso semanas, y después desaparecían de repente.

Cuando la vi, le dije un par de cosas que se sintió sorprendida de oír. Una era que lo que tenía no eran migrañas. Eran cefaleas en racimo, que responderían a un tipo totalmente distinto de terapia: respirar de un tanque de oxígeno.

La segunda sorpresa fue que podría mitigar o incluso curar sus dolores de cabeza permanentemente –lo adivinaste– reduciendo el azúcar. Le hablé acerca de los efectos del azúcar sobre los nervios, y cómo las fluctuaciones de adrenalina y otras hormonas son tan irritantes para el cerebro que pueden causar dolor o, en casos extremos, convulsiones. Quienes padecen cefaleas en racimo suelen ser adictos al azúcar, y comen dulces durante todo el día. En medio de la noche, sus niveles de azúcar en sangre bajan y las hormonas fluctúan salvajemente para compensar. Algunas noches, esto les despierta con un dolor terrible. Para cualquiera que sufra de dolores, reducir el azúcar es un primer gran paso. Combinado con un poco de ejercicio, reducir el azúcar podría prevenir los dolores de cabeza de Susan por completo.

Decirlo es una cosa y hacerlo es otra muy distinta. «No como tanto azúcar», insistía Susan. Muy pocas personas dicen lo contrario. Podría ser cierto, o podría ser la negación del adicto. Recuerdo haber respondido de igual forma a mi marido cuando yo engullía más de un cuarto de taza de azúcar al día, lo cual admití ante Susan. Hablamos sobre su dieta y, como era normal, las dos nos dimos cuenta de que en realidad comía montones de azúcar. Ésa es la buena noticia. Mi consejo de que redujera el azúcar, lamentablemente, no obtuvo resultado y continuó con el hábito. Cuando llegaron los dolores de cabeza, los trató con éxito cogiendo el oxígeno de debajo de su cama y respirándolo. Cuando el oxígeno no era suficiente, acudía a la sala de urgencias en busca de alivio.

Siempre que uno de mis pacientes acude a la sala de urgencias, recibo una nota. Un día me di cuenta de que no había recibido una nota de Susan desde hacía tiempo. Pensé que se habría mudado, hasta que vino a verme para un reconocimiento físico. Le pregunté cómo iban sus dolores de cabeza. Dijo que había leído que reducir el azúcar de su dieta la ayudaría con sus dolores de cabeza, y no había vuelto a tener uno desde que había cambiado sus hábitos. Estaba muy orgullosa del hecho de que incluso había resistido tomar tarta en su propia fiesta de cumpleaños.

¿Reducir el azúcar para tratar los dolores de cabeza? ¿Quién lo habría pensado? A veces la gente necesita recibir la información a su propio estilo, y eso me parece bien. Lo que importa es que ella por fin tomó la decisión y decidió notificar al monstruo de las galletas que llevaba a su espalda que pondría fin a su libertad para comer de todo.

En todos estos casos médicos habrás visto surgir una cuestión común. El azúcar causa estragos en el sistema nervioso, tanto que una de las primeras cosas que pregunto, cuando alguien llega con un trastorno nervioso, es su consumo de azúcar. Pero no sólo se trata de trastornos del sistema nervioso como ansiedad, palpitaciones y dolor lo que me hace pensar en la adicción al azúcar, también están las infecciones recurrentes, los problemas articulares y los trastornos alérgicos como el eccema, la urticaria, el moqueo nasal y muchos más.

La historia de Susan, como la mía, nos demuestra que la gente puede negar su consumo de azúcar incluso aunque sufra horriblemente sus efectos. Las fuerzas de la negación superan a las fuerzas de la razón, lo que nos impide ver lo que nos estamos haciendo a nosotros mismos. ¿Y quién es lo suficientemente moderado para deshacer el hechizo? Somos una nación de adictos al azúcar, rodeados por personas adictas al azúcar que crían a niños adictos al azúcar, con acceso constante a un azúcar barato y poderosamente adictivo. El ansia de los adictos va más allá de querer satisfacer su deseo. El abuso de azúcar a largo plazo, en realidad, reorganiza el cerebro humano, hasta que todos estamos –en un sentido muy real– locos por las bolitas de chocolate para el desayuno.

ÉSTE ES TU CEREBRO CUANDO TOMAS AZÚCAR

Imagina que eres un alienígena del espacio que investiga los fármacos más potentes del sistema solar. Ya has escrito informes sobre la cocaína, el opio, el alcohol y la nicotina. Pero en el planeta Tierra hay una sustancia más refinada que parece empequeñecer a todas las demás. Hay pocos lugares donde no llegue esta sustancia, y se incluye en casi todo lo que los residentes comen y beben. Es el plato fuerte de la celebración.

Los niños con sobrepeso y los deportistas de élite llevan receptáculos de plástico llenos de versiones coloridas y bebibles de esa cosa, como si la necesitaran igual que el aire. Y, aunque a cierto nivel, ellos saben que les está matando, simplemente no se detienen.

Tu informe mostrará que la superficie y la energía dedicadas a la extracción, refinamiento y exportación de esta droga rivaliza con las de los productos ilícitos. Se necesitan quinientos litros de agua para producir medio kilo de droga pura procedente de la caña de azúcar, y días de calentamiento y refinamiento para producir finos gránulos de producto vendible. Un rápido estudio de la historia del planeta muestra que esta sustancia ha estado tan valorada que ha llegado a servir como moneda de cambio, y su sabor –«dulce»– se ha ganado una mayor presencia en las letras de la música popular que ninguna otra droga.

LOS ESTUDIOS DEMUESTRAN QUE EL AZÚCAR ES MÁS ADICTIVO QUE LA COCAÍNA

El azúcar tiene ventaja sobre otros compuestos adictivos gracias al hecho de que sabe mejor que la mayoría de las drogas. Un estudio con ratas titulado «La intensa dulzura supera la recompensa con cocaína» descubrió que, entre la cocaína y el azúcar, esta última era más adictiva. Su conclusión advierte: «En la mayoría de mamíferos, incluidas las ratas y los humanos, los receptores de azúcar evolucionaron en entornos ancestrales pobres en azúcar y por eso no se adaptaron a las altas concentraciones de dulces [compuestos]. La estimulación por encima de lo normal de estos receptores mediante dietas ricas en azúcar, como las actualmente disponibles en las sociedades modernas, generaría una señal de recompensa por encima de lo normal en el cerebro, con el potencial de superar los mecanismos de autocontrol y, por tanto, conducir a la adicción».

El tema de tu informe es, por supuesto, el azúcar.

El azúcar es la droga definitiva. Tenemos investigaciones que muestran que la exposición al azúcar en una fase temprana de la vida tiene efectos duraderos sobre el cerebro que pueden hacernos más propensos a desarrollar dependencias químicas. Cuando los investigadores administraron a ratas jóvenes un aporte constante de chocolate, descubrieron que «el consumo diario altera la expresión genética de la encefalina estriada». En otras palabras, las ratas del estudio habían sido programadas para consumir sustancias que estimulaban sus receptores opiáceos.[9] El azúcar funciona como un poderoso instructor epigenético, que dice a los genes de tu hijo que forme un cerebro con un ansia integrada para las drogas.

Como señala Michael Pollan en *The Botany of Desire* La botánica del deseo, produciendo química deseable para los humanos, ciertas plantas nos han domesticado, convirtiendo a la gente en peones, en su batalla darwiniana para dirigir el entorno. Igual que el THC de la marihuana, el azúcar de la fruta y la caña de azúcar inducen a los humanos y otros animales a difundir el ADN de la planta. Pero esta relación llega a extremos peligrosos porque el azúcar refinado nos obliga a reorganizar la superficie del planeta; millones de metros cuadrados de bosque tropical se queman cada año para mantener el hábito continuo de una población creciente.

También trabajamos para el maíz. Cada paso en la producción de sirope de maíz con alto contenido en fructosa es un paso gigante hacia la dominación del maíz sobre el planeta. Las plantas que producen azúcar, como el maíz, la caña, las remolachas, las bayas y los mangos nos ofrecen un subidón legal en cada bocado, que es tan adictivo como una dosis de cocaína, aunque menos intoxicante. Sin embargo, lo que estoy explicando es que la acción del azúcar en nuestro organismo es más peligrosa que cualquier sustancia ilegal porque sus efectos son más sutiles y más generalizados.

Si a un niño le diéramos una dosis de heroína, la sustancia química desencadenaría una oleada de actividad neuronal en los centros de placer de su cerebro. El azúcar, ya sea en el zumo, en peras hechas puré, o en las leches maternizadas para bebés, da como resultado el mismo tipo de respuestas «mediante la liberación de opiáceos endógenos desencadenada

---

9. «Restricted daily consumption of a highly palatable food (chocolate Ensure) alters striatal enkephalin gene expression», Kelley AE, *European Journal of Neuroscience*, 18 (9), pp. 2592-2598. Los autores concluyeron que «el consumo repetido de un alimento denso en energía, altamente recompensante, induce neuroadaptaciones en los circuitos cognitivo-motivacionales». Existen muchos otros autores que defienden la idea de que los animales adictos al azúcar tienen los mismos cambios en sus cerebros que si fueran adictos a los opiáceos.

por su sabor dulce».[10] Y si normalmente das a niños zumos comerciales ricos en azúcar, cereales dulces o galletas y golosinas, sin darte cuenta estás haciendo el papel de traficante. Aunque el azúcar en realidad no contiene opiáceos como la heroína, nos afecta de la misma forma porque nos hace liberar nuestros propios opiáceos internos.

El efecto es suficientemente potente para que las disoluciones de azúcar funcionen como analgésicos. En una práctica común llamada analgesia de sacarosa, las enfermeras administran un sorbo de agua con azúcar a los bebés para calmarles durante los pinchazos en el talón, las inyecciones y otros procedimientos dolorosos a que se somete rutinariamente a los recién nacidos. Funcionan bien y tienen la ventaja de reducir la irritabilidad hasta una semana después de los procedimientos.[11]

En 2002, un grupo de enfermeras neonatales de varias unidades de cuidados intensivos de hospitales de Montreal, se preguntaron si esta práctica tan común podría tener inconvenientes. En concreto, se preocupaban por el efecto sobre los cerebros en desarrollo de los bebés. A pesar de los beneficios reconocidos, a las enfermeras se les permitió dar a la mitad de los bebés de su estudio agua sola, mientras que la otra mitad recibían agua con azúcar. Descubrieron que los bebés que recibían azúcar en sus siete primeros días de vida sufrían efectos neurológicos que aún podían medirse cuando terminó el estudio, once semanas después. Un número más elevado de dosis de sacarosa predecía una puntuación menor en el desarrollo motor y la fuerza, y en el estado de alerta y la orientación... y más puntuación de riesgo neurobiológico, un reflejo de los procesos perjudiciales para el desarrollo cerebral.[12] En esencia, lo que indica este estudio es que las pequeñas cantidades de agua con azúcar administradas para aliviar el dolor perjudicaban el desarrollo cognitivo de los bebés.

¿Cómo podía tener el azúcar efectos tan potentes? Como ya he mencionado, el azúcar induce la liberación de opiáceos endógenos. Los autores del estudio defienden que la estimulación inducida artificialmente del cerebro inmaduro con opiáceos endógenos interfiere en el desarrollo

---

10. «Routine sucrose analgesia, during the first week of life in neonates younger than thirty-one weeks' postconceptional age», Johnston CC, *Pediatrics*, vol. 110, n.º 3, septiembre de 2002, pp. 523-528.

11. *Ibid.*

12. *Ibid.*

normal de los sistemas de alerta y arousal, tanto que los bebés que recibieron más azúcar se volvieron letárgicos. Los opiáceos endógenos normalmente desempeñan cierto papel en el hecho de hacernos sentir bien después de que nos ocurra algo malo. Los autores sugieren que utilizar azúcar para inducir al cerebro a liberar opiáceos endógenos durante el evento traumático impide que el cerebro desarrolle estrategias para tratar el dolor normalmente. ¿Por qué se ve afectada también la capacidad cognitiva? Esa pregunta aún no se ha respondido.

La vida está llena de pruebas y de cosas que estresan. Normalmente las manejamos y seguimos adelante. Pero los estudios como éste sugieren que, cuando ofrecemos a los niños golosinas como incentivo para que se tranquilicen, estamos reorganizando sus cerebros, posiblemente evitando que aprendan estrategias de afrontamiento normales, saludables y más socialmente apropiadas que llorar por un zumo. He hablado con varios psicólogos infantiles que creen que la disciplina entre los niños está decayendo de forma drástica. Por la razón que sea, cada vez más adultos se sienten incapaces de controlar a sus hijos. Mi impresión es que, si empiezas a cargar a tus hijos con azúcar como forma de controlar su conducta, no sólo les estás entrenando para que se basen en sustancias químicas externas para sentirse bien, sino también para que te manipulen a fin de proporcionarles su regalo. Lo siento, Willy Wonka, pero mis pacientes que han eliminado el azúcar en la dieta de sus hijos me dicen que no pueden creer la vida familiar tan buena, equilibrada y saludable que tienen ahora.

El azúcar daña las células cerebrales, haciendo que sea más difícil aprender

Quienes se encuentran en el otro extremo del viaje de la vida deberían saber que la mayor parte de la investigación sobre el origen de la demencia del alzhéimer no conlleva mutación genética, sino azúcar.

Como veremos en el capítulo siguiente, tu cuerpo está creciendo constantemente y respondiendo a señales. Y cada parte de ti está nadando con sustancias químicas que dirigen el crecimiento y el cambio de las células, incluido tu cerebro. Cuando un cerebro está sobrecargado de azúcar, puedes ver los efectos en sus células.

CÓMO LAS DIETAS CON ALTO CONTENIDO EN AZÚCAR PUEDEN PRODUCIR DEMENCIA

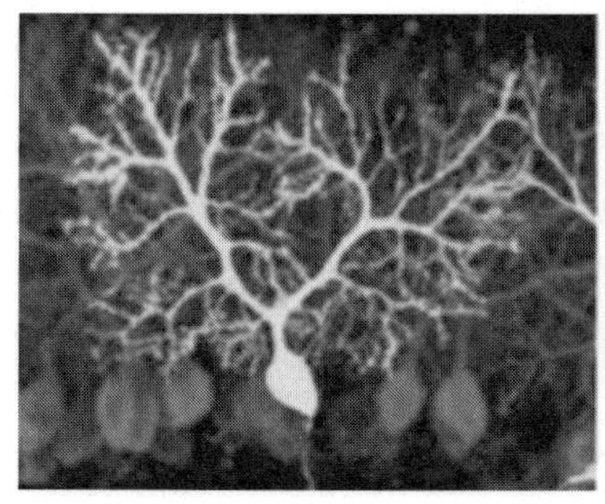
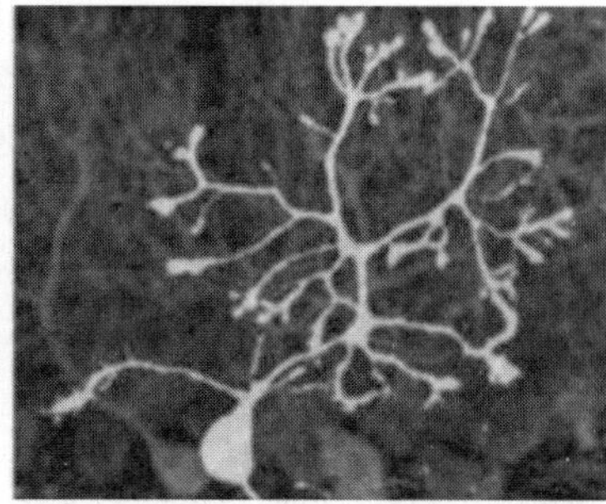

A la izquierda vemos una célula cerebral normal, llamada célula de Purkinje. A la derecha, una célula de Purkinje que muestra la ramificación reducida vista en los cerebros de personas con demencia. Puesto que la insulina es necesaria para la salud de las células cerebrales normales, la resistencia a la insulina (un resultado de las dietas con alto contenido en azúcar) puede causar cambios similares en las células cerebrales.

Normalmente, una sola célula cerebral se parece mucho a un árbol, con miles de ramas que se bifurcan, llamadas *dendritas*. Las dendritas de una célula cerebral llegan hasta las dendritas de otras células cerebrales para intercambiar las sustancias químicas que nos permiten recordar, pensar y experimentar emociones. No es de extrañar que la inteligencia se correlacione con el número de ramas de los árboles neuronales del cerebro.

¿Qué hace que la célula nerviosa tenga más ramas? Las hormonas. El cerebro está constantemente bañado en hormonas que estimulan el crecimiento. Si las eliminamos, las ramificaciones de las células nerviosas mueren.[13] En cierto modo, los factores del crecimiento actúan como un crecimiento dendrítico milagroso; cuantos más factores de crecimiento tengas, más vigorosamente podrán crecer tus células cerebrales y mejor podrás pensar. Una de las primeras fases de la demencia del alzhéimer conlleva la pérdida de estas ramas, un proceso llamado *poda dendríti-*

13. «Central insulin resistance as a trigger for sporadic Alzheimer-like pathology: an experimental approachreview», Salkovic-Petrisic M, Hoyer S, *J Neural Transm Suppl*, 2007, (72):217-33.

ca.[14] Es probable que los enlaces cruzados inducidos por el azúcar que se quedan pegados a las membranas de las células cerebrales sean al menos parte del problema. Igual que con cualquier membrana celular, los enlaces cruzados reducen la sensibilidad hormonal. Una menor respuesta implica menos ramas, lo cual significa menos conexiones. Parece que el azúcar puede actuar como defoliante de las células del cerebro, cambiando la estructura física de tu cerebro con el paso de los años y, en último término, para algunos, dando lugar a la demencia. Por tanto, si alguna vez te has preguntado por qué el tipo del anuncio de Kool-Aid está siempre atravesando paredes, pregúntate cuánto azúcar bebe. Probablemente haya olvidado cómo utilizar una puerta.

Insensibilizando tus sentidos

Un estudio realizado en Irak sobre la habituación al sabor dulce demostró que, cuanto más azúcar comemos, menos lo saboreamos, y cuanto menos lo saboreamos, más comemos. En Irak, el té edulcorado supone la mayor parte del consumo de azúcar en todos los grupos de edad. Los investigadores ofrecieron a varias personas cuatro tazas de té con concentraciones crecientes de azúcar. En las áreas rurales, donde el azúcar era escaso, casi nadie quería el té más dulce, sólo un 0,3 por 100. Pero entre quienes habían vivido en la ciudad durante diez o más años, el 100 por 100 preferían el té más dulce. Cuanto más tiempo habían vivido en la ciudad, más azúcar querían en el té. Los investigadores preguntaron a todos qué cantidad de azúcar consumían normalmente, y después les pasaron otra prueba para determinar a qué niveles sus papilas gustativas podían detectar la presencia de azúcar. Descubrieron que, cuanto más azúcar tendía a consumir la gente, menos capaces eran de saborearla. El azúcar había insensibilizado literalmente sus sentidos.[15]

Yo he hecho un experimento similar por mi cuenta. Investigué los efectos del azúcar en un sujeto involuntario: yo misma. Durante cerca de una década puse salsa de caramelo casera en mi café, y cada dosis conte-

---

14. «Aging of the brain (review)», *Mech Aging Dev*, Anderton BH, abril de 2002, 123(7):811-7.

15. «Taste preference for sweetness in urban and rural populations in Iraq», Jamel HA, *J. Dent Res*, 75(11):1879-1884, noviembre de 1996.

nía un cuarto de taza de azúcar. Luke (el sujeto de control experimental) lo probó una vez. Después de hacerlo, sus ojos se pusieron muy abiertos y sugirió que yo debo de ser parcialmente un insecto. «No es posible que puedas beber esto todos los días», insistía. Yo sabía que era mucho azúcar, pero no más del que utilizaban otras personas. Igual que otros adictos, yo racionalizaba mi actitud e ignoraba los consejos por reducir el consumo. Y eso fue lo que agotó tanto mi sistema inmunitario que un virus pudo alojarse en mi rodilla. Después de un año de no poder caminar ni hacer mucho ejercicio, decidí que quizás debería reducir mi consumo de azúcar. Lo hice gradualmente. En primer lugar un octavo de taza, después la mitad de otra, y después sólo una o dos cucharaditas. Mientras lo hacía, en el transcurso de meses, observé que mi rodilla mejoraba. Pero, como adicta que era, lo consideré una coincidencia.

CÓMO DEJÉ EL AZÚCAR Y CAMBIÓ MI VIDA

Por último, me fui de viaje y no pude llevarme mi salsa de caramelo, por lo que fui tirando con sólo crema o leche en mi café. Para mi sorpresa, en realidad sabía bien. De hecho, la crema sabía más dulce. Al día siguiente, observé que mi rodilla estaba mejor de lo que había estado en años. Los adictos que se recuperan suelen hablar de momentos de revelación o claridad, un momento en que algo por fin encaja. Bien, para mí, el hecho de poder disfrutar del sabor del café con leche y crema, con nada de azúcar, significó que de verdad podía funcionar sin mi pequeño capricho. Y tal vez, sólo tal vez, mi rodilla estaba mejorando sin azúcar. Había tenido que dejar mi hábito, literalmente, para eliminarlo lo suficiente de mis rutinas y rituales diarios a fin de llegar a ver la luz. Ahora, como adicta que me he recuperado, puedo apreciar mejor lo que mis pacientes adictos al azúcar experimentan. Y no sólo soy su médico, soy su madrina.

Desde ese día en adelante nunca he añadido azúcar a mi café. No he tomado ningún refresco ni zumo, y no como golosinas ni galletas. Como muy poca fruta. Y he reducido la mayor parte de mis alimentos a base de almidón (por razones que explico después). No sólo se ha recuperado mi rodilla, sino que han desaparecido los siete kilos adicionales que tenía en mi cintura desde la universidad. Ahora no tengo ningún deseo en absoluto por nada dulce, excepto el chocolate (soy humana). Pero el que elijo, Dagoba, es cacao en un 89 por 100, con casi nada de azúcar y nada de grasas baratas. Tomo la décima parte de una barrita tres días por semana, bien picado y espolvoreado sobre crema batida (nada de azúcar) como añadido para mi café. Nunca pensé que sería el tipo de persona que podría pasar sin tomar postre. Pero ahora no sólo me siento libre de mis antojos de azúcar, sino que mis papilas gustativas han rejuvenecido. Puedo saborear la dulzura natural de la leche y la crema. Incluso las hortalizas, como por ejemplo una zanahoria cruda, ahora me saben tan dulces como una golosina. Como todo lo que comía antes, pero peso siete kilos menos y paso menos tiempo con hambre. Me gustaría haber sabido diez años antes lo fácil que iba a ser.

LA ESTAFA DEL AZÚCAR

Quienes abusan de las drogas dicen que no tienen que mirar muy lejos para encontrar su droga; la droga les encuentra a ellos. Eso sucede sin duda con el azúcar. Cuantas más personas conocen la verdad del azúcar e intentan reducirlo de sus dietas, en mayor medida los fabricantes –los traficantes de drogas con más éxito del mundo– lo introducen en sus productos.

El problema lo empeora el hecho de que nos han enseñado a pensar que menos grasa significa más salud. Pero los alimentos bajos en grasa no saben tan bien, por lo que, para compensar los sabores que faltan al no haber grasa, los fabricantes simplemente añaden azúcar, y más azúcar, y más. Estoy mirando un envase de Pediasure, que los pediatras suelen recomendar en lugar de la leche. El primer ingrediente es el agua. Adivina cuál es el segundo ingrediente. Azúcar, hasta 108 gramos por litro.[16] La leche entera, en comparación tiene ocho gramos de azúcar por litro.

Negar a los niños las grasas saludables suele llevarles al azúcar. Cuando Luke estaba creciendo, pasaba mucho tiempo con sus abuelos, que seguían, como muchas personas, una dieta baja en grasa. Todo lo que tenían en su frigorífico era bajo en grasa: leche desnatada, yogur bajo en grasa, aliño sin grasa. Hacia las cuatro de la tarde, Luke y sus hermanos

---

16. «Pediasure brand nutritional supplement label information», acceso por Internet el 22 de agosto de 2007, en www.pediasure.com/pedia_info.a.px

destrozaban el lugar buscando alimentos grasos, cualquier cosa con grasa dentro de ella. Y la encontraban, oculta en el armario de la cocina en forma de bollos de chocolate rellenos de nata. Encima del frigorífico, en la caja de Twinkies. Fuera, en el pasadizo cubierto, en el columpio de madera, bajo la almohada, en el paquete a medio comer de galletas Oreo que el abuelo había olvidado guardar. Los abuelos de Luke sólo intentaban hacer las cosas bien, pero no pudieron hacer las cosas mejor para que sus nietos no sólo desearan grasas tóxicas y artificiales, sino también dosis masivas de azúcar. Por esta razón, la eliminación del azúcar en los niños debe hacerse junto con un buen aporte de grasas saludables.

SEUDÓNIMOS DEL AZÚCAR

Zumo de caña de azúcar evaporado
Sirope de maíz
Edulcorante de maíz
Sirope de maíz con alto contenido en fructosa
Fructosa cristalina
Fructosa

Sacarosa
Malta
Sirope de malta
Sirope de malta de cebada
Extracto de malta de cebada
Maltosa
Maltodextrina
Dextrosa

Sirope de arce
Sirope de arroz moreno
Zumo de remolacha
Azúcar mascabado
Succanat
Azúcar turbinado
Azúcar invertido

Todas éstas son moléculas de glucosa y/o fructosa y/o maltosa y/o monosacáridos de dextrosa, por separado o enlazados a uno de los otros dos monosacáridos. Todos se convierten en glucosa o glicerina cuando se comen. La glicerina puede obligar a tu hígado a entrar en modo de síntesis de grasa de la misma forma que lo hace la fructosa (*véase* texto)

La experiencia de Luke sucedió hace treinta años. Desde entonces, hemos aprendido algo sobre qué cantidad de azúcar puede suponer un verdadero problema. Aun así, evitar el azúcar puede ser más difícil de lo que piensas debido a lo que yo llamo la estafa del azúcar. Puedes reducir los Twinkies, pero hay azúcar en el aliño de la ensalada. Evitas el *cupcake* en la oficina, pero hay azúcar en el sushi que compras en la tienda. Decides evitar los refrescos, pero tu «zumo de naranja 100 por 100» está lleno de sirope de maíz. (Algunos oficiales de la FDA sospechan que muchos zumos de fruta que afirman ser 100 por 100 naturales están en realidad edulcorados con sirope de maíz con alto contenido en fructosa.[17] La fruta contiene fructosa de forma natural, por lo que, si los fabricantes añaden más, ¿cómo vamos a demostrarlo?).

Los edulcorantes están entre los ingredientes más baratos que hay. Puesto que el paladar de los estadounidenses está desensibilizado al azúcar, los alimentos del supermercado sufren un tipo de inflación de dulzor, una competición entre los fabricantes para ocultar más azúcar en sus productos que la competencia. ¿Qué crees que los niños quieren más, leche sola o con cacao? ¿Trocitos de trigo sólo o con azúcar glaseada? ¿Agua helada con un toque de lima o un litro de Mountain Dew? El producto inevitable de esta carrera de armamento es la «bebida energética», una bomba atómica de 330 mililitros de azúcar, hidratos de carbono y cafeína: todo lo que el adicto necesita, menos la jeringa.

ENVASAR CALORÍAS: AZÚCAR FRENTE A GRASA

Las personas que siguen dietas suelen verse animadas a elegir productos bajos en grasa basándose en la idea de que cada cucharada de producto bajo en grasa, por ejemplo yogur o un capuchino de moka, tendrá menos calorías. Esto no tiene en cuenta el hecho de que los fabricantes hacen que los productos bajos en grasa sepan mejor añadiendo azúcar. Se disuelve en agua mucho más azúcar del que puedes suponer, y así quien hace dieta y no sospecha de nada suele tragar un montón de calorías que no se esperaba. Los siropes concentrados como el tipo utilizado en los alimentos bajos en grasa contienen más calorías que la crema o que la mantequilla: mientras que una cucharada de azúcar granulado tiene 16,8 calorías, menos que las 33,3 de la mantequilla, cuando se disuelven en agua, las moléculas de azúcar que se mueven libremente llegan a ocupar hasta una quinta parte del espacio, por lo que los siropes concentrados pueden contener hasta 95 calorías por cucharadita.

Otra forma de ocultar azúcar es simplemente llamándola de otra forma. Echemos un vistazo a la etiqueta de una conocida marca de salvado con pasas para ver cuánto azúcar adicional hay en los ingredientes: «trigo in-

17. «Observations on the economic adulteration of high value food products», Fairchild GF, *Journal of Food Distribution Research*, vol. 32, n.º 2, julio de 2003, pp. 38-45.

tegral, arroz, azúcar, pasas [mayormente azúcar], salvado de trigo, sirope de maíz alto en fructosa [más azúcar], avena integral, glicerina, azúcar moreno [azúcar, evidentemente], sirope de maíz [más azúcar], sal, sirope de malta de cebada [sí, es azúcar], aceite de habas de soja y/o de semillas de algodón parcialmente hidrogenado, almendras, almidón de maíz modificado, canela, miel [llena de azúcar], leche en polvo sin grasa, saborizante natural y artificial, ésteres de poliglicerol de mono y diglicéridos, niacinamida, óxido de zinc, hierro reducido, saborizante de malta [también azúcar] [y unas pocas vitaminas]».[18] *Véase* el recuadro sobre los nombres alternativos del azúcar.

Al informarnos bien comprobamos que casi la mitad de lo que contiene la caja es azúcar. ¿Qué es lo que forma la otra mitad? Hidratos de carbono. Recuerda, dije que los fabricantes juegan a la estafa del azúcar. Si no pueden venderte azúcar, te venderán la siguiente mejor cosa, hidratos de carbono sucios y baratos. Los amantes de la pasta no querrán oír esto, pero, en lo relativo a tu cuerpo, los hidratos de carbono son azúcar. Es cierto, una de las fuentes más abundantes de azúcar ni siquiera sabe dulce.

Azúcar, azúcar por todas partes

Vivimos en un mundo lleno de azúcar. La molécula orgánica más común sobre la Tierra es la glucosa, un tipo de azúcar. Pero, a diferencia del jardín de golosinas de la fábrica de Willy Wonka, no podemos comer todo lo que vemos. Para los humanos, la mayor parte de la glucosa del mundo no es comestible. Está atrapada en un hidrato de carbono estructural llamado *celulosa*, que permite que la madera sea dura y las hojas resilientes. Pero otro tipo de hidrato de carbono llamado *almidón* es digerible. Las plantas utilizan almidón para almacenar energía y la vuelven a convertir en azúcar cuando se necesita. El sistema digestivo humano puede también convertir el almidón en azúcar, que es exactamente lo que hace cada vez que comemos almidón. Por eso, en lo que se refiere a tu cuerpo, el almidón y el azúcar son casi lo mismo.

---

18. De los ingredientes incluidos en la etiqueta de una caja de Raisin Bran Crunch de Kellogg's.

¿Simple o complejo? ¡Es igual!

Todo el mundo sabe lo que es un subidón de azúcar. Comes un par de trozos de tarta y al momento te subes por las paredes. ¿Y qué ocurre después? Tu nivel de energía cae en picado y te sientes letárgico. Si es realmente malo, te sientes como si temblaras. La tentación es tratar este síndrome de abstinencia con más azúcar.

¿Te suena familiar? Pasar un síndrome de abstinencia por un atracón de azúcar puede ser muy parecido a un síndrome de abstinencia de muchas drogas, como por ejemplo el alcohol. Y a menudo lo tratamos con la misma cura homeopática, un poco de pelo de perro. Por supuesto, hay otras opciones. Para evitar las resacas, puedes beber menos o nada en absoluto. O, alternativamente, puedes evitar los picos y los descensos manteniendo un nivel de alcohol más constante en sangre. Podrías modular tu dosis bebiendo más a menudo, empezando por la mañana. Sería realmente cómodo si pudieras encontrar algún tipo de forma «compleja» de alcohol, una que al intestino le dé tiempo para descomponerla de forma que cuatro o cinco bebidas, tomadas de una vez, podrían aportar un colocón agradable y constante para el resto del día. Si existiera esa forma de alcohol, sin duda la llamaríamos alcohol «bueno», el preferido por todos los alcohólicos conscientes de su salud para evitar levantarse de nuevo con resaca.

El azúcar es un hidrato de carbono «simple» con un índice elevado de gliceno. Si unimos una serie de azúcares obtenemos almidón, un hidrato de carbono «complejo» con un índice glucémico menor. Hay mucho alboroto con los hidratos de carbono complejos y los alimentos con un índice glucémico bajo, que son más saludables que los azúcares, pero entre los que nutricionalmente no hay ninguna diferencia en absoluto. Las únicas diferencias entre los hidratos de carbono simples y complejos es la rapidez con que entran en nuestro torrente sanguíneo y con que la insulina debe responder para controlar el subidón de azúcar. Por eso, si tienes diabetes o simplemente estás intentando evitar las subidas y bajadas de azúcar, debes entender que, cuando los dietistas animan a elegir hidratos de carbono complejos para desayunar, en gran medida es como si dijeras a alguien que abusa de la bebida que se dosifique y comience nada más empezar la mañana.

Cuando comes pasta o una galleta crujiente, no te sientes como si estuvieras haciendo nada malo porque no sabe dulce como las golosinas.

Pero las moléculas que forman el almidón son desagradables; son azúcar. Y una vez que está en tu torrente sanguíneo, no te hará ningún bien. El almidón es como un grupo de encadenados que, cuando se unen en una molécula larga (demasiado larga para caber en tus papilas gustativas), no causarán ningún daño. Pero si dejas que una galleta crujiente se quede suficiente tiempo en tu lengua –o descompuesta por la digestión–, las moléculas de almidón se convierten en el mismo azúcar que sabes que es malo para tu cuerpo. Esto significa que, si alguna vez has acabado con una caja de galletas crujientes, en la práctica te habrás comido una caja de azúcar. Lo que hay que recordar es que, ya sea que comas azúcar o almidón, tu cuerpo terminará absorbiendo azúcar.

Cuando hablamos sobre hidratos de carbono y azúcar, debemos definir nuestros términos claramente. Todos los hidratos de carbono están compuestos por moléculas individuales de azúcar, llamadas *monosacáridos*. El azúcar de mesa está compuesto de monosacáridos de glucosa y fructosa, unidos en un disacárido llamado sacarosa. Los mono y disacáridos son hidratos de carbono simples, también conocidos como azúcares. Si se unen más monosacáridos a la cadena, el nombre cambia a *oligo*sacárido, donde *oligo* significa 'pocos'. Los almidones tienen cientos de unidades de monosacáridos conectadas y se llaman *complejos*.

Alimentos como el pan, la pasta, las patatas y el arroz son poco más que contenedores de azúcar. Una ración de 200 gramos de espaguetis cocinados se convierte en la cantidad de azúcar que contienen cuatro latas de 330 mililitros de Pepsi. A diferencia de la Pepsi, la pasta se ha enriquecido con hierro y unas pocas vitaminas. Las partes almidonadas de las plantas también contienen pequeñas cantidades de proteína y minerales, pero a la harina blanca y al arroz blanco se les ha eliminado la mayor parte. Ya sean blancos o morenos el arroz y el pan, ya esté el almidón en forma de cereales de desayuno o trocitos de tortita, pasta o panqueques, complejos o simples, estarás comiendo principalmente azúcar.

Como verás en el capítulo siguiente, los alimentos tradicionales –alimentos que contienen los Cuatro Pilares de la Cocina Mundial– tienden a tener menos hidratos de carbono que su contrapartida modernizada. Por ejemplo, una rebanada de pan de grano con brotes tiene setenta calorías. Una rebanada del mismo tamaño de pan blanco normal tiene ciento diez. Esto se debe a que, durante el proceso de salir los brotes, la semilla convierte su almidón en nutrientes. Las semillas pueden hacer esto fácilmente. Nuestros cuerpos no pueden.

POR QUÉ NO SOY «ANTIHIDRATOS DE CARBONO»

No estoy en contra de los hidratos de carbono. Estoy a favor de una proporción saludable de hidratos de carbono.

Lo que ocurre en nuestros platos es la consecuencia inevitable de lo que sucede en el planeta: diversos ecosistemas, en la naturaleza y en la forma de pequeñas granjas familiares, se sustituyen por un sembrado indiferenciado y siempre creciente de cultivos de monocultura con alto contenido en hidratos de carbono, como maíz, arroz y trigo. Y, puesto que los alimentos con alto contenido en hidratos de carbono son más baratos que los alimentos más complejos con un mayor contenido en nutrientes, ésos son los alimentos que se publicitan en el supermercado y los restaurantes. Estos últimos te traen pan gratis antes de la comida; no conozco a ninguno que traiga langosta gratis.

Los hidratos de carbono reproporcionantes no sólo convierten un plato en más nutritivo y que engorda menos, la mayoría de nosotros los consideramos más apetitosos. En uno de mis episodios favoritos de *Kitchen Nightmares*, del jefe de cocina Gordon Ramsey, mejora al instante la presentación de los principales platos de un restaurante reduciendo a una tercera parte los hidratos de carbono. Este recurso tan simple compone un plato más colorido y profesional.

En el bonito *The French Laundry Cookbook* (El libro de cocina de la lavandería francesa), del jefe de cocina Thomas Keller, puedes encontrar bonitas fotos de los tipos de platos por los que los clientes pagan más de trescientos dólares por persona (sin contar el vino) para disfrutar de ellos. Casi cualquier plato incluye algo de almidón, *pero en la proporción adecuada*. Considéralo de esta forma: en lugar de un montón masivo de puré de patatas con un medallón de carne de vaca y un ramito de guarnición verde, tendrías ese mismo medallón de carne de vaca sobre una base del mismo tamaño de puré de patatas, cargado con mantequilla y crema, rodeado por una capa de salsa semiglaseada y acompañado con una colección de coloridas hortalizas estofadas cuidadosamente elegida.

Pero no tienes que ser un jefe de cocina con estrellas Michelín para ofrecer a tu familia platos que coincidan con las mismas proporciones que instintivamente nos parecen apetitosas. Ya sean italianos, sureños, chinos…, simplemente estamos hablando de devolver parte del color beige y blanco, de forma que el colorido sabor y los ingredientes ricos en nutrientes puedan dominar la composición.

No soy una fanática de dividir los alimentos en hidratos de carbono, proteínas y todo eso. Pero, puesto que los alimentos almidonados, de calorías vacías, llenan tantas estanterías en el supermercado, es una categoría de la que tenemos que ser conscientes. Aconsejo a mis pacientes con diabetes, o a aquellos que quieren perder peso, que mantengan la ingesta total media de hidratos de carbono por debajo de cien gramos al día. Eso permite un pequeño tazón de pasta, cuatro rebanadas de pan o dos manzanas, y eso es todo.

Azúcar de la fruta

Otra gran fuente de azúcar que sorprende a mucha gente es la fruta dulce y azucarada. Llevamos mucho tiempo escuchando que debemos «comer frutas y hortalizas», como si las dos cosas fueran equivalentes. Pero no lo son. Las hortalizas contienen una proporción entre nutrientes y energía mayor que la fruta. Incluso las frutas con un contenido en nutrientes decente –como los arándanos silvestres– están llenas de azúcar. Cuando comes cítricos, estás tomando una buena cantidad de azúcar con muy pocos nutrientes incluidos. Por eso, para la mayoría de la gente, comer una ración de fruta del tamaño de una manzana, al día, es suficiente. Con todo ese azúcar, la fruta no se considera un alimento saludable. Como digo a mis pacientes, la fruta es una alternativa más natural que una barrita de golosina. Y el zumo de fruta, que carece de la fibra y de muchos de los antioxidantes, es un poco mejor que un refresco.

Las personas suelen protestar por la idea de que la fruta debe consumirse en cantidades limitadas. «¡Al menos es azúcar natural!», dicen. Sin duda, pero todo el azúcar es natural. El azúcar de caña es natural. Lo mismo el maíz del que se extrae el sirope de maíz con alto contenido en fructosa. La diferencia entre el azúcar de la fruta y el del sirope de maíz con alto contenido en fructosa (o el azúcar glaseado o el granulado) es que el primero está aún en su material fuente y el último se ha refinado de la fuente y no tiene otros nutrientes. Y sí, eso hace que la fruta sea un poco mejor que el azúcar, pero no es nada por lo que haya que alterarse. Aunque las frutas sí contienen fibra, minerales, taninos y otros flavonoides, que pueden funcionar como antioxidantes, la fruta dulce es principalmente azúcar.

¿Qué ocurre con la miel? Lo mismo: principalmente azúcar y muy poco de nada más. La vitamina C resulta ser un tipo de azúcar que no podemos hacer y que necesitamos comer, y una naranja al día nos ofrece la mayor parte de lo que necesitamos. Pero, de nuevo, también lo hace un pimiento verde (técnicamente una fruta), pero sin todo el azúcar innecesario y dañino.

Para empeorar las cosas para los amantes de la fruta, la fructosa coloca al hígado en modo de almacenamiento de grasa. Algunos creen que el crecimiento explosivo del consumo de fructosa en forma de sirope de maíz con alto contenido en fructosa puede ser el responsable de la mayor incidencia de un problema llamado *hígado graso*. Por tanto, aunque los nutricionistas y los médicos sigan insistiendo en que el azúcar de la fruta es mejor que la sacarosa, otros no están tan seguros. Pero todo el mundo está de acuerdo en que comemos mucho más azúcar del que deberíamos.

¿ES EL SIROPE DE MAÍZ CON ALTO CONTENIDO EN FRUCTOSA PEOR QUE EL AZÚCAR DE MESA?

¿Qué es el sirope de maíz con alto contenido en fructosa? ¿Es realmente más probable que te engorde o que te produzca diabetes que el azúcar de mesa, la miel o cualquier otro edulcorante?

El maíz, de hecho, no contiene casi nada de fructosa. Contiene almidón (un hidrato de carbono «complejo»). La producción de sirope de maíz comienza con la descomposición enzimática del almidón del maíz en sus unidades de moléculas de azúcar, glucosa (esta degradación tiene lugar en tu tracto digestivo durante la digestión de cualquier almidón). Después, otra enzima convierte la glucosa en fructosa, para crear el sirope de maíz con alto contenido en fructosa (HFCS).[19] La fructosa del HFCS es idéntica a la fructosa que aparece de forma natural. Lo que es diferente es que falta el resto de los nutrientes de la fruta (o del grano).

Antes de la explosión de la industria del HFCS, en 1978, los productos de fruta y grano (trigo, arroz, avena, cebada, etc.) eran la principal fuente de fructosa. Ahora, el consumo de granos y frutas ha descendido,

19. *High-fructose corn syrup. (N. del T.)*

y, aunque consumimos mucho más HFCS, nuestro consumo total de fructosa sólo ha aumentado en un 1 por 100 (del 8 por 100 al 9 por 100 de la ingesta total).[20,21] Por tanto, a la fructosa lógicamente no se le puede culpar de la epidemia actual de obesidad y diabetes. La raíz de la obesidad actual tiene más que ver con el hecho de que el consumo total de calorías ha aumentado en un 18 por 100, y el consumo total de hidratos de carbono ha aumentado en un tremendo 41 por 100 por encima del nivel del año 1978.

¿Podemos sobrevivir a base de fruta?

Los fruitarianos, a veces llamados fructarianos, son un subconjunto de los vegetarianos. Algunas personas se consideran fruitarianas si al menos la mitad de su dieta consta de fruta, mientras que otras llegan hasta el final –si me perdonan la expresión– y comen sólo fruta. Hay muchas explicaciones para adoptar este estilo de vida, desde referencias bíblicas hasta pruebas anecdóticas de los beneficios de la fruta. La más conocida parece ser que, puesto que estamos relacionados con los monos y otros primates comedores de fruta, vivir a base de fruta es natural.

Es importante recordar que muchos primates, incluidos los monos, complementan su dieta con otros alimentos, como hojas, cortezas, bichos, frutos secos y a veces carne; incluso, en alguna ocasión, carne de primates más pequeños. Algunos animales pueden funcionar comiendo mucha fruta porque sus tripas, grandes y redondas, contienen sistemas digestivos específicamente diseñados para ese propósito. Los tractos digestivos de los orangutanes, pájaros y otros comedores de fruta están especializados para fermentar los nutrientes simples en otros más complejos, lo que les permite obtener de la fruta más nutrición de la que nosotros podríamos.

Los animales que viven a base de fruta u otros alimentos azucarados no absorben mucho azúcar en sus torrentes sanguíneos. La forma en que

---

20. «Fructose and non-fructose sugar intakes in the US population and their associations with indicators of metabolic syndrome», Sam Sun *et al.*, *Food and Chemical Toxicology*, 49,11 (2011):2874-2882.

21. «Dietary fructose consumption among US children and adults: the third national health and nutrition examination survey», Miriam Vos *et al.*, *Medscape J Med*, 10,7 (2008) 160.

están organizados sus sistemas digestivos permite a estos especialistas, en primer lugar, fermentar los hidratos de carbono en el interior de cámaras especiales donde las bacterias, las levaduras y otros microbios crecen, se multiplican y sintetizan vitaminas, aminoácidos y otros nutrientes (para su propio uso). Estos microbios probióticos fermentan las frutas ricas en azúcar y las convierten en una lechada en la que abundan los nutrientes esenciales para la vida. En el momento en que la lechada alcanza un punto, a lo largo del tracto digestivo, en el que puede tener la absorción, se transforma en algo mucho más complejo. El proceso es muy similar al empleado por los animales que comen hierba, al fermentar los alimentos ricos en celulosa y convertirlos en productos más nutritivos. Si nuestros sistemas digestivos estuvieran diseñados como los de un gorila, podríamos comer mucha más fruta. Pero, puesto que necesitaríamos un intestino más largo para conseguirlo, también tendríamos barrigas del tamaño de un gorila.

¡COME COMO UN ADULTO!

Cuando yo tenía cuatro o cinco años, pensaba sobre «comidas de niño» en cosas como *cupcakes*, mantequilla de cacahuete y sándwiches con jalea, con cereales, y muchos y muchos tallarines. Cuando los adultos salían para comer ellos solos, imaginaba que comían cosas como hígado, pescado, huevos, queso oloroso y estofados espesos y con carne. En mi imaginación, probablemente ni siquiera tomaban postre.

Lo que no sabía era que, desde la década de 1980, el Departamento de Agricultura estadounidense ha fomentado prácticamente sin cesar el consumo de azúcar para todos, y recomienda que el 60 por 100 de nuestras calorías diarias procedan de alimentos ricos en hidratos de carbono. Por tanto, resulta que la mayoría de los adultos que había en mi vida también comían comidas de niño. Actualmente, con toda la comida para picar, galletas, tentempiés, caprichos y azúcar por todas partes, también puede que tengamos una fiesta de cumpleaños que no se detiene nunca. No es de extrañar, entonces, que muchas personas luchen contra su peso.

Entonces, ¿qué significa comer como un adulto? El primer paso consiste en reconsiderar las relaciones entre la naturaleza, la dieta y tu cuerpo. En lugar de visualizar los alimentos en categorías diferenciadas de compuestos químicos sin sabor, quiero que lo entiendas como lo hicieron tus antepasados, y para apreciar que la nutrición capta el poder de la naturaleza y lo lleva a tu cuerpo. Una vez que aprendas los Cuatro Pilares de la Cocina Mundial, y cómo reproducirlos, te encontrarás en el buen camino para hacer que tus genes funcionen de la forma que quieres, liberando el poder de todo tu potencial genético.

PARTE TERCERA

VIVIR AL ESTILO DE LA NUTRICIÓN PROFUNDA

CAPÍTULO 10

Los Cuatro Pilares de la Dieta Humana

Alimentos que programan tu cuerpo para la salud, el cerebro y la belleza

- Existe una Dieta Humana que tiene el potencial de aportar una nutrición óptima, independientemente de nuestra raza.
- La Dieta Humana no se define utilizando largas listas de alimentos aceptables y prohibidos, sino más bien mediante una serie de estrategias.
- Cuatro estrategias, que yo defino como los Cuatro Pilares de la Dieta Humana, unifican todas las dietas tradicionales.
- Los mejores jefes de cocina utilizan las cuatro estrategias, y ésa es la razón por la que digo que los jefes de cocina son los nutricionistas originales.
- La dieta estadounidense moderna utiliza sólo una de estas cuatro estrategias, el uso de alimentos frescos.

Si alguna vez has visto en uno de esos museos exhibir al «hombre antiguo», puede que recuerdes todo tipo de puntas de flecha y lanzas. O tal vez una maqueta de cazadores con armas que apuntan amenazadoramente a una bestia gigante, pesada y con grandes colmillos, mientras, en otro lugar, las mujeres ahúman carne en torno a un fuego. Con esta visión masculina de la historia podemos tener fácilmente la impresión de que la agresividad pura permitió a los primeros humanos cazar más animales que sus competidores, sobreviviendo y superándoles para ser los únicos que se aventuraron a emigrar desde África hasta todos los rincones del planeta. Pero esto es sólo la mitad de la historia. La otra mitad es lo que ocurre después de que se mata al animal y se lleva a casa. Este capítulo da un giro a nuestra etapa histórica de 180 grados, de forma que los cocineros se sitúan delante, como los verdaderos héroes de nuestro viaje histórico compartido.

La invención, creatividad y estudio asombrosos que los seres humanos han perfeccionado en el sector del arte culinario merece una mayor valoración científica. Otros animales pueden cazar, pero sólo los humanos han inventado técnicas sofisticadas para extraer hasta el último trozo del contenido nutricional del mundo comestible que nos rodea. Ese conocimiento –heredado, mejorado y transmitido– nació a base de ensayo y error, y lleno de inspiración. Armados con estas habilidades, las Julia Child[1] del mundo antiguo pudieron incorporar una mayor diversidad de nutrientes en la historia de la evolución humana de lo que habría sido posible de otra manera. En este capítulo examinaremos las tradiciones de cocina regionales de todo el mundo, no para identificar cuál es mejor, sino para describir lo que todas tienen en común. Si ya has leído hasta aquí, sin duda habrás tenido la impresión de que creo que los prerrequisitos de la salud y la enfermedad no son misteriosos de ningún modo. Las normas de la vida saludable se han transmitido de una generación a la siguiente. Cualquiera con curiosidad y sentido común puede reconocer su lógica.

Siguiendo el mismo estilo, no necesitamos rompernos la cabeza preguntándonos qué dieta de moda deberíamos seguir y cuál –porque los expertos lo dicen ahora– se supone que tenemos que rechazar. Sólo necesitamos consumir aquellos alimentos que nos han guiado a través de los más duros ensayos con los que la Madre Naturaleza pone a prueba sin piedad y ajusta sus creaciones. No es sólo una feliz coincidencia que por instinto prefiramos el sabor de esos alimentos que se ha demostrado que han tenido éxito durante milenios –no sólo para prevenir el cáncer, proteger nuestros corazones y mantener suficientemente fuertes nuestros sistemas inmunitarios para evitar las enfermedades–, esos alimentos que han asegurado el crecimiento adecuado y la salud de los hijos de nues-

1. Jefa de cocina, escritora y presentadora de televisión estadounidense. *(N. del T.)*

tros antepasados, sus hijos, y sus hijos y los de éstos. Todas las dietas de moda vienen adornadas con afirmaciones de éxito. Pero sólo los Cuatro Pilares, esas cuatro clases de alimentos –la base nutricional de la especie *Homo sapiens*– puede decirse que nos ha hecho como somos.

LOS CUATRO PILARES: LA BASE DE LA DIETA HUMANA

Una forma en que puedes reproducir una dieta saludable sería limitarse a coger la cocina tradicional de alguna región y copiarla exactamente. El problema es que no hacemos eso. Cuando leemos libros sobre, por ejemplo, la dieta mediterránea o la dieta Okinawa, y utilizamos esas recetas, raramente creamos los mismos platos como la gente que de verdad vive en esas regiones. ¿Por qué? Normalmente, las recetas son inexactas. Los autores las reinterpretan y sustituyen los ingredientes difíciles de encontrar o poco familiares por sustitutos que puedes comprar en cualquier supermercado. Las grasas tradicionales, como la manteca, se sustituyen por aceites vegetales recomendados por el gobierno. (¿Por qué es esto un problema? *Véase* el capítulo 7). Los cortes variados, poco conocidos y a menudo imposibles de encontrar, se reemplazan por alternativas sin hueso, sin piel y bajas en grasa. Cualquier comida para la que se tarde más de una hora de preparación se elimina de la lista de posibilidades. Y si la receta requería originalmente componentes caseros –como alimentos con hueso, pasta fresca u hortalizas fermentadas–, las instrucciones se reescriben en nombre de la comodidad y terminas con instrucciones para preparar comidas carentes de los alimentos que las convierten en sabrosas, auténticas y saludables ante todo. Obtienes comida americana con especias exóticas.

Voy a mostrarte qué les falta a todos esos libros de cocina.

Esos componentes de la cocina tradicional, eliminados de la dieta o libro cocina típico incluyen los propios componentes que todas las dietas tradicionales con éxito tienen en común. Llamo a estos componentes los Cuatro Pilares de la Cocina Mundial. Estos alimentos fundamentales proporcionan a la gente sana de todo el mundo el flujo constante de nutrición que, independientemente de las peculiaridades culinarias regionales, proporciona adecuadamente los aportes nutricionales para los que nuestros cuerpos están programados. Aunque cada interpretación local parece única, en lo que respecta a las células de tu cuerpo, las dietas saludables son esencialmente iguales, y se basan en los mismos Cuatro Pilares:

- **Carne con hueso**
- **Alimentos fermentados y germinados**
- **Órganos y otros «bocados desagradables»**
- **Productos vegetales y animales frescos y sin adulterar**

Para nuestros paladares, el espectro de cocinas regionales es tan diverso como la ecología de nuestro planeta. En Hawái, antes de la llegada del capitán Cook, el alimento más importante era el *poi*, una pasta hecha con ñame asado y desecado (una raíz tuberosa) que podía almacenarse durante meses, rehidratarse a voluntad, y después, como paso final, fermentarse. Esta comida se complementaba la mayoría de las veces con pescado, coco y plátano. (Es interesante destacar que los *alii*, o clase real, comían menos *poi* y más alimentos con alto contenido en nutrición como el pescado, y también eran más altos. Sospecho que, como cualquier sociedad, la relación causa-efecto entre la altura y el acceso a los alimentos más escogidos se movía en ambas direcciones: unos mejores alimentos hacían que algunas personas fueran relativamente más altas; ser más alto ofrecía acceso a mejores alimentos). Hasta aproximadamente el año 1940, los esquimales netsilik tradicionalmente comían foca, pescado, liquen, y no mucho más. Hoy en día, en el desierto de Mongolia, las bandas nómadas de criadores de camellos comen principalmente productos lácteos, algunos granos, mucho té, hortalizas con raíces y carne. En el bosque húmedo de Papúa Nueva Guinea, uno de los últimos grupos de cazadores-recolectores que han sobrevivido, los kombai, comen larvas grasas de moscas gigantes, lagartijas, pájaros, corazones de palma con fécula molida y –en las ocasiones especiales– cerdo cebado. En la parte oeste de África, los granjeros conocidos como los mofu cultivan mijo, alubias y cacahuetes, buscan insectos y crían cabras y pollos, tal como han hecho durante miles de años. Aunque cada una de estas distintas dietas contiene alimentos que tal vez consideres extraños, el contenido nutricional que representan es tan familiar para tu cuerpo y para tu epigenoma como la sal o el agua. En lo relativo a las células de tu cuerpo, el aceite vegetal y las dosis masivas de azúcar son totalmente extraños. Si has seguido una dieta americana estándar, que cumple la pirámide de alimentos, cualquier dieta regional auténtica, sin importar lo exótica que sea, junto con el abandono del aceite vegetal y el azúcar, aportaría a tu cuerpo, tus células y tus genes un alivio bienvenido y largamente esperado. Pero no tienes que mudarte para obtener los beneficios de estas tradiciones. Simplemente incluye en tu dieta alimentos de cada uno de los Cuatro Pilares. Empieza comiendo algo fresco, una vez al día. Y ábrete paso para utilizar diariamente alimentos de dos o más categorías.

Cocina francesa

Aunque ninguna región ha dominado el mercado de la salud, la cocina francesa es especial. Con el telón de fondo de la comida internacional, la cocina francesa destaca por su variedad, profundidad y sensualidad indulgente. Los franceses escribieron literalmente el libro sobre las artes culinarias, puesto que todos los jefes de cocina formados en la tradición occidental deben sus habilidades a Auguste Escoffier y los pioneros culinarios que le precedieron. Algunos argumentarían que China merece la misma posición que Francia como epicentro culinario, puesto que es la fuente original de tantos alimentos que actualmente damos por supuestos. Pero, a diferencia de la comida china, italiana o mexicana, la comida francesa servida en Estados Unidos y por todo el mundo a menudo se prepara utilizando técnicas antiguas, lo que permite que conserve unos perfiles de sabor sin igual y su carácter saludable. Podríamos decir que la cocina francesa se basa firmemente en los Cuatro Pilares.

De todas las cocinas de todos los restaurantes del mundo, ¿por qué la comida francesa ha entrado en el siglo XXI con el mismo aspecto que tenía en la corte de Napoleón?

En una palabra, esnobismo. Este atributo francés famoso tiene sin duda su lado bueno, porque, sin él, el regalo universalmente celebrado de la expresión epicúrea nunca habría llegado a existir.

Las clases medias de comienzos del siglo XIX querían demostrar que se habían elevado por encima de «la simple necesidad física de nutrición».[2] El resultado fue una nueva forma de cocinar que las clases en ascenso, que ahora podían permitirse contratar jefes de cocina, llegarían a llamar *gran cocina*. La gran cocina era, y es, un estilo de cocinar ofrecido por los restaurantes de clase alta. Los jefes de cocina buscaban los mejores ingredientes regionales de la estación del año, y perfeccionaban sus técnicas para prepararlos, no tanto para maximizar la nutrición, sino para maximizar el sabor. «La gran cocina obtuvo su estatus porque enfatizaba el placer de comer en lugar de su estatus puramente nutricional».[3] A pesar de este nuevo énfasis, la gran cocina surgió en una época en que los verdaderos ingredientes –frente a cosas como el glutamato monosódico y el azúcar– eran los únicos materiales comestibles. Por tanto, cuando estos jefes de cocina concentraban los ingredientes reales y de calidad para intensificar el sabor, no podían evitar que se concentraran los nutrientes al mismo tiempo.

La codificación de la gran cocina en los textos profesionales se ha encapsulado en estupendas técnicas de siglos dorados para extraer el sabor y los nutrientes de alimentos conseguidos por toda Europa y Asia. No es coincidencia que los alimentos que representan cada uno de los Cuatro Pilares aparezcan una y otra vez en la cocina francesa clásica. En el capítulo 5 te he hablado sobre la «paradoja hispana», el hecho de que las mujeres hispanas recientemente inmigradas y con menos medios, ingiriendo comidas hispanas tradicionales, de algún modo lograban tener hijos más saludables que la mujer americana media. Como ya sabes, los franceses tienen su propia paradoja de la salud: tasas relativamente bajas de enfermedad cardíaca, a pesar de una dieta notablemente rica. Ahora que entiendes que estas dietas tradicionales son en realidad mucho más saludables que la típica dieta americana, podemos ver que nunca hubo ningún misterio en absoluto. La respuesta está en las grasas saludables, muy poco azúcar y gran cantidad de alimentos de cada uno de los Cuatro Pilares, empezando con la carne con su hueso.

---

2. *The Cambridge World History of Food*, Cambridge University Press, 2000, p. 1210.
3. *Ibid.*

■ Pilar 1 ■

CARNE CON HUESO

Es fácil disfrutar de una carne bien preparada, pero no hemos nacido con el conocimiento sobre cómo hacer que tenga buen sabor. Esa parte tenemos que aprenderla. Aunque el arte de hacer que la carne sepa bien puede ser tan simple como recompensante, si nunca has visto hacerlo a una persona, nunca sabrás el truco.

¿El secreto? Déjala con el hueso. La cena de Acción de Gracias es, para muchos, la comida más memorable del año que se concentra en un ave de gran tamaño, cocinada a fuego lento. Cuando cocines carne, cuanto más dejes todo junto –grasa, hueso, tuétano, piel y otros tejidos conectivos–, mejor. Esta sección te presentará las técnicas simples que las primitivas y altas cocinas utilizan para conseguir que la carne sea sabrosa, jugosa y compleja. Cuanto mejor sea el material con el que comiences, mejor será el sabor y mejor será para tu cuerpo. Por esa razón, y por mucho más, los animales criados de forma humana y que han pastado en suelo rico en minerales son los mejores. Te mostraré las cuatro reglas que debes conocer para preservar y mejorar el sabor y la nutrición de todos nuestros preciosos productos derivados del animal. Y te mostraré los conocimientos científicos que explican por qué dominar el arte del cocinado de carne es el primer paso para captar la verdadera potencia de la comida.

Cocinando carne, regla número uno: No la cocines en exceso

Hay dos tipos de personas, aquellas a las que les gustan los filetes poco hechos y aquellas que no. Si eres del tipo raro del medio, sabrás de qué lado te inclinas contestando a esta pregunta: ¿Qué te molestaría más? ¿Que el filete que acabas de encargar llegue a tu mesa poco hecho o demasiado hecho?

Cuando empecé a comer carne de nuevo, después de experimentar con el vegetarianismo en la escuela de graduación, la opinión de Luke de que la carne muy hecha es carne desperdiciada no me resultaba convincente. Pero, tras estudiar la química de la carne bien hecha frente a la poco hecha, me di cuenta de que, una vez más, su instinto primario dio en el blanco. Aún puedo recordar el esfuerzo necesario para tragar mi primer bocado sangriento, glutinoso y correoso, cuando me pasé al otro lado de la división culinaria. El delicioso jugo de carne, de color marrón, de Luke, permitió que mi primera vez fuese mucho más fácil. Ahora, doce años después y sabiendo mucho más, considero a la carne cocinada como una cosa fibrosa, correosa, áspera y carente de sabor. Nunca volveré atrás.

En lo que se refiere al filete, no es el tamaño lo que importa; es la consistencia y la textura. La carne excesivamente cocinada es dura porque su grasa, su proteína y sus moléculas de azúcar se han enredado y unido durante una orgía química salvaje y loca debida al calor. El resultado es un tipo de tejido de polímeros que requiere más trabajo para cortar con el cuchillo y más masticado, así como más tiempo para digerirlo. La peor parte es que muchos de los nutrientes que necesitamos se han echado a perder.

Los nutrientes arruinados no desaparecen por las buenas. Una vez ingeridos, tu cuerpo no podrá evacuarlos por alguna tubería de desagüe metabólica. Cuando el calor mata los nutrientes, lo hace causando reacciones entre nutrientes, formando nuevos compuestos químicos, incluidos carcinógenos conocidos (como los *hidrocarbonos aromáticos* y las *aminas cíclicas*), así como otras fusiones moleculares que dañan tus riñones y vasos sanguíneos.[4] Cuando la carne está cocinada adecuadamente, tienen lugar menos reacciones perjudiciales.[5] Los nutrientes y el sabor sobreviven, y pueden ahora liberarse en los jugos de la carne, donde son más biodisponibles, y más fácilmente saboreados y absorbidos.

4. «Dietary advanced glycation endproducts (AGEs) and their health effects–PRO», Sebekova K, *Mol Nutr Food Res*, septiembre de 2007, 51(9):1079-84.
5. «Methylglyoxal in food and living organisms (review)», Nemet I, *Mol Nutr Food Res*, diciembre de 2006, 50(12):1105-17.

DIVISIÓN HIDROLÍTICA

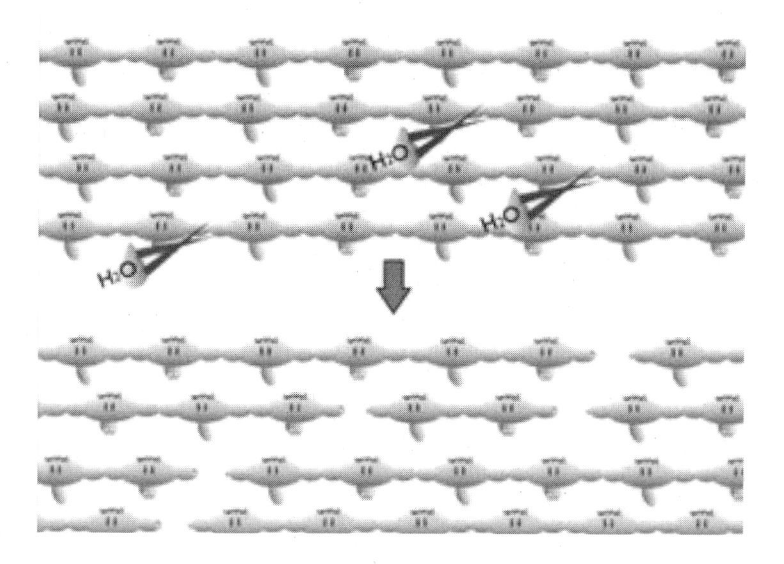

Perfectamente hecho. Las suaves y húmedas pinzas del calor sólo establecen suficientes vínculos de péptidos para romper las cadenas de proteínas largas (mitad superior) en segmentos de péptidos (mitad inferior). Mientras la carne permanezca húmeda, las filas se quedan claramente alineadas y separadas. Los problemas aparecen si la carne se seca, o si la temperatura sube por encima de 77 °C. Si el jefe de cocina permite que ocurra, la hidrólisis se detiene, las cadenas se curvan y se doblan formando un revoltijo, y aparecen nuevos enlaces irrompibles entre aminoácidos de cadenas distantes, entre aminoácidos y azúcares, y entre aminoácidos y grasas. Estas reacciones indeseadas generan toxinas, destruyen nutrientes y hacen que la carne sea dura de cortar y masticar.

Entonces, ¿qué grado de cocinado es demasiado cocinado? Si, cuando la cortas, no hay ni siquiera un chorrito de jugo, es que está demasiado hecha. El filete debería ser jugoso y de color rojo. Te recomiendo que comiences a comerlos hechos a medias y, una vez, que te hayas acostumbrado, pídelos poco hechos. Un último pensamiento: si eres fan de Anthony Bourdain, ya sabrás que los clientes de los restaurantes que encargan su filete muy hecho se llevan los cortes más viejos y de peor calidad. No es que los jefes de cocina los tengan para las personas que encargan sus filetes marrones, sino para dejar el producto más fresco para los paladares que pueden saborear la diferencia.

Cocinando carne, regla número dos: Utiliza la humedad, el tiempo y las partes

No hace mucho tiempo, en una fiesta, conocí a una mujer peruana de ojos oscuros con un acento sensual que acababa de descubrir la olla de cocción lenta. La había tenido durante dos años antes de que una amiga que la visitó la sacara de su confinamiento en la parte posterior del armario de cocina. Toda esa semana sólo comieron guisos. Después de años de indiferencia hacia ella, mi nueva amiga se había enamorado de su olla de cocción lenta porque «¡da mucho sabor!». Cuando le dije que los sabores buenos y complejos conllevan una buena nutrición, y que debería utilizarla todo el tiempo que deseara, se enamoró de mí.

Es un hecho poco conocido que, cuando un jefe de cocina habla sobre el sabor, también habla sobre los nutrientes. Cuando dice «algunos sabores tardan tiempo en desarrollarse», está diciendo que a veces tienes que esperar para que ciertos nutrientes se liberen. Cocinar carne lentamente es la mejor forma de convertir una comida normal en algo extraordinario, en términos de sabor *y* nutrición. El sabor potencial de la carne, o de cualquier comida, procede de su complejidad. Dependiendo del corte, la «carne» puede incluir músculo, tendones, hueso, grasa, piel, sangre y glándulas; cada parte es todo un mundo de diversidad química. Cuando se libera esa diversidad en tu lengua, puedes saborearla, y el sabor rico y jugoso significa que lleva todo un mundo de nutrientes.

En realidad no necesitas una olla de cocción lenta para cocinar carne lentamente y disfrutar de todos los mismos beneficios. Todo lo que necesitas es humedad, tiempo y partes (tantos tipos de tejidos distintos como sea posible: ligamentos, huesos, grasa, piel, etc.). Hacer sopa, estofados, mantener la tapa puesta para retener el vapor, cocer en su propio jugo cuando se cocina en el horno: todas estas técnicas mantienen la humedad dentro de la carne, lo cual permite a las moléculas de agua que se produzca la magia.

Aquí explico cómo. La transformación de, por ejemplo, un muslo de pollo frío y sin sabor en algo delicioso comienza cuando la humedad caliente atrapada en la carne genera las condiciones perfectas para la *escisión hidrolítica* (*véase* figura anterior). A temperaturas ligeramente calientes, las moléculas de agua actúan como una sierra de arco en miniatura, cortando cuidadosamente las largas y duras hebras de proteína, con lo que se pone tierno incluso el tejido más duro. Y puesto que el agua también evita que las hebras cercanas se unan, mantener húmeda la carne evita la formación de los revoltijos de proteína que hacen que la carne excesivamente cocinada sea tan dura.

¿Cómo se traduce en sabor la escisión hidrolítica? Es sencillo. Las papilas gustativas son pequeñas. El sitio del receptor donde se unen las sustancias químicas es diminuto. Por eso, las cosas que tienen sabor (llamadas *ligandos* del sabor) también deben ser diminutas. Si fueras a tomar un bocado de un muslo de pollo frío y crudo, no obtendrías mucho sabor de él. El acto de cocinar libera el sabor atrapado porque, durante el proceso de escisión hidrolítica, algunas proteínas quedan cortadas en segmentos muy pequeños, creando pequeñas hebras de aminoácidos llamadas *péptidos*. Los péptidos son suficientemente pequeños para que encajen en los receptores de nuestras papilas gustativas. Cuando lo hacen, conseguimos la sensación del sabor que los buenos fabricantes de comida llaman el «quinto sabor», o *umami*. (Ácido, amargo, salado y dulce son los otros cuatro sabores principales).

¿Cómo las partes adicionales (piel, ligamentos, etc.) generan una nutrición adicional? Las moléculas de agua tiran del tejido conectivo en la piel, los ligamentos, el cartílago e incluso el hueso, liberando una familia especial de moléculas llamada *glicosaminoglicanos*. Encontrarás los tres miembros más famosos de esta familia en los suplementos nutricionales para las articulaciones: glucosamina, sulfato de condroitina y ácido hialurónico. Pero estos suplementos procesados no están a la altura de los guisos gelatinosos, ricos por toda la familia extensa de moléculas constructoras de articulaciones. Lo que es más, el cartílago y otros tejidos conectivos prácticamente no tienen sabor antes de cocinarlos lentamente porque (igual que la proteína del músculo), las enormes moléculas de glicosaminoglicanos son demasiado grandes para que encajen en los receptores de las papilas gustativas. Después de cocinar a fuego lento, muchos aminoácidos y azúcares se separan de la molécula padre. Una vez liberados, podemos saborearlos.

La carne y las partes cocinadas lentamente son más nutritivas que sus primos maltratados por otra razón: los minerales. Las sales minerales se liberan del hueso y el cartílago durante el proceso de cocinado, así como de la propia carne. Estos tejidos son almacenes de minerales, ricos en calcio, potasio, hierro, sulfato, fosfato y, por supuesto, sodio y cloro. Resulta que nuestras papilas gustativas pueden detectar más de estos iones de lo que sospechamos previamente, incluidos el calcio, el magnesio, el potasio y posiblemente el hierro y el sulfato, además de los iones de sodio y cloro que forman la sal de mesa.[6] El cocinado excesivo atrapa estos materiales del sabor en una matriz indigerible de carne polimerizada que se forma cuando empieza a secarse. Sólo podemos saborear, y nuestro cuerpo únicamente puede utilizar, minerales que permanecen libres y disponibles.

Unas palabras sobre la complejidad del sabor. Aunque nos han dicho que algunas papilas gustativas saborean sólo lo salado, otras lo ácido, otras lo amargo y otras lo dulce, hay estudios que han revelado que, aunque las papilas gustativas pueden detectar un tipo de sabor preferentemente, una papila puede, de hecho, detectar diferentes ligandos del sabor simultáneamente. Resulta que cuantos más tipos de sabores haya más degustaremos cada uno. Cuando los péptidos y los iones de sal se enlazan con la misma papila gustativa, el resultado no es un sabor doble, sino una poderosa ampliación multiplicada por mil de la señal que llega a tu cerebro.[7] De este modo, nuestras papilas gustativas están diseñadas para ayudarnos a identificar y disfrutar de la complejidad (nutricional). (Por eso los perritos calientes, por ejemplo –o, mejor aún, las verdaderas salchichas– saben mejor con chucrut y mostaza agridulce).

Ahora, alguno de vosotros tal vez eche de menos su Arby's o su Big Mac. Pero debéis recordar que el glutamato monosódico y los aminoácidos libres que hay en las comidas rápidas engañan a vuestra lengua. El saborizante artificial glutamato monosódico (la sal sódica de un aminoácido llamado *glutamato*) se enlaza con los receptores del gusto igual que los

---

6. «Multidimensional scaling of ferrous sulfate and basic tastes», Stevens D, *Physiology and Behavior*, 2006, vol. 87, n.º 2, pp. 272-279.

7. «Neural circuits for taste: excitation, inhibition, and synaptic plasticity in the rostral gustatory zone of the nucleus of the solitary tract», Bradley RM, *Annals of the New York Academy of Sciences*, 855 (1), 467-474.

péptidos en carne cocinada lentamente. El glutamato monosódico y otras proteínas hidrolizadas se fabrican llevando la escisión hidrolítica hasta su término, degradando por completo los productos de proteína vegetal o animal en forma de aminoácidos individuales, mientras se eliminan de otros componentes celulares. Los establecimientos de dietética venden estos potenciadores del sabor en forma de Bragg's Aminos, que no son mejores que las salsas de soja hidrolizada. El problema con estos productos es que ciertos aminoácidos tienen efectos neuroestimuladores que pueden generar daño nervioso (los aminoácidos glutamato y aspartamo son los más potentes). Cuando se consumen en pequeñas cantidades como parte de una comida que contiene una variedad de nutrientes, los aminoácidos son realmente buenos para nosotros. Pero cuando se consumen en grandes cantidades sin su complemento normal de nutrientes (especialmente el calcio o el magnesio),[8] los aminoácidos neuroestimuladores pueden causar pérdida de memoria temporal, migrañas, mareos, etc. Por eso el concepto de alimentos integrales debe aplicarse a los productos animales y a las plantas. Limitarse a refinar la proteína de su fuente convierte a los aminoácidos saludables en compuestos potencialmente perjudiciales. (A propósito, las marcas tradicionales de salsa de soja derivan su sabor de los péptidos, que no sobreestimulan las células nerviosas).

Cocinando carne, regla número tres: Utilizar la grasa

Necesitamos comer grasa animal, igual que hemos hecho siempre. Mucha gente cree que los animales que comemos en la actualidad son inusualmente gordos, pero eso no es cierto. Aunque los animales alimentados con granos sí contienen grasas poco saludables (*véase* sección «Por qué pagar el precio de la carne orgánica, criada con pasto merece la pena», más adelante, en este mismo capítulo) y muchas donde es malo para el animal (como dentro del músculo), los animales que los humanos comían en tiempos pasados eran relativamente robustos ya que, siempre que era posible, la gente los cogía relativamente rellenos porque, se cazaban los que tenían un tamaño grande. El ciervo de corral, por ejemplo,

8. *Excitotoxins: the taste that kills*, Russel Blaylock, Health Press, 1996.

tiene sólo un 15 por 100 de grasa (por peso) en verano.[9] Pero en el momento en que la estación cambia se ceban para el ayuno del invierno y la báscula sube entre un 30 y un 40 por 100 de grasa.[10] De acuerdo con los primeros exploradores americanos como Samuel Hearne y Cabeza de Vaca, los norteamericanos nativos preferían los animales más gordos, y valoraban sus partes grasas por encima de todo. Cuando la caza era especialmente buena, dejaban la carne de músculo magro para los lobos.[11,12]

¿Cuáles son los beneficios nutricionales de nuestro apetito por la grasa? En primer lugar, es una buena fuente de energía, como el azúcar. Sin embargo, a diferencia de éste, la grasa es un material constructor de nuestras membranas celulares. Y a diferencia del azúcar, no desencadena liberación de insulina, lo cual fomenta al aumento de peso. Además, una comida abundante en azúcar daña nuestros tejidos, pero una comida abundante en grasa (natural) no lo hace (*véase* los capítulos 7 y 9). Y esto es algo que probé en la escuela de medicina, pero que olvidé después: necesitamos grasa para absorber la mayoría de los nutrientes liposolubles, incluidas las vitaminas A, D, E y K. El hecho de que la presencia de grasa en la carne también la proteja durante el proceso de cocinado podemos considerarlo una feliz coincidencia.

Aunque, para ser honestos, no es siempre sólo una coincidencia. Puesto que, para mantener la carne húmeda, la grasa debe estar localizada en la parte externa de un corte de carne, los buenos carniceros se esfuerzan por dar cortes recubiertos de una capa limpia de rica y sabrosa grasa. En animales más pequeños y delgados como los pájaros, la mayoría de la grasa se sitúa justo bajo la piel, naturalmente en el sitio perfecto para mantener la humedad durante el cocinado. Si quieres un pájaro jugoso y sabroso, por amor de Dios, no le quites la piel.

---

9. «Body composition of white tailed deer», Robbins C, J, *Anim Sci*, 1974, 38:871-876.
10. University of New Hampshire Cooperative Extension, acceso por Internet el 19 de agosto de 2008, en: www.extension.unh.edu/news/feedeer.htm
11. *The Journals of Samuel Hearne,* S Hearne, 1768, «El 22 de julio conocimos a varios extranjeros, a los que nos unimos en la búsqueda del caribú, que en ese momento era tan abundante que todos los días obtuvimos una cantidad suficiente para comer, y con mucha frecuencia matamos a varios por las lenguas, la médula ósea y la grasa».
12. *The Narrative of Cabeza De Vaca,* Cabeza de Vaca, Alvar Nuñez, traducción de La Relación, de Rolena Adorno y Patrick Charles Pautz, University of Nebraska Press, 2003.

Una de las últimas nuevas tendencias en el mundo de la comida pertenece directamente a la categoría de que todo lo antiguo vuelve a ser nuevo: vacas alimentadas con hierba. Las vacas alimentadas con pasto tienen todo tipo de ventajas, tanto para ti como para los animales. Tal vez hayas oído que la alimentación con hierba es buena para ti por su alto contenido en omega-3. Eso es cierto. Es también una fuente de vitamina K_2, constructora de los músculos y ácido linoleico conjugado (CLA) antiinflamatorio. Pero, para obtener los omega-3, la K_2 y el CLA, hay que consumir la carne con una capa externa de grasa (o el hígado o la médula ósea, u otros «bocados desagradables»; *véase* más abajo). Comparada con la mayoría de la carne del supermercado, que procede de vacas alimentadas con grano y está pesadamente veteada con grasa saturada resistente al calor, el músculo de las vacas que pastan es relativamente más magro. Entonces, cuando compras un filete de vaca alimentada con hierba, el músculo de las vacas que pastan es relativamente magro. Por tanto, cuando compras un filete de vaca alimentada con hierba, debes saber que necesitarás una técnica de cocinado más sutil que el típico filete de supermercado al que tal vez estés acostumbrado.

Más que sabor: Los efectos sinérgicos de la grasa

¿Te has preguntado alguna vez por qué la grasa sabe tan bien? Tenemos cinco receptores del sabor bien conocidos:

1. Dulce, que detecta los hidratos de carbono.
2. Ácido, que detecta el ácido (desempeña una función para que los nutrientes estén más disponibles).
3. Amargo, que detecta los antioxidantes, algunos de los cuales son también venenos.
4. Salado, que detecta el sodio y otros minerales.
5. Umami, el detector del aminoácido ya descrito.

Si no tenemos receptor para la grasa, ¿por qué nos gusta tanto? No es sólo tu imaginación lo que te induce a pensar que las galletas sin grasa no sepan tan bien como la cosa real. Durante mucho tiempo se pensó que el sabor de la grasa nos venía dado por la nariz. Pero, en 2005, unos investigadores franceses que bloquearon la capacidad de los sujetos de estudio de oler usando –lo adiviniste– pinzas de ropa en sus narices pusieron de manifiesto un receptor en la boca que detecta la grasa, llamado CD38.[13] Los sujetos demostraron que podían detectar una variedad de ácidos grasos de cadena larga, saturados, monoinsaturados y poliinsaturados, así como grasa oxidada potencialmente perjudicial. Podían incluso discriminar entre tipos de ácidos grasos.[14,15] Del mismo modo que los maestros culinarios ayurvédicos indicaron hace miles de años, puede haber seis grupos principales de sabor que nuestra lengua puede detectar.

No sólo podemos detectar la grasa, sino que igual que con otros ligandos, se produce también un efecto sinérgico. Cuando los ácidos grasos se enlazan con sus receptores, afectan a otras papilas gustativas de forma que su capacidad para detectar los sabores ácido, salado y amargo se ve potenciado. Esto tiene sentido porque muchos de los compuestos que saborean lo ácido y lo amargo son liposolubles, y se espera que la grasa mejore su absorción también en nuestros cuerpos. Por tanto, parece que nuestras lenguas están preparadas para guiarnos con los alimentos nutricionalmente complejos. A menos que un alimento se haya «dopado» con glutamato monosódico, otros agentes saborizantes artificiales o azúcar, o si nuestros sentidos se ven anulados con la ingestión crónica de azúcar, si algo 100 por 100 natural sabe delicioso, está prácticamente garantizado que será bueno para ti.

Por qué pagar el precio de la carne orgánica, criada con pasto, merece la pena

Si tienes un presupuesto limitado y quieres comida ecológica, sáltate las frutas y las hortalizas y dirígete al pasillo de la carne. Los productos animales ecológicos te ofrecen más por tu dinero porque se benefician de la *bioconcentración*. La concentración hace referencia al porcentaje

---

13. «CD36 involvement in orosensory detection of dietary lipids, spontaneous fat preference, and digestive secretions», Laugusterette FJ, *Clin Invest*, 115:3177-3184, 2005.

14. «Evidence for human orosensory (taste) sensitivity to free fatty acids», Chale-Rush A, *Chem Senses*, 1 de junio de 2007, 32(5):423-431.

15. «Multiple routes of chemosensitivity to free fatty acids in humans», Chale-Rush A, *Am J Physiol Gastrointest Liver Physiol*, 292: G1206-G1212, 2007.

de sustancia presente en algo. La bioconcentración es un proceso que da como resultado un organismo vivo que tiene una mayor concentración de sustancia que lo que le rodea.

La bioconcentración normalmente se utiliza en referencia a los contaminantes. Cuando rociamos las plantas con herbicidas y pesticidas, algunos penetran en sus tejidos. Cuando los animales comen estas plantas, también comen los pesticidas y los herbicidas. La mayor parte de estos productos químicos son liposolubles y se acumularán en la grasa. Puesto que las hortalizas son naturalmente bajas en grasa, cuando las compras ecológicas estás sólo evitando un poco de veneno. Cuando compras carne ecológica, especialmente los cortes grasos, lo estás evitando en gran medida.

La bioconcentración también tiene su lado bueno. Después de todo, es aquello en lo que consiste comer, obtener grandes cantidades de buena información de lo que comes. Las plantas bioconcentran nutrientes procedentes del suelo, de forma que un kilo de grasa, por ejemplo, tiene más potasio que un kilo del suelo en el que crece. Los animales llevan este proceso un paso más allá. Sus tejidos bioconcentran los minerales que la grasa ha tomado del suelo y las vitaminas que sintetiza la hierba.

La investigación ha demostrado que el caribú puede ver qué briznas de hierba son las más ricas en nutrientes y comer sobre todo esas. Presumiblemente, otros herbívoros tienen la misma capacidad. Esto sugiere que los animales criados ecológicamente que se mantuvieron confinados no son tan saludables como los criados en grandes pastos. Y una criatura que vive libremente debe ser la más saludable de todas. Por tanto, si cazas, o si conoces a un cazador que haya cazado de más, no dejes que este asombroso recurso se desperdicie: come tanta cantidad del animal como puedas.

Hay un factor más que hace que la carne ecológica merezca la pena. A los animales criados ecológicamente no se les puede (aún) legalmente administrar antibióticos u otros fármacos, excepto en caso de enfermedad. Esto significa que el granjero tiene que mantenerlos sanos, por lo tanto son más saludables de comer. Y a los animales criados ecológicamente tampoco se les puede administrar hormonas del crecimiento. Estas hormonas han demostrado ser capaces de sobrevivir al proceso de cocinado y digestión. Y algunos creen que las hormonas del crecimiento de algunos productos animales, utilizadas para aumentar la «eficiencia de conversión en comida» se añaden a los problemas de la obesidad y el cáncer.[16] Lamentablemente, a medida que las megaindustrias se hacen más fuertes, cambian las normas para facilitar poner la palabra *ecológico* en la etiqueta. La mejor apuesta es ser amigo de los granjeros de tu localidad.

Cocinando carne, regla número cuatro: Hacer acopio de huesos

Más que cualquier otra cosa, la salud de tus articulaciones depende de la salud del colágeno de tus ligamentos, tendones y extremos de tus huesos. El colágeno compone una gran familia de biomoléculas, que incluyen los glicosaminoglicanos, moléculas muy especiales que ayudan a mantener sanas tus articulaciones. La gente solía utilizar sopa y caldo hechos de huesos en todo momento, y al hacerlo aportaba al cuerpo la familia completa de glicosaminoglicanos, que solían proteger las articulaciones de la gente. Ahora que pocas personas hacen caldo de huesos, muchos de nosotros acudimos a las consultas de los médicos para tener prescripciones, operaciones y, últimamente, recomendaciones para comprar suplementos de glucosamina para las articulaciones, de venta libre. ¿Y qué es la glucosamina? Uno de los miembros de la familia de los glicosaminoglicanos, de moléculas constructoras de articulaciones.

Los veterinarios han utilizado suplementos de glucosamina para tratar a las mascotas con artritis durante décadas. Pero los médicos lo consideran una pérdida de tiempo, suponiendo que, puesto que la glucosamina es una molécula grande, el sistema digestivo la descompone. Nadie puede explicar cómo, pero los estudios han demostrado que la glucosamina es de algún modo capaz de resistir la digestión y atravesar la pared intestinal intacta.[17] Una vez que llega al torrente sanguíneo, *la glucosamina tie-*

---

16. *Seeds of deception, exposing industry and government lies about the safety of the genetically engineered foods you're eating*, Smith J, Yes Books, 2003, pp. 77-105.

17. «Nutraceuticals as therapeutic agents in osteoarthritis: the role of glucosamine, chondroitin sulfate, and collagen hydrolysate», Deal CL, *Rheumatic Disease Clinics of North America*, vol. 25, n.º 2, 1 de mayo de 1999, pp. 379-395.

ne un tropismo especial para el cartílago.[18] (Se trata de lenguaje técnico para «de algún modo, saber adónde ir»). Incluso más asombroso es que la glucosamina pueda en realidad estimular el crecimiento de colágeno nuevo y sano, y ayudar a reparar las articulaciones dañadas.[19]

Y el colágeno no está sólo en tus articulaciones; está en los huesos, la piel y las arterias, y en tu cabello, y prácticamente en todas partes. Esto significa que el caldo rico en glucosamina es un tipo de suero de la juventud, capaz de rejuvenecer tu cuerpo, sin importar la edad. Después de décadas de escepticismo, los ortopedas y los reumatólogos están ahora aceptando su uso en personas con artritis, recomendándola para «superar o posiblemente revertir parte de la degradación que tiene lugar con las heridas o las enfermedades».[20] A partir de estos hechos, parece apenas inverosímil sugerir que comer este producto en las sopas y las salsas desde la niñez permite tener articulaciones más fuertes.

Uno de los compañeros de golf de Luke, nacido y criado en Kauai, no necesitaba que le convencieran. Como hijo de un hogar filipino, comía grandes cantidades de carne con hueso mientras crecía. Un día, cortando una pierna de cabra para echar al guiso, le preguntó a su madre sobre el material blanco y brillante de los extremos de los huesos. Ella le dijo que tenía el mismo tipo de material que sus propias articulaciones. Al instante, decidió que comer ese cartílago brillante sería bueno para su propio cartílago. Desde entonces ha comido carne con hueso, asegurándose de masticar los extremos. Ahora sus amigos toman fármacos para la artritis, mientras él practica surfing y golf dos veces por semana.

No sólo el caldo de huesos desarrolla articulaciones sanas, sino que el calcio y otros minerales ayudan a que crezcan tus huesos. Uno de mis pacientes es un encantador joven cuyo padre es jefe de cocina. El jefe de cocina mide 1,78 metros y su mujer 1,65. Ambos son intolerantes a la lactosa, y por eso, durante años, su padre, el jefe de cocina, ha hecho caldo de huesos y los ha utilizado como base para preparar arroz, puré

---

18. *Ibid.*

19. «The heparin-binding (fibroblast) growth factor family of proteins», Burgess W, *Annual Review of Biochemistry*, vol. 58: 575-602, julio de 1989.

20. Tal como se publicó en la página web de la Fundación Stone para la Ayuda e investigación de la Artritis, acceso el 10 de octubre de 2007, en: www.stoneclinic.com/jJanuaryews.htm

de patatas, sopas y salsas espesas. Hizo esto de forma que él y su mujer intolerante a la lactosa obtuvieran suficiente calcio de la dieta. Aparte del calcio, la sopa de huesos también contiene glicosaminoglicanos, así como magnesio y otros minerales constructores de huesos –básicamente un paquete total de desarrollo de huesos y articulaciones–, sobre la mayoría de los cuales el jefe de cocina no sabía nada. Sin embargo, el ADN de su hijo sí lo sabía. Este chico de padres de altura media comenzó su vida con un tamaño normal, pero su gráfica de crecimiento ilustra que, a lo largo de los años, se ha hecho gradualmente más alto que la media. Ahora, con diez años, su altura y masa muscular ya se salen de la gráfica. Por cierto, sus dientes son rectos, no necesita gafas y es el nadador número uno de su equipo.

¿Coincidencia? ¿Datos anecdóticos que nos engañan? No lo creo. Todos sabemos que la vitamina D y el calcio son buenos para los huesos en crecimiento de un niño. Y, como vimos en el capítulo 5, se necesita toda una serie de vitaminas y minerales para construir un esqueleto sano. Cocinar carne con su hueso nos permite extraer todas esas vitaminas y minerales bien conocidos, más los factores de crecimiento de los glicosaminoglicanos. Para tener hijos altos, fuertes y bien proporcionados, suelen decirnos que beban leche. Y si estamos hablando de leche ecológica –¡especialmente cruda!– estoy de acuerdo. Pero, si fueran mis hijos, también me aseguraría de que reciban raciones habituales de sopas y salsas caseras, y cualquier otra cosa en la que pueda pensar para comer más caldo.

Los beneficios del consumo de caldo superan a los de tomar una píldora por un par de razones: en primer lugar, el bajo calor utilizado para hervir lentamente el material de nutrientes de hueso y articulaciones es mucho más suave que el calor y la presión destructivos implicados en la producción de tabletas de glucosamina. Segundo, en lugar de extraer sólo uno o dos factores, el caldo nos ofrece el complejo completo de componentes del cartílago –algunos de los cuales aún tienen que identificarse en el laboratorio–, más vitaminas y minerales. La complejidad nutricional del caldo lo convierte en una sustancia prácticamente perfecta para desarrollar hueso y soportar la salud de las articulaciones. Y no es coincidencia que tenga buen sabor. Los sabores ricos y satisfactorios convencieron al padre de la ciencia culinaria francesa moderna, Auguste

Escoffier, de que el caldo era esencial en las cocinas. «Sin él, no se puede hacer nada».

Nuestros antepasados probablemente descubrieron la magia de los huesos hace mucho tiempo. En la parte noroeste del Pacífico, las excavaciones arqueológicas han hallado pruebas de que, siglos antes de Escoffier, los americanos nativos complementaban su dieta de invierno de pescado frito rompiendo deliberadamente los huesos de los animales herbívoros para guisarlos. Esto no sólo libera nutrientes para los huesos, sino también la grasa del tuétano y vitaminas en la sopa. Y los antropólogos que estudian a los cazadores-recolectores desde el Canadá hasta el Kalahari, descubren que esta práctica de explotar los nutrientes del hueso y del tuétano fue y es «casi ubicua».[21,22] Mientras visitaba una granja en Nueva Zelanda, conocí a una vital e interesante mujer de ochenta y tantos años que me contó sobre la tradición escocesa de «transmitir el hueso». En la pequeña aldea donde creció, nada se desechaba. Las articulaciones cartilaginosas de la rodilla y los huesos de las patas eran especialmente apreciados, y pasaban de casa en casa. Cada familia ponía los huesos en un cazo sobre el fuego, para hervir durante una noche antes de pasarlos a su vecino, hasta que el hueso estuviera «gastado». Mientras caminaba por las colinas de su finca, la mujer me explicó que los huesos se compartían porque ella y sus vecinos estaban convencidos de que «algo de su interior los sostenía». En efecto, así es. Así que sáltate el pasillo de los fármacos y ve directo al carnicero de tu localidad para obtener los huesos y hacer tu propio caldo casero.

Durante miles de años, pueblos de todo el mundo hacían un uso completo de los animales que consumían, cada bocado, hasta la médula ósea y las articulaciones. Puedes suponer que, con todo este tiempo y todas las generaciones, nuestros cuerpos, incluidas nuestras articulaciones, podrían crecer tan acostumbrados a esos nutrientes que se desarrollarían, repararían y funcionarían normalmente sin ellos. Tendrías razón. Y lo que es cierto de los huesos lo es de otras partes de los animales. Con el

---

21. «Determinants and implications of bone grease rendering: a Pacific Northwest example», Prince P, *North American Archaeologist*, vol. 28, n.º 1, 2007.

22. «A new approach to identifying bone marrow and grease exploitation: why the "indeterminate" fragments should not be ignored», Outram AK, *Journal of Archaeological Science*, 2001, 28, pp. 401-410.

paso del tiempo, nuestros genes se han programado con la necesidad y expectación de una entrada constante de nutrientes familiares, alguno de los cuales sólo pueden conseguirse de las partes más variadas de las carnes, incluidos los huesos, las articulaciones y los órganos.

■ Pilar 2 ■

CARNE DE ÓRGANOS, VISCERALMENTE BUENA PARA TI

Hace mucho tiempo, cuando se mataba un ciervo y se colgaba en un gancho para desmembrarlo, el cazador empezaba insertando un cuchillo justo por debajo de la apófisis xifoides, en el extremo inferior del esternón y moviéndolo rápidamente hacia el hueso púbico. Cuando se hacía adecuadamente, los intestinos salían de la tripa y caían naturalmente al suelo, *derrumbados*. En su uso moderno, el término *visceral* comprende cualquier parte del animal excepto la carne del músculo.

Si alguna vez has visto uno de esos programas de viajes patrocinados por algún sarcástico glotón que come alimentos extraños en locales exóticos, tal vez recuerdes escenas de vendedores callejeros de Calcuta friendo cerebros en una sartén, o golosinas servidas en un restaurante al aire libre de Uzbekistán, y pensar: ¿Cómo pueden comer eso? Todo es cuestión de con qué hemos crecido. Si hubieras nacido en otra parte tal vez babearías ante la vista de los pulmones clavados, igual que ahora te vuelves loco por un graso perrito caliente. De hecho, hasta hace poco, estas carnes de vísceras formaban parte de la comida americana, integrada en las dietas mediante un amplio rango de platos. Pasa las páginas de los libros de cocina de hace unas cuantas generaciones y encontrarás recetas para Halloween que requieren carne de órganos y otros cortes variados junto a guisos familiares y tartas. Mi edición de 1953 de *Joy of Cooking*[23] incluye cerebro de ternero y otras diez recetas con sesos, además de instrucciones para preparar comidas a partir de hígados, riñones, lengua, corazón, cabeza y timo.

Si echamos marcha atrás hasta libros de cocina impresos antes de la Revolución Industrial, encontraremos espantosas instrucciones que requieren el arsenal de instrumentos de una bruja, desde grandes calderos

---

23. La alegría de cocinar. *(N. del T.)*

hasta colecciones de huesos unidos. Del libro *The Ladies New Book of Cookery,*[24] publicado en 1852, listado bajo la preparación de carne de vaca, sabemos que el ama de casa tenía que «coger una lengua verde, ponerle clavo y hervirla lentamente durante tres horas». También se incluían consejos prácticos sobre cómo estimar la temperatura interna sin un termómetro para la carne: «Cuando los ojos se caen, el cerdo está medio hecho».[25]

Las esposas de nuestros padres fundadores seguían recetas que hacían un uso extenso de las vísceras, especialmente en otoño, cuando se mataban muchos animales para conservar la preciada hierba y el heno para los mejores criadores que podían repoblar los pastos de nuevo en primavera. Puesto que las vísceras se estropean rápidamente, debían consumirse o conservarse lo antes posible. Las amas de casa prudentes de los siglos XVII-XIX querían hacer uso de cada trozo y, desde un punto de vista nutricional, nada prepararía mejor a sus familias para el largo invierno que les esperaba. Las carnes de vísceras son ricas en vitaminas, especialmente las liposolubles, que pueden almacenarse en nuestras propias reservas de grasa durante meses. Cuando llegaba el invierno y se vaciaba la despensa, esos almacenes de nutrientes construidos internamente con la comida del otoño marcaban la diferencia entre la vida y la muerte, o entre un embarazo con éxito y otro plagado de complicaciones.

POR QUÉ DEBERÍAS COMER ESE PATÉ DE HÍGADO

Una de las más famosas defensoras de la carne de vísceras fue Adelle Davis, una bioquímica pionera en el campo poco desarrollado de la nutrición a mediados del siglo XX. Una paciente mía, que fue a la consulta de Davis en la década de 1940 por consejo de su pediatra para recibir ayuda por su asma incapacitante, no sólo fue tratada, sino también curada. En aquella época no había inhaladores. Cada vez que se resfriaba o cambiaba el tiempo, su madre tenía que acudir al hospital para que le adminis-

24. El nuevo libro de cocina para señoritas. *(N. del T.)*

25. The Ladies New Book Of Cookery: A Practical System for Private Families in Town and Country; With Directions for Carving and Arranging the Table for Parties, Etc., Also Preparations of Food for Invalids and for Children, Sara Hosepha Hale, New York, H Long and Brother, 1852, p. 93.

traran adrenalina. Davis aconsejó a su madre que fuera a la escuela con un termo de puré de hígado de vaca crudo cada día, que lograba beberse principalmente porque quería evitar la sala de urgencias. El hígado de vaca crudo aportaba todo un espectro de nutrientes que le faltaban para calmar la inflamación que disparaba sus ataques de asma. Pero puede también haber hecho mucho más, asegurando que su sistema nervioso estuviera configurado correctamente. En la actualidad, a sus setenta y tantos años, sus reflejos siguen siendo tan rápidos que pueden derrotar a Luke en el campo de tenis.

CARNE DE ÓRGANOS FRENTE A FRUTAS Y HORTALIZAS

Ración de 100 gramos	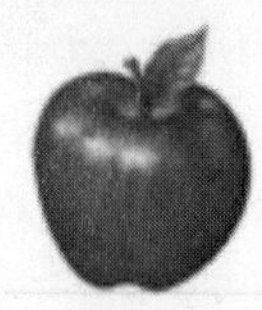	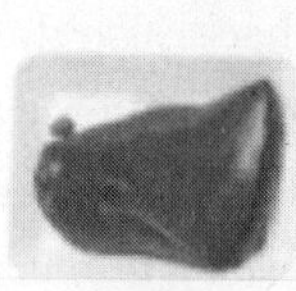	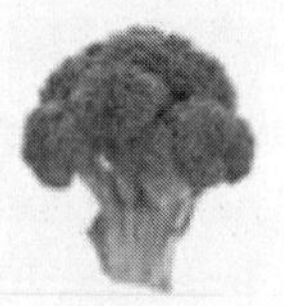
vitamina A	7*	10.602	261*
vitamina B_1	0,02	0,2	0,063
vitamina B_2	0,02	4,1	0,13
vitamina B_6	0,07	0,91	0,2
folato	4	217	108
vitamina C	8	23	64,9
niacina	0,1	10,7	0,553
ácido pantoténico	0,08	4,57	0,0616
magnesio	6	20	21

Kilo por kilo no hay comparación. En el capítulo 5 vimos cómo actualmente las mujeres estadounidenses están terriblemente mal nutridas. Un gran factor es la eliminación casi completa de la carne de órganos de nuestras dietas. Sin estos alimentos más densos en nutrientes, es casi imposible obtener una cantidad adecuada de vitaminas y minerales.

*Equivalentes de retinol. Sólo los productos animales contienen verdadera vitamina A; las frutas y las hortalizas contienen carotenoides y retinoides, que deben convertirse en el tracto digestivo. El factor de conversión ha sobreestimado el valor de las frutas y las hortalizas por un factor de cuatro. Estos datos se han revisado para reflejar el conocimiento actual, pero las tablas de nutrición de los productos del supermercado no se han añadido y, por eso, se ha exagerado la verdadera cantidad de vitamina A.

No te recomiendo que comas hígado crudo a menos que conozcas la fuente y que hayas tomados medidas para evitar ingerir parásitos.[26] Pero una rápida ojeada a las tablas de nutrición sobre el hígado y otras carnes revela por qué los médicos que se guían por la nutrición podrían utilizar estas partes como «curalotodos», tal como hacía Davis; son los verdaderos suplementos de vitaminas. Como explica en su libro *Let's Cook It Right,*[27] «el hígado es el lugar de almacenamiento o el "banco de ahorros" del cuerpo. Si hay un exceso de proteína, azúcar, vitaminas y cualquier mineral excepto calcio y fósforo, parte del exceso se almacena en el hígado hasta que se necesita [...] El hígado es, por tanto, nutricionalmente la carne más destacada que podemos comprar».[28] Por supuesto, si la vaca está enferma o se ha criado en un suelo agotado de recursos, el banco de ahorros del hígado probablemente también estará vacío.

A continuación, cito algunos ejemplos de los beneficios de comer distinta variedad de carnes:

El nombre en latín para la retina del ojo es *macula lutea*. (*Lutea* es el término latino para amarillo). Esta capa amarilla, espesa y membranosa del globo ocular es una rica fuente del nutriente luteína, un miembro de la familia de los retinoides, precursores de la vitamina A. Los suplementos de luteína se promocionan actualmente como buenos para la salud de la próstata y para prevenir la degeneración macular. La grasa de detrás del globo ocular es una fuente rica en vitamina A y luteína. (Si crees que es mejor tomar un suplemento que un globo ocular después del desayuno, recuerda que las vitaminas son sensibles al calor, la luz y el oxígeno, y es improbable que sobrevivan al procesamiento). Y, aunque tengas que pensar bien la idea de comer grasa del globo ocular, ten en cuenta que el viscoso jugo del ojo está formado en su mayor parte por ácido hialurónico, rico en glicosaminoglicanos. Puedes hacer que te inyecten ácido hialurónico en tus labios (para rellenarlos), tu rodilla (como tratamiento

---

26. Congelar durante dos semanas a -20 °C mata los parásitos.
27. Cocinémoslo correctamente. *(N. del T.)*
28. Let's Cook It Right, Adelle Davis, Signet, 1970, p. 87.

para la osteoartritis), e incluso en tu propio ojo (para tratar determinadas enfermedades oculares) por 200 dólares una dosis (veintiuna milésimas de gramo). Se llama Restylane. Pero puedes introducir este útil nutriente en tu cuerpo comiendo los ojos que se encuentran en la sopa de cabeza de pescado, y los glicosaminoglicanos encontrarán el camino hacia las partes del cuerpo que más los necesitan.

Los tejidos cerebrales y nerviosos son fuentes fantásticas de omega-3 y otros ácidos grasos y fosfolípidos, y con más de 1,2 gramos por cada ración de 100 gramos, son una fuente más rica de este nutriente esencial que prácticamente cualquier otra cosa.[29] Incluso las tráqueas contienen material del que no obtenemos lo suficiente en nuestro tiempo; de nuevo esos glicosaminoglicanos. Muchos de mis pacientes gastan más de cien dólares al mes comprando suplementos nutricionales que son mucho menos potentes que lo que nuestros antepasados disfrutaban a diario, simplemente incluyendo carnes variadas en su dieta.

Tal vez hayas observado un patrón aquí: comer ojos es bueno para tus ojos, comer articulaciones es bueno para tus articulaciones. La idea de que el consumo de una parte del cuerpo de un animal es bueno para la misma parte del tuyo es una interpretación de la homeopatía, que significa *lo igual cura lo igual*. Lamentablemente, en nuestra época la mayoría de esos potentes «suplementos» van a parar a la basura porque los productores de carne lavan estas ricas fuentes de nutrición y las dejan tiradas sobre el suelo del matadero, o se trasladan a la planta de procesamiento de desechos animales, donde montones de tejidos podridos se reprocesan en forma de comida para animales, grasa amarilla, a veces llamada «carne reciclada». La buena noticia es que, puesto que nuestra sociedad los valora tan poco, si tu carnicero te los puede guardar, probablemente te los venderá baratos. La mala noticia es que, una vez que los tengamos, no es fácil hacer que sean apetecibles: se necesita algo de tiempo y de saber hacer. (Los capítulos 13 y 14 incluyen consejos y recetas que te permitirán iniciarte). Para los adultos, la recompensa es una poderosa resistencia a las enfermedades. Para los niños, el despertar de su potencial

---

29. USDA Agricultural Resource Service Nutrient Data Library, acceso por Internet el 23 de diciembre de 2005, en: www.nal.usda.gov/fnic/foodcomp/search/

genético (crecimiento) conlleva recompensas que son indescriptiblemente más grandes.

■ Pilar 3 ■

MEJOR QUE FRESCO: FERMENTACIÓN Y BROTES

Los egipcios dejaban a un lado la masa hasta que se descompusiera,
y observaban con placer el proceso que tenía lugar.
Herodoto, siglo V a. C.[30]

En un viaje reciente a Bay Area, donde ofrecí una charla sobre nutrición, una buena amiga nos llevó a almorzar. «A ti te gusta la comida saludable», dijo. «Hay un nuevo restaurante vegetariano de moda que tenemos que probar». Abrir el menú se parecía a romper por la mitad un libro de texto para hacer tus lecturas asignadas; nada parecía apetitoso. Aunque el menú estaba repleto de jerga nutricional: «vivo», «dinámico», «enzima», las opciones eran simplemente malas interpretaciones de alimentos familiares: la pizza cruda, el burrito frío. Luke encargó un burrito, un disco comprimido de semillas rancias, acompañado con un toque de verduras frescas. Yo encargué la pizza, un disco igualmente comprimido con un tipo distinto de aliño sobre las verduras. Éstas eran buenas. El disco no lo era. La comida realmente viva es más dinámica que las hojas de ensalada, y más potente que un plato de semillas comprimidas; es comida que se ha *despertado* mediante el proceso de fermentación (un tipo de descomposición controlada), germinación (de una semilla), o ambas cosas.

Los vegetarianos en particular se beneficiarán de estas dos potentes metodologías para mejorar la nutrición porque conseguir una cantidad adecuada de proteína es más difícil con una dieta basada en vegetales, puesto que las plantas más ricas en proteína también contienen una buena cantidad de hidratos de carbono que elevan el azúcar sanguíneo, mientras que los alimentos animales más ricos en proteína no tienen hidratos de carbono. ¿Cómo reducen el contenido en hidratos de carbono los procesos de fermentación y germinación? Durante el proceso de germinación,

---

30. Parafraseado por HE Jacob en *Six Thousand Years of Bread: It's Holy and Unholy History*, Skyhorse, 2007, p. 26.

las enzimas convierten el almidón almacenado, rico en energía, en los numerosos nutrientes que requiere una semilla. Durante la fermentación, los microbios que se multiplican buscan azúcares simples y los convierten en una amplia variedad de nutrientes que utilizan para su propio crecimiento.

La fermentación y la germinación son también esenciales por otra razón muy sencilla: las plantas no evolucionaron con la idea de que deberían ser buenas para comer. De hecho, gastan una gran cantidad de energía para evitar a los entusiastas animales que pastan, y a otras criaturas que se las comerían alegremente. No tan indefensas como pueden parecer, las plantas protegen su frondosidad, tallos, semillas, raíces, y en menor medida incluso sus frutos, con insecticidas naturales y toxinas amargas que las convierten a algunas en inseguras para el consumo humano. A menos que en tu especie hayan evolucionado tus medios fisiológicos para neutralizarlos, las hemaglutininas, los inhibidores enzimáticos, los cianógenos, las antivitaminas, los carcinógenos, las neurotoxinas y los alérgenos de la planta dicen: «Cómelas bajo tu propia responsabilidad». Aunque no estoy de acuerdo, algunos investigadores han llegado tan lejos como para sugerir que «prácticamente todos los carcinógenos de la dieta son de origen natural, no industrial, como se suele creer».[31] La germinación y la fermentación desactivan eficazmente muchos de estos irritantes, lo cual explica por qué se sabe que los granos germinados y las hortalizas fermentadas con leche son más fáciles de digerir.

Muchos de los mejores alimentos actuales fueron originalmente fermentados, germinados, o ambas cosas. Si eliminamos la fermentación no hay nada a lo que podamos llamar vino. Ni siquiera la cerveza. Puede que olvides el pan, el yogur y el queso. El chocolate queda fuera, puesto que las puntas de cacao deben colocarse al sol durante aproximadamente una semana para dejar que el fruto fermente alrededor de las puntas y desarrolle toda su sinfonía de sabores. Y lo mismo podemos decir de las bayas de café. La lista de alimentos fermentados crece sorprendentemente cuando añadimos productos como el chucrut, los pepinillos, el ketchup y otros condimentos que –aunque ahora se producen industrialmente en masa añadiéndoles vinagre y sal–, tradi-

31. *The Cambridge World History of Food,* Cambridge Unviersity Press, 2000, p. 1474.

cionalmente generaban sus propios conservantes ácidos durante la fermentación. En *The Story of Wine,*[32] el escritor Hugh Johnson celebra la fermentación como una fuerza impulsora central de la civilización. La receta más antigua conocida, escrita en cuneiforme, trata sobre un tipo de pan de cerveza. Si nunca hubiéramos permitido que los granos del cereal germinaran, nunca habríamos inventado un pan suficientemente nutriente para mantener una población; durante los primeros diez mil años de cultivo del trigo y del grano, la tecnología para machacar las semillas no existía.[33] Y así, durante la mayor parte de la historia humana, el pan que da la vida no se hacía con harina, sino con semillas parcialmente germinadas. Lamentablemente, incluso en lugares como Francia, la gente no sabe apreciar sus propios microbios salvajes e indígenas. Y de este modo, a muchos alimentos (quesos, panes, vinos, etc.) se les ha quitado el sabor mediante la pasteurización, con el uso de cultivos de acción rápida con los que es más fácil trabajar, o con ambas cosas.

En las dos próximas secciones examinaremos la batalla de voluntades entre lo humano y lo vegetal, y veremos por qué los métodos tradicionales, sin tecnología avanzada, para neutralizar las toxinas de las plantas y maximizar la nutrición, son mucho más efectivos para generar productos saludables que los métodos actuales.

FERMENTACIÓN, PARTE 1: Fábricas de vitaminas en las células

El sistema digestivo humano es una quimera. Es una parte de *nosotros*, un billón de partes. Alimentamos al tubo largo y hueco que comienza en nuestra boca y se enrolla durante una docena de metros aproximadamente dentro de nuestra cavidad abdominal, hasta que termina en los que los médicos llaman el extremo posterior. El mundo de microbios puebla el tubo con suficientes bacterias y hongos hasta superar a nuestras propias células en una proporción de diez a uno.[34] El colon humano medio contiene más de ochocientas especies de microbiota y al menos siete mil

32. La historia del vino. *(N. del T.)*

33. *Wind, Water, Work: Ancient and Medieval Milling Technology,* Adam Lucas, Brill Academic Publishers, 2005.

34. «La flora intestinal como un órgano olvidado», Shanahan F, EMBO informes 7, 7, 688-693, 2006.

cepas distintas.[35] El 60 por 100 de la materia fecal que producimos consta de cuerpos de microbios. ¿Son esos microbios sólo parásitos, y nos beneficiamos de algún modo de su presencia?

Para responder a esto, debemos entender algo sobre un proceso llamado fermentación. Mi diccionario Webster describe la fermentación como una «transformación enzimáticamente controlada de un producto orgánico». El término clave es *transformación*. Las bacterias son capaces de transformar los compuestos indigeribles, insípidos e incluso tóxicos, en alimentos nutritivos y deliciosos. Sin ellos, los organismos multicelulares, desde las moscas hasta las ranas o los mamíferos, serían incapaces de digerir su comida. Con un arsenal de enzimas, los microbios pueden degradar las toxinas que, de otro modo, nos enfermarían o nos matarían, convertir los azúcares simples en nutrientes complejos, sintetizar las vitaminas de las que carece nuestra dieta (como la K_2 y la B_{12}), y dirigir la guerra química contra posibles patógenos. Todo lo que hacemos por ellas es proporcionarles un lugar caliente para que trabajen y mucha agua. Desde su perspectiva, nosotros somos los parásitos que viven gracias a su dura labor.

Los amables microbios no son especialmente exigentes en cuanto al sitio en que van a vivir. Al necesitar poco más que una temperatura constante, agua y unos pocos materiales orgánicos, las bacterias y los hongos son igualmente felices independientemente de que estén en nuestro aparato digestivo, una maceta de arcilla al sol, una caja de roble en el interior de una cueva, un saco de cuero, o incluso un huevo enterrado bajo tierra. Hace miles de años, la gente aprendió a aprovechar estos «factores» invisibles, lo cual se desarrolló previsiblemente bajo una cierta serie de condiciones. Esa habilidad abría un mundo de posibilidades, permitiéndonos conservar nuestra comida y crear todo un nuevo conjunto de sabores. La fermentación, en última instancia, se pondría en uso por personas de todo el planeta, y forma uno de los pilares fundacionales de todas las cocinas tradicionales.

Aunque actualmente tendemos a pensar en las bacterias y los hongos de nuestra comida como enemigos no deseados, y normalmente los lla-

35. «Nutrition and colonic health: the critical role of the microbiota», O'keefe SJ, *Curr Opin Gastroenterol*, enero de 2008, 24(1):51-58.

mamos «gérmenes», la civilización debe mucho a estos contaminantes. Sin la levadura naturalmente presente en el aire, nunca habríamos podido elaborar nuestro pan. En la década de 1960, los médicos descubrieron un ejemplo dramático del valor de la levadura. Las familias turcas pobres tenían hijos con un tipo de enanismo que al principio se creía que se debía a una mutación genética. Cuando no pudo identificarse ningún gen defectuoso, los investigadores examinaron los problemas nutricionales. Resultó que las madres de los niños afectados, así como los propios niños, tenían niveles bajos de zinc y otros minerales. Investigaciones posteriores revelaron que la causa de la deficiencia mineral era el consumo de pan sin fermentar.[36] El trigo, como todas las semillas, contiene compuestos que se unen a los minerales, llamados fitatos, que mantienen estables a los minerales hasta que hay buenas condiciones para la germinación. La levadura y otros microbios (como los que hay en la masa fermentada) contienen enzimas (llamadas fitasas) que descomponen los fitatos de las semillas, con lo que liberan el zinc, el calcio, el magnesio y otros minerales de sus jaulas químicas. Los padres de los niños con enanismo compraban pan barato, sin fermentar, y tampoco podían permitirse comer mucha carne, una buena fuente de zinc y magnesio. El pan sin fermentar era la gota que colmaba el vaso. Unidos a los fitatos, el zinc y el magnesio del pan pasaban por el sistema sin ser digeridos, lo cual generaba deficiencias de minerales que evitaban la expresión adecuada de los genes constructores de hueso de los niños.[37] Esto es sólo un ejemplo de lo que sucede cuando la gente compra comida basándose en el precio en lugar de en su valor nutricional. Puesto que pocas personas valoran la diferencia entre la comida auténtica, que cuesta más, y sustitutos similares que cuestan menos, los fabricantes se saltan los pasos de la fermentación siempre que pueden.

Y ésta es la razón por la que quiero contarte la verdad sobre la soja.

Algunos de mis pacientes hablan con mucho orgullo sobre cómo empezaron a comer tofu y a beber leche de soja, presuponiendo obvia-

---

36. «Serum or plasma cartilage oligomeric matrix protein concentration as a diagnostic marker in pseudoachondroplasia: differential diagnosis of a family», A Cevik Tufan *et al.*, *Eur J Hum Genet*, 15:1023-1028.

37. *The Cambridge World History of Food,* Cambridge University Press, 2000, p. 1473.

mente que yo creo que esas cosas son saludables. Apenas puedo evitar estropearles el juego. Las habas de soja contienen sustancias químicas llamadas *goitrógenos* y *fitoestrógenos*, que alteran el funcionamiento de las hormonas tiroideas y sexuales. Los chinos y los japoneses, que tradicionalmente comían soja, empapaban, enjuagaban y después fermentaban las habas durante largos períodos, neutralizando los compuestos peligrosos y utilizando las habas ricas en grasa y proteína como sustrato para la acción microbiana. El tofu, el natto, el miso tradicionales y otros productos a base de soja son increíblemente nutritivos. Las variantes comerciales de la leche de soja, el tofu y las fórmulas a base de soja para niños, por otra parte, no lo son. Cargadas con goitrógenos y fitoestrógenos, el consumo excesivo de estos alimentos se sabe que causa hipo e hipertiroidismo, cáncer de tiroides y –especialmente durante la niñez o el embarazo– trastornos reproductivos masculinos y femeninos.[38,39] He ayudado a varios pacientes con niveles anormales de hormona tiroides, y las irregularidades menstruales y sus cuerpos vuelven a la normalidad con sólo aconsejarles dejar de comer tanta soja.

Kilo por kilo, el material fermentado tendrá más nutrición dentro de él que el material crudo del que procede porque, aparte de actuar como máquinas de desintoxicación en miniatura, los microbios añaden grandes cantidades a lo que sea que está creciendo. Utilizando el poder de las enzimas, las bacterias y los hongos sintetizan todas las vitaminas, aminoácidos, ácidos nucleicos, ácidos grasos, etc. que necesitan a partir de materias primas tan simples como el azúcar, el almidón y la celulosa. Pueden desarrollarse en alimentos que nos dejarían horriblemente mal nutridos. Pero nosotros somos más grandes que ellos. Cuando comemos yogur, verdaderos pepinillos y verdadero chucrut –o cualquier alimento que contenga cultivos vivos–, nuestros jugos digestivos atacan y destruyen muchos de los pequeños bichos, haciendo explotar sus frágiles cuerpos. Muchos sobreviven (y nos protegen, *véase* más abajo), pero los

---

38. «Effects of soy protein and soybean isoflavones on thyroid function in healthy adults and hypothyroid patients: a review of the relevant literature», Messina M, *Thyroid*, marzo de 2006, 16(3):249-58.

39. «Infant feeding with soy formula milk: effects on puberty progression, reproductive function and testicular cell numbers in marmoset monkeys in adulthood», Tan KA, *Hum Reprod*, abril de 2006, (4):896-904.

que son digeridos nos donan todas sus partes nutritivas. Aunque después de que el proceso de fermentación ha finalizado, alimentos como el vino y el queso ya no contienen organismos vivos, se han enriquecido con las formas de vida que alojaron en su momento: el vino tiene más antioxidantes que el zumo de uva, y el queso más proteína que la leche.[40] Los pequeños bichos, en realidad, pueden sintetizar todas las vitaminas que necesitamos, excepto la D, y todos los aminoácidos esenciales. Y guardan otro truco en la manga. Como si no fuera suficiente, también pueden liberar minerales, conservar nuestra comida, sintetizar vitaminas y limpiar las sustancias químicas vegetales desagradables que nuestro cuerpo no puede manejar. Una vez dentro de tu cuerpo, literalmente lucharán por tu vida.

FERMENTACIÓN, PARTE II:
Potencia tu sistema inmunitario con probióticos

En 1993, las hamburguesas de una cadena de restaurantes, que tenían *E. coli*, hicieron enfermar a cientos de niños y mataron a varios. Por la misma época, la *E. coli* irrumpe en el sector de la manzana para obligar a que su zumo esté pasteurizado. En 2006, unas espinacas mezcladas con estiércol hicieron enfermar a más personas. En 2008, a los tomates contaminados con salmonella se les culpó de otro brote, hasta que se decidió que los pimientos jalapeños eran los verdaderos culpables. Parece como si siempre hubiera algo asqueroso en nuestra comida, listo para hacernos enfermar. Sin duda, hay agentes microbianos desagradables en todo momento en el aporte general de comida. La cuestión es: *¿Por qué hacen que algunas personas se pongan mortalmente enfermas, mientras que no afectan al resto?*

Resulta que tiene que ver con nuestra vida social. No hablo de la gente con la que nos vemos en las fiestas, sino de nuestras amigas del alma, las bacterias. El microbiólogo doctor Bonnie Bassler descubrió que los microbios también tienen vida social.[41] Lejos de comportarse

---

40. *Food Values Of Portions Commonly Used,* Pennington J, Harper, 1989.

41. «Quorum sensing: cell-to-cell communication in bacteria», Waters CM, Bassler BL, *Annu Rev Cell Dev Biol*, 21:319-346, 2005.

como manchitas estúpidas y preprogramadas, forman bandas, comparten información e incluso conspiran contra otros grupos de bacterias. De hecho, el turbulento mundo de los microorganismos refleja toda la violencia y el drama de una película del Oeste. Y el mundo microbiano opera bajo la misma rúbrica binaria. En lo que respecta a nuestro cuerpo, en lo relativo a las bacterias y los hongos, en realidad, sólo hay dos tipos: buenos y malos.

El primer grupo, al que se suele llamar con el término general *probióticos*, comprende las mismas bacterias beneficiosas que conservan, desintoxican y enriquecen nuestra comida. Estos microbios son amistosos y se portan muy bien. Al fin y al cabo, los alimentamos y les damos cobijo, por lo que les interesa mantenernos sanos. Para tal fin, segregan hormonas que ayudan a coordinar las contracciones musculares del peristaltismo intestinal, mientras que controlan a los chicos malos: los patógenos. Los probióticos trabajan con nuestro sistema inmunitario. Si los patógenos esperan ganar una posición, antes tienen que pasar toda la falange de probióticos. Mientras estás viendo *Supervivientes* o *Top Chef*, los microbios de tu intestino están haciendo alianzas y conspirando unos contra otros para tomar el control de tu estado interno.[42] No sólo el resultado de sus batallas determina si nos va a matar una cepa mortal de *E. coli* de tus espinacas mezcladas con estiércol, sino que las investigaciones han demostrado que los alimentos de culturas vivas que contienen probióticos ayudan a prevenir toda una serie de enfermedades alérgicas, autoinmunes e inflamatorias.[43,44,45]

Las personas que originalmente dominaron el arte de la fermentación de frutas, hortalizas, carnes, etc., probablemente buscaban formas de conservar los alimentos. Las cosechas tienden a madurarse por completo

---

42. «La flora intestinal como un órgano olvidado», Shanahan F, EMBO informes 7, 7, 688-693, 2006.

43. «Probiotics in human disease (revisión)», Isolauri E, *Am J Clin Nutr*, junio de 2001, 73(6):1142S-1146S.

44. «Commensal bacteria (normal microflora), mucosal immunity and chronic inflammatory and auto-immune diseases (revisión)», Sokol D, *Immunol Lett*, 15 de mayo de 2004, 93(2-3):97-108.

45. «Probiotics and their fermented food products are beneficial for health (review)», Parvez S, *J Appl Microbiol*, junio de 2006, 100(6):1171-85.

a la vez. Los peces nadan en bandos. Muchos animales de caza viajan en grandes grupos. Esta abundancia periódica de alimento necesitó el desarrollo de métodos eficaces de conservación de la comida. El mundo microbiano es tan amable que un poco de sal, un recipiente y algo de saber hacer es todo lo que –yo diría– necesitas. Actualmente tenemos alternativas más sencillas para conservar nuestra comida, entre ellas el envasado, la refrigeración, la congelación, el encurtido (remojado en vinagre) y el desecado. Pero, en términos de conservación de los nutrientes, todos palidecen en comparación con la fermentación, que suele añadir nuevos nutrientes. Ni siquiera tu frigorífico puede evitar que las frutas frescas y las hortalizas pierdan contenido nutricional. Por ejemplo, las judías verdes refrigeradas pierden el 77 por 100 de su contenido en vitamina C después de sólo siete días de ser recogidas.[46]

Si nunca has fermentado nada, podrías intentarlo. (*Véase* los capítulos 13 y 14 para recetas y consejos). Con un poco de instrucción y práctica, puedes hacer tú mismo el mejor chucrut que nunca hayas probado. Y es muy fácil: corta en tiras un repollo grande con el procesador de alimentos, o con cortes finos a mano. Mézclalo con una cucharada sopera de sal y un poco de líquido de un bote de pepinillos (u otro producto vegetal fermentado) y colócalo en un contenedor a prueba de luz, con algo pesado, como una jarra llena de agua, situada encima para mantener el repollo bajo el líquido. Cubre con una toalla para evitar a los bichos. Espera alrededor de una semana, y cómetelo.

¿No es lo suficientemente simple? De acuerdo, a continuación algo aún más sencillo. Con la germinación simplemente dejas que la naturaleza siga su curso.

---

46. Nutritional comparison of fresh, frozen, and canned fruits and vegetables, Executive Summary of the Department of Food Science and Technology, Universidad de California Davis, Davis, CA, Rickman J, acceso por Internet en: www.mealtime.org/uploadedFiles/Mealtime/Content/ucdavisstudyexecutivesummary.pdf

SEMILLAS DE CAMBIO:

Por qué el pan de grano germinado es mejor que el de trigo integral

Muchos de mis pacientes me dicen que se sienten mejor cuando reducen el trigo de su dieta, y ahora más niños que nunca están desarrollando la enfermedad celíaca y otras alergias al trigo y a los productos elaborados con trigo. Después de 10.000 años de cultivo, ¿por qué cambiar de repente? Hay muchas causas posibles, desde organismos genéticamente modificados hasta pesticidas, pasando por el hecho de que la harina a menudo está muy contaminada con toxinas de hongos y proteínas alergénicas (partes de insectos y heces de ratas).[47] Incluso cuando se cultiva ecológicamente, los fabricantes tratan al trigo como a un material de construcción, haciendo formas geométricas y transformándolo en trozos de cereal crujientes, uniendo las moléculas en configuraciones antinaturales que confunden al sistema inmunitario.[48] Ya sea que sufras de alergia al trigo o tan sólo que quieras comprar el pan más saludable disponible, el pan hecho de trigo germinado (u otros granos) es tu mejor apuesta.

A las semillas de trigo se las llama bayas de trigo. Igual que todas las semillas, estas bayas pueden germinar. Actualmente, la única exposición que la mayoría tenemos a los productos germinados tiene lugar en una barra de ensaladas. Nuestros antepasados que no tenían molinos podían nutrirse mejor a partir de sus cosechas de trigo de lo que hacemos actualmente con todos nuestros avances tecnológicos, con sólo añadir agua y esperar que comenzase el proceso de germinación.

¿Por qué germinar una semilla la convierte en más nutritiva? Las semillas están diseñadas para conservar todas sus proteínas, grasas y minerales que tienen almacenadas, durante largos períodos de tiempo. Para tal fin, la planta las recubre de un caparazón duro y casi impenetrable, y encierra los nutrientes con enlaces químicos que las enzimas digestivas no pueden penetrar. Mojar las semillas durante algunos días activa las propias enzimas de la planta –incluida la fitasa, que digiere los fitatos– para ablandar la semilla, liberar los nutrientes unidos e incluso crear

---

47. «Whole wheat and white wheat flour–the mycobiota and potential mycotoxins», Weidenborner M, *Food Microbiology*, vol. 17, n.º 1, febrero de 2000, pp. 103-107.
48. «The impact of processing on the nutritional quality of food proteins», Meade S, *Journal of AOAC International*, 2005, vol. 88, n.º 3, pp. 904-922.

otros nuevos convirtiendo el almidón y los ácidos grasos almacenados en proteínas y vitaminas.

El pan actual no es de ninguna manera el descrito en la Biblia. La corteza de una pizza y el pan hecho por pueblos indígenas de todo el mundo son, en términos nutricionales, tan parecidos como un paquete de polvo con sabor a pollo y un gallo de corral. El pan moderno está hecho de harina, mientras que los panes antiguos estaban hechos de semillas germinadas y molidas. Aunque algunos de los artefactos de piedra encontrados en lugares como Perú, el delta del Nilo o Norteamérica puedan hacer pensar que se podían utilizar para convertir las bayas de trigo en harina seca, sospecho que las bayas antes se germinaban parcialmente. Las bayas de trigo son tan duras como los rodamientos. Es mucho más fácil utilizar semillas ablandadas mediante la germinación. Lo sé porque he realizado un estudio.

Mientras estaba en la universidad, una amiga volvió de una visita a una reserva de americanos nativos con un juego de piedras para moler alrededor de las cuales acabábamos de desarrollar un teatro de tarde. Las dos nos trenzamos el cabello en lo que creíamos que era la moda propia de las americanas nativas y salimos al patio para averiguar cómo hacer «verdadero» pan indio. Era 1973, cuando toda la costa este estaba repleta de modas hippies, por lo que, naturalmente, la cocina de mi amiga tenía bastantes bayas de trigo con las cuales experimentar. Con lo entusiastas que éramos, estas diminutas piedras de color marrón pusieron a prueba nuestra paciencia hasta un punto clave, golpeando lateralmente con las piedras sobre el suelo, hasta que nos convencimos de que con este método no podríamos hacer masa lista para el horno antes de que mi madre viniera a recogerme. Decidimos facilitar la labor. De vuelta en la cocina, su madre tenía una jarra de lentejas empapadas en agua, ablandadas, pero no totalmente germinadas. Estaban suficientemente blandas para colocar bajo la piedra. En poco tiempo, teníamos un pequeño montón de masa de lentejas de color verde-amarillo. (Más bien una pasta, en realidad, puesto que las lentejas no contienen gluten). Desde entonces me he mostrado escéptica ante las afirmaciones de los antropólogos sobre que piedras similares se utilizaban para moler trigo, u otras semillas duras, y convertirlo en harina. Lo más probable es que las semillas utilizadas para hacer pan estuvieran ablandadas previamente, dejando que la naturaleza siguiera su curso.

Puedes germinar cualquier tipo de semilla que desees, desde judías arriñonadas hasta bayas de trigo y muchas más. Simplemente ponlas en una jarra, cubre con agua, tapa con una tela a prueba de bichos y, entre uno y cuatro días, las semillas empezarán a germinar. El segundo día, escurre y seca las semillas para asegurarte de que eliminas todas las esporas de moho. Tendrás que enjuagar las semillas una o dos veces al día, dependiendo de la humedad local. Podrás saber que están listas porque verás que se forma una diminuta raicilla blanca. Ése es el momento en que están listas para usar como una versión rica en vitaminas de una judía normal o baya de trigo. O incluso algo más fácil que hacerlas tú mismo, puedes comprarlas hechas con granos germinados en los establecimientos de dietética. Normalmente tendrás que mirar en la sección de congelados porque, sin conservantes artificiales, estos panes enmohecen rápidamente.

Si no puedes encontrar panes con granos germinados, lo siguiente que puedes hacer es masa fermentada. Cuando vayas a comprar cualquier tipo de pan, ten en cuenta un buen truco de *marqueting*. La etiqueta del pan moreno puede decir *harina de trigo*, aunque hayan utilizado harina blanca porque, sí, incluso la harina blanca procede originalmente de un campo de trigo. La adición de colorantes de caramelo vuelve oscura a la masa, completando la ilusión de que has comprado un saludable pan de trigo integral. ¿Qué debes hacer? Si quieres trigo integral busca las palabras *harina de trigo integral*. O mejor aún, muele bayas de trigo en un molinillo de café y utilízalas para hacer tu propio pan.

■ Pilar 4 ■
FRESCO: LOS BENEFICIOS DE LOS PRODUCTOS CRUDOS

Cada vez que ofrezco una charla sobre nutrición, alguien del público levanta la mano para preguntarme mi opinión por los más novedosos y milagrosos antioxidantes que se dice que tienen propiedades curativas propias de otro planeta. Tal vez sea la uva ursi, el polen de abeja, el goji o el ginseng. Puede tratarse de un extracto líquido, un polvo o una píldora; en realidad, no importa. La idea subyacente a *todos* los suplementos antioxidantes del mercado es la misma: ofrecer al consumidor una mezcla de químicos que atrapan electrones y que ayudan a prevenir las dos causas más comunes de inflamación de los tejidos y las enfermedades degenerativas: la oxidación de los lípidos y la formación de productos finales y avanzados de la glicación (*véase* los capítulos 7-9). Y siempre mi respuesta es: «Si quieres antioxidantes, evita los últimos productos de moda y utiliza ese dinero para comprar comida fresca».

VERDURAS FRESCAS:
La potencia que no se puede embotellar

Actualmente hay tantos productos antioxidantes milagrosos en el mercado que, si estuvieras muy interesado, podrías gastar todo tu sueldo y apenas arañar la superficie. Pero sería un derroche de dinero. Lo que la industria nutracéutica no quiere que sepas es que no hay nada único en ninguna de sus formulaciones «únicas»: *todas las frutas y hortalizas frescas* contienen antioxidantes, flavonoides y otras categorías de sustancias químicas utilizadas como ganchos comerciales en paquetes nutracéuticos. De hecho, como te dirán, elaboran sus productos a base de frutas y hortalizas frescas. Lo único que se añade es que utilizan frutas y hortalizas con nombres más exóticos.

La verdad es que obtendrás una mejor mezcla de antioxidantes simplemente comiendo una variedad de verduras conocidas, junto con hierbas y especias frescas: echa sobre la salsa marinera albahaca y tomillo, o haz tu propio aliño de ensalada con ajo y eneldo. Puesto que los suplementos han sido procesados y determinadas sustancias químicas pueden concentrarse, es posible que tengan efectos secundarios. Los alimentos frescos e integrales (incluidos la carne y el pescado crudos) contienen universalmente una mezcla segura y equilibrada de antioxidantes porque todos los organismos vivos –vegetales y animales– los utilizan para prevenir el daño debido al oxígeno. Las plantas son capaces de sintetizar tantas clases distintas de antioxidantes que, seguramente, nunca catalogaremos ni una décima parte de ellas. Entre los nombres conocidos para algunos de los antioxidantes más comunes están los flavonoides, los terpenos, los fenoles, las cumarinas y los retinoides (precursores de la vitamina A). Puesto que los antioxidantes deben funcionar en equipo para ser eficaces, donde encuentras uno también encuentras muchos, *pero sólo cuando están frescos*. Si quieres un potente paquete de antioxidantes, puedes conseguirlos baratos si sigues el consejo del escritor Michael Pollan y cultivas un tiesto con hierbas frescas en el balcón. Tienden a saber mucho mejor que una cápsula de polvo estéril.

¿Por qué es la frescura tan importante en lo relativo a los antioxidantes? El oxígeno arruina a los antioxidantes. Éstos protegen nuestros tejidos del daño del oxígeno actuando como héroes químicos desinteresados, poniéndose en la línea de fuego para proteger otras sustancias químicas de los radicales libres y el daño del oxígeno. Los antioxidantes no sólo pierden su potencia con el paso del tiempo, porque la oxidación tiene lugar inevitablemente durante el almacenamiento, y su potencia puede verse neutralizada con el secado y/o calentado del procesamiento. Por eso muchos alimentos aportan su mayor poder antioxidante cuando se comen crudos.

Puedes comprobar cuánta potencia nutricional contiene una planta determinada: un sabor más intenso conlleva una nutrición más intensa. La densidad nutricional y la intensidad del sabor son el resultado de una bioconcentración de vitaminas, minerales y otros sistemas nutricionales. Hortalizas de sabor acre como el apio, los pimientos, el brécol, la rúcula y el ajo contienen más antioxidantes, vitaminas y minerales por cada bocado que hortalizas almidonadas como las patatas y los nabos. Recuerda que el proceso de cocinado quema los antioxidantes y daña muchas vitaminas. Por tanto, cuantos más alimentos cocinados tomes, mayor cantidad necesitarás para equilibrar tu dieta que comiendo hierbas y hortalizas frescas, sin cocinar y con sabor acre.

Pero ten en cuenta que crudo no siempre significa mejor, debido a la celulosa, el material que da la rigidez y el toque crujiente a las plantas. Encerrados en sus paredes celulares ricas en celulosa, las vitaminas y los minerales de productos vegetales ricos en celulosa atraviesan nuestro sistema digestivo de omnívoros. Sin calor o productos químicos, la celulosa sólo puede descomponerse utilizando bacterias especializadas y una prolongada fermentación en el intestino, algo de lo que carecemos los seres humanos (aunque puede replicarse mediante la fermentación, como hemos visto). Hay estudios que demuestran que sólo se absorbe, por ejemplo, un 1 por 100 de los retinoides (precursores de la vitamina A) de las zanahorias crudas.[49] Pero el proceso de cocinado (que hidroliza la celulosa de igual forma que hidroliza las proteínas) aumenta ese porcentaje hasta el 30 por 100.[50]

Independientemente de cómo comamos nuestras verduras, crudas o poco cocinadas, la frescura es fundamental. Como escribió la señora A. P. Hill en su libro de cocina de 1867, «no puede ponerse en duda que los artículos buenos e integrales originalmente se convierten en venenosos cuando tiene lugar algún cambio en su composición». Por tanto, «sólo algunos pueden mantenerse doce horas sin problemas».[51] Esto fue antes de la refrigeración, por supuesto. Pero, incluso así, la pérdida nutricional y de sabor después de recogerlos –y el hecho de que la mayoría de las hortalizas de las tiendas crecen en un suelo pobre, se cogen antes de que maduren y después viajan por el mundo en un almacenamiento en frío, lo cual reduce aún más su nutrición y su sabor– ayuda a explicar por qué tantos niños no se comen las verduras.

Aunque tener acceso a muchos de los nutrientes de las plantas suele requerir un uso (sensato) del calor, muchos productos animales son tan abundantes en nutrientes que añadir energía calorífica conlleva arriesgarse a dejarlos sin nutrientes. Por eso debemos cocinar nuestra carne tan ligeramente, y por lo que los platos de carne y pescado crudos suponen una parte muy valiosa de muchas dietas internacionales, desde el *sashimi* de Japón hasta el ceviche de España y Sudamérica, a base de filetes crudos, conocidas en todo el mundo. Pero hay un producto animal que consideramos fresco, aunque la mayor parte de lo que encontramos en los supermercados es, en realidad nada, la leche.

---

49. Let's Have Healthy Children, Adelle Davis, Signet, 1972, p. 95.
50. «Bioavailability and bioconversion of carotenoids», Castenmiller JJM, *Annual Review of Nutrition*, vol. 18: 19-38, julio de 1998.
51. *Mrs. Hill's Southern Practical Cookery and Receipt Book,* AP Hill, Damon Lee Fowler, University of South Carolina Press, 1872.

LÁCTEOS FRESCOS: ¿Por qué ensuciar la perfección de las ubres?

La leche puede ser el alimento más importante históricamente para la salud humana. No sólo cualquier leche, no te creas, sino la leche cruda de vacas sanas, alimentadas con hierba y que han podido moverse. La diferencia entre la leche que compras en el supermercado y aquella de la que disfrutaban tus tatarabuelos es, lamentablemente, enorme. Si viviéramos en un país donde la leche cruda de vacas saludables, alimentadas con pasto, fuera aún un producto legal y disponible tan fácilmente como, por ejemplo, un refresco o una pistola, todos seríamos más altos y sanos, y yo vería menos pacientes ancianos con espaldas torcidas y caderas rotas. Si tuvieras la suerte de vivir en un estado donde la leche cruda estuviese disponible en los supermercados y no la compraras, estarías dejando pasar una gran oportunidad para mejorar tu salud inmediatamente. Si tienes hijos, la leche cruda no sólo les ayudará a crecer, sino que también mejorará sus sistemas inmunitarios para que enfermen con menos frecuencia. Y, puesto que la crema de la leche cruda es una fuente importante de grasas constructoras del cerebro, la leche entera y otros productos lácteos también les ayudarán a aprender.

Es un error muy común creer que beber leche es una práctica relativamente nueva, que antes estaba limitada a los europeos. La realidad es que nuestra dependencia cultural –y ahora nuestra epigenética– de la leche probablemente se originó en algún lugar de África. Es altamente probable que el consumo de leche ofreciera, a quienes practicaban la cría de animales, una ventaja tan grande que se extendió rápidamente por el continente y después llegó a Europa y Asia. Con ese uso tan extendido, es probable que, para permitir su óptima expresión, muchos de nuestros genes ahora la necesiten. En los países donde la estatura de la gente más se benefició del consumo de leche cruda, cuando la leche cruda se sustituye por una alternativa procesada, sus huesos son los que más se resienten. Es cuestión de que, cuanto más grandes son, más dura es la caída. En lugares como Noruega, Suecia y Dinamarca, la población actualmente sufre tasas especialmente altas de osteoporosis y de artritis degenerativa.[52]

52. «The apparent incidence of hip fracture in Europe: a study of national register sources», Johnel O, *Ostoporosis International*, vol. 2, n.º 6, noviembre de 1992.

Nuestros genes se han alimentado con productos lácteos reales durante decenas de miles de años. La investigación geológica y climatológica reciente revela que, desde hace 100.000 a 10.000 años, el desierto del Sahara fue un frondoso paraíso de hierba. Durante esa ventana de la abundancia, la población humana explotó. Para tratar con el agotamiento consiguiente de los recursos, la gente empezó a experimentar en «protogranjas», un término acuñado por el biólogo e historiador Colin Tudge para describir el salto a cámara lenta de la humanidad de vivir en armonía con la tierra como cazadores-recolectores a adoptar el programa actualmente familiar de alterar la ecología para que se adaptara a sus intereses. El escritor Thom Hartmann explica en su libro *Las últimas horas de la vieja luz del sol*:

> Algo importante ocurrió hace alrededor de 40.000 años: los humanos descubrieron una forma de cambiar los patrones de la naturaleza de modo que pudiéramos obtener más luz solar/comida que otras especies. El aporte de alimentos al ser humano estaba determinado por cuántos ciervos o conejos podía mantener el bosque local [...] Pero, en las zonas donde el suelo era demasiado pobre para las granjas o el bosque, apoyándose sólo en arbustos y hierba, los humanos descubrieron que los rumiantes (animales que pastaban como las cabras, las ovejas y las vacas) podían comer las plantas que ellos no comían, y con ello convertir la luz solar captada por los arbustos y las plantas salvajes de esa tierra «inútil» en carne animal, que sí podíamos comer.[53]

O beber, tal como puede ser.

Durante milenios, gran parte de la población mundial ha dependido en gran medida de la leche para el mantenimiento nutricional. Sin embargo, el ámbito médico ha ignorado el uso prácticamente ubicuo de la leche, confundido por el tema de la intolerancia a la lactosa. Puesto que los europeos tienen tasas menores de intolerancia a la lactosa, la mayoría

53. *The Last Hours of Ancient Sunlight: The Fate of the World and What We Can Do Before It's Too Late*, revisado y actualizado, Thom Hartman, Broadway, 2004.

de los occidentales suponen que sólo las poblaciones europeas han practicado históricamente el consumo de leche. Pero esta confusión surge, en parte, porque la mayoría de los médicos occidentales no saben demasiado sobre la fermentación.

INTOLERANCIA A LA LACTOSA

La lactosa es el principal tipo de azúcar que hay en la leche. Prácticamente todo el mundo puede digerirla mientras son bebés y dependen de la leche de la madre, pero muchas personas pierden la enzima lactasa en el recubrimiento del intestino, volviéndose intolerantes a la lactosa a medida que envejecen. La fermentación descompone la lactosa, de forma que no se necesita esa enzima mientras se coman sólo productos lácteos fermentados, como el yogur y el queso.

La razón por la que los pueblos que viven en climas más calurosos tienden a ser intolerantes a la lactosa más que los europeos se basa en el hecho de que la fermentación tiene lugar rápidamente en los climas más calurosos. Una vez fermentada, los azúcares de la lactosa potencialmente irritantes se pierden. Un niño que viva en un clima más caluroso tendría, después del destete, una necesidad tan poco frecuente de la lactasa que la biblioteca epigenética simplemente desactivaría el gen. En los climas europeos más fríos, la leche fresca sigue siéndolo durante horas o días, y se supone que se consumía de esa forma lo suficiente para mantener la enzima lactasa activada genéticamente durante la vida de una persona.

Si tienes una verdadera intolerancia a la lactosa, y no una alergia a las proteínas, deberías poder tolerar el yogur natural (sin sabor), el queso y la crema (la grasa de la leche contiene poco o nada de lactosa y una cantidad mínima de proteína).

POR QUÉ LA MAYOR PARTE DE LA LECHE SE PASTEURIZA ACTUALMENTE

La mayoría de nosotros hemos oído decir que la leche debe pasteurizarse para ser segura. Pero no hemos escuchado toda la historia. Durante tal vez miles de años, la gente que proporcionaba a sus animales los cuidados humanos que merecían sobrevivía y prosperaba bebiendo leche cruda completamente fresca. La necesidad de la pasteurización se convirtió en realidad cuando las vaquerías de las ciudades albergaron vacas enfermas cuyos cuartos traseros estaban cubiertos con montones de estiércol. (La pasteurización es un proceso que reduce significativamente los microbios transmitidos por los alimentos, tanto los buenos como los malos, principalmente mediante la aplicación de mucho calor). Para echar a perder la fama de la leche aún más, aproximadamente en la misma época, los lecheros a menudo estaban infectados de difteria, y la bacteria mortal se transmitía mediante la leche caliente, rica en proteína. Pero nunca se ha detectado ninguna epidemia por el consumo de leche cruda cuando las vacas estaban sanas y los lecheros, libres de enfermedades.[54]

Si el animal está enfermo –como ocurre invariablemente cuando se cría en malas condiciones–, su leche probablemente no debería consumirse. Cuando ésa es la única opción, entonces sí, debería cocinarse antes para reducir el riesgo de infecciones potencialmente letales, incluidas la fiebre ondulante, la uremia hemolítica, la sepsis y muchas más. Pero no es nuestra única alternativa.

Si eliminamos toda implicación ética, impulso de responsabilidad social, prohibiciones morales molestas e inversión en salud humana, podríamos considerar que la pasteurización de la leche es algo bueno.

En términos de volumen de producto por unidad de producción, la pasteurización desempeña una función crucial al convertir las pequeñas granjas familiares en productoras de leche perfectamente eficientes para las marcas nacionales: alimentación más barata (forraje o granos en lugar de hierba fresca y heno), más vacas por metro cuadrado, más «leche» por vaca. Eso explica por qué el gran negocio agrícola apoya la pasteurización. Pero ¿cómo nos convencieron al resto de nosotros?

---

54. *The Milk Book: The Milk of Human Kindness Is Not Pasteurized,* William Campbell Douglass II, Rhino Publishing, 2005.

PETROGLIFO AFRICANO

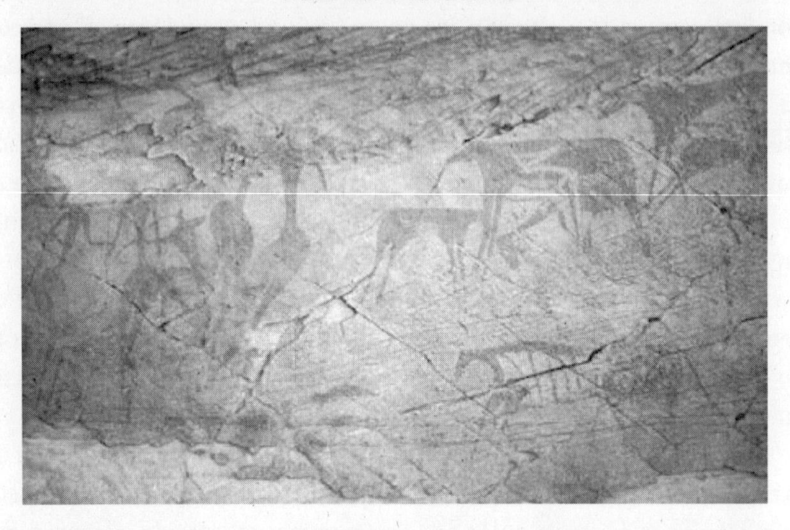

La leche sin pasteurizar no es una idea nueva. Este dibujo de una mujer ordeñando a una vaca puede encontrarse en la misma «Cueva de los nadadores», presentada en la película *El paciente inglés*. Está localizada en una zona de Egipto conocida como Gilf Kabir, y se cree que se pintó hace unos 10.000 años, cuando el Sahara era una frondosa pradera. La mujer colocada sobre sus rodillas parece estar recogiendo leche en una calabaza con la mano izquierda, mientras aparta al ternero con la derecha.

Nuestro miedo a la leche fresca se remonta a la enérgica campaña de un hombre llamado Charles North, quien patentó la primera máquina de pasteurización por procesamiento de lotes en 1907.[55] Brillante orador y sensato hombre de negocios, visitó pequeños pueblos por todo el país haciendo publicidad y dando a conocer sus máquinas afirmando que llegaba desde otra pequeña ciudad, como la de ellos, donde la gente se

55. *Continuous thermal processing of foods: pasteurization and Uht*, Heppell NJ, Springer 2000, p. 194.

estaba muriendo por beber leche no pasteurizada.[56] Por supuesto, sus afirmaciones eran una ficción total y los médicos se oponían a ultranza a la pasteurización.[57] Los hechos le dieron la razón. Lamentablemente, North tenía algo mejor: el miedo. Y convirtió ese miedo en una pequeña fortuna. La industria de la pasteurización pasó de no existir a ser una presencia política importante. Actualmente, en la Universidad de Pennsylvania, donde los profesores médicos en cierta ocasión dijeron que «nunca se tenía que haber recurrido a la pasteurización»,[58] a los estudiantes se les daba lecciones sobre los numerosos beneficios de ésta para la salud.

Siempre que tengo un paciente que se crio en una granja, que parece duro y se jacta de lo raramente que enferma, le pregunto si bebía leche cruda cuando era niño. Nueve de cada diez veces dice que sí. Todas las familias que poseen vacas con las que hablo mantienen la leche cruda para sus propios miembros y son felices testigos de sus beneficios para la salud.

A diferencia de la carne, o la fruta, o cualquier otro alimento, la leche es singular en el sentido de que su único propósito es nutrir a alguna otra cosa. No sólo está cargada de nutrientes, sino que está diseñada con una intrincada microarquitectura que es clave para mejorar el funcionamiento digestivo, mientras evita que los compuestos alimenticios reaccionen los unos con los otros. El procesamiento altera esa microarquitectura y reduce el valor nutritivo significativamente. ¿Qué diferencia conlleva? Bastante porque, basándose en su salud y su estructura ósea, puedo averiguar con cierto grado de precisión cuál de mis pacientes ha tenido acceso a leche cruda cuando era niño y cuál no.

Desde 1948, cuando el Estado empezó a aprobar leyes para obligar a la pasteurización, los aficionados a la leche cruda libraron una amarga

---

56. «Dr. North and the Kansas City Newspaper war: public health advocacy collides with main street respectability», Kovarik B, artículo presentado en la Reunión Anual de la Asociación para la Educación en el Periodismo y la Comunicación de Masas, (72nd, Washington, D.C., 10-13 de agosto, 1989, acceso por Internet el 27 de diciembre de 2007, en: www.radford.edu/wkovarik/papers/aej98.html

57. *The Milk Book: The Milk of Human Kindness Is Not Pasteurized,* William Campbell Douglass II, Rhino Publishing, 2005.

58. *Ibid.,* p. 11.

batalla contra la intervención del gobierno. Durante los juicios en que se intentó anular las leyes que obligaban a la pasteurización, los defensores de ésta negaron cualquier diferencia nutricional entre la leche pasteurizada, homogeneizada y la cruda. Pero, como los científicos señalan, el calor desnaturaliza las proteínas y la homogenización hace explotar las gotitas de la grasa de la leche. Esto es significativo. Incluso a simple vista hay una diferencia: frente a la leche procesada, el producto fresco tiene una capa de crema flotando en la parte superior. Pero, para entender por completo en qué difieren estos dos productos, tenemos que sacar el microscopio.

LA DIFERENCIA ENTRE FRESCO Y PROCESADO

Si ponemos una gota de leche fresca sobre un portaobjetos, observaremos miles de gotitas de lípidos de diverso tamaño bajo el cubreobjetos y, tal vez, uno o dos lactobacilos serpenteando de un lado a otro. Éstos proceden de las ubres de la vaca, que, cuando se cuidan bien, están colonizadas por bacterias beneficiosas, como la piel humana. Queremos bacterias buenas en nuestra leche. Estos probióticos protegen a la leche y a su consumidor de los patógenos. Las buenas bacterias consiguen esto utilizando las mismas técnicas de comunicación bacteriana sobre las que hemos leído en la sección referente a la fermentación.

Utilizando el potente microscopio de electrones, podemos aumentar la leche 10.000.000 de veces. Ahora podemos ver micelios de caseína, que son asombrosamente complejos. Imagina un montículo de espaguetis y albóndigas formado en una gran pelota redonda. Las hebras de espagueti están hechas de proteína (caseína), y las albóndigas de la forma más digerible de fosfato de calcio, llamado fosfato cálcico coloidal, que mantiene las hebras de espagueti juntas en una mata con su diminuta carga magnética. Esta mata evita que reaccione el azúcar y destruya los aminoácidos esenciales de la leche.

Cada diminuto glóbulo de leche está encerrado en el interior de una membrana fosfolípida muy similar a las membranas que rodean a todas las células de nuestro cuerpo. La célula de la glándula mamaria que produjo la gota de grasa donó parte de su membrana cuando la gota salió de la célula. Este recubrimiento efectúa varias tareas, comenzando en el conducto lácteo, donde evita que las gotas de grasa se unan y bloqueen los conductos mamarios de la madre. La leche de la bicapa lipídica del glóbulo de la grasa está salpicada con una variedad de proteínas especializadas, del mismo modo que las células vivas de tu cuerpo. Algunas proteínas protegen el glóbulo de la infección bacteriana, mientras que otras están etiquetadas con cadenas cortas de azúcares que pueden funcionar como señal para la célula intestinal de que los contenidos van a ser aceptados sin inspección inmune, optimizando la digestión. Otras aun pueden actuar como factores de crecimiento celular intestinal, estimulando y dirigiendo el crecimiento y funcionamiento de las células intestinales. En tanto en cuanto el recubrimiento rodee el glóbulo de grasa de la leche, la grasa se digiere fácilmente, la vesícula biliar no tiene que segregar nada de bilis para que se absorba la grasa, los ácidos grasos del interior del amasijo están aislados del calcio de los micelios de caseína, y todo funciona perfectamente. Pero, si el calcio y las grasas entran en contacto, como veremos en un momento, la leche pierde gran parte de su capacidad de distribuir nutrientes en tu cuerpo.

Volvamos al microscopio de luz para echar un vistazo a la leche pasteurizada y homogeneizada e identifiquemos lo que la diferencia de la cruda. Una diferencia chocante será la homogeneidad del tamaño de los glóbulos de grasa y la ausencia de bacterias vivas. Pero el verdadero daño está escondido detrás de toda esta homogeneidad y sólo se revela con el microscopio de electrones. Ahora vemos que todas esas burbujas de grasa carecen de la sofisticada bicapa que envuelve y, por el contrario, están cubiertas de minerales y restos enredados de micelios de caseína. ¿Por qué tiene este aspecto? El calor de las fuerzas de pasteurización obliga al azúcar a reaccionar con los aminoácidos, desnaturaliza las proteínas y elimina el frágil fosfato de calcio coloidal de la matriz de espaguetis con albóndigas, mientras que las hebras de espagueti desnaturalizadas se acumulan en un firme y duro nudo. La homogeneización exprime la leche mediante diminutos agujeros, bajo una intensa presión, con lo que destruye la arquitectura de los glóbulos de grasa. Una vez que los pasos del procesamiento han destruido la arquitectura natural de la leche, los valiosos nutrientes reaccionan unos con otros, con consecuencias perjudiciales para la salud.

El procesamiento puede hacer que la leche sea altamente irritante para el tracto gastrointestinal, y puede provocar una variedad tan amplia de cambios químicos que la leche procesada puede causar diarrea o estreñimiento. Durante el procesamiento, la bonita y blanda albóndiga de fosfato de calcio coloidal se une con los ácidos grasos para formar un tipo de jabón de grasa de leche. Esta reacción, llamada *saponificación*, irrita los tractos gastrointestinales de las personas y convierte al calcio y al fosfato en menos biodisponibles y más difíciles de absorber.[59] ¿Cómo de difícil? Los estudios que comparan la leche de vaca fresca con la desnatada y pasteurizada y con la leche humana muestran procesamientos que generan una biodisponibilidad de minerales seis veces menor.[60,61] Cuando está fresca, los glóbulos de grasa de la leche llevan moléculas de señal sobre la superficie, que ayudan a tu cuerpo a reconocer la leche como una sustancia útil frente a, por ejemplo, una bacteria invasora. El procesamiento destruye estas útiles señales, y así, en lugar de pasar libremente a las células intestinales, las señales distorsionadas ralentizan tanto el proceso de digestión que pueden producir estreñimiento.[62] El calor destruye los aminoácidos, especialmente los esenciales, que son frágiles, y por eso la leche pasteurizada contiene menos proteína que la fresca.[63] Pero los aminoácidos dañados no se limitan a desaparecer; se glican, oxidan y transforman en cosas como el N-carboximetil-lisina, el malonaldehído y el 4-hidroxinonanal, alérgenos potenciales e irritantes proinflamatorios.[64]

---

59. «Modifications in milk proteins induced by heat treatment and homogenization and their influence on susceptibility to proteolysis», Garcia-Risco MR, *International Dairy Journal*, 12 (2002) pp. 679-688.

60. «Soluble, dialyzable and ionic calcium in raw and processed skim milk, whole milk and spinach», Reykdal O, *Journal of Food Science*, 56 3, pp. 864-866, 1991.

61. «Calcium bioavailability in human milk, cow milk and infant formulas–comparison between dialysis and solubility methods», Roig MJ, *Food Chemistry*, vol. 65, n.º 3, pp. 353-357.

62. «Carbonylation of milk powder proteins as a consequence of processing conditions», Francois Fenaille, *Proteomics*, vol. 5, 12, pp. 3097-3104.

63. «Modifications in milk proteins induced by heat treatment and homogenization and their influence on susceptibility to proteolysis», Garcia-Risco MR, *International Dairy Journal*, 12 (2002) pp. 679-688.

64. *Chemistry and Safety of Acrylamide in Food,* Friedman M, p. 141, Springer, 2005.

A los defensores de la pasteurización les gusta indicar que no hay diferencia medible en el contenido en proteína o minerales de la leche fresca, frente a la procesada, como si eso significase que estos dos productos tienen efectos idénticos sobre el cuerpo. Por supuesto, si te convences de la idea de que el alimento es más que combustible –es información– y una vez que aprendes cómo el procesamiento codifica la información química que la naturaleza quiere que genere la leche, podrías sospechar que los dos productos tienen capacidades muy distintas para dirigir el crecimiento de un niño, y tendrías razón. En las décadas de 1920 y 1930, los médicos compararon los efectos sobre el crecimiento de la leche cruda con los de la pasteurizada dividiendo 1.500 niños acogidos en un orfanato en grupos de alimentación con leche cruda y con leche pasteurizada. Sus descubrimientos, publicados en la revista *Lancet* y otras de prestigio, revelaron tanto como un 40 por 100 de mejora en el crecimiento óseo de la leche cruda, junto con un mejor estado de ánimo, resistencia a las enfermedades...[65,66]

Y hay más. Muchas de las enzimas activas de la leche fresca, diseñadas para ayudar a optimizar el proceso digestivo, también se destruyen. Otras enzimas, como la xantina oxidasa, que normalmente protegen a la leche (pero causan daño en el interior de nuestras arterias), pueden ir de polizones en los glóbulos de grasa formados artificialmente y ser absorbidos. Normalmente, nuestro sistema digestivo descompondría esta enzima y la digeriría. Pero, al estar oculta en la grasa, puede ingerirse completa y retener parte de su actividad original. Una vez en el cuerpo, la xantina oxidasa puede generar radicales libres y provocar aterosclerosis y asma. Una cosa más que hace especial a la leche cruda son las moléculas de la superficie de las membranas de los glóbulos de grasa de la leche, llamadas *gangliósidos*. Éstos inhiben las bacterias perjudiciales en el intestino. Una vez digeridas, se les muestra cómo estimular el desarrollo neuronal.[67] La homogeneización elimina estos beneficios.

---

65. *Lancet*, May 8, 1937, p. 1142.
66. *Nutrition abstracts and reviews*, Fischr RA y Bartlett S, octubre 1931, vol. 1, p. 224.
67. «Dietary fat requirements in health and development», Thomas H Applewhite, *American Oil Chemists Society*, 1988, p. 30.

¿Qué significan para ti todos estos datos científicos? Significan que la leche procesada que compras en el supermercado no es leche. No de verdad. Si no puedes encontrar una buena fuente de leche fresca y sin procesar, ¿qué puedes hacer? Pasar a la siguiente cosa: yogur hecho a base de leche orgánica entera. El proceso de fermentación rejuvenece las proteínas dañadas y convierte a los minerales en más biodisponibles. Un desayuno de yogur, trozos de fruta fresca y frutos secos es nutricionalmente muy superior a la leche procesada y los cereales fríos. Pero si no estás preparado para abandonar la leche en el desayuno, entonces consigue leche entera orgánica (no baja en grasa), preferiblemente de vacas criadas con pasto, no con grano. Los productos lácteos no orgánicos pueden parecer más baratos, pero en realidad estarás obteniendo mucha menos nutrición por tu dinero de lo que consigues con la leche orgánica porque al menos las vacas criadas ecológicamente producen leche. El líquido que procede de las vacas mal alimentadas que viven en fábricas de leche de cemento difícilmente se califica como tal. Hagas lo que hagas, evita la leche de soja. La diferencia principal entre Yoo-hoo, una bebida basura que venden en las tiendas que abren todo el día y la leche de soja vendida en los supermercados es que Yoo-hoo contiene chocolate como saborizante.

CARNE FRESCA

Aquí, en Estados Unidos, los representantes del Departamento de Salud nos animan a cocinar nuestra carne hasta la muerte. No porque la carne cocinada en exceso tenga mejor sabor o sea más nutritiva, sino porque nuestra carne normalmente se ha obtenido del animal días o semanas antes de comprarla, por no hablar de comerla, en condiciones de suciedad que permiten a las bacterias patogénicas proliferar por toda la superficie. Debemos destruirlo con bastante calor para estar «seguros». Si tienes suficiente suerte para viajar a Asia, África o la India, tal vez quieras detenerte en uno de esos restaurantes que guardan los pollos en la trastienda. ¿Por qué hacen esto? Porque la carne fresca forma parte de todas las cocinas mundiales y puede, cuando se sabe que los animales están sanos, cocinarse poco hechos con seguridad. El color rosa de los jugos indica la presencia de muchos más nutrientes de lo que puedes obtener cuando la carne está cocinada en exceso.

En las décadas de 1930 y 1940, el doctor Frances Marion Pottenger realizó un experimento de diez años que nos ofrece valiosas ideas sobre las posibles consecuencias a largo plazo del cocinado excesivo. Pottenger alimentó a un grupo de gatos con carne y leche crudas, y a otro grupo con carne cocinada y leche pasteurizada. Los gatos que comieron todo crudo produjeron diez generaciones de gatitos saludables y bien adaptados. No sucedió lo mismo con los gatos que siguieron la dieta cocinada. Hacia el fin de la primera generación, empezaron a desarrollar enfermedades degenerativas y se volvieron «bastante perezosos». La segunda generación padeció enfermedades degenerativas en una edad anterior de su vida y empezaron a perder la coordinación. Hacia la tercera generación, los gatos habían desarrollado enfermedades degenerativas en una etapa muy temprana de la vida, y algunos nacieron ciegos y débiles, y murieron prematuramente. Hubo una abundancia de parásitos y plagas en este grupo, y las enfermedades y alergias de la piel aumentaron desde una incidencia del 5 por 100 en los gatos normales hasta el 90 por 100 en la tercera generación. Los machos se volvieron dóciles y las hembras agresivas. Hacia la cuarta generación, los cachorros nacían muertos o estaban tan enfermos que no llegaron a la edad adulta. Esta investigación indujo a los fabricantes de comida para mascotas a añadir parte de las vitaminas perdidas durante el calentamiento. Aun así, la comida para mascotas desecada y envasada no se parece a las dietas con que los gatos prosperan.

La investigación de Pottenger destaca la importancia de comer carne fresca, rica en vitaminas. Pero si no tienes acceso a la calidad de la carne que puede cocinarse poco con seguridad, entonces es más importante para ti asegurarte de obtener las verduras más frescas que puedas, y comerlas crudas o ligeramente cocinadas.

CÓMO LOS CUATRO PILARES TE HACEN MÁS SANO

Independientemente de cuál sea tu edad, las enfermedades que ha habido en tu familia, los «factores de riesgo», sin importar cuántas veces has intentado perder peso o desarrollar músculo, comer los alimentos que he descrito en este capítulo transformará tu cuerpo. Y si estás pensando en tener un hijo, comer los alimentos de los Cuatro Pilares antes, durante y después de la concepción, y dárselos a tu hijo mientras crece, permitirá a los genes de su cuerpo expresarse de formas que tal vez no tengas.

La carne con hueso aportará una cantidad suficiente de los factores de crecimiento glicosaminoglicanos y minerales constructores de hueso, para que las articulaciones y los huesos del niño sean fuertes, lo que le permitirá crecer bien y destacar en los deportes. En la edad adulta, estos mismos factores mantendrán sus articulaciones bien lubricadas y evitarán que los huesos se vengan abajo con el envejecimiento. Ninguna combinación de suplementos tiene el equilibrio adecuado de minerales biodisponibles y factores de crecimiento derivados del colágeno para fortalecer tu cuerpo tan eficazmente como la carne con hueso.

Las carnes de órganos aportan las vitaminas y grasas constructoras del cerebro que pueden asegurar que los niños tengan estabilidad mental y capacidad de aprender, y el consumo continuo de estos alimentos es la mejor forma de garantizar que tus células cerebrales y nerviosas permanezcan sanas durante el resto de tu vida. Puesto que estos nutrientes se deterioran muy rápido, ninguna píldora puede encapsularlas eficazmente.

Los alimentos fermentados, llenos de probióticos, protegen el tracto intestinal de los patógenos invasores. Dado que un intestino más sano puede captar mejor los nutrientes, los probióticos pueden prevenir infecciones y trastornos alérgicos procedentes del desarrollo en alguna parte del cuerpo, con lo que reducen la necesidad de dosis repetidas de antioxidantes. Los probióticos que viven en nuestro intestino también producen todo tipo de vitaminas, lo cual ayuda a culminar una dieta que de otro modo sería deficiente. Los alimentos germinados te permiten disfrutar de tus panes y tu crema de avena en el desayuno sin consumir las calorías vacías que causan obesidad y diabetes.

Y, por último, los alimentos frescos están cargados de forma natural con más antioxidantes de los que posiblemente sobrevivirían a los procesos de secado, sobrecocinado o comprimido y envasado en una cápsula.

Éste es sólo un breve resumen de los beneficios culinarios ofrecidos por los Cuatro Pilares. Las personas que no están conectadas con ninguna tradición culinaria no consumen ninguno de los Cuatro Pilares con tanta frecuencia como deberían. Si basas tu dieta en ellos, practicas ejercicio habitualmente y duermes bastante, inmediatamente observarás enormes mejoras en cómo te sientes. Esas diferencias se irán acumulando con el paso de los años para hacerte parecer joven.

DOS PASOS PARA LA SALUD PERFECTA

Hasta ahora, he aportado información que, espero, te haya convencido de que la fuente de una salud y una vitalidad increíbles no es ningún misterio. En lugar de dejar tu salud en las manos del destino, puedes controlar tu destino genético alimentando tu cuerpo con los mismos nutrientes de los que dependían tus antepasados. Hay solo dos pasos para conseguir esto: 1) Encontrar los mejores ingredientes, cultivados en el suelo más rico, del modo más integral y sostenible; y 2) asegurarte de que tu cuerpo puede utilizar esos nutrientes más eficazmente preparando las materias primas de acuerdo con los principios fundacionales de la Dieta Humana: los Cuatro Pilares de la Cocina Mundial.

Cuando digo destino genético, estoy hablando sobre tu futuro y también sobre tus hijos. Como recordarás de capítulos anteriores, la construcción del cuerpo completo de una sola célula fertilizada requiere un entorno nutricional óptimo. Todos los eventos durante los nueve meses y medio dentro del útero forman un milagro menor que requiere un entorno rico e integral. Ningún evento fisiológico es tan importante como la transcripción de los datos epigenéticos procedentes de los gametos para los zigotos. Y, por tanto, ninguno es tan dependiente de unos buenos nutrientes, o más vulnerable a la interferencia de las toxinas.

La poderosa influencia de la nutrición sobre todos los aspectos del crecimiento celular y la conducta –desde asignar la identidad celular hasta el crecimiento y la maduración de la célula– es un proceso que continúa durante todas nuestras vidas. Lo que los científicos han aprendido sobre la epigenética y la naturaleza proteica de las células nos indica que, igual que un bebé que se desarrolla en el interior del útero, nuestros cuerpos siguen siendo un trabajo en progreso a lo largo de nuestras vidas, en el que cada célula está guiada por lo que nuestra dieta nos dice sobre el entorno exterior. Y, puesto que el mensaje que transmite la comida es en cada bocado tan complejo y sutil como el entorno del que proviene, la visión reduccionista que defiende que «una caloría es una caloría» socava la verdadera complejidad del mensaje químico de la comida.

SEIS BLOQUES CONSTRUCTORES PARA UN CEREBRO MEJOR, Y CÓMO OBTENERLOS

Vivimos en la era de la «supercomida». En los programas de televisión, en los *podcasts* y en las páginas web, los expertos en salud están más que felices de decirte qué raíz de hortaliza específica, fruta tropical poco conocida, o fruto seco de mal aspecto del bosque profundo del Himalaya es el único que está garantizado que previene el cáncer de colon, que protege tu corazón o que mantiene a raya de forma permanente los estragos de la demencia y la pérdida de memoria.

Lo cierto es que cualquier alimento cultivado en un entorno saludable y comido en proporciones adecuadas puede desempeñar cierto papel para apoyar alguna función del cuerpo. Pero, puesto que la principal amenaza para la salud del cerebro procede del estrés oxidativo, resulta útil identificar los grupos de nutrientes más capaces de prevenir el estrés oxidativo en los frágiles PUFA que forman gran parte de tu cerebro. Por eso preparo mi lista de comida para el cerebro no con alimentos específicos, sino con grupos que aporten protección a los PUFA, ya sea sirviendo como fuente de PUFA saludables y sin oxidar, o protegiendo a los PUFA del daño oxidativo.

1. Omega-3 constructor del cerebro: el 15 por 100 del peso (neto) del cerebro está compuesto de ácido docosahexanoico (DHA), y aproximadamente 4 miligramos diarios cubren sus necesidades. Fuentes: crema y mantequilla (mejor si están crudas) de vacas criadas con pasto, ostras, pescado graso como las sardinas, la caballa, el salmón (también mejor crudos, poco cocinados, ahumados o, si están envasados, junto con agua o aceite de oliva) y huevas de pescado. Entre las fuentes vegetales se encuentran el lino crudo, las semillas de chía y las nueces. Recuerda que, si expones los omega-3 a un calor elevado, como al cocinar nueces para hacer molletes, los omega-3 pueden mutar de un PUFA saludable a moléculas mega-trans alteradas no tan saludables.

2. Omega-6 constructor del cerebro: el 15 por 100 del peso (neto) del cerebro es ácido araquidónico, y aproximadamente 4 miligramos diarios cubren las necesidades. Fuentes: yema de huevo (hervida o frita), queso, mantequilla (de vacas criadas con pasto o no), pipas de girasol crudas o germinadas, nueces, edamame. Recuerda que, aunque el omega-6 es menos reactivo que el omega-3, sigue siendo altamente reactivo y, cuando se expone a mucho calor, se suele transformar en grasa mega-trans.

3. Arcoíris de antioxidantes: para proteger los PUFA de la oxidación durante la digestión. Fuentes: hortalizas de vivos colores, comidas crudas, fermentadas o ligeramente hervidas, miniverduras, apio, pimientos, zanahorias, repollo rojo y verde, cebollas, ajo, cilantro, perejil y otras hierbas frescas, condimentos vegetales como kimchi, salsa de pepinillos, chucrut y hortalizas en vinagre.

4. Vitamina E: para proteger los PUFA de tus membranas celulares nerviosas y de tus lipoproteínas mientras viajan hacia tu cerebro. Fuentes: pipas de girasol crudas o germinadas, germen de trigo, espinacas, almendras, pistachos, aguacate, habas de soja, brécol, gambas y arenques.

5. El aminoácido cisteína: el ingrediente limitante para formar el antioxidante glutatión, que desempeña una función para reparar la vitamina E después de que se oxida. Fuentes: carne de vaca, cordero, pollo, carne de cerdo, almejas, atún, mejillones, queso, huevos, habas de soja, kamut, guisantes partidos.

6. Vitamina C: para reparar el glutatión. Fuentes: pimientos, guayaba, col rizada, kiwi, brécol, naranjas, fresas, guisantes, papaya, tomates.

Tal como estás a punto de descubrir, una forma mucho más realista y útil de pensar en la comida es como *información*, el lenguaje químico con el que la naturaleza habla directamente a nuestros cuerpos.

CAPÍTULO 11

Más allá de las calorías

Utilizando la comida como lenguaje para lograr el peso corporal ideal

- Para perder peso no sólo hay que contar calorías.
- La comida es más que combustible; es información química.
- Los alimentos no saludables indican al cuerpo que debe sintetizar células de grasa.
- El ejercicio físico genera la señal para cubrir la grasa con músculo y otros tejidos grasos.
- La Dieta Humana aporta las materias primas necesarias para que el cuerpo responda a las señales del ejercicio físico.

En la escuela de medicina me enseñaron una sencilla fórmula: las calorías consumidas menos las calorías quemadas equivalen al peso ganado o perdido. Después, como residente que trataba a mis propios pacientes, me sentaba con las personas que querían perder peso y les explicaba la fórmula para su propio beneficio.

Con el tiempo las cosas se complicaron. Una y otra vez escuchaba: «No lo entiendo, doctora. No como nada en todo el día. Entreno. ¡Pero sigo ganando peso! Debe ocurrirme algo raro. ¿Podría comprobar mis hormonas tiroideas?». Lo hacía, pero los resultados eran siempre normales. Yo intentaba sugerir que podrían haber consumido más calorías de lo que creían, añadiendo que comer sobre la marcha –mientras se conduce de vuelta a casa, por ejemplo– sigue siendo comida. Pero muchas veces los pacientes parecían desafiar de verdad la fórmula. Comían poco, iban al gimnasio y daban paseos alrededor de la manzana, y sin embargo todo parecía ir igual. ¿Era sólo su metabolismo? ¿O podía tener algún fallo la fórmula del equilibrio de energía?

Resulta que el aumento y la pérdida de peso no consisten tanto en energía como en *información*. Como has leído en los capítulos anteriores, la comida es algo más que combustible; es un lenguaje que programa todas las funciones de tus células. Si has ganado peso, es porque estás comiendo alimentos y haciendo actividades que, en la práctica, indican a tu cuerpo que acumule kilos. ¿Sabes cómo unas cuantas palabras inteligentes pueden convencerte para hacer cosas que, en retrospectiva, parecen estúpidas? También a nuestros cuerpos se les puede convencer para hacer cosas que nos gustaría que no hicieran. Todo depende de lo que comamos y de la clase de *mensajes* que contiene nuestra comida. Los alimentos con los mensajes adecuados inmediatamente empiezan a permitirnos estar sanos porque nuestros cuerpos responden de forma continua a lo que hacemos, y los alimentos con los mensajes inadecuados pueden actuar de modo inmediato. Los alimentos que forman la Dieta Humana enseñan a tu cuerpo a hacerlo lo mejor posible, y una vez que empieces a comerlos tendrás automáticamente mejor salud.

Para ver lo poderosamente que las sustancias químicas de nuestra comida –y no su contenido calórico– influyen en nuestras decisiones celulares, echemos un vistazo a dos tipos distintos de grasas. Los ácidos grasos esenciales omega-3 y omega-6 son prácticamente idénticos a las sustancias químicas que las dibujan en las pizarras. Pero, para nuestras células, son tan distintos como el día y la noche.

ENERGÍA FRENTE A INFORMACIÓN: POR QUÉ LAS CALORÍAS NO SIEMPRE IMPORTAN

En 1995, una periodista llamada Jo Robinson mantuvo una conservación con un amigo candidato a doctorado que estaba examinando un proceso biológico llamado *apoptosis*, un tipo de suicidio celular en el que una célula dañada reconoce que es más probable que sea perjudicial que útil, y que por consiguiente se elimina a sí misma. Utilizando tubos con catéter para alimentar directamente los tumores que se desarrollaban en ratas, descubrió que, mientras inyectaba omega-3 ralentizaba e incluso revertía el crecimiento del cáncer, e inyectando omega-6 aceleraba el crecimiento en cuatro veces. Esos ácidos grasos contienen una energía calórica prácticamente equivalente, así que, ¿por qué unos hacían que las células se dividieran y otros que la división celular se detuviera?

Evidentemente, el proceso de crecimiento está regulado por otra cosa distinta a las calorías. Para Robinson, a quien entrevisté en 2006, esta investigación indicaba algo sorprendente, no sobre el crecimiento en general, sino sobre la causa subyacente del cáncer: *un desequilibrio en los ácidos grasos podría predisponernos al cáncer*. Robinson preguntó al científico qué tipos de alimentos contienen omega-6 y omega-3. Éste contestó: «El omega-3 procede de alimentos como los huevos, los peces grasos de aguas frías y plantas que la gente ya no come, como el lino». Por otra parte, los ácidos grasos omega-6, que promueven el crecimiento, son difíciles de evitar porque son prevalentes en el maíz, la soja, los animales alimentados con estos granos y los aceites vegetales de prácticamente cualquier envase de las estanterías del supermercado.

Robinson revivió ese momento conmigo mientras estábamos sentadas en su casa, observando el estrecho de Puget, del estado de Washington, y su cara adoptó una mezcla de inspiración y determinación. «Yo sabía lo que tenía que hacer», dijo ella. Junto con Artemis Simopolous, que dirigía el laboratorio donde había conocido al joven científico, se dispuso a escribir el libro éxito de ventas *La dieta omega*, que presentó las grasas esenciales al mundo y llenó un gran vacío en la educación nutricional convencional. Su libro explica que, en la era paleolítica, comíamos aproximadamente diez veces más omega-3 que ahora, y mucho menos omega-6. Este cambio en el consumo ha creado un desequilibrio dietético en toda la nación que agrava numerosas enfermedades inflamatorias, incluidos el cáncer, la artritis y la obesidad.

Desde entonces, docenas de investigadores han desarrollado carreras que describen cómo los omega-3 previenen todas las formas de enfermedad. Incluyendo sólo un poco más de esta grasa esencial en tu dieta puedes ayudar a todas las células de tu cuerpo a que funcionen mejor. Son buenas noticias. Pero, aunque se ha dedicado mucha atención a los beneficios específicos de los omega-3, se está pasando por alto un hecho subyacente aún más prometedor.

Imagina que trabajas en un zoo. En el momento de alimentar a los animales piensas si dar a los patos su alpiste habitual o alpiste mezclado con palomitas de maíz. Por casualidad, preguntas en voz alta: «¿Qué pensáis de las palomitas de maíz?». Y los patos contestan al unísono: «¡Nos encantan!». A la mañana siguiente, los titulares de la revista *Weekly Zoo Report* dicen: «Los patos prefieren el alpiste con palomitas de maíz». Pero aquí no termina la historia, ¿verdad? Me refiero a que los patos pueden escuchar lo que les decimos y contestan en castellano. Por supuesto, es muy interesante que les gusten las palomitas de maíz. Pero más asombroso es el hecho de que no sólo sean capaces de comunicarse con nosotros, sino que nos han entendido en todo momento, tal vez incluso haciendo lo mejor para cumplir todas nuestras peticiones.

De igual modo, nuestros descubrimientos sobre el omega-3 y el omega-6 señalan una verdad biológica más poderosa que el hecho de que podríamos utilizar más omega-3.

Nuestras células son extremadamente sensibles a la naturaleza específica de los mensajes químicos que les enviamos cada vez que comemos. Alterando las mezclas de nutrientes (o de toxinas) de nuestra comida, en realidad, podemos controlar si nuestras células funcionan normalmente, se convierten en grasa o se vuelven cancerosas. Los nutrientes y las sustancias químicas que consumimos *dicen* a nuestras células qué hacer: cuándo dividirse, qué proteínas sintetizar e incluso en qué tipo de célula convertirse.[1]

Nuestro problema con las proporciones de omega-3 y omega-6 es sólo uno de los numerosos desequilibrios que descargan un torrente de señales mixtas en nuestras células, diciendo a nuestros cuerpos que acumulen grasa y pierdan músculo y hueso: todo lo que no queremos. Entonces, la clave para estar sano es comer alimentos que envíen los mensajes adecuados. Una vez que apreciamos con qué frecuencia los alimentos convencen a nuestras células para que se comporten de formas que nos hacen enfermar, podemos entender por qué tantos de nosotros luchamos con algo tan fundamental como mantener un peso corporal óptimo. Así, la fórmula de *Nutrición profunda* para perder peso es sen-

---

1. «Jaenisch, R, Epigenetic regulation of gene expression: how the genome integrates intrinsic and environmental signals», *Nature Genetics*, 33, 245-254 (2003).

cilla: *Líbrate de la inflamación que bloquea la comunicación celular y come alimentos que te permitan convertir las células de grasa en tejidos más sanos.*

Por supuesto, la salud conlleva más aspectos que sólo una dieta saludable. El sueño y la actividad física generan otros químicos que ayudan a tu cuerpo a saber qué esperas de él. Por tanto, para reconfigurar tu cuerpo y lograr una salud máxima, tu régimen debe incluir comer alimentos reales, descansar adecuadamente, reducir el estrés y hacer los tipos correctos de ejercicio físico. El resto de este capítulo te llevará, paso a paso, por lo que necesitas hacer para que cambie la mayor parte del asombroso potencial de tu cuerpo.

PASO 1: APRECIAR LO QUE LA GRASA HACE POR TI

Nunca triunfarás en *Los vigilantes de la playa* con grasa corporal, y no hablo sólo de los más que evidentes encantos de Pamela Anderson. Una cara de veinte años tiene mucha más grasa alrededor de los ojos, labios y mentón que una de setenta. La grasa bien situada hace que la gente parezca joven. Y lo cierto es que no podemos estar sanos sin ella. Además de actuar como un sencillo mecanismo de aislamiento y amortiguación, la grasa corporal (conocida médicamente como *tejido adiposo*) genera sustancias químicas necesarias para el desarrollo sexual y la reproducción, las defensas inmunitarias, la coagulación sanguínea, los ritmos circadianos e incluso el estado de ánimo y la concentración.[2,3,4] La vida sin nada de tejido adiposo sería muy difícil, sin duda. Paradójicamente, tener una cantidad insuficiente y excesiva de grasa puede causar muchos de los mismos problemas: «Los ratones con menos grasa son más propensos a la insensibilidad a la insulina, a la intolerancia a la glucosa, a la hiperfa-

---

2. «Orexins in the brain-gut axis», Kirchgessner AL, *Endocrine Reviews*, 23 (1):1-15.
3. «Adipose tissue as an endocrine organ», Prins JB, *Best Practice and Research Clinical Endocrinology and Metabolism*, 2002, vol. 16, n.º 4, pp. 639-651.
4. «Reduction in adiposity affects the extent of afferent projections to growth hormone-releasing hormone and somatostatin neurons and the degree of colocalization of neuropeptides in growth hormone-releasing hormone and somatostatin cells of the ovine hypothalamus», Javed Iqbal J, *Endocrinology*, vol. 146, n.º 11, pp. 4776-4785.

gia, al aumento de peso, al hígado graso y a los [niveles de] triglicéridos elevados».[5] Igual que los ratones gordos.

Por supuesto, la mayoría de nosotros intentamos mantenernos delgados. Si has hecho dieta y no has conseguido los resultados que habías esperado, lo más probable es que nunca te hayan contado toda la historia sobre la grasa, su función y los pasos que puedes dar para controlarla. Cuanto mejor entendemos las razones por las que nuestros cuerpos crean y retienen grasa, mejor podemos entender cómo convertir la grasa indeseada en algo mejor.

La buena noticia es que las células grasas, como todas las células, están siempre dispuestas a seguir nuestras instrucciones sobre qué hacer a continuación. Esas instrucciones proceden principalmente de la actividad física y de los alimentos que comemos. En contra de la creencia popular, las células grasas *no* se tienen para siempre. Pero la estrategia no consiste en «eliminar los kilos» pasando hambre, o sudando. Igual que las células tumorosas que se matan cuando se añade omega-3, podemos dirigir nuestras células grasas mediante determinadas señales químicas, para conseguir lo que queramos.

Por qué los suplementos no funcionan

Entonces, ¿cuáles son esas señales químicas? Ésta es la pregunta con que se ha obsesionado un sector milmillonario durante décadas.

En 1995, los investigadores que trabajaban con una raza de ratones muy obesos descubrieron que la raza carecía de una sustancia química llamada *leptina*. Las empresas de biotecnología vieron inmediatamente el símbolo del dólar e invirtieron bastante en investigación sobre la leptina. Incluso patentaron el gen. Poco después de su descubrimiento, se supo que la leptina suprime el apetito y la división de las células grasas. Los investigadores de la leptina pensaron que habían dado con una mina de oro.

---

5. «Peroxisome proliferator-activated receptor (gamma) and adipose tissue–understanding obesity-related changes in regulation of lipid and glucose metabolism», Sharma AM, *Journal of Clinical Endocrinology and Metabolism*, vol. 92, n.º 2, pp. 386-395.

Lo habían hecho, pero era oro de tontos. La obesidad no consiste sólo en una deficiencia de leptina; es un problema complejo de desequilibrios múltiples. Pronto fue evidente que las personas con sobrepeso no sólo presentan deficiencia de leptina, sino también *resistencia* a la leptina. Sus cuerpos son incapaces de oír la señal que envía la leptina, por lo que administrarles más leptina no resulta útil. Peor aún entre los posibles efectos secundarios de la suplementación con leptina se incluye el cáncer de pecho.[6]

Y así, tan rápida como llegó, la fiebre del oro de la leptina finalizó. El aumento y la disminución de leptina son emblemáticos de nuestra fe inadecuada en soluciones tecnológicas para los problemas biológicos. La verdadera solución no procederá de la tecnología, sino de la biología, en forma de comida saludable.

Después de saber que las personas obesas eran resistentes a la leptina, los investigadores dejaron pasar una oportunidad. Si se habían dado cuenta de que la resistencia a la leptina podía indicar que las señales se estaban bloqueando, podrían haber hecho una pregunta vital: *¿Qué puede estar bloqueándolas?* Ya hemos ofrecido alguna pista en capítulos anteriores: una clase de interferencia química que afecta a los procesos metabólicos normales, llamada *inflamación.*

PASO 2: LIBRAR A TU CUERPO DE LA INFLAMACIÓN

Alimentos proinflamatorios: Qué no comer

La inflamación es actualmente una palabra de moda en el ámbito de la nutrición. Muchos libros, artículos y aplicaciones ofrecen índices de inflamación, listas de alimentos antiinflamatorios y proinflamatorios, así como planes dietéticos antiinflamatorios. Y hay bastantes suplementos que afirman ser antiinflamatorios. ¿Por qué es tan mala la inflamación?

La inflamación es perturbadora. Puede bloquear las señales químicas necesarias para un crecimiento celular saludable y normal. La inflamación también tiende a generar sus propias señales que indican a nuestros

---

6. Leptin-induced growth stimulation of breast cancer cells involves recruitment of histone acetyltransferases and mediator complex to CYCLEN D1 promoter via activation of stat 3», Saxena NK, *J. Biol Chem*, vol. 282, n.º 18, pp. 13316-13325, 4 de mayo de 2007.

cuerpos que almacenen grasa. Podríamos decir que los alimentos saludables educarán a nuestras células para que crezcan y sean miembros útiles de nuestra fisiología, mientras que los alimentos proinflamatorios engañan a las células para hacer cosas que son peligrosas para el cuerpo en su conjunto. La tendencia de que los alimentos procesados causen inflamación es una de las grandes razones por las que debemos ir más allá del contenido en calorías reflejado en la etiqueta del envase, para entender cómo los alimentos que comemos nos harán ganar o perder peso. En lugar de concentrarse en las calorías, si examinamos las señales que generan distintas comidas, podremos conocer fácilmente por qué los alimentos procesados nos hacen acumular grasa y por qué la Dieta Humana nos ayuda a perderla.

Las grasas alteradas dañan las enzimas y generan muerte celular

Si has leído los capítulos 7-9, sabrás que calentar aceites vegetales lleva a la formación de grasas oxidadas y alteradas llamadas mega-trans, y que estos dos grupos de grasas pueden generar radicales libres que son proinflamatorios. También sabes que la grasa saturada te ayuda a resistir el daño de los radicales libres, y en consecuencia a resistir a la inflamación. Por tanto, ya conoces dos factores distintos a las calorías que influyen en cómo las grasas afectan a tu salud. Como veremos, las grasas alteradas, como las mega-trans, pueden hacer que ganes peso.

Las grasas alteradas son proinflamatorias debido a sus formas antinaturales; actúan como una trampa para tus enzimas. Una enzima llamada delta-9 desaturasa confunde las grasas trans con grasas saturadas y las recoge. La enzima delta-9 desaturasa nos permite metabolizar determinados ácidos grasos. Pero, una vez que la delta-9 desaturasa ha recogido grasa trans, acaban sus días de metabolización de grasa. Hay una parte de la molécula trans que actúa como el alambre de un gancho, de forma que, una vez que las grasas trans penetran en la enzima, ya no salen. Otra enzima, llamada delta-6 desaturasa, piensa que las grasas trans tienen el aspecto de un ácido graso omega-3 u omega-6, por lo que las recoge y sufre el mismo problema: una vez que las enzimas tocan las grasas trans, no pueden dejarlas libres. Las grasas trans de tu dieta desactivan eficazmente muchas de tus enzimas metabolizadoras de grasas delta-6 y delta-9.[7] Con una cantidad suficiente de estas enzimas desactivada, tus células ya no podrán metabolizar con suficiente rapidez los ácidos grasos normales y saludables.[8] Eso no sólo bloquea la capacidad de tu cuerpo para convertir la grasa en energía, sino que puede generar una acumulación anormal de ácidos grasos libres en el interior de las células de los órganos de tu cuerpo, incluidos el cerebro, el corazón y el tejido adiposo. Este exceso de ácidos grasos libres puede evitar que el órgano afectado realice su función.[9,10]

Una de las complicaciones más ampliamente reconocidas de la acumulación de ácidos grasos libres es un problema llamado *hígado graso*, que puede diagnosticarse con una prueba de ultrasonido.[11] El hígado graso se solía asociar exclusivamente con los alcohólicos, los diabéticos y la obesidad severa. Actualmente, el hígado graso se identifica en personas que no beben y en no diabéticos que se encuentran cerca de su peso normal.[12] El hígado graso activa las enzimas constructoras de grasa del hígado y de otras partes, lo cual puede ocasionar niveles tóxicos de

---

7. «Effect of dietary trans fatty acids on the delta 5, delta 6 and delta 9 desaturases of rat liver microsomes in vivo», Mahfouz M, *Acta Biol Med Ger*, 1981, 40(12):1699-1705. «Este estudio demuestra que los ácidos grasos trans de la dieta se incorporan diferencialmente a los lípidos microsomales del hígado y actúan como inhibidores de las desaturasas delta 9 y delta 6. La delta 6 desaturasa se considera la enzima clave en la conversión de los ácidos grasos esenciales en ácido araquidónico y prostaglandinas. Esto indica que la presencia de ácidos grasos trans en la dieta puede inducir algunos efectos del metabolimo de la EFA mediante su acción sobre las desaturasas».
8. «A defect in the activity of delta 6 and delta 5 desaturases may be a factor predisposing to the development of insulin resistance syndrome», Das UN, *Prostaglandins, Leukotrienes and Essential Fatty Acids*, vol. 72, n.º 5, mayo de 2005, pp. 343-350.
9. «Regulation of stearoyl-CoA desaturase by polyunsaturated fatty acids and cholesterol», M Ntambi, septiembre de 1999, *Journal of Lipid Research*, 40, pp. 1549-1558.
10. «Role of stearoyl-CoA desaturases in obesity and the metabolic syndrome», H. E. Popeijus, *International Journal of Obesity*, 32, 1076-1082, doi 10.1038/ijo.2008.55, publicado en Internet el 22 de abril de 2008.
11. «Interruption of triacylglycerol synthesis in the endoplasmic reticulum is the initiating event for saturated fatty acid-induced lipotoxicity in liver cells», Mantzaris, febrero de 2011, 278(3):519-30, doi 10.1111/j.1742-4658.2010.07972.x.
12. «The significance of differences in fatty acid metabolism between obese and non-obese patients with non-alcoholic fatty liver disease», Nakamuta M, *Int J. Mol Med*, noviembre de 2008, 22(5):663-7.

ácidos grasos libres del interior de una célula.[13] Incluso en las primeras fases del hígado graso, la gente pierde el control de su peso puesto que muchos de sus tejidos corporales se ven obligados (por parte de enzimas que funcionan mal) a convertir el azúcar (y los hidratos de carbono) en grasa.[14] Las dietas bajas en calorías no curan el hígado graso. Lo que tiene que hacer una persona con el hígado graso es rehabilitar su hígado, y la Dieta Humana puede conseguirlo.

LAS GRASAS PROINFLAMATORIAS PREVIENEN LA PÉRDIDA DE PESO

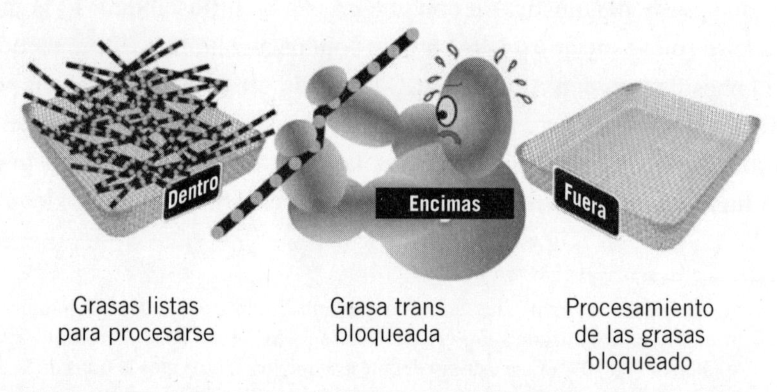

Grasas listas para procesarse | Grasa trans bloqueada | Procesamiento de las grasas bloqueado

Esta pobre enzima ha recogido una molécula de grasa trans y ahora no puede dejarla ir. Los ácidos grasos con forma anormal desactivan a las enzimas clave. Sin estas enzimas, el cuerpo no puede actuar ante el mensaje de quemar grasa o desarrollar músculo, sin importar cuánto ejercicio hagas.

Los ácidos grasos libres del interior del hígado y otras células pueden volverse tóxicos simplemente porque una cantidad excesiva puede quedar «bajo los pies» (como los juguetes de los niños) y acabar alterando la actividad celular normal. En las células musculares, por ejemplo, los ácidos grasos pueden interferir en la síntesis de apoyos internos, llama-

13. «Liver mitochondrial dysfunction and oxidative stress in the pathogenesis of experimental nonalcoholic fatty liver disease», Oliveira CP, Braz, *J Med Biol Res*, febrero de 2006, 39(2):189-94, epub febrero de 2006.

14. «Insulin resistance, inflammation, and non-alcoholic fatty liver disease», Tilg H., *Trends Endocrinol Metab*, 15 de octubre de 2008, epub anterior a la impresión.

dos *microtúbulos*, que permiten contraerse a las células musculares.[15] Con demasiados ácidos grasos contaminando una célula muscular, los microtúbulos no pueden desarrollarse normalmente. Y por ello se descomponen. Cuando la grasa sigue acumulándose y los apoyos internos se descomponen, la célula entra en un estado de declive llamado *lipoapoptosis*.[16] La lipoapoptosis mata las células sanas y genera inflamación, trastornos inmunitarios y acumulación de grasa adicional.[17]

Cuanto más alterada esté la grasa que comes, más inflamación habrá que combatir. La grasa trans reduce tu capacidad de metabolizar los ácidos grasos saturados *y* esenciales que necesitas para estar sano, por lo que puede iniciar un círculo vicioso. El Estudio de Salud de las Enfermeras, el estudio de mayor tamaño y durante más tiempo, de salud de las mujeres, demostró que un simple 2 por 100 de incremento en el consumo de grasa trans se correlacionaba con un 40 por 100 de aumento en la resistencia a la insulina y la diabetes.[18] Una vez que desarrollas diabetes, tu metabolismo queda profundamente comprometido para convertir todas las calorías que pueda en grasa. Debido a la potencia de las grasas antinaturales para alterar el metabolismo, no es de extrañar que el consejo de evitar las grasas naturales y saludables esté condenado al fracaso.

Para lograr evitar comer grasas oxidadas, debes desechar todos los alimentos que contengan aceites vegetales. Como he explicado en el capítulo 7, los aceites vegetales son ricos en grasas poliinsaturadas, que son especialmente propensas a la oxidación y se deforman fácilmente en la clase de ácidos grasos distorsionados que llamo mega-trans. Y, como explicamos en el capítulo 7, las grasas saturadas resisten la oxidación, tanto que, dentro del cuerpo, pueden ayudar a reducir la inflamación antes de que esté fuera de control. Comer alimentos como la mantequilla, la

---

15. «Apoptosis in skeletal muscle myotubes is induced by ceramide and is positively related to insulin resistance», Turpin SM, *Am J Physiol Endocrinol Metab*, 291: E1341-E1350, 2006.

16. «Weapons of lean body mass destruction: the role of ectopic lipids in the metabolic syndrome (revisión)», Unger RH, *Endocrinology*, diciembre de 2003, 144(12):5159-65.

17. *Prostaglandins*, Chuck S. Bronson, Nova Publishers, 2006. p. 51.

18. «Dietary fat intake and risk of type 2 diabetes in women», Salmeron J, *American Journal of Clinical Nutrition*, vol. 73, n.º 6, pp. 1019-1026, junio de 2001.

crema y el aceite de coco protege contra uno de los peores efectos de la oxidación y, de hecho, puede ayudar a perder peso.

El doctor Robert Atkins se concentró en la grasa saturada para su conocida dieta baja en hidratos de carbono, porque observó que comerla ayudaba a la gente a perder peso. No conocía los efectos antiinflamatorios de la grasa saturada. Sólo sabía que funcionaba. Pero, sin saber exactamente cómo, no pudo llegar a recomendar a la gente que evitara los aceites vegetales proinflamatorios. Debido a la visión prevalente de que la grasa saturada es perjudicial y los aceites vegetales beneficiosos, los médicos y los nutricionistas que dirigen organizaciones para perder peso –como South Beach, Lindora o Weight Watchers– aconsejan erróneamente a la gente que evite la grasa saturada e incitan al consumo de aceites vegetales no saludables. Sin saber toda la historia, quienes prueban estos tipos de programas de pérdida de peso pueden tener éxito al principio, pero a largo plazo es probable que salgan derrotados.

Para evitar la inflamación, mantén el consumo diario de azúcar por debajo de 100 gramos

El sirope de maíz con alto contenido en fructosa puede hacer que te resulte prácticamente imposible normalizar tu peso. Todos hemos oído que, cuando los osos necesitan engordar para el invierno, comen bayas. Resulta que el azúcar de la fructosa (presente en la fruta, los zumos de fruta, los refrescos y muchos más alimentos) envía señales de acumulación de grasa especialmente poderosas activando las enzimas hepáticas para convertir los azúcares en grasa.[19] Puesto que la mayor parte de los alimentos que comes llegan en primer lugar al hígado, ingerir fructosa atrapa eficazmente los hidratos de carbono en el hígado y los convierte en grasa, evitando que lleguen al tejido muscular, donde se quemarían durante el ejercicio físico.

Por tanto, los alimentos con fructosa pueden hacer que ganes kilos, pero en realidad no hay ningún azúcar que sea bueno para ti. Como vimos en el capítulo 9, el azúcar se pega a las cosas. Un recubrimiento de

19. «Sex differences in lipid and glucose kinetics after ingestion of an acute oral fructose load», Tran C, Jacot Descombes D, Lecoultre V, Fielding BA, Carrel G, Le KA, *et al.*, *Br J Nutr*, 2010, 104:1139-1147.

azúcar en tus células (en forma de AGE) bloquea las señales de las hormonas. Esta capacidad de bloquear es *perturbadora*, y por eso el propio azúcar (cuando se consume en grandes cantidades) es proinflamatorio. Por ejemplo, el exceso de azúcar en la dieta altera las señales hormonales para construir músculo. Verás más adelante que el proceso de convertir la grasa en músculo implica todo tipo de señales hormonales, y los AGE inducidos por el azúcar pueden bloquear todas.

Puesto que los hidratos de carbono de tu comida se convierten en azúcares, una dieta alta en pasta, pan, etc. también es intrínsecamente proinflamatoria. Peor aún, estos alimentos almidonados están tan carentes de vitaminas y otros antioxidantes que formular una dieta en torno a ellos puede dificultar que el cuerpo controle las reacciones de oxidación una vez iniciadas. Esto te coloca en un estado proinflamatorio más marcado.

Por todas estas razones, digo a mis pacientes que tienen dificultades para perder kilos que mantengan su consumo total de hidratos de carbono por debajo de 100 gramos al día (esta cantidad total incluye los azúcares y los hidratos de carbono «complejos», como los almidones). Por supuesto, las calorías juegan algún papel en todo esto. Por eso es bueno saber que el azúcar se disuelve en agua tan bien que una cucharadita de sirope azucarado puede contener *hasta cuatro veces más* calorías que una cucharadita de azúcar granulado. Esto significa que las galletas sin grasas pueden tener más capacidad de generar grasa que las galletas normales. También explica por qué quienes lo pasan peor para perder peso tienen cocinas llenas de productos libres de grasa.

PASO 3: APRENDE DE DÓNDE VIENE LA GRASA Y ADÓNDE VA

La grasa surge de las *células madre*, células inmaduras derivadas de embriones con el potencial de hacer crecer partes de repuesto para todos los órganos. Éstas son las células que has visto que utilizan los investigadores para hacer crecer orejas en las espaldas de los ratones. Muchos creen que las células madre tienen la cura para el alzhéimer, el párkinson y una serie de otras enfermedades actualmente incurables, y algún día puede que lo hagan. Pero si quieres reconfigurar tu cuerpo, aprovechar la versatilidad de las células madre puede ayudarte a conseguir hoy mismo ese objetivo.

Uno de los aspectos más frustrantes de la grasa es su capacidad para aparecer en cualquier parte. En realidad procede de las células madre.[20] Cuando comes azúcar, almidones y grasas trans sin hacer ejercicio, tu cuerpo producirá en masa nuevas células grasas como una termita reina poniendo huevos. Cuando las células madre se convierten en células grasa y engordan, tú también engordas.

Una razón por la que fallan las dietas es que reducir las calorías sin cambiar ningún otro hábito transmite precisamente el mensaje incorrecto. El cuerpo presupone que una ingesta escasa de comida, en combinación con poca actividad, debe significar que la comida se ha hecho tan escasa que has dejado de buscar más. Si tuviera la más ligera posibilidad de almacenar el exceso de energía en forma de grasa, el cuerpo que está en fase de pánico obraría bien haciéndolo. En estas circunstancias, las células madre están a punto de convertirse en más células grasas que almacenan energía. Asustar a nuestras células madre convirtiéndolas en células grasas es exactamente lo que no debemos hacer. Por el contrario, deberíamos insistir en la naturaleza proteica de la célula madre y convencerla para convertirla en un tipo de célula que deseemos.

¿Como qué?, te preguntarás. Como el músculo, los vasos sanguíneos, los nervios y los huesos. Es decir, ahora sabemos exactamente lo que ocurre cuando una persona optimiza su composición corporal. Vaciar las células grasas requiere construir nuevos nervios para los vasos sanguíneos que ayudarán a exportar más eficazmente la grasa.[21] El músculo nuevo y el hueso y el tendón reforzados, para apoyar la más intensa fuerza de generación, todo ello requiere también de una nueva infraestructura. Y la tecnología para desarrollar esto está encapsulada en todas las células madre de nuestros cuerpos. Lo que es más destacable de la versatilidad de las células madre es el hecho de que las células grasas desarrolladas parecen capaces de cambiar su identidad casi tan fácilmente como las células madre. Eso significa que no necesitas pasar hambre para librarte

---

20. «Regulation of adipose cell number in man», Prins JB, *Clin Sci*, Londres, 1997, 92:3-11.

21. «Neural Innervation of White Adipose Tissue and the Control of Lipolysis», Bartness, Timothy J. *et al.*, *Frontiers in Neuroendocrinology*, 35.4 (2014):473-493. PMC, en Internet,15 de abril de 2016.

de toda esa grasa; puede *transformarse* en los tejidos saludables de una nueva persona, más bella.

La grasa puede volver a transformarse en células madre y otros tipos de células

Tal vez pienses que esto es difícil de creer, pero las células grasas requieren una atención constante para mantener su figura. Muchas personas que han intentado mejorar su aspecto inyectándose grasa en los labios y los pómulos han visto que su mejora se esfumaba cuando las células grasas trasplantadas se negaban a prosperar en sus nuevos lugares. Cuando los investigadores estudiaron este fenómeno, descubrieron que no sólo las células en su momento hinchadas adelgazaban hasta quedar como astillas, sino que algunas se habían transformado en un tipo totalmente distinto de célula, llamada *fibrocito*, el tipo de célula más prevalente en los tejidos en los que se habían inyectado las células grasas.[22] Al parecer, los fibrocitos que rodean las células grasas trasplantadas se negaban a hacer que las células introducidas se sintieran bien (produciendo las necesarias hormonas sostenedoras de grasa). Sin estas hormonas, los receptores y las enzimas que permiten a las células grasas desempeñar sus funciones –ingerir azúcar y grasa y engordar– empezaron a bloquearse. Encogiéndose bajo la presión de un hombro hormonalmente frío, los invitados no bienvenidos simplemente se atenían a las reglas de la vecindad y se reinventaban a sí mismos como fibrocitos.

Puedes obligar a las células grasas a convertirse en prácticamente lo que quieras. El tejido graso pertenece a una clase de material corporal llamado tejido conectivo, que colectivamente incluye colágeno, hueso, músculo, sangre y células asociadas. Algunos biólogos celulares actualmente creen que un tipo de célula del tejido conectivo conserva permanentemente su capacidad para transformarse en otro tipo de célula, siempre que las señales químicas lo indiquen. Por tanto, las células musculares pueden convertirse en células grasas; la grasa puede convertirse en hueso; y después una célula ósea pueden volver a convertirse de nuevo en una célula grasa. Este

22. «The cellular plasticity of human adipocytes», Tholpady SS, *Annals of Plastic Surgery*, vol. 54, n.º 6, junio de 2005, pp. 651-6.

proceso se llama *transdiferenciación* (*véase* ilustración). Como explicaré después, hay pruebas de que el potencial de transdiferenciación puede incluso extenderse a todos los tipos de tejidos.[23,24,25,26]

LAS SEÑALES ADECUADAS PUEDEN CONVERTIR LAS CÉLULAS GRASAS EN MUSCULARES, ÓSEAS O NERVIOSAS

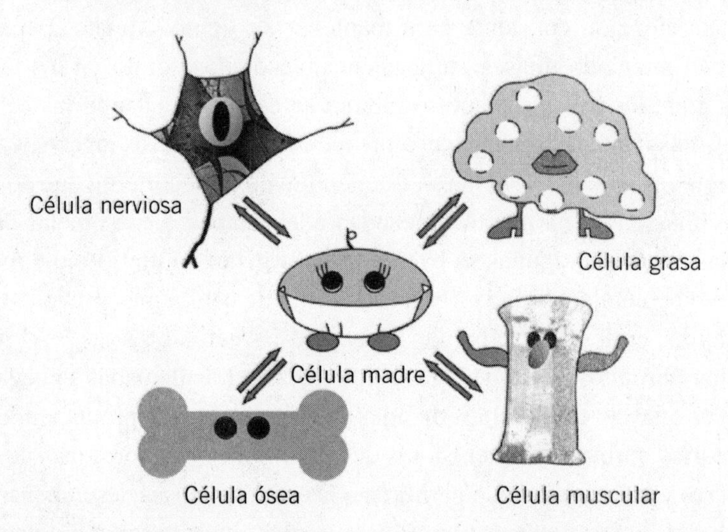

Un proceso metabólico llamado transdiferenciación puede hacer que las células grasas abandonen tu tejido adiposo y migren para convertirse en nuevas células musculares, óseas e incluso cerebrales. Puedes controlar el crecimiento de las células madre comiendo adecuadamente y haciendo ejercicio, y eso incluye hacer ejercicio con tu cerebro. (*Véase* texto para referencias de apoyo).

---

23. «Transdifferentiation potential of human mesenchymal stem cells derived from bone marrow», Song L., *FASEB Journal*, vol. 18, junio fr 2004, pp. 980-82.
24. «Reversible transdifferentiation of secretory epithelial cells into adipocytes in the mammary gland», Morron M., *PNAS*, 30 de noviembre de 2004, vol. 101, n.º 48, pp. 16801-16806.
25. «Identification of cartilage progenitor cells in the adult ear perichondrium: utilization for cartilage reconstruction», Togo T., *Laboratory Investigation*, 2006, 86, pp. 445-457.
26. «The cellular plasticity of human adipocytes», Tholpady SS, *Annals of Plastic Surgery*, vol. 54, n.º 6, junio de 2005, pp. 651-56.

Aunque este tipo de transformación celular hasta ahora sólo se ha observado en un entorno de laboratorio, la investigación abre la puerta a la posibilidad de que una célula grasa de tu músculo en realidad podría haber sido una célula muscular, ósea o cutánea, y vivir en algún otro lugar de tu cuerpo. Pero, puedes preguntarte, ¿por qué una célula decidiría hacer las maletas y dirigirse a una localización totalmente nueva? Lo haría si recibiera un recordatorio químico que dijera que su servicio en su tejido actual ya no fuera necesario, y que debería encaminarse a su nueva tarea en el departamento de la grasa.

EL EJERCICIO FUNCIONA AL MENOS DE TRES FORMAS

1. Aumenta la sensibilidad a la insulina, por lo que necesitarás menos insulina para sacar el azúcar del torrente sanguíneo. Esto permite que tus niveles de insulina decaigan, lo que dice a tus células grasas que ralenticen la conversión de azúcar en más grasa.
2. Reduce la hormona del estrés cortisol. El cortisol acumula grasa alrededor de los órganos (a diferencia debajo la piel), donde produce grandes cantidades de sustancias químicas proinflamatorias, que a su vez dicen al cuerpo que produzca aún más grasa.
3. Desarrolla nuevos vasos sanguíneos mediante los tejidos musculares y adiposo, que permiten a tu cuerpo estar más listo para quemar grasa.[27]

Por tanto, si algunas células grasas fueron en su momento células en tipos preferibles de tejidos, ¿cómo podemos ordenarles que retrocedan? Una de las formas más eficaces para enviar ese tipo de mensaje en con ejercicio físico. De acuerdo con el doctor Robert Lustin, profesor de endocrinología pediátrica de la Universidad de California, la razón por la que el ejercicio trata la obesidad no *es* porque «queme» calorías. «Eso es ridículo –dice–. «Veinte minutos de *jogging* equivalen a una galleta con trozos de chocolate. Me refiero a que no puedes hacerlo. Un Big Mac requiere tres horas de ejercicio enérgico para quemarlo. Esa no es la razón

27. «Insulin-resistant subjects have normal angiogenic response to aerobic exercise training in skeletal muscle, but not in adipose tissue», Walton RG, *Physiol Rep*, junio de 2015, 3(6), pii, e12415, doi 10.14814/phy2.12415.

por la que el ejercicio es importante»,[28] sino porque genera señales para construir músculo –o hueso u otros tejidos magros–, en lugar de grasa indeseada.

Una vez que las células grasas almacenan energía, la guardan celosamente, reticentes a abandonarla. Pero, cuando haces suficiente ejercicio para generar nuevo crecimiento muscular, ese proceso de construcción muscular quema grasa, eliminando los contenidos ricos en energía de las células grasas. Y, lo que es más importante, éstas pueden ser convencidas de someterse al mismo tipo de suicidio celular que los tumores, un proceso llamado *apoptosis*.

El descubrimiento de que tienen lugar tantas transformaciones celulares ha inquietado a la comunidad médica, que debe ahora abandonar la vieja idea de la célula como algo creado para ser un miembro de una especie particular de células durante toda la vida. Este modelo subestima en gran medida la naturaleza proteica de la célula. Igual que los genes cambian en reacción a lo que comemos, pensamos y hacemos, las células cambian también su construcción. Cuando una célula grasa, por ejemplo, revierte a una célula madre en un proceso llamado *rediferenciación*, esa célula de nuevo es *pluripotente*, lo que significa de nuevo rediferenciarse, es decir, especializarse en cualquier clase de célula que sea necesaria para el tejido corporal en el que la célula se ha reclutado. Los cultivos que los científicos utilizan para inducir todas estas transformaciones no son una mezcla extraña de sustancias químicas antinaturales, sino más bien todo un complemento de vitaminas, aminoácidos y azúcar, más diferentes mezclas de factores de crecimiento que tienen lugar naturalmente y hormonas que un cuerpo saludable y joven normalmente produce. La disposición y completitud con las que las células responden a ese tipo de instrucciones sugieren que estas conversiones son un aspecto integral de una función fisiológica saludable.[29]

---

28. The Health Report, transcripción de ABC Radio International, 9 de julio de 2007, presentado por Norman Swain.

29. «Transdifferentiation potential of human mesenchymal stem cells derived from bone marrow», Song L., *FASEB*, vol. 18, junio de 2004, pp. 980-82.

Cómo cambian las células grasas

Casi todas las fases del programa de automejora de la célula grasa han sido replicadas en el laboratorio. Aunque nadie sabe exactamente cómo funciona en el cuerpo, las pruebas de laboratorio indican que probablemente ocurre algo como esto: en primer lugar, una célula grasa individual pierde gran parte, si no todo, de sus almacenes de lípidos. Después la célula grasa marchita envía una señal para diferenciarse en un preadipocito,[30] una célula grasa pequeña que no contiene grasa, o incluso un tipo de célula diferente, más móvil, una que es indistinguible de una célula madre.[31] La célula grasa puede someterse fácilmente al proceso de apoptosis, mientras que las células grasas adultas resisten este proceso y tal vez no sean capaces de eliminarse a sí mismas sin convertirse antes en una célula grasa bebé.

Puedes pensar en las diferentes capacidades y niveles de movilidad de las células como algo del estilo de las piezas de un tablero de ajedrez. La célula grasa adulta, como el rey, está muy limitada; no puede abandonar el tejido graso y –del mismo modo que el rey no puede eliminarse (porque terminaría la partida)– no puede eliminarse mediante apoptosis. La célula grasa bebé, como por ejemplo un peón, tiene las mismas limitaciones de movilidad, pero, puede salir del juego. La célula madre sería la dama de los tipos de células, ya que puede eliminarse a voluntad cuando sale del tejido graso y, aprovechando las corrientes del torrente sanguíneo por todo el cuerpo, ocupa su nuevo lugar entre cualquier grupo de células que haya requerido un miembro nuevo, adicional. Si el tejido muscular hizo la petición, entonces la pluripotente célula madre simplemente se adherirá a la pared de un diminuto vaso sanguíneo del músculo y espera el estímulo que le haga convertirse en ese tejido. Una vez que consigue la señal adecuada, se mueve dentro de la matriz del nuevo tejido y se redife-

30. «Adipose cell apoptosis: death in the energy depot», A Sorisky, *International Journal of Obesity*, 2000, 24, suppl. 4, S3+S7.

31. «In vivo dedifferentiation of adult adipose cells», Liao, Yunjun *et al.*, Guillermo López Lluch (ed.), *PLoS ONE* 10.4 (2015): e0125254, PMC, en Internet, 15 de abril de 2016. «Los adipocitos pueden expresar en gran medida las células madre embrionarias, como el 4 de octubre, Sox2, c-Myc y Nanog, después de la diferenciación. Por tanto, pueden representar una reserva de células pluripotentes en equilibrio dinámico con los componentes celulares específicos de los órganos y ser capaces de llevar a cabo la transformación fenotípica».

rencia para encajar con los otros tipos de células de la nueva localización. Sea cual fuere la secuencia exacta de la redistribución de células, las capacidades de transformación mágica de la célula sugieren que nuestro cuerpo está compuesto no de especialistas celulares, sino de generalistas, preparados para recapacitarse y reasignarse en cualquier momento. Y eso es una buena noticia, porque nos dice que, si sabemos lo que hacemos, nuestra mejor salud puede aún estar por delante de nosotros.

Por qué la moderación, las pequeñas raciones y el hecho de pasar hambre fracasan

La moderación, como programa para comer saludablemente, tenía perfecto sentido hace doscientos años, cuando las cosechas se cultivaban ecológicamente en un suelo saludable, y las peores monstruosidades químicas del sector industrial aún tenían que inventarse. Por entonces no había cosas como Twinkies, patatas fritas rizadas, sirope de maíz rico en fructosa ni grasas trans. Actualmente quedan pocas partes de este planeta donde la gente da sabor a su comida con caldo casero en lugar de con glutamato monosódico, donde aún se fermentan hortalizas y carnes en lugar de guardarlas en el frigorífico, donde nos comemos todas las partes del animal, en lugar de sólo algunos cortes. En lugares como éste, «todo con moderación» realmente funcionaría. Pero, en el mundo moderno, los alimentos procesados, «todo con moderación» es una receta para un nivel moderado de salud, que hoy en día es algo difícil de conseguir.

SOBREPESO Y EMBARAZO

Si tienes sobrepeso, tu cuerpo seguramente está sufriendo un estado constante de inflamación de bajo nivel. Esta interferencia química inflamatoria es tan poderosamente perturbadora que puede interferir en algunas de las señales más importantes del mundo biológico, aquellas de las que depende la siguiente generación. En el capítulo 5 vimos que la placenta del bebé envía señales al cuerpo de la madre, solicitando que su cuerpo ceda nutrientes en beneficio del feto. Pero, cuando la madre tiene un sobrepeso excesivo, el mensaje no puede llegar. A consecuencia de esto, los vasos sanguíneos que aportan al bebé nutrientes se vuelven finos y marchitos, lo que lleva a una «restricción del crecimiento placentario mayor», en comparación con las madres de peso normal. Por tanto, si estás pensando en quedarte embarazada, es esencial que antes tengas un peso saludable. Esto no sólo facilitará un embarazo feliz, sino que también ayudará a la fertilidad, de forma que puedas quedarte embarazada en un principio.

Otro tipo de «moderación» consiste en moderar el volumen de alimentos consumidos, es decir, la restricción calórica. Puede que pienses que la restricción calórica podría convencer a las células grasas de que ya no son necesarias, lo cual conduciría a la apoptosis. En las dietas de restricción calórica, las células grasas encogen, pero raramente desaparecen. En su mayor parte, tan pronto como vuelven las calorías, lo mismo sucede con la grasa del interior de las células. ¿Por qué? Parece que el cuerpo es precavido y, como cualquier buen director, se resiste a tomar acciones drásticas –como despedir permanentemente a una célula–, hasta que haya buenas razones.

La reticencia de tu cuerpo a permitir que las células grasas pasen por la apoptosis significa que, si nunca haces ejercicio *adecuadamente* (*véase* debajo), aunque limites tus calorías, tus tejidos grasos nunca recibirán la señal química de que se necesitan más células en otro departamento, y por eso las células grasas se quedan ahí. Siempre que las células grasas sean células grasas, no tienen otra opción que intentar acumular más grasa, y lo harán a la primera oportunidad. Es más, puesto que el cuerpo convierte las células grasas en células musculares, hay poca pérdida neta de masa, lo cual explicaría por qué la gente que comienza programas de ejercicio no experimenta ninguna pérdida de peso.

Muchos médicos y gurúes de las dietas afirman que la restricción calórica funciona. Simplemente fíjate en los prisioneros que han pasado hambre durante meses o incluso años. Su gasto de energía era mayor que su ingesta de energía, por lo que, *ipso facto*, el horno de carbón de la fisiología se mantiene (el que comenté al principio de este capítulo). Es termodinámica básica, añaden. Y hasta cierto punto tienen razón; no hay física tramposa. Pero si estás intentando remodelar tu cuerpo simplemente reduciendo el tamaño de las raciones de alimentos no saludables, bajos en nutrientes, entonces debes ser consciente de que estás basando tu programa dietético en lo que has visto que el cuerpo humano hace en condiciones extremas, a largo plazo, increíblemente poco saludables.

Antes hablamos sobre cómo la restricción calórica sin ejercicio físico dice a tu cuerpo que convierta células madre en células grasas en cuanto empieces a comer de nuevo. Y el cuerpo no se limita a esperar pacientemente. Estimula tu apetito para inducirte a incrementar sus esfuerzos de búsqueda de comida mientras prepara a las células grasas que ya tienes para recibir cualquier abundancia posterior. Cuando por fin tomas una comida completa, tu cuerpo acumula la energía, y de ahí el típico ciclo de yo-yo de la pérdida de peso y el aumento rápido con dietas de raciones pequeñas.

Mientras logres manejar tu hambre, tu cuerpo se ve obligado a empezar a utilizar las células grasas –justo como esperabas–, pero también debilitará otros tejidos en busca de vitaminas, minerales, proteína y grasas esenciales. Entre estos tejidos puede estar el cerebro, el tejido conectivo y el músculo. Por supuesto, puesto que el músculo quema calorías por sí mismo, una vez que empieces a perder músculo se hará más difícil perder peso. La lección en este caso es que el hambre no es la forma de remodelar tu cuerpo. En Hawái, los surfistas tienen un dicho: «Nunca luches con el océano». Si quieres una figura atlética, esbelta, atractiva, entonces no luches con tu cuerpo. Pacta una tregua comiendo de acuerdo con la Dieta Humana, haciendo ejercicio, reduciendo el estrés y durmiendo bien de noche.

La inflamación hace que la grasa sea invasiva, como el cáncer

Ahora que conoces todos los tipos de tejidos corporales que pueden convertirse entre ellos, echemos un vistazo a cómo este proceso puede funcionar en nuestra contra para convertirnos en más pesados y menos saludables.

Con una dieta proinflamatoria, nuestra fisiología empieza a sintetizar células grasas tan rápidamente que podrías pensar que se trata de algún tipo de hábito nervioso. De la misma forma que muchos de nosotros tratamos el estrés con el Häagen-Dazs, lo mismo hacen nuestras fisiologías: una dieta proinflamatoria estresa nuestras células y, como he descrito, la transdiferenciación convierte todo tipo de células en grasa.

En los pacientes con demencia relacionada con la edad, la materia gris se sustituye con células que contienen cantidades excesivas de grasa.[32] Los huesos con osteoporosis han tenido células formadoras de hueso sustituidas por células de grasa.[33] Y el hígado graso, una causa común de síntomas de indigestión crónica y enfermedad de reflujo gastroesofágico (como la acidez), se debe a la formación de células grasas a expensas de las células hepáticas con funcionamiento normal. Para decir esto en términos del conjunto regulatorio mayor, cuando a las células musculares, óseas, glandulares y nerviosas se les niega un aporte completo de vitaminas, aminoácidos, minerales, etc., parece que toman esa negativa como una señal de desdiferenciación y empiezan a almacenar grasa. Con tantas células abandonando sus puestos en los tejidos sanos para ingresar en las filas crecientes de las células grasas, puedes imaginar lo mal que funcionan estos tejidos. Este proceso completo de degeneración puede acelerarse en presencia de cortisol procedente del estrés y la falta de sueño, o de los numerosos procesos inflamatorios que se acumulan por una falta de ejercicio. Una dieta desequilibrada, que libera aún más señales inflamatorias, empeora las cosas todavía más.

FACTORES QUE TE HACEN ACUMULAR GRASA	
Ácidos grasos omega-6	Las enzimas de tu cuerpo pueden convertir éstos en ácido araquidónico (AA), que puede hacer que las células grasas se dividan. El estrés, la privación de sueño y la obesidad pueden generar un exceso de estas enzimas. El consumo excesivo de grasas omega-6 puede también generar demasiado AA.
Insulina	Incrementa el número de células grasas. Síntomas de que puedes tener niveles anormales de insulina son los parches oscuros de piel en los pliegues y bajo los brazos y la obesidad troncal, la grasa que tiende a acumularse alrededor de la cintura y bajo la barbilla. Un período menstrual irregular también puede indicar unos niveles de insulina anormales.

32. «Changes in nerve cells of the nucleus basalis of Meynert in Alzheimer's disease and their relationship to ageing and to the accumulation of lipofuscin pigment», Mann DM, *Mech Ageing Dev*, abril-mayo de 1984, 25(1-2):189-204.

33. «Mechanisms of disease: is osteoporosis the obesity of bone?» Rosen CJ, *Nature Clinical Practice Rheumatology*, 2006, 2, pp. 35-43.

FACTORES QUE TE HACEN ACUMULAR GRASA	
Azúcares	El azúcar genera la producción de insulina, y la insulina activa las enzimas del hígado y de las células grasas que convierten el azúcar en su forma de almacenamiento: grasa en forma de triglicéridos.
Tiazolidinedionas (un tipo común de medicación para la diabetes)	Estimulan la división celular de la grasa y aumentan el almacenamiento de grasa. Se pensaba que éstas estaban pensadas originalmente para ser píldoras de pérdida de peso basadas en un análisis ridículamente optimista de sus efectos sobre el metabolismo celular. Ahora somos conscientes de que fomentan tanto el almacenamiento de grasa que las células óseas empiezan a almacenar grasa. Estas píldoras pueden causar aumento de peso, fracturas óseas y fallo cardíaco. Si tomas esta medicación, pregunta a tu médico si hay alguna alternativa.
Glucocorticoides	Estimulan la división celular de la grasa. El cuerpo sintetiza glucocorticoides todo el tiempo, pero sus niveles aumentan durante el estrés y la privación de sueño.
Grasas mega-trans (productos de degradación de omega-3 y omega-6)	Promueven la formación de radicales libres, el daño a las membranas celulares y la inflamación, todo lo cual genera la acumulación de grasa epiploica (abdomen) y submandibular (cuello), mientras intercepta las señales saludables constructoras de células.

La síntesis de grasa puede parecer la reacción por defecto del cuerpo, pero en realidad es sólo la reacción por defecto en períodos de estrés y privación de nutrientes. Cuando el cuerpo obtiene verdadera comida y el ejercicio y el descanso que necesita, la reacción por defecto es la conversión de las células grasas no deseadas en algo mejor. Qué directiva fisiológica sigue tu cuerpo depende en última instancia de ti.

FACTORES QUE ELIMINAN LA GRASA	
Ejercicio	Reduce los niveles de insulina y corticosteroides, así como los niveles de muchos otros compuestos químicos proinflamatorios y promotores de grasa bien conocidos.
Sueño	Reduce los niveles de corticosteroides y aumenta los niveles de sustancias químicas del sistema inmunitario que reducen la inflamación y el número de células grasas.
Ácido linoleico conjugado (CLA)	Reduce el número de células grasas y disminuye el apetito.
Retinoides	Incluyen la vitamina A procedente de la grasa animal y la carne de órganos, y precursores de la vitamina A (llamados carotenoides) procedentes de productos vegetales.
Leptina	Reduce el número de células grasas.
Colesteroles (el colesterol en realidad representa toda una familia de moléculas)	Reducen el apetito. Los estudios han demostrado que los esteroles y estanoles vegetales reducen el apetito eficazmente. ¿Qué son los esteroles y los estanoles vegetales? Colesterol que sintetizan las plantas. Los ácidos biliares también contienen colesterol. Cuando se segregan en el intestino delgado después de una comida, indican al cuerpo que ha comido suficiente. Lamentablemente, nadie puede conseguir que le financien un estudio para conocer los posibles beneficios del colesterol. Pero puedes probar este sencillo experimento tú mismo. Día uno: comer dos huevos cocinados con dos cucharadas soperas de mantequilla para desayunar y fíjate si tienes hambre a la hora de almorzar. Día dos: come una taza de granola con una taza de leche desnatada y fíjate si tienes hambre a la hora de almorzar. Ambas comidas tienen 500 calorías.

Sin embargo, algunas deficiencias nutricionales y algunos niveles de estrés son tan graves que cada vez resulta más difícil enviar los nutrientes eficazmente por todo el cuerpo. Si el azúcar y los ácidos grasos no pueden hacer el viaje desde donde se encuentran (normalmente tu sistema digestivo) a una célula adecuada de almacenamiento de grasa, entonces pueden acabar recubriendo tus arterias, filtrándose en tus tendones y contaminando tu cuerpo. Ahora, en lugar de acumular grasa, simplemente te pones enfermo. Los glóbulos blancos tendrán que entrar en esos fragmentos contaminados de las arterias, articulaciones u otro tejido comprometido e intentarán limpiar el caos. Pero los glóbulos blancos causan inflamación, que daña los tejidos (incluidas las paredes arteriales), hacen que tus articulaciones duelan y coagulen tu sangre. Por eso una dieta que te engorde también te hará sentir mal, elevará tu presión sanguínea y causará diabetes, enfermedad cardíaca, problemas renales y muchas otras enfermedades. También es por lo que los glóbulos blancos llenos de grasa se encuentran en tantos órganos degenerados.

El cáncer es la consecuencia de una comunicación celular poco saludable: la célula muta porque recibe instrucciones químicas anormales. Cuando estos mutantes se dividen rápidamente e invaden otros tejidos, se llaman *metástasis*. Muchas células cancerosas producen hormonas para mantener un estado de crecimiento constante, descontrolado por las instrucciones del cuerpo. Igual que el cáncer, la grasa produce factores proinflamatorios que estimulan su propio crecimiento.[34] Una cantidad mayor de grasa envía una señal más fuerte al cuerpo para que genere aún más grasa. Y las células grasas invaden otros tejidos, igual que el cáncer. Incluso las personas más delgadas pueden, mediante una mala dieta, estimular a la grasa para que se infiltre en los tejidos sanos. Cuando la grasa los invade, desarrollamos celulitis, huesos debilitados y atrofia cerebral y muscular. Por último, igual que el cáncer, la obesidad está asociada con los coágulos sanguíneos, la fatiga y la muerte prematura. La obesidad se comporta como un tumor que se mantiene a sí mismo, y cualquiera que tenga sobrepeso puede sentirse atrapado en su círculo vicioso. Veo a personas cuya batalla perdida contra su peso les ha asustado como a alguien con cáncer, dispuestas a pagar cualquier cosa por una cura.

Afortunadamente, las células grasas *pueden* reentrenarse.

Y ésa es la palabra que quiero que recuerdes, *reentrenarse*. Las personas suelen sentirse fascinadas por lo dispuestas que están sus mascotas al entrenamiento, una vez que aprenden a comunicarse con ellas eficazmente. Lo mismo sucede con las células. Un punto clave de mi mensaje

---

34. «Endocrinology of adipose tissue – an update», Fischer-Pozovsky P., *Hormone Metabolism Research*, mayo de 2007, 36(5):314-21.

es que nuestras células reaccionan a las señales que les enviamos mediante la dieta y la actividad, y hacen lo mejor para obedecer. Una vez que hayas limpiado tu cuerpo de inflamación, el ejercicio le ayudará a saber qué hacer con la comida que consigue. Es como enviar una lista de deseos a tus células: *Me gustaría tener más músculo en los pectorales, menos grasa en los muslos y –sí, he estado más torpe últimamente– me gustaría más tejido neuronal propioceptivo que coordine el movimiento de mis tobillos y la parte baja de la columna vertebral.* Para la mayoría de nosotros, la lista de deseos incluye una cintura más esbelta, más energía y un físico sexy. Para conseguir eso, necesitamos un programa de ejercicios que transmita ese mensaje, lo cual significa –puesto que cada uno envía una serie distinta de señales– uno que incluya actividad aeróbica y anaeróbica.

PASO 4: EJERCICIO FÍSICO

Ejercicio aeróbico: asegúrate de sentirlo

Ah... los ochenta. Licra de color púrpura y calienta-piernas de color rosa intenso. En Siracusa, Nueva York, durante los largos y grises inviernos, yo iba en coche por la nieve medio derretida a la YMCA[35] más cercana, para evitar que se me congelaran los pulmones cuando estaba fuera de casa. Sudaba muchísimo con mi camiseta y mis pantalones cortos unidos, más bien pasados de moda, sujetándome a las barras de la máquina de correr para evitar caerme, cambiando de postura y generando más conmoción que las mujeres con ropa conjuntada que había sobre las bicicletas estacionarias, leyendo novelas románticas y escuchando sus walkmans mientras sus piernas giraban haciendo pequeños círculos por debajo de ellas.

Teniendo en cuenta las cosas terribles que comía por entonces, mi rutina de ejercicio extrema podría haberme estado haciendo más mal que bien. Sin una nutrición adecuada, todo ese esfuerzo extremo podía descomponer mis tejidos. En términos de enviar el mensaje para desarrollar músculo, tal vez hacía demasiado, mientras que las señoritas de las bicicletas también podrían haber estado mirando escaparates. Ejercicio,

35. Young Men Christian Association: Asociación de Jóvenes Cristianos. *(N. del T.)*

descanso y buena comida: todo ello trabaja en común para darnos el tipo de cuerpo que deseamos. Pero, para que el ejercicio contribuya lo más posible, hay que saber cómo obtener el máximo rendimiento del entrenamiento.

No dejes que nadie te diga que, puesto que estás vestido para entrenar, te encuentras en un gimnasio y estás utilizando una nueva máquina de moda, estás haciendo ejercicio aeróbico (que requiere oxígeno). No me malinterpretes. Incluso darte un paseo en una estación elíptica es mejor que permanecer sentado en el sillón comiendo trocitos de fruta. Pero, a menos que tus entrenamientos hagan trabajar más duro a tus pulmones y te hagan sudar, no estarás haciendo ejercicio aeróbico; sólo estarás respirando.

Este nivel de entrenamiento te exige concentración. Los instructores de yoga lo llaman *concienciación*. Los levantadores de peso que defienden los beneficios de los pesos libres por encima de las máquinas universales creen que obtienen resultados más rápidos cuando tienen que concentrarse en cosas como equilibrar una pesada barra sobre sus pechos. Cuanto más conscientes seamos del acto de ejercicio, más comprometeremos nuestros músculos. El nivel de concentración influye en cómo responden las células nerviosas y musculares, por lo que, ya hagamos una carrera intensa o sólo subamos escaleras, veremos más resultados si nos *concentramos* en cada movimiento: el giro de los brazos, los gemelos elevando la columna vertebral, la rotación de las caderas. Si corres, concéntrate en llenar de verdad los pulmones. Si subes las escaleras en tu trabajo, concéntrate en trabajar los gemelos en un escalón, y en el siguiente, en los músculos de los glúteos. Concéntrate en la fase negativa del movimiento, lo cual te ayudará a implicar todo el cuerpo. La conciencia del movimiento es aplicable a todas las formas de ejercicio y es un prerrequisito para mejorar el rendimiento.

Un buen paseo, como sucede con cualquier ejercicio, trabaja más que sólo tus piernas, y harás un mejor entrenamiento si eres consciente del movimiento equilibrado de tu cuerpo en la fase negativa. Los movimientos de oposición sobre el punto de apoyo de tus caderas y tu columna vertebral te permiten beneficiarte de un «salto» fisiológico desarrollado en tus músculos, que los cardiólogos reconocieron como el medio por el que se sobrevive al fallo cardíaco. Se llama efecto Starling. Cuando se estira un músculo antes de contraerse, se aumenta automáticamente la fuerza de la contracción, sin ningún aporte adicional de los nervios. En un corazón que falla, el músculo necesita la energía extra generada por el efecto Starling para bombear sangre eficazmente. En un movimiento de baile, un feliz paseo o un golpe de golf realizado correctamente, extender los miembros hasta la parte final del golpe permite a los músculos estirarse y después rebotar sin esfuerzo. Prestar atención a cómo reaccionan los músculos te ayuda a dominar la técnica de cualquier cosa que estás intentando lograr. Así piensan los deportistas, y también permite que el ejercicio sea más divertido.

A todos mis pacientes que sufren depresión les cuento un pequeño secreto: los estudios demuestran que el ejercicio es al menos tan eficaz como el mejor medicamento antidepresivo.[36] El ejercicio aeróbico libera endorfinas, sustancias químicas que sintetiza el cuerpo y que activan los centros de recompensa del cerebro. Estas sustancias químicas con las que te sientes bien no sólo regulan y mejoran el estado de ánimo, sino que actúan directamente sobre los músculos para ayudarles a quemar más energía y a contraerse con más potencia.[37] El ejercicio físico también limpia el torrente sanguíneo de una sustancia química que nos hace sentir mal, el llamado factor de necrosis de tumor. Se trata de una potente señal proinflamatoria que aumenta la sensibilidad al dolor. (También inhibe el crecimiento muscular y hace que los coágulos sanguíneos se formen más fácilmente).[38,39] Por ello, el ejercicio aeróbico no sólo bombea tus músculos, sino que hace lo mismo con tu estado de ánimo.

También puede bombear tu cerebro, literalmente. En nuestra época, los pertenecientes a la generación del baby boom que olvidan dónde han dejado sus coches lo llaman en broma «alzhéimer temprano». Pero, si

---

36. «Exercise and the treatment of clinical depression in adults: recent findings and future directions», Brosse A., *Sports Medicine*, 32(12):741-760, 2002.
37. «Beta-endorphin decreases fatigue and increases glucose uptake independently in normal and dystrophic mice», Kahn S, *Muscle Nerve*, abril de 2005, 31(4):481-6.
38. «The differential contribution of tumour necrosis factor to thermal and mechanical hyperalgesia during chronic inflammation», Inglis J.J., *Arthritis Res Ther*, 2005, 7(4):R807-16, epub abril de 2005.
39. «TNF-related weak inducer of apoptosis (TWEAK) is a potent skeletal muscle-wasting cytokine», Faseb J., junio de 2007, 21(8):1857-69.

has tenido una experiencia personal con esta enfermedad progresiva, sabrás que no es cosa de risa. En la búsqueda de formas para combatir esta terrible enfermedad, los científicos pusieron a trabajar a ancianos sedentarios (de edades entre sesenta y setenta y cinco años). Durante un período de seis meses, los sujetos del experimento practicaron ejercicio una hora diaria, tres días a la semana, haciendo tonificación muscular aeróbica y ejercicios de estiramiento. Sorprendentemente, las imágenes por resonancia magnética mostraron «aumentos significativos del volumen cerebral, tanto en la materia gris como en la blanca», en cuatro zonas del cerebro, varias de las cuales están relacionadas con el hecho de tener nuevos recuerdos.[40] Como ya he comentado, la vida de una célula es mucho más impredecible de lo que pensamos, e incluso las células nerviosas pueden crecer y dividirse durante sus vidas.[41]

Si quieres que tu cerebro funcione mejor, sal a pasear.

Ejercicio anaeróbico: Por qué importa la intensidad

El factor principal que distingue a los ejercicios aeróbico y anaeróbico es el nivel de intensidad. El ejercicio aeróbico es más fácil de hacer mientras pensamos en algo, como la escena en que estás corriendo, o adónde ir en tus próximas vacaciones. El ejercicio anaeróbico requiere atención, un nivel más alto de concentración, tal como necesitarías si hicieras esprints o empujases una carretilla por una cuesta empinada. Pero la recompensa consiste en todo un nuevo nivel de coordinación muscular y capacidad. El ejercicio aeróbico genera un flujo de señales de construcción del cerebro, de forma que te vuelves más fuerte, rápido y atlético.

Cuando trabajas tan duro que la demanda de oxígeno excede la capacidad del cuerpo de repartir sangre a los tejidos (por eso se llama anaeróbico, «sin aire»), habrás entrado en ese campo de ejercicio llamado el *umbral anaeróbico*. Quema. Esa quemazón indica que sólo faltan segundos o minutos antes de que empiecen a fallar tus músculos. El tiempo

---

40. «Aerobic exercise training increases brain volume in aging humans», Colcombe J., *Journals of Gerontology Series A.: Biological Sciences and Medical Sciences*, 2006, 61:1166-1170.

41. «Running increases cell proliferation and neurogenesis in the adult mouse dentate gyrus», Gage FH, *Nat Neurosci*, marzo de 1999, 2(3):266-70.

límite tiene que ver con el hecho de que el metabolismo del azúcar para convertirse en energía tiene lugar en dos fases.

La primera, llamada glicólisis, no requiere oxígeno y por tanto es un proceso anaeróbico. Produce el material necesario (ácido pirúvico) para la segunda fase, junto con algo de energía para tus células, llamada trifosfato de adenosina (ATP). La segunda fase utiliza oxígeno para quemar los productos de la primera reacción, y es por tanto un proceso aeróbico. La fase aeróbica del metabolismo del azúcar produce grandes cantidades de ATP.

Si los músculos no obtienen suficiente oxígeno para quemar todo el ácido pirúvico, el ácido empieza a acumularse y a decir a tus músculos que están a punto de fallar. Y ésa es una señal útil. Si te persiguiera un león, por ejemplo, la señal de quemazón te advertiría de que tus músculos están a punto de detenerse. ¡Es el momento de buscar un árbol!

Una vez que la actividad aeróbica ha finalizado, tu equipo de manejo fisiológico toma nota del evento fisiológico que acaba de tener lugar y registra qué músculos trabajaron más y necesitan reconfigurarse para un mejor rendimiento futuro. Desde el origen de la actividad intensa surge una forma más fuerte de músculo que durará más que antes. En la sabana, esto nos convertiría en una presa más escurridiza y en mejores cazadores, y nos permitiría correr un poco más deprisa y perseguir a tu propia presa un poco más la siguiente vez. El ejercicio anaeróbico es el clásico ejemplo de «sin dolor, no hay mejoras». En el mundo moderno, el ejercicio anaeróbico puede ayudar a colocar a un deportista en la zona de las superestrellas. Sin embargo, para el resto de nosotros es una forma realmente buena de quemar grasa porque pone a toda máquina la producción de músculo del cuerpo, y empezamos a convertir la flacidez en firmeza, como si se tratara de nuestro negocio.

¿Qué cantidad de este tipo de ejercicio intenso necesitas para obtener beneficios? Menos de lo que podrías pensar: *¡Prueba ocho minutos por semana!*

Durante años, los hombres y las mujeres musculosos nos han animado a sentir la quemazón. Pero nadie ha sugerido que una actividad bastante esporádica nos serviría. Los médicos del Grupo de Investigación del Metabolismo para el Ejercicio, de Ontario, han sospechado que la fatiga crónica inducida por el entrenamiento diario, en realidad, podría obstaculizar la mejora deportiva. Investigaron cómo un *mínimo* de ejercicio superintenso afecta a la capacidad de trabajo muscular. Los sujetos de prueba empezaron con cuatro intervalos y, gradualmente, los aumentaron a siete durante un período de entrenamiento realizado los lunes, los miércoles y los viernes. Los intervalos constaban de treinta segundos de pedaleo máximo, con períodos de descanso de cuatro minutos, con un total de quince minutos durante las dos semanas. Los sujetos mejoraron su capacidad deportiva en un 100 por 100. Has leído bien. Durante un período de dos semanas, con un *total* de quince minutos de pedaleo como si sus vidas dependieran de ello, *duplicaron* su potencia muscular. Increíblemente, el cuerpo está tan preparado y dispuesto a responder a las señales que la señal más urgente de todas –*correr por tu vida*– genera asombrosos beneficios en el rendimiento.[42]

¿Cómo? Nuestra fisiología es nuestra paciente y fiel servidora. Y es lógica –podríamos decir inteligente– en la forma que responde. Cuando se la estimula para que construya músculo, el cuerpo hace exactamente lo que haría un inteligente planificador de ciudades en un centro metropolitano en expansión: aumenta la actividad enzimática en el músculo para manejar la mayor carga de trabajo (el equivalente a contratar más policías, bomberos, etc.), aumenta el flujo sanguíneo para manejar más tráfico de nutrientes y oxígeno, y produce más mitocondrias para generar bastante energía. En relación con esto decimos que la serie sincronizada de respuestas aumenta el metabolismo.[43]

Todo este desarrollo infraestructural –creando un número mayor de estos complejos tejidos– no puede lograrse sólo con ejercicio. Se necesitan más nutrientes para sintetizar nuevas enzimas, desarrollar más orgánulos de células, hacer que las células crezcan, reproducir más células, abrir el camino para más vasos sanguíneos y después mantener todo este nuevo equipamiento. Sin una dieta saludable, el ejercicio anaeróbico no puede construir estos tejidos, y en realidad puede hacer que tu cuerpo se descomponga. Una dieta saludable, junto con un equilibrio de ejercicio aeróbico y anaeróbico, ayuda a generar el ambiente interno perfecto para

---

42. «Six sessions of sprint interval training increases muscle oxidative potential and cycle endurance capacity in humans», Burgomaster KA, *J. Appl Physiol*, 98: 1985-1990, 2005.

43. *Ibid.*

eliminar las señales de construcción de grasa y a sustituirlas con un nuevo mensaje: *Hazte más rápido. Hazte más duro. Hazte más fuerte.*

Estos beneficios existen para las personas de cualquier edad. A medida que envejecemos, poco a poco perdemos los factores de crecimiento que ayudan a mantener nuestra grasa donde la queremos y que fortalezca nuestros músculos, articulaciones y huesos. Pero, durante e inmediatamente después del ejercicio físico, los factores de crecimiento y los niveles hormonales se elevan, por lo que te administras una infusión de suero de la juventud cada vez que entrenas.[44]

Tres hábitos de quienes hacen ejercicio con éxito

1. Conciencia. Utiliza tu cuerpo conscientemente. Los mejores ejercicios implican a todo el cuerpo. No me importa si estás haciendo un pulso chino: piensa en tu postura, tu equilibrio, tu respiración, y serás más rápido, agarrarás con más fuerza, cargarás mejor y llevarás el pulgar opuesto a tus rodillas. Nunca olvides que el ejercicio debe ser divertido. No te permitas hacer nada que te cause pinchazos o dolor. Escucha a tu cuerpo. Si pone alguna objeción, tómate algún tiempo de descanso o cambia lo que estés haciendo. Recuerda que el ejercicio construye algo más que sólo músculo, desarrolla prácticamente todos los tejidos funcionales; aumenta su inversión en terminales nerviosos y vasos sanguíneos, desarrolla los huesos, fortalece los ligamentos y muchas cosas más. Muchos fisiólogos del ejercicio creen firmemente que la intención consciente durante y después del ejercicio –visualizar lo que estás haciendo y lo que esperas conseguir– es clave para sacar el máximo partido del entrenamiento.

2. Manejo del tiempo. El ejercicio aeróbico requiere tiempo. Cuanto más tiempo le dediques, más te aportará. (Hasta cierto punto. Un límite razonable es una media de entre treinta y cuarenta minutos diarios). ¿Quieres desintoxicarte? El ejercicio aeróbico limpia tu sistema de desechos inflamatorios. Si estás empezando, hazlo con diez minutos diarios y aumenta diez minutos cada semana. Y no olvides dormir bastante. Si tu cama no es

44. «Plasma ghrelin is altered after maximal exercise in elite male rowers», Jurimae J., *Exp Biol Med*, Maywood, julio de 2007, 232(7):904-9.

cómoda, cómprate otra. Y almohadas y sábanas agradables: todo ello será dinero bien gastado. Es principalmente durante el sueño cuando nuestros cuerpos sanan y reconstruyen los tejidos, por lo que es esencial.

3. Esfuérzate. El ejercicio anaeróbico exige más concentración que el aeróbico. Si tu médico dice que estás suficientemente sano para un tipo de ejercicio intensivo, entonces llegarás a un punto en que sientas una quemazón, y tendrás que seguir durante un minuto o dos. Haz eso diez veces a la semana y verás mejoras. Asegúrate de que puedes distinguir la quemazón del ejercicio anaeróbico del dolor sobre un músculo demasiado estresado. Recuerda que incluso un entrenamiento aeróbico puede incluir elementos de esfuerzo anaeróbico, lo cual ayudará a desarrollar tejidos saludables con más rapidez.

Prevenir el caos fisiológico

Tal como hemos visto, la acumulación de grasa es un tipo de acción por defecto que el cuerpo realiza durante los períodos de desequilibrio nutricional. Cuando demasiada grasa invade los tejidos saludables, los debilita y perjudica su funcionamiento. Si quieres estar sano, construir hueso y músculo y reducir tus depósitos de grasa perjudicial, debes enviar a tus células el mensaje más claro posible. Si llenas tus vías metabólicas de interferencias, el mensaje no llegará y te impedirá conseguir los resultados que deseas.

La mala noticia es que la batalla entre la claridad y la interferencia no es una guerra justa. En un universo que tiende hacia el desorden, hay todo tipo de productos alimenticios raros y sustancias químicas alteradas que pueden afectar a nuestras fisiologías, pero sólo una clase de alimentos –las naturales– que pueden mantener el orden interno. Tiene sentido, ¿verdad? Pintar la *Mona Lisa* conlleva más energía y talento que dispararle con una pistola. Los desequilibrios dietéticos generan rápidamente inflamación e interferencias que pueden tardar semanas o meses en eliminarse. Por tanto, cuando alguien me dice que sólo come comida basura «ocasionalmente», intento ayudarle a darse cuenta de que está estableciendo una competición en su cuerpo que está destinado a perder. Si luchas contra el peso, o tienes algún problema médico crónico, no puedes permitirte enviar munición fresca por las líneas del enemigo. Esto significa que no hay que comer nada de comida basura, y punto.

La buena noticia es ésta: por cada comida basura que te encanta, hay una alternativa más saludable y sabrosa. ¡En serio! Si te gustan las patatas fritas de McDonald's, conseguirás mejores sabores utilizando ingredientes tradicionales en casa. Puedes hacer patatas fritas con aceite de cacahuete o grasa animal (manteca, sebo, grasa de pato, etc.), o hacer patatas fritas con especias y en recipientes de goteo. Si te gusta sentarte con una bolsa de patatas fritas, obtendrás un sabor similar, pero más intenso, de unas cuantas lonchas de queso curado procedente de leche cruda; tan satisfactorias que tal vez tomes sólo una. Aunque los sabores de la comida basura nos hacen tener hambre, los alimentos naturales y ricos en sabores contienen supresores del apetito como colesterol y grasa saturada.

En este capítulo me he concentrado en el problema del peso. Pero la misma alteración de la señal (procedente de la inflamación y la grasa trans) que da lugar a la generación de un exceso de grasa también produce la degeneración de los huesos, los nervios y los órganos. Incluso causa disfunción del sistema inmunitario. De hecho, puesto que los alimentos proinflamatorios alteran el desarrollo normal de las células, los mismos alimentos que nos ponen gordos también generan los problemas que solemos asociar con la edad, desde las enfermedades cardíacas hasta el alzhéimer o el cáncer. Lo que esto significa es que seguir la Dieta Humana hará más que perder peso automáticamente. Evitará que desarrolles todas esas enfermedades relacionadas con el envejecimiento. En otras palabras, te ayudará a mantenerte joven.

Pero, aunque todas las células descritas en este capítulo pueden renacer en cualquier fase de la vida, hay un tipo de tejido que depende –más que cualquier otra cosa– de que esté bien configurado desde el principio. Estoy hablando del tejido conectivo. *Sentirse* viejo nace principalmente de tener tejidos conectivos que se degradan prematuramente. Si tu tejido conectivo se desarrolló lo mejor posible, tus articulaciones resistirán todo lo que haga falta, ya sea físico o nutricional. En el capítulo siguiente aprenderás a mantener sano tu tejido conectivo y qué puedes hacer (aunque no esté desarrollado como debería) para evitar que tu cuerpo envejezca más lentamente.

CAPÍTULO 12

Joven para siempre

La salud del colágeno y la esperanza de vida

- Un colágeno fuerte, flexible y sano es clave para seguir siendo joven.
- El caldo de huesos es un grupo de alimentos que suele faltar y que los tejidos de colágeno ansían.
- La inflamación daña el colágeno de formas que nos hacen sentir mayores de lo que somos.
- Las alergias alimentarias son una señal de advertencia de inflamación que daña el colágeno.
- Tres prácticas clave mantendrán sano tu colágeno.

Una mañana, hace varios años, cuando aún practicaba la medicina en Hawái, una mujer entró corriendo en mi consulta gritando: «¡Mi bebé! ¡Mi bebé!» y volvió a desaparecer en el aparcamiento. La enfermera de guardia corrió a encontrar a una madre sumida en un estado de pánico que luchaba con un asiento del coche en el que yacía un bebé, de color rojo fresa y cubierto con una urticaria con manchas, con los labios hinchados y de color púrpura. El bebé tenía una grave reacción alérgica y se esforzaba por respirar.

Kyle, un bebé alimentado principalmente con leche maternizada, estaba sufriendo una fuerte reacción anafiláctica, desencadenada por unas cuantas cucharadas de yogur de arándanos con alto contenido en azúcar y bajo en grasa. La anafilaxis es una reacción alérgica que incluye la inflamación de los vasos sanguíneos de todo el cuerpo, y puede ser mortal. En el último capítulo hemos visto cómo la inflamación interfiere en la comunicación celular y genera aumento de peso. La anafilaxis es un clásico caso de inflamación incontrolada. Afortunadamente, el pediatra de guardia administró potentes medicamentos antiinflamatorios, que salvaron la vida de la pequeña Kyle.

Las reacciones anafilácticas como ésta son el ejemplo más extremo de reacción alérgica, que es lo que ocurre cuando el sistema inmunitario de una persona, desorientado por el ruido de las señales inflamatorias de bajo nivel, comete un error grave. Las alergias son una manifestación más común de ese tipo de mal funcionamiento del sistema inmunitario que la anafilaxis. Ya sea que estén las reacciones alérgicas desencadenadas por mascotas, hongos o alimentos, el problema subyacente es el mismo: el sistema inmunitario confunde una proteína inofensiva con una bacteria invasora y lanza un ataque.

Las alergias alimentarias graves están aumentando.[1] De acuerdo con el Centro de Control de Enfermedades, el número de niños hospitalizados por alergias alimentarias aumentó en un 300 por 100 entre 1996 y 2006.[2] Esta y otras tendencias médicas alarmantes son misterios para los investigadores y fuentes de frustración para los padres. Pero ahora que ya sabes que el azúcar y el aceite vegetal (los principales ingredientes de las leches maternizadas, la base de la dieta de Kyle), combinados con alimentos que carecen de nutrientes, forman la dieta proinflamatoria perfecta, ya te harás una idea de qué le sucedió a Kyle y qué se habría podido hacer para que estuviese más sano.

La grave reacción de Kyle fue demasiado dramática para señalarla como una de las experiencias normales, o al menos comunes, de la niñez. Pero muchos padres ven reacciones alérgicas menos severas de este tipo. Me gustaría cambiar el hecho de que, dado que veo que cualquier alergia es un indicativo de que es muy probable que alguien desarrolle otros problemas inflamatorios posteriormente, los problemas pueden degenerar lo que llamo el tejido de la juventud, el colágeno, y hacer que los cuerpos envejezcan mucho más rápidamente de lo que deberían.

---

1. «Update on food allergy», Sampson, H, *Journal of Allergy and Clinical Immunology*, vol. 113, n.º 5, pp. 805-819.
2. «Food allergy among U.S. children: trends in prevalence and hospitalizations», NCHS Data Brief n.º 10, octubre de 2008, Amy M. Branum, M.S.P.H. Figura 4, accesible en Internet en www.cdc.gov/nchs/products/databriefs/db10.htm

LAS GRASAS Y EL AZÚCAR PROINFLAMATORIOS PUEDEN DAÑAR EL COLÁGENO

En todo momento estamos oyendo hablar sobre alimentos supernutritivos publicitados como milagros antienvejecimiento. La combinación de azúcar y aceite vegetal, y sus efectos sobre el tejido cuya integridad está más relacionada con tu edad fisiológica –el colágeno–, podrían considerarse los alimentos milagrosos de la aceleración de la edad. Porque, en lo relativo a estar y sentirse jóvenes, el colágeno es un asunto importante. Si tus padres envejecieron bien o disfrutaron de una larga vida, puedes estar seguro de que tuvieron un colágeno bueno y fuerte.

ALIMENTANDO TU PIEL CON CREMA DE BELLEZA

Los productos para la piel de más calidad contienen los nutrientes formadores de colágeno que tu piel necesita para restaurarse. Incluso los médicos escépticos admiten que el uso habitual de estos costosos productos puede tener resultados impresionantes. Sin embargo, el experto dermatólogo Dennis Gross nos advierte de que no es una solución inmediata. «Se necesita tiempo, molécula a molécula, para construir fibras de colágeno». Los dermatólogos recomiendan paciencia y una aplicación habitual, de forma que las cremas antiarrugas estén en contacto con la piel todo el tiempo posible. ¿Por qué no alimentar también tu piel desde el interior?

Izquierda: Finas arrugas en el brazo de una mujer de ochenta y cuatro años.

Derecha: Su piel después de sólo tres meses de aplicación de una crema con vitamina A.

ALIMENTA LA SOPA DE TU PIEL

Si una crema que contiene dos o tres nutrientes constructores de colágeno puede ayudar a tu piel, imagina lo eficazmente que podrías nutrir y regenerar el colágeno de tu piel si tomaras una comida que contuviera docenas de factores de crecimiento. Los nutrientes de los huesos activan los genes que sintetizan el colágeno. Este efecto se ve ampliado por las vitaminas A,

D, E y C, y unos cuantos minerales muy comunes. Ya sea en forma de crema para la piel o de tazón de sopa, los mismos ingredientes naturales te ayudan a parecer más joven. Pero, cuando los ingieres, influyes sobre todas las capas de tu piel y todos los demás tejidos de tu cuerpo, con nutrientes rejuvenecedores.

Sin embargo, lamentablemente, no puedes estar seguro de heredar un colágeno de la misma calidad. La calidad del colágeno de una persona no está escrita en la piedra genética. (Como ya sabes, no hay nada que sea la «piedra genética» porque tus genes siempre están cambiando). Como otros tipos de tejidos, el colágeno está elaborado a base de materiales crudos que debes comer. Sin embargo, a diferencia de otros tejidos, el colágeno es especialmente sensible a los desequilibrios metabólicos. Cuando tu cuerpo sintetiza colágeno, está realizando un acto fisiológico en la cuerda floja, una proeza de temporización extraordinaria y precisión mecánica. Este nivel de complejidad hace que el colágeno sea más dependiente de una buena nutrición y más vulnerable a los efectos de los alimentos proinflamatorios que los otros tipos de tejidos.

ANATOMÍA DE LA PIEL

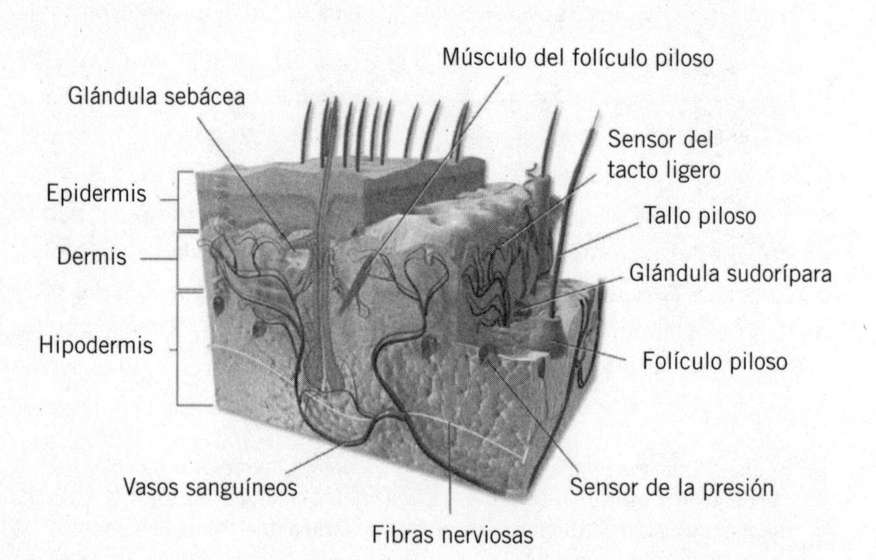

Epidermis, dermis y grasa subcutánea. La capa externa, llamada la epidermis, es una vaina de células muertas que están llenas de un material a prueba de agua y de pigmento. La capa intermedia, llamada dermis, es el sistema de soporte de tu piel, que contiene vasos sanguíneos, nervios, glándulas sudoríparas y sebáceas y los músculos que controlan los folículos pilosos, todo mantenido en su sitio por fibras fuertes y elásticas hechas de colágeno. La capa interna se llama grasa subcutánea, es donde se encuentra la mayor parte de la grasa de nuestro cuerpo.

Cuando hablamos sobre personas que han envejecido bien, una de las primeras cosas en las que pensamos es en una piel sana. Pero si has leído alguna revista de salud en la última década, sabrás que la salud de la piel depende de la salud del colágeno. Michelle Pfeiffer es una de las actrices más bellas que hay actualmente, pero que conserve la belleza a medida que pasan los años depende no tanto de las capas superficiales de su piel, sino de lo que hay debajo.

Colágenos: Moléculas que nos hacen fuertes

Los colágenos forman una familia de proteínas extracelulares que dan a la piel la capacidad de moverse, estirarse y cambiar de forma. Finos hilillos de moléculas de colágeno duro y elástico corren entre las células adyacentes de la capa exterior de la piel, llamada *epidermis*. Y unos haces más grandes de colágeno forman tiras que se enredan en una capa continua por debajo de la epidermis, en una parte de la piel llamada *dermis*.

Los colágenos no sólo se encuentran en la piel; están por todas partes, aportando fuerza a todos tus tejidos. Igual que hebras de colágeno que corren entre las células cutáneas mantienen unida la capa externa de la piel, el colágeno une las células adyacentes de todas las glándulas y los órganos, desde los robustos tejidos ricos en colágeno y las válvulas cardíacas hasta órganos blandos con un contenido menor en colágeno como el cerebro, el hígado y los pulmones. Las hebras de colágeno forman amplias tiras y láminas de los tejidos más firmes como los ligamentos y los tendones, que rodean las articulaciones y mantienen unido al esqueleto. El colágeno es la clase de proteína más prevalente del cuerpo; aproximadamente el 15 por 100 del peso neto es colágeno puro (el peso neto es el peso corporal sin el agua, que compone aproximadamente el 60 por 100 de la masa total de un varón adulto normal). Sin él nos romperíamos por las articulaciones; nos desintegraríamos literalmente en pequeños montoncitos de células individuales. Aunque puede parecer una conexión obvia, sólo ahora los médicos están empezando a valorar la relación entre la fuerza del colágeno y los deportes y, para quienes ejercen trabajos que incluyen levantamientos o tareas físicas, el rendimiento en el trabajo. Las investigaciones ahora revelan que la gente con un colágeno débil sufre más lesiones durante su vida.[3,4,5]

UN SÍNTOMA CLARO DE COLÁGENO DÉBIL

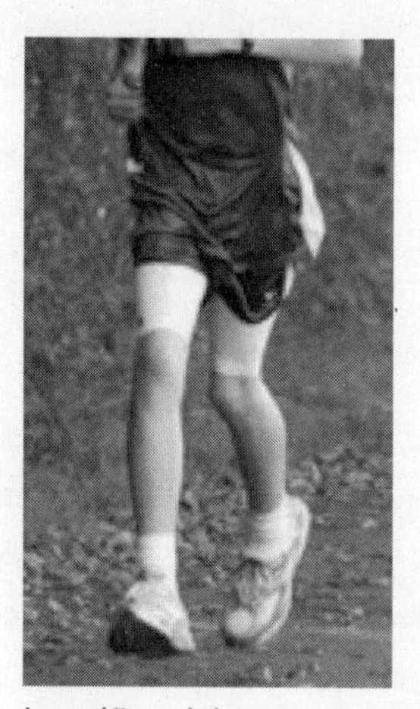

Este niño sufre un caso leve de marcha convergente, que está asociada con un crecimiento anormal del colágeno y unos ligamentos laxos. Si jugara al fútbol o practicase esquí, este niño tendría un riesgo mayor de lo normal de sufrir lesiones en las articulaciones (como desgarros en los ligamentos). Actualmente, más niños que nunca antes necesitan una reconstrucción de sus articulaciones después de lesiones deportivas. A diferencia de mis colegas médicos, que creen que el problema es la mayor actividad física, creo que la raíz del problema es una menor fuerza del colágeno. Para proteger sus articulaciones, los niños deben exponer los tejidos al estímulo del ejercicio y dar a sus cuerpos los alimentos constructores de colágeno necesarios para el crecimiento y la reparación. (*Véase* el capítulo 10).[6]

---

3. «Update on food allergy», Sampson H, *Journal of Allergy and Clinical Immunology*, vol. 113, n.º 5, pp. 805-819.
4. «Food allergy among U.S. children: trends in prevalence and hospitalizations», NCHS Data Brief n.º 10, octubre de 2008, Amy M. Branum, M.S.P.H. Figura 4, accesible en Internet en www.cdc.gov/nchs/products/databriefs/db10.htm
5. *Facial soft tissue reconstruction: Thomas procedures in facial plastic surgery,* Gregory H, Branham Pmph USA, 30 de noviembre de 2011, p. 17.
6. «The relationship between lower extremity alighment charactheristics and anterior knee joint laxity», Shultz SJ, *Sports Health* 1, 1 (2009):53-100.

La razón por la que la salud del colágeno depende tanto de una dieta saludable tiene que ver con la complejidad de las moléculas de colágeno. Puedes hacerte una idea de lo difícil que es sintetizar colágeno a partir del proceso de curación de heridas. Si alguna vez te has cortado tan profundamente que necesitaste puntos, tal vez hayas observado todo lo que tarda en desaparecer la cicatriz; a veces todo un año. Cuando se forma nuevo colágeno en una herida, está compuesto de hebras más pequeñas y menos organizadas que las originales. En seis semanas, las fibras de colágeno se han vuelto más organizadas y han aumentado, pero todavía sólo habrán recuperado un 70 por 100 de su fuerza original.[7] Cuando el colágeno de apoyo se va haciendo gradualmente más organizado, la cicatriz de la superficie desaparece. En aproximadamente un año, la fuerza de la piel es más o menos la misma que tenía antes de la herida, aunque puede quedar una pequeña cicatriz si las fibras de colágeno de debajo nunca logran quedar aplanadas.

Todos los colágenos están hechos de cadenas de aminoácidos enrollados unos alrededor de otros, en series de tres, formando una hélice triple. Cuanto más largas son, más fuerza aportan al tejido en el que están. Pero los colágenos más largos y fuertes son también los más difíciles de sintetizar. Todos los colágenos llevan moléculas especiales llamadas *glicosaminoglicanos* (que quizás recuerdes de la sección sobre los huesos del capítulo 10), unidas como pulseras sobre un collar a la triple hélice de base. Cada clase de colágeno varía en longitud y cantidad de glicosaminoglicanos unidos, lo cual permite todo tipo de variaciones de fuerza, flexibilidad, retención de agua y lubricación. Una vez sintetizadas, las moléculas de colágeno se fijan al exterior de la célula y se despliegan a lo largo de la matriz extracelular en que pueden entrelazarse las moléculas de células adyacentes. La biología estructural del colágeno es increíblemente compleja; es sin duda una obra maestra de ingeniería extracelular. Si eres una de las personas afortunadas que están dotadas con un colágeno de buena calidad, tu piel no sólo resistirá a las arrugas, sino que tendrás más probabilidad de evitar los problemas articulares y circulatorios durante toda tu vida.

---

7. «Glycation stress and photo-aging in skin», Masamitsu Ichihashi, *Anti-Aging Medicine*, 2011, vol. 8, n.º 3, pp. 23-29.

Si alguno de los miles de pasos implicados en la síntesis de colágeno se malogra –que es probable que ocurra si tu dieta fue mala durante los períodos críticos de crecimiento (lo que significa que fue baja en alimentos ricos en nutrientes y alta en azúcar y grasas vegetales)–, la integridad del producto terminado se ve comprometida y puede descomponerse prematuramente. Ya puedes imaginar que con un colágeno de menor calidad sujetándonos, nuestros tejidos empezarían a romperse y separarse después de cierto número de años. Eso es exactamente lo que causa las arrugas,[8] la artritis[9] e incluso los problemas circulatorios.[10]

Independientemente de la fuerza de tu colágeno en la actualidad, lo bien que te sientas mañana depende mucho de tu dieta. Las personas que comen alimentos proinflamatorios experimentan más daño en las articulaciones diariamente porque el azúcar actúa como un abrasivo en las articulaciones.[11,12] De noche, los pequeños desgastes y las diminutas roturas en el colágeno que se formaron durante el día deben ser reparados. Pero la inflamación interfiere en la curación. En lugar de despertarse sintiéndose recuperadas, las personas con malas dietas se despiertan con las articulaciones rígidas.[13] Sus cicatrices y estrías también serán más visibles, porque la inflamación desorganiza las fibras de colágeno, de forma que, cuando el tejido sana, forma toscos montículos o profundos agujeros, con resultados más desfigurantes.[14]

---

8. Ageing and zonal variation in post-translational modification of collagen in normal human articular cartilage: the age-related increase in non-enzymatic glycation affects biomechanical properties of cartilage.
9. Ruud A. Bank, *Biochemical Journal*, 15 de febrero, 1998, 330(1):345-351.
10. «Diabetes, advanced glycation endproducts and vascular disease», Jean-Luc Wautier, Vasc Med, mayo de 1998, vol. 3, n.º 2, pp. 131-137.
11. «Role of advanced glycation end products in aging collagen», *Gerontology*, 1998, 44(4):187-9.
12. *Véase* cómo los AGE realizan enlaces cruzados con el colágeno, en el capítulo 11, «Más allá de las calorías».
13. Session 3: Joint Nutrition Society and Irish Nutrition and Dietetic Institute Symposium on «Nutrition and auto-immune disease» PUFA, inflammatory processes and rheumatoid arthritis, *Proc Nutr Soc*, noviembre de 2008, 67(4):409-18.
14. «Facial plastic surgery, scar management: prevention and treatment strategies», Chen, Margaret, *Current Opinion in Otolaryngology and Head and Neck Surgery*, agosto de 2005, vol. 13, n.º 4, pp. 242-247.

REALZA TU COLÁGENO

No es de extrañar que una dc las mejores formas de ayudar al colágeno a sanar sea comer algo. Comer órganos ricos en colágeno (como callos y tendones), o utilizar caldo de huesos en las sopas, guisos y salsas llenará tu torrente sanguíneo con glicosaminoglicanos, que se encaminan directamente a las partes del cuerpo que más necesitan el colágeno.[15] Estas moléculas extraordinarias atraen enormes cantidades de agua, hasta 1.000 veces su propio peso, lo cual recubre tus tejidos articulares de diminutas nubes cargadas eléctricamente, que transforman las moléculas de agua normales en una capa protectora de líquido superlubricante.[16] Los glicosaminoglicanos se adhieren naturalmente al colágeno en cualquier parte de tu cuerpo, con lo que hidratan la piel seca, ayudan a tus tendones y ligamentos a estar flexibles y normalmente te hacen parecer y sentir más joven.[17,18]

Comer alimentos caseros a base de hueso en la niñez tiene fantásticos efectos de fortalecimiento de las articulaciones y del colágeno que pueden durar toda la vida. Los beneficios son tan espectaculares que me parece extraño que no haya más personas que hayan observado la conexión. Mis pacientes que comen cocina tradicional con productos jugosos y ricos caldos de carne de forma habitual tienden a disfrutar todas las marcas distintivas de los huesos y el tejido conectivo bien desarrollados, sin importar su edad. Tienen manos grandes con nudillos amplios y pies relativamente grandes que están bien proporcionados desde los dedos hasta los talones. Su piel es más suave, con poros más tensos y aperturas de los folículos pilosos más pequeñas, lo que refleja su mayor fuerza de tensión. Puesto que sus cuerpos están tan bien desarrollados, éstas son las

---

15. «Metabolic fate of exogenous chondroitin sulfate in the experimental animal», Palmieri L., *Arzneimittelforschung*, marzo de1990, 40(3):319-23.
16. «Proteoglycans and glycosaminoglycans», Silbert JE, en *Biochemistry and Physiology of the Skin*, Goldsmith LA (ed.), Oxford University Press, 1983, pp. 448-461.
17. «Anti-inflammatory activity of chondroitin sulfate», Ronca F., *Osteoarthritis Cartilage*, 6 de mayo, 1998, suppl. A:14-21.
18. «Nutraceuticals as therapeutic agents in osteoarthritis: the role of glucosamine, chondroitin sulfate, and collagen hydrolysate», Deal CL, *Rheumatic Disease Clinics of North America*, vol. 25, n.º 2, 1 de mayo de 1999.

personas que pueden disfrutar de sus años dorados al máximo, o seguir trabajando después de la jubilación, si lo desean.

Aunque no comieras sopas tradicionales cuando eras niño, la ingesta habitual de material que contiene factores fortalecedores del hueso nos beneficia toda nuestra vida. Un cirujano óseo con unas opiniones inusualmente holísticas, de una prestigiosa universidad de Irak, reconoció que «el uso de suplementación dietética a base de caldo de huesos, por parte de casi todas las personas, para promocionar el proceso de curación, es una antigua práctica de nuestra comunidad», y diseñó un estudio para investigar si esa práctica realmente producía beneficios observables para las fracturas en proceso de curación. Alimentó a conejos con fracturas con comida normal (grupo control) o con comida normal enriquecida con caldo de huesos (grupo de estudio), preparado al estilo tradicional. Comparó la densidad de los huesos reconstruidos. Con cinco semanas, la densidad del callo óseo curativo en el grupo de estudio que tomó la sopa fue prácticamente el doble que el del grupo control.[19]

Si hay una carne de vaca apropiada para el diseño natural de nuestros cuerpos, es la que incluye el cartílago de las articulaciones, gracias a sus beneficios para las lesiones. Mientras que la mayoría de los tipos de células del cuerpo reaccionan a las lesiones multiplicándose para rellenar los huecos dejados por sus camaradas caídas, las células que construyen cartílago, llamadas condrocitos, tiene cierta tendencia a experimentar el proceso de autoaniquilación, llamado apoptosis, que deja pocos condrocitos para cultivar y apoyar el tipo de colágeno que permanezca. Con el paso del tiempo, con lesiones repetidas, la capa de colágeno adelgaza y se debilita incluso hasta el punto de que el hueso subyacente queda expuesto, que suele ser el momento en que las articulaciones sufren síntomas de artritis. Afortunadamente, hay algo que puedes comer que ayudará a reducir la tendencia suicida de tus condrocitos descontrolados, y apuesto a que ya lo has adivinado: caldo de huesos. Las investigaciones han demostrado que los componentes de este caldo, que incluye hialuro-

19. «The effect of concentrated bone broth as a dietary supplementation on bone healing in rabbits», Mahmood A, Aljumaily Department of Surgery, College of Medicine, University of Mosul, *Ann Coll Med Mosul*, 2011; 37 [1 2]: 42-47.

nanos e hidrolizado de colágeno, son especialmente eficaces para evitar que los condrocitos sufran apoptosis después de una herida o lesión.[20,21]

LA GRASA DE LA CELULITIS CARECE DE UN SOPORTE DE COLÁGENO ADECUADO

A la izquierda, normal. *A la derecha*, celulitis. La grasa que hay bajo nuestra piel está compuesta de células adiposas (amasijo de color claro) rodeadas y soportadas por tres tipos de fibras de colágeno, ilustradas por: 1) líneas negras orientadas horizontalmente (la parte superior es la piel); 2) estructuras en forma de X, de color gris; y 3) una matriz reticular de color gris más claro que rodea a cada célula grasa. En las personas propensas a la celulitis, la piel sólo tiene dos capas horizontales en lugar de las tres normales, y todos los soportes de colágeno son sustancialmente menos fuertes. Cuanto menos fuerte sea el colágeno de soporte, más fácilmente se desarrollará la celulitis. Por eso algunas personas padecen celulitis con sólo unos pocos kilos extra, mientras que otras pueden tener sobrepeso y seguir manteniendo curvas suaves. Los genes, la edad y la dieta durante la niñez y la adolescencia son muy importantes para determinar la cantidad de apoyo del tejido conjuntivo que tienes (imágenes de resonancia magnética y análisis por ultrasonidos).

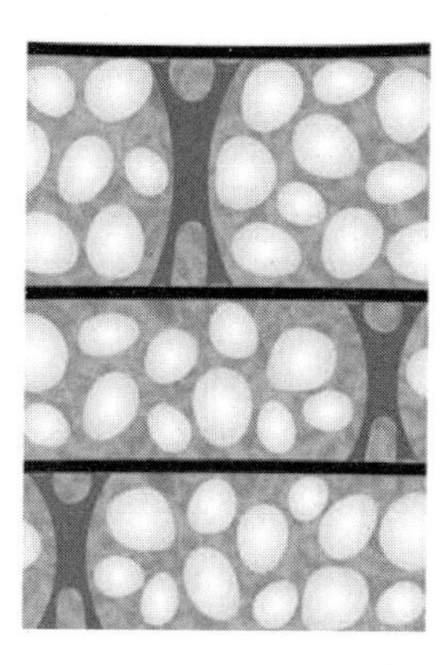

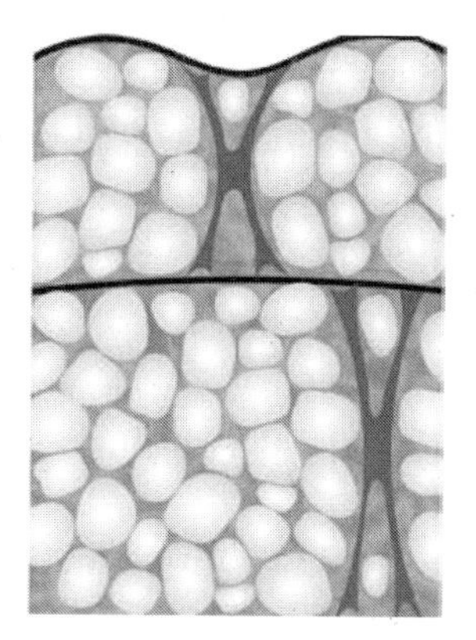

---

20. «Cell death in cartilage», K. Kuhn, *Osteoarthritis and Cartilage*, vol. 12, n.º 1, enero de 2004, pp. 1-16.

21. «The effect of hyaluronic acid on IL-1β-induced chondrocyte apoptosis in a rat model of osteoarthritis», Pang-Hu Zhou, *Journal of Orthopaedic Research*, diciembre de 2008, vol. 26, n.º 12, pp. 1643-1648.

Aunque no puedo encontrar un estudio que demuestre una relación directa entre el caldo de huesos de la dieta y la reducción de la celulitis, hay motivos para sugerir que, además de curar el hueso y proteger el cartílago, la sopa casera de la abuela podría ayudar también a suavizar la apariencia del colágeno grumoso. Muchas personas creen que la celulitis surge solamente por tener demasiada grasa. Pero la grasa extra donde no la quieres es sólo parte del problema. Las formas grumosas e irregulares de celulitis en los depósitos de grasa que carecen de tejidos conectivos adecuados impiden tener una forma más lisa.[22] Las células conectivas creadoras de tejidos que presenté antes, llamadas fibroblastos, se distribuyen por los tejidos adiposos (grasa), incluida la celulitis. El aspecto grumoso de la celulitis se debe en parte al hecho de que contiene una menor cantidad de la estructura de colágeno de apoyo que ayuda a mantener la capa de grasa organizada y lisa. Cuando veo fotografías de celebridades con una celulitis terrible en sus muslos, imagino que sus nutricionistas seguramente les están diciendo que eviten todos los productos animales, entre los que se incluirían los huesos, y lo frustradas que deben de estar con su celulitis colgando. Para librarse de la celulitis, hay que combinar el ejercicio físico con una dieta llena de grasas saludables y naturales (incluida la grasa animal) y material rico en colágeno. Esto enviará el mensaje de que quieres que tu cuerpo reemplace los cúmulos de grasa flácidos con curvas suaves y tonificadas.

Ahora que sabes por qué el colágeno es importante no sólo para la piel, sino para todos los órganos de tu cuerpo, veamos cómo la inflamación afecta al colágeno día tras día, y a lo largo de los años.

LAS COSAS BUENAS Y MALAS DE LA INFLAMACIÓN

La inflamación, como su nombre indica, genera una sensación de quemazón, pero sólo cuando alcanza tus nervios. La piel está llena de nervios, por lo que la inflamación de la piel causas sensaciones irritantes, entre las que se incluye la quemazón, el escozor y el picor. La inflamación de las articulaciones puede provocar una sensación dolorosa. En la cabe-

22. «Cellulite and its treatment», Rawlings A., *International Journal of Cosmetic Science*, 2006, 28, pp. 175-190.

za, dolor de cabeza; en la tripa, náuseas o calambres; en el corazón, un fuerte dolor en el pecho; y en los pulmones puede hacer que respiremos con dificultad y que tosamos.

Igual que el dolor, que nos alerta de que algo va mal, la inflamación tiene su lado bueno. Se supone que indica a los sistemas de reparación del cuerpo que una sección de tejido necesita cuidados especiales. La picadura de una abeja es un clásico ejemplo de evento inflamatorio causado por toxinas inyectadas bajo la piel, que se hinchan mientras los vasos sanguíneos que la rodean se filtran en un intento por diluir y neutralizar la toxina. Un tobillo se inflama casi inmediatamente después de una torcedura. Pero la verdadera hinchazón comienza horas después, cuando la inflamación indica a los capilares que empiecen a filtrar suero, células madre, factores de crecimiento y todos los demás materiales necesarios para poner las bases de la creación de tejido reponedor. Uno de los ejemplos más llamativos de inflamación beneficiosa tiene lugar durante las infecciones bacterianas y la formación de abscesos. La inflamación desencadenada por las bacterias que invaden nuestros tejidos libera potentes enzimas que procesan el colágeno para ayudar al cuerpo a desecar el absceso y expulsar a los invasores. La cicatriz resultante es el pequeño precio que tenemos que pagar para evitar una sepsis mortal.

Sin embargo, en el caso de un desequilibrio dietético, la inflamación puede ir desde el equivalente fisiológico de un amable doctor Bruce Banner, que se convierte en un destructivo e incontrolable Hulk. Tal vez hayas tenido un desequilibrio dietético, pero no síntomas, o sólo vagos dolores y una sensación de cansancio, pero con una dieta proinflamatoria eres una verdadera bomba de relojería. Cuando se desencadenan las respuestas inflamatorias con poco o nada de provocación, o nos mostramos excesivamente enérgicos, los tejidos que se inflaman y las enzimas destructivas pueden hacerse amenazadoras para la vida. Eso es exactamente lo que le sucedió a Kyle cuando adoptó un color rojo como una fresa.

SARPULLIDOS ROJOS: ALERTA ROJA QUE INDICA UNA DIETA DESEQUILIBRADA

Si das una bofetada a alguien en la mejilla, se vuelve roja. ¿Alguna vez te has preguntado por qué? La lesión desencadena una respuesta inflamatoria saludable, la cual dilata los vasos sanguíneos de la piel. Esto permite que más oxígeno, glóbulos blancos y nutrientes den al tejido lesionado un pequeño empujón para recuperar el funcionamiento normal.

Pero ¿qué ocurre con los sarpullidos rojos que aparecen sin ninguna razón aparente? Cada día veo a pacientes con sarpullidos en mi clínica. Y me los tomo en serio porque son un síntoma de que el cuerpo –y la dieta– está desequilibrado, tal vez gravemente. En los casos más severos de reacciones anafilácticas de desequilibrio, como la de Kyle, son una posibilidad real. Incluso un ligero desequilibrio en el sistema inmunitario te hace ser vulnerable a todas las formas de problemas recurrentes, sintiéndote bien en un minuto y horriblemente al siguiente.

Pueden tener lugar todos los tipos de reacciones alérgicas siempre que el sistema inmunitario de alguien se vea tan abrumado por señales conflictivas procedentes de una inflamación excesiva que confunde a la programación química. El sistema inmunitario, al quedar confundido, cree que las proteínas corporales normales son extrañas y lanza un ataque. Los tejidos afectados entonces exudan sustancias químicas que aumentan el flujo de sangre y hace que el suero se filtre a su alrededor. En la piel podemos ver una serie de reacciones en forma de *habones y dilataciones*, de color rojo, que se parecen un poco a las picaduras de mosquito. Los vasos sanguíneos afectados pueden estar en cualquier parte: senos nasales, pulmones, riñones, articulaciones, etc. Dependiendo de la localización y la severidad de la respuesta inmunitaria, los síntomas de una persona pueden ser ligeramente molestos –nariz que supura moco u ojos llorosos– o amenazantes para la vida. La confusión del sistema inmunitario variará día a día dependiendo del estrés, el grado de infección, el sueño y la dieta, lo que hace que las reacciones alérgicas sean difíciles de predecir. Para bajarte de la montaña rusa, confía en que una buena dieta puede fortalecer incluso el sistema inmunitario más confuso.

Una de las erupciones más comunes que veo es el eczema. Las personas con eczema pueden padecer picores y erupciones con manchas rojas por todo su cuerpo. Igual que en los trastornos alérgicos, los síntomas del eczema pueden desaparecer, pero después volver una y otra vez durante toda la vida de una persona. Las personas con eczema –del mismo modo que con alergias alimentarias– pueden también experimentar un desequilibrio del sistema inmunitario en algún otro lugar del cuerpo, que causa rinitis, sinusitis y asma. Alergias alimentarias, segregación crónica de moco en la nariz, asma: la causa subyacente es la misma: desequilibrios del sistema inmunitario causados por alimentos proinflamatorios. Y ya sabes que la cura es seguir la Dieta Humana e incorporar los Cuatro Pilares en tu rutina diaria.

Cuando el pediatra de Kyle ordenó que le hicieran las pruebas de la alergia, su madre supo que su hijo de diez meses había desarrollado alergia a las proteínas de la leche, el marisco, las judías verdes y los huevos, algunos de los cuales nunca había comido. A medida que Kyle crezca y sus vías aéreas se dilaten y toleren niveles bajos de hinchazón, podrá superar las crisis respiratorias. Pero, si su madre sigue alimentándola con la dieta estándar basada en la pirámide alimenticia, desarrollará más problemas inflamatorios. Uno de los más comunes y desfigurantes es el acné.

Cómo la inflamación causa acné quístico

Antes he explicado cómo la oxidación daña las grasas, y cómo estas grasas dañadas generan inflamación, haciendo imposible perder peso. Las grasas oxidadas de nuestra piel generan la inflamación pustulosa que los adolescentes, y muchos adultos, temen.[23,24]

En este mismo momento estás cubierto de bacterias, miles de millones de ellas. No te molestes en correr a la ducha; nunca te librarás de ellas. Estas bacterias beneficiosas de la piel nos protegen de las infecciones. Viven de lo que se desprende de las células muertas de la piel, que están tan cargadas de proteína y grasa que ofrecen una fuente alimentaria fiable para todo tipo de microbios.

Si las bacterias penetraran por la capa externa y muerta de la piel, los glóbulos blancos que patrullan se volverían furiosos. Para ellos, las proteínas extrañas y las grasas oxidadas que adornan las membranas celulares de las bacterias invasoras son síntomas de problemas y, como policías que se enfrentan a un par de matones con pistola, hacen sonar

---

23. Mediators of Inflammation, vol. 2010 (2010), article ID 858176, 6 pages, Lipid mediators in acne, Monica Ottaviani.

24. «Antioxidant activity, lipid peroxidation and skin diseases, what's new», S Briganti, *Journal of the European Academy of Dermatology and Venereology*, vol. 17, n.º 6, pp. 663-669, noviembre de 2003.

la alarma.[25] Como un equipo de fuerzas especiales bien entrenado, los glóbulos blancos en masa derriban puertas y atraviesan paredes para alcanzar su blanco, disparando a los radicales libres y liberando enzimas que se comen el colágeno (llamadas colagenasas).[26]

Si fuera una falsa alarma causada por una inflamación accidental inducida por la dieta, y no fuese una infección real, no estaría bien. Los glóbulos blancos no están preparados para distinguir esos leves matices, por lo que tendrás que tratar los problemas que surjan. Si alguna vez has tenido un absceso, sabrás que lo primero que quiere hacer el médico es drenarlo. Eso es todo lo que el cuerpo intenta hacer al liberar sus colagenasas.

NACE UNA CICATRIZ

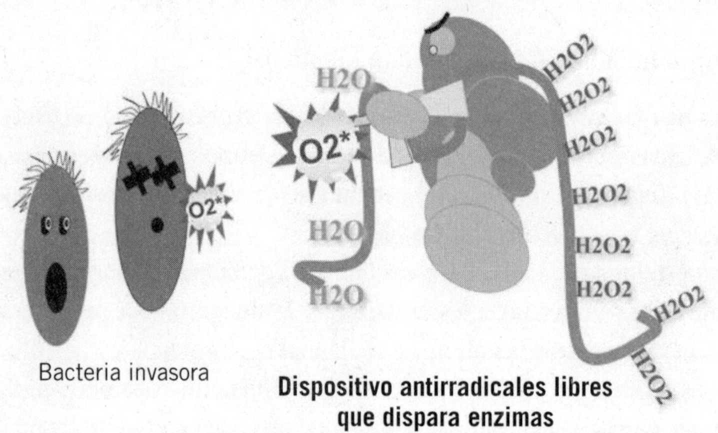

Los radicales libres ayudan a matar las bacterias, pero también dañan el colágeno. Aquí vemos una enzima que genera radicales libres para destruir bacterias. Sin estas enzimas, las bacterias invasoras se harían con nuestros cuerpos y nos matarían. Lamentablemente, el objetivo de una enzima no es tan preciso y muchos espectadores inocentes también salen dañados: el precio de hacer negocios.

---

25. «Inflammatory lipid mediators in common skin diseases», Kutlubay Z., Skinmed, 1 de febrero de 2016, 1;14(1):23-7, eCollection 2016.

26. «Inflammation in acne vulgaris», Guy F. Webster, *Journal of the American Academy of Dermatology*, vol. 33, n.º 2, part 1, agosto de 1995, pp. 247-253.

El acné es un problema de la oxidación del aceite. Cuando comemos aceites no naturales, fácilmente oxidables, acaban en todas partes: nuestras arterias, nuestro sistema nervioso y la piel de nuestra cara. Los glóbulos blancos confunden el aceite oxidado con los ácidos grasos que recubren la superficie de las bacterias invasoras, y pelotones de glóbulos blancos corren a la escena. Y, como ya sabes, aparecen moviéndose por todas partes y golpeando a todo lo que esté a su alcance. La lesión del acné se hincha y enrojece. Una vez ha terminado la batalla, el sitio queda para el recuerdo con un agujero permanente. Se le llama *acné quístico-nodular*, un ejemplo de falsa alarma inflamatoria, generada no por la infección, sino por aceites oxidados.[27,28] Por tanto, si tú o tu hijo adolescente lucháis contra el acné, el primer paso es librarse del aceite vegetal. Y mientras cumples la tarea, líbrate también del azúcar. El azúcar suprime el sistema inmunitario y alimenta las bacterias que viven en las pústulas del acné.[29,30]

Cuando veo a un paciente con acné, eso me indica que ha estado comiendo alimentos proinflamatorios llenos de azúcar y aceite vegetal. Los alimentos proinflamatorios envían señales poderosamente perturbadoras que ignorarán las señales de necesidades metabólicas menos urgentes (como por ejemplo el desarrollo muscular, como vimos en el último capítulo). Así que he descubierto que las personas con un acné preocupante son también propensas a los desequilibrios hormonales, problemas reproductores y otros trastornos.

Actualmente, el acné es la enfermedad cutánea más común, con cerca de un 90 por 100 de los adolescentes afectados.[31] Pero hay pocas pruebas

---

27. «Antioxidant activity, lipid peroxidation and skin diseases, what's new», S. Briganti, *Journal of the European Academy of Dermatology and Venereology*, vol. 17, n.º 6, pp. 663-669, noviembre de 2003.

28. «Inflammatory lipid mediators in common skin diseases», Kutlubay Z, Skinmed, 1 de febrero de 2016, 1;14(1):23-7, eCollection 2016.

29. «Dietary glycemic factors, insulin resistance, and adiponectin levels in acne vulgaris», Cerman AA, *J. Am Acad Dermatol*, 6 de abril de 2016, pii: S0190-9622(16)01485-7.

30. «Glycemic index, glycemic load: new evidence for a link with acne», Berra B. J., *Am Coll Nutr*, agosto de 2009, 28 suppl., 450S-454S.

31. «Modern acne treatment», Zouboilis C., *Aktuelle Dermatologie*, 2003, vol. 29, n.ºs 1-2, pp. 49-57.

de que el acné tuviera lugar en esta proporción en el lejano pasado, y muchos dermatólogos creen que es una enfermedad moderna.[32] No sólo las grasas que los antiguos consumían eran más saludables que lo que comemos hoy, sino que pueden haber disfrutado de protección respecto del acné y otras infecciones cutáneas debido a un ingrediente secreto en su configuración.

SECRETOS DE BELLEZA DE LOS ANTIGUOS EGIPCIOS

Los arqueólogos han descubierto las pruebas más antiguas de que se utilizaban cosméticos en Egipto, 4.000 años a.C. Los egipcios hacían su maquillaje utilizando grasa mezclada con savias especiales y ocre rojo o cenizas. Actualmente, en todo el mundo, los pueblos indígenas siguen recorriendo grandes distancias para encontrar los ingredientes adecuados para hacer su propio maquillaje. Por ejemplo, los himba, una tribu nómada de pastores de cabras del norte de África, mezclan mantequilla de cabra con ocre y hierbas pulverizadas, y la pasta da a su piel una tonalidad suave de color rojo-marrón. En Hawái, la gente utilizaba la mantequilla de coco que se había dejado al sol durante varias semanas para darse un buen color brillante para las (frecuentes) fiestas. Esta práctica común de aplicar grasas cuidadosamente mezcladas en nuestra piel tiene varios propósitos.

En primer lugar, la grasa retiene la humedad de nuestra piel, lo cual la ayuda a que permanezca lisa y suave. Actualmente, los productos de cuidado de la piel de alta calidad contienen mantequilla de cacao, aguacate, aceite de oliva e incluso yema de huevo. Por muy buenos que puedan ser los cosméticos modernos, carecen del ingrediente secreto de sus contrapartidas aborígenes: los probióticos. Las mezclas de mantequilla de cabra, mantequilla de cacao y probablemente ceniza y grasa que utilizaban los egipcios estaban todas cargadas de bacterias beneficiosas, gracias al hecho de que sus materias primas y envases estaban colonizados por microbios. Aplicar cremas con bacterias beneficiosas tiene los mismos beneficios para tu piel que comer alimentos ricos en probióticos como el yogur para tu sistema digestivo: la cantidad de bichos beneficiosos

---

32. «Diet and acne redux», Valori Treloar, *CNS Arch Dermatol*, 2003, 139(7):941.

supera la de cualquier bacteria invasiva. Esto habría ayudado a la gente en el pasado –que normalmente tenía poca o nada de agua limpia para lavarse– a evitar infectarse después de cortarse la piel.[33]

La próxima vez que almuerces con uno de tus amigos y esté apurando el aliño bajo en grasa, pregúntale si usaría los mismos ingredientes para acondicionar su cabello o hidratar su piel. Probablemente no. Los productos de belleza de calidad están hechos con grasas naturales saturadas. El aceite vegetal es menos apropiado porque se oxida con excesiva facilidad, se vuelve pegajoso e irrita la piel. A los fabricantes de cosméticos seguramente les encantaría utilizar estos aceites baratos en lugar de grasas naturales más caras, pero nunca se saldrán con la suya. Poner estos materiales en el maquillaje generaría evidentes reacciones alérgicas y acné. Por supuesto, los fabricantes de comida *pueden* salirse con la suya añadiendo aceite vegetal en todo, ¡mientras nos dicen que es bueno para nuestro corazón! Afortunadamente para ellos, no podemos ver el daño inflamatorio que hace a nuestras arterias. Y, puesto que no tenemos terminaciones nerviosas en los lúmenes de nuestras arterias, ni siquiera podemos sentirlo. Pero podemos pensar en los términos de sentido común más naturales de nuestros antepasados y decir: *Si no puedo ponerlo en la piel, no lo pondré en la boca.*

El sol puede dañar la piel, pero no tiene por qué hacerlo

Hasta ahora hemos visto que los aceites vegetales y el azúcar pueden generar desequilibrios en el sistema inmunitario y causar acné, y ambas enfermedades pueden dañar nuestro colágeno. Pero uno de los factores más conocidos que destruyen el colágeno es el sol.

Dado el casi obsesivo uso de cremas solares para todas, excepto en la más tenue de las luces, podrías pensar que la radiación ultravioleta atraviesa nuestro cuerpo, como los rayos X. En realidad, los rayos ultravioleta tienen poco poder de penetración, y la mayoría de ellos (95 por 100) queda bloqueada por la epidermis que se regenera rápidamente. El colágeno

33. «Flesh eating bacteria: a legacy of war and call for peace», Shanahan C., *Pacific Journal*, vol. 1, n.º 1, 2007.

que hay bajo la epidermis absorbe gran parte del resto.[34] Dependiendo de la dieta, ese 5 por 100 puede producir piel inflamada, quemada por el sol, o tal vez no. (Por supuesto, si tomas demasiado el sol, tendrás rojez e inflamación incluso con la mejor dieta). La inflamación genera la liberación de enzimas que destruyen el colágeno y pueden exacerbar en gran medida el daño originado por la luz ultravioleta, que produce arrugas al final del camino.[35] Una dieta llena de nutrientes mantendrá a raya a estas enzimas y hará que tu piel parezca joven.

Entonces, ¿deberíamos evitar el sol en la medida de lo posible? Cuanto más llena esté tu dieta de grasas y azúcar proinflamatorios, mi respuesta más tenderá a ser que sí. Pero, si tu dieta es saludable, entonces tu colágeno no quedará seriamente dañado a menos que tu piel se queme de verdad, lo cual nunca recomendaría. Cuanto más aceite vegetal haya en tu dieta, y más PUFA terminen en tu piel, más fácilmente te quemarás y más extenso será el daño invisible en las capas más profundas de tu piel. Recomiendo que mis pacientes que siguen una dieta saludable disfruten sensatamente de la exposición a la luz solar. Pero lo que esto significa en términos de minutos bajo el sol variará ampliamente dependiendo de la latitud, la altitud, el clima, la época del año, el color de tu piel y su capacidad para broncearse.

Igual que las plantas, utilizamos la luz solar para crecer. Las plantas utilizan la luz solar para la fotosíntesis. Nosotros utilizamos la luz solar cuando nuestra piel la usa para sintetizar vitamina D, sin la cual el crecimiento de un niño se verá gravemente perjudicado. Solíamos obtener gran parte de nuestra vitamina D –la vitamina de los rayos solares– directamente de la luz solar.[36] Cuando los rayos ultravioleta chocan con la epidermis, activa moléculas de colesterol y transforma el colesterol normal en un precursor de la vitamina D, que se activa por completo en

---

34. «Kinetics of UV light–induced cyclobutane pyrimidine dimers in human skin in vivo: an immunohistochemical analysis of both epidermis and dermis», Katiyar S., *Photochemistry and Photobiology*, vol. 72, n.º 6, pp. 788-793.

35. «Ultraviolet irradiation increases matrix metalloproteinase-8 protein in human skin in vivo», GJ Fisher, *Journal of Investigative Dermatology*, vol. 117, n.º 2, agosto de 2001, pp. 219-226.

36. «Vitamin D deficiency: a worldwide problem with health consequences», Michael F. Holick, *Am J Clin Nutr*, abril de 2008, vol. 87, n.º 4, 1080S-1086S.

el hígado y el riñón. Necesitamos vitamina D para metabolizar el calcio, por lo que, si un niño no consigue la cantidad suficiente, la deficiencia puede debilitar sus huesos y dañar su crecimiento. Como sabes por capítulos anteriores, pocos de nosotros obtenemos suficiente vitamina D actualmente. Solíamos comer mucho más hígado que ahora, la mejor fuente dietética de vitamina D. Incluso la leche enriquecida contiene la cantidad de vitamina D que se le supone, y sólo los suplementos de *colecalciferol* funcionan de verdad (el *ergocalciferol* puede llegar a ser tóxico).[37,38] Independientemente de dónde vivamos los humanos alrededor del planeta, tenemos que obtener nuestra vitamina de origen solar de una forma o de otra, ya sea directamente del sol o indirectamente –como hacen en Noruega y Alaska–, consumiendo aceites de hígado de peces y otros animales que sí captan la luz solar.

En verano, una persona de raza caucásica que tome el sol durante veinte minutos a 35 grados de latitud norte, en los bancos al aire libre de Carolina del Norte o en una playa de San Luis Obispo, California, a mediodía, puede obtener suficiente vitamina D para que le dure al menos una semana.[39] Después de esa dosis de radiación, lo ideal es que cortemos el suministro de rayos ultravioleta porque una cantidad excesiva destruye el colágeno y los nutrientes vitales, incluida la vitamina D. Afortunadamente, tu piel tiene una forma de regular la dosis de rayos ultravioleta que recibes. Un pigmento cutáneo llamado *melanina* logra hacer esto. Nuestra genética modula tan perfectamente la cantidad básica de pigmento de nuestra piel que el tono de piel de las personas indígenas

---

37. «The vitamin D content of fortified milk and infant formula», Holick MF, *NEJM*, vol. 326:1178-1181, 30 de abril de 1992.

38. «Vitamin D intoxication associated with an over-the-counter supplement», Koutikia P., *N. Engl J Med*, 5 de julio de 2001, 345(1):66-7.

39. «Vitamin D: the underappreciated D-lightful hormone that is important for skeletal and cellular health», Holick M., *Current Opinion in Endocrinology and Diabetes*, febrero de 2002, 9(1):87-98.

puede utilizarse para predecir su latitud de origen con un margen de error de unos pocos grados.[40]

CÓMO EL SOL CAUSA ARRUGAS

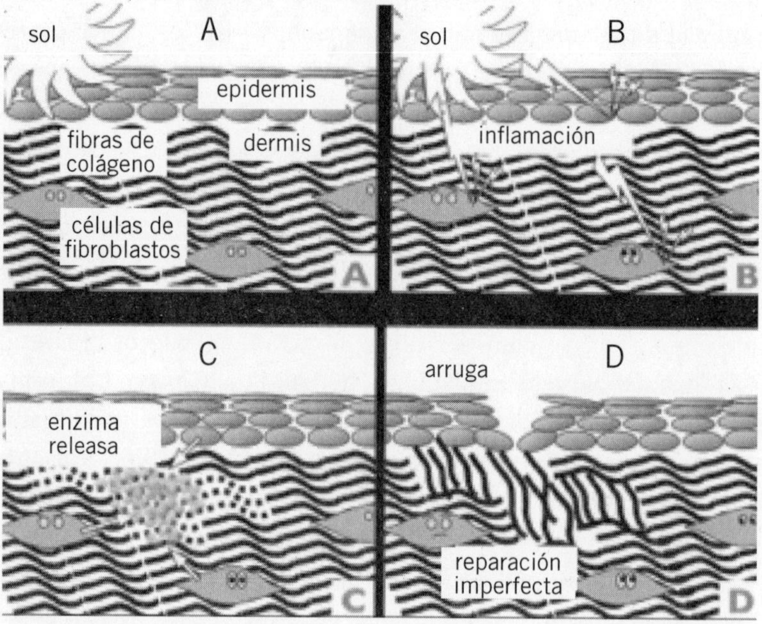

Con una dieta proinflamatoria, la exposición al sol (A) causa un exceso de inflamación (B), que induce a las células de fibroblastos a liberar enzimas que destruyen tu colágeno (C), lo que genera una reparación imperfecta (D) que altera la uniformidad de tus fibras de colágeno y permite que se forme una arruga. Cuantos más ciclos de destrucción de colágeno sufra tu piel, más arrugas tendrás. Tanto la inflamación como la radiación ultravioleta dañan tu ADN, con la posibilidad de producir cáncer de piel.

---

40. «The evolution of human skin coloration», Jablonski, Nina G. y George Chaplin, *Journal of Human Evolution*, 39:57-106, 2000. Con la excepción de los pueblos nativos de Norteamérica. La excepción puede deberse al hecho de que sólo migraron más al norte recientemente, o que comían tanto tejido de animal rico en vitamina D que su piel nunca necesitó perder la melanina para permitir a los rayos ultravioleta penetrar y sintetizar la suya propia.

Advertencia: para prevenir el envejecimiento, hay que bloquear los rayos UVB *y* UVA, y ninguna crema que se conozca puede aún bloquear los UVA. Afortunadamente, la melanina, que oscurece nuestra piel, sí puede. Los bloqueadores del sol (cremas opacas como el óxido de zinc) también bloquean los UVA y los UVB.

Por cierto, el factor de protección solar refleja sólo la capacidad para bloquear los UVB. La FDA no tiene ningún baremo para las cremas bloqueadoras de los UVA, por lo que las etiquetas que afirman que bloquean los UVA carecen de sentido.

¿Cómo logra tu piel manejar su regulación diaria de melanina, por ejemplo cuando vas a la playa? Respondiendo a un aumento en la cantidad de radiación que recibe. Cuando la luz ultravioleta penetra en la delgada capa externa de las células muertas, entra en células especiales llamadas *melanocitos*. Los melanocitos, que viven en la capa externa de la piel viva (la epidermis), donde pueden proteger mejor la capa de colágeno subyacente, contienen una sustancia química señalizadora que actúa como un diminuto mecanismo de encendido. Cuando los rayos ultravioleta chocan con esa sustancia química, la disponen en posición de activado. La sustancia experimenta un fuerte cambio (porque los rayos ultravioleta eliminan un electrón), lo cual permite que encaje en una enzima que activa las proteínas productoras de melanina de los melanocitos, con lo que inicia el sistema de bronceado del cuerpo. En cuestión de minutos u horas, dependiendo de tu genética, tu piel comienza a oscurecerse. Cuanto más rápido aparezca tu melanina, más eficazmente te protegerá tu cuerpo de los perjudiciales rayos ultravioleta.

Los melanocitos, *bloqueadores* solares opacos y que nos recubren, bloquean eficazmente tanto los UVA como los UVB. Pero, mientras que las cremas solares bloquean los UVB, que pueden dañar el ADN de las células de la epidermis y aumentar el riesgo de cáncer de piel, no hacen nada para detener la menor energía y radiación más penetrante de los UVA.[41] Los UVA pueden penetrar hasta capas más profundas de la piel, donde pueden dañar el colágeno que mantiene tu piel tersa y sana. Aunque los UVA no tienen energía suficiente para dañar directamente

41. «The protective role of melanin against UV damage in human skin», Michaela Brenner, *Photochem Photobiol*, 2008, 84(3):539-549.

el ADN, pueden –de la misma forma que el calor sobre una sartén– interactuar con los PUFA para producir cascadas de radicales libres que dañarán tanto el ADN como el colágeno.[42] Por tanto, aunque las cremas solares reducen la quemazón y, lo más importante, el daño directo producido al ADN por los UVB, en cierto modo pueden también provocar una falsa sensación de seguridad, al dejar que absorbas más UVA que de otro modo. Ésta puede ser una de las razones por las que las cremas solares nunca han demostrado evitar el cáncer de piel.[43,44] En mi opinión, una estrategia completa para prevenir el cáncer que producen los rayos ultravioleta en el ADN y el daño al colágeno generador de arrugas incluye más cosas que utilizar cremas solares y suponer que has hecho todo lo que has podido. También puedo recomendar que optimices tu dieta para reducir la oxidación de los PUFA y, si el tiempo lo permite, convencer a tu cuerpo para que sintetice más cantidad del pigmento melanina.

LA BATALLA DE LAS DIETAS

Comparemos cómo han envejecido estos dos hombres de sesenta años. El hombre de la derecha ha pasado la mayor parte de su vida al sol, siguiendo una dieta himba tradicional que contiene un 50-80 por 100 de grasa animal. Su piel lisa y firme representa qué aspecto tendríamos todos a esta edad si nos hubiéramos criado con una dieta equilibrada. El amable hombre de la izquierda es el doctor Dean Ornish, un médico estadounidense que no fuma, y un defensor bien intencionado de una interpretación industrializada, baja en grasa, de la dieta mediterránea. Lamentablemente, su colágeno está hundido y deteriorado debido a la ausencia de vitaminas liposolubles y el consumo involuntario de grasas proinflamatorias (trans y mega-trans; *véase* el capítulo 7).

El doctor Ornish no tiene sobrepeso, y sin embargo vemos depósitos de grasa bajo su barbilla, debido a su dieta proinflamatoria. La inflamación también eleva los niveles de insulina. La insulina es una poderosa señal

42. *Ibid.*

43. «Ultraviolet radiation accelerates BRAF-driven melanomagenesis by targeting TP53», Viros, A., *et al.*, *Nature*, 2014, 511(7510): pp. 478-82.

44. «Skin aging induced by ultraviolet exposure and tobacco smoking: evidence from epidemiological and molecular studies», Lei Y., *Photodermatol Photoimmunol Photomed*, 2001, 17: 178-183.

para almacenar azúcar y grasa, y para hacerlo rápidamente. El tipo de receptores de grasa que hay bajo nuestros cuellos (y en nuestras barrigas) se llaman receptores alfa, que son los que antes responden al exceso de energía. Por tanto, incluso con una dieta baja en grasa, con los receptores alfa activados, tu cuerpo ansía energía, y cualquier cantidad de azúcar que comas se convierte en grasa y se almacena bajo la barbilla o en tu barriga, y alrededor de tus órganos internos.

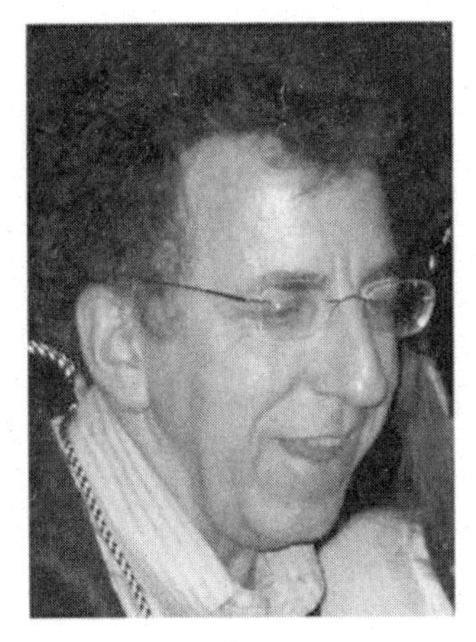
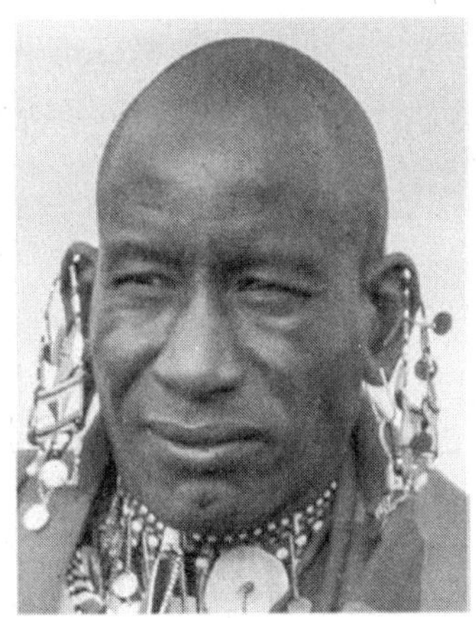

Dieta baja en grasa (*izquierda*) frente a alta en grasa (*derecha*). ¿Quién parece más fuerte? Puesto que la piel hundida y la papada hinchada ocultan una debilidad en el interior de los tejidos conectivos que soportan nuestros huesos, articulaciones y piel, podemos juzgar la posible fuerza de una persona por lo bien que se sostiene su piel. Las grasas trans más un exceso de hidratos de carbono son en gran medida responsables del declive y la caída del físico estadounidense.

Muchos de los que tenemos ascendencia irlandesa disponemos de melanocitos perezosos que no pueden generar color con suficiente rapidez, y por eso tendemos a quemarnos. Después de un día aproximadamente, la rojez comienza a convertirse en bronceado. ¿Cómo nos bronceamos después del sol? Demasiado sol inflama la piel. La inflamación genera radicales libres. Y los radicales libres disparan la sustancia química para los melanocitos, que mantienen en marcha el motor del bronceado. Este atributo retrasado puede ser por diseño; en latitudes mayores, una tendencia hiperreactiva al bronceado no permitiría que la gente consiguiera suficiente vitamina D. Incluso con una buena dieta, esa dosis enorme de UVA en tu primer día de estar al sol puede dañar el colágeno de las capas profundas de la dermis y hacer que tu piel envejezca prematuramente, pero, con una mala dieta, el daño será peor.

PRUEBA DEL ENVEJECIMIENTO PREMATURO

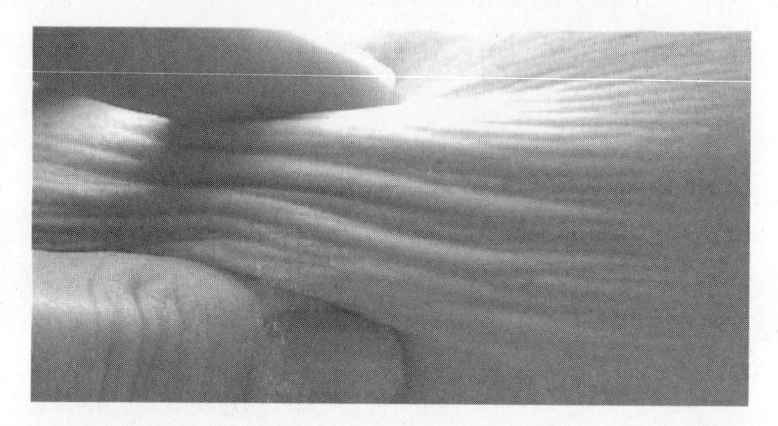

Éste es mi antebrazo cuando tenía cuarenta años. Mi colágeno no estaba bien formado debido a daños epigenéticos procedentes de mi padre (murió prematuramente), falta de caldo de cartílago/huesos en la niñez y toxinas dietéticas (mi hábito con el azúcar, más la margarina). Puedes realizar esta prueba comenzando con los dedos separados 5 centímetros y apretando suavemente hasta que los dedos queden a 2,5 centímetros. Unas arrugas continuas indican una elastina inadecuada. Si no vigilo ahora mi dieta, moriré rápidamente.

Así que puedes tomar algo el sol en verano, pero hay que dosificarse, especialmente si eres de piel clara. Lo ideal, antes de tus vacaciones en Hawái, es que tengas un bronceado base previamente. Esa melanina puede proteger tus tejidos más profundos de los UVA y los UVB. Sé que tendrás la tentación, pero, por favor, en cualquier momento y sitio en que tomes el sol, intenta permanecer alejado de los aceites vegetales proinflamatorios y del azúcar, aunque estés de vacaciones. No sólo protegerás tu piel, sino que contribuirás a dirigirte a la mejor cocina tradicional de tu lugar de vacaciones.

A LOS CEREBROS LES GUSTAN SUAVES

¿Qué ocurre en el interior de nuestros cerebros que nos hace pensar que la piel joven es más atractiva? Igual que los niños, nuestros cerebros pueden frustrarse fácilmente. No pueden soportar la confusión, aunque sólo exista a nivel subconsciente. Cuando miras a alguien, tus ojos se desplazan de rasgo en rasgo, en ráfagas erráticas llamadas movimientos *sacádicos*, que corren a toda velocidad entre los rasgos faciales como si estuvieran magnetizados por contraste. La piel joven es tersa, sin arrugas que nos distraigan. Esto nos permite concentrarnos en las expresiones de la persona, lo que facilita una comunicación segura y agradable

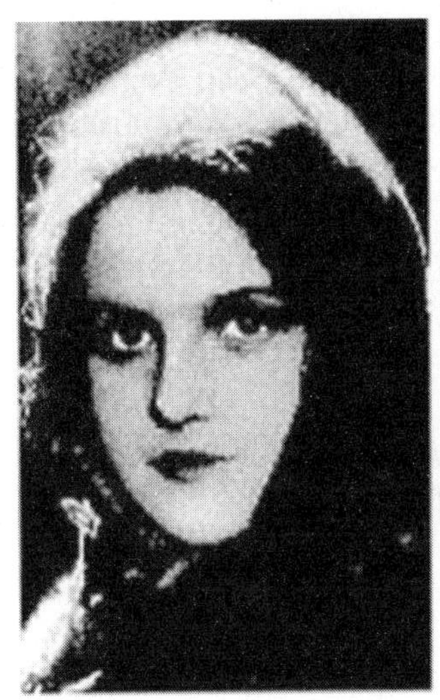

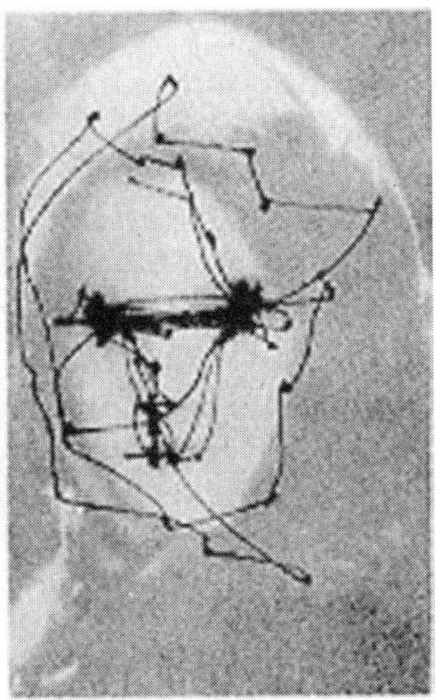

La fotografía de la derecha muestra los movimientos de la mirada de una persona mientras examina el retrato de la izquierda. Estas dos fotografías se han tomado del trabajo realizado por el psicofísico ruso, doctor Alfred Yarbus, en la década de 1950. Yarbus demostró que los seres humanos no escaneamos una escena al azar. Nuestros ojos se mueven deliberadamente entre los puntos de interés, que tienden a ser zonas de contraste, especialmente alrededor de los ojos y la boca. El rápido salto de un rasgo a otro sugiere con fuerza que, en lugar de valorar los rasgos individualmente, medimos su relación de unos con otros y con la cara como un todo. Cuando esas relaciones se adaptan perfectamente a la máscara de Marquardt (*véase* el capítulo 4), queremos seguir mirando.

DESAFIANDO EL TIEMPO Y LA GRAVEDAD

Cuando vemos a una persona de setenta y cinco años que parece tener la mitad, podemos suponer que ha pasado toda su vida en la sombra para evitar el sol. Eso, y tal vez el bótox. Pero, cuando oímos que le encanta estar al aire libre, que pasea habitualmente y que pasa tres días a la semana jugando al golf, pensamos: ¿Qué es lo que sucede? ¿Por qué parece su piel tan tersa? El secreto no consiste en evitar el sol, sino la inflamación.

Si esa mujer, llamémosla Mary, es tan propensa a evitar la inflamación, es muy probable que el resto de su cuerpo se mantenga igual de bien. Evita la inflamación alejándose de las grasas artificiales y el azúcar –no cayendo en ninguna de esas tentaciones de mesa de bufet, en los aliños de ensalada con aceite vegetal ni en los zumos azucarados que pueden dañar sus nervios–, por lo que es tan ingeniosa y enérgica como siempre. Recuerda qué ocurrió hace sesenta años y lo que sucedió hace sesenta días. Mary y su marido hace poco tiempo que han tomado clases de bailes de salón. A veces, cuando llegan a casa después de la clase, van bailando un vals hasta su dormitorio para mantener la música en marcha. Y pueden hacerlo gracias a sus arterias tan sanas y al fuerte flujo sanguíneo que llega con ellas.

A Mary le encanta hacer caldo, chucrut y su propio pan fresco, y todos los alimentos de los Cuatro Pilares que su madre le enseñó a hacer y que mantienen alejada a la inflamación. Cuando sus amigos vienen a tomar el brunch, lanzan piropos a Mary por su piel asombrosamente tersa, sobre todo últimamente, ya que han observado más manchas en las suyas propias. Con dietas desequilibradas, algo tan nimio como un granito, una espinilla o incluso una fricción alrededor del cuello producida por la ropa o por joyas puede causar suficiente inflamación para activar por error la máquina del bronceado, lo que origina una mancha oscura. Su piel parece haber envejecido más rápidamente que la de Mary. Y así es: la inflamación acelera la división celular, lo cual acelera el proceso de envejecimiento y hace que la piel sea más fina, más débil y propensa a los moretones. La adhesión de Mary a la Dieta Humana lo ha ralentizado todo.

Prácticamente todos los nutrientes estudiados desempeñan una función para proteger el colágeno actuando como antioxidantes y/o factor de crecimiento. La vitamina A, la vitamina C, el glutatión, la glucosamina y los ácidos grasos omega-3 han demostrado reducir el daño al colágeno de la radiación ultravioleta hasta en un 80 por 100.[45,46,47] Imagina los efectos de tener todos ellos combinados, como hace Mary. También se ha estudiado la cortisona y se ha descubierto que tiene efectos antiarrugas parecidos. La cortisona es una hormona elaborada a partir del colesterol por las glándulas adrenales, que, como todos los órganos, funcionan mejor cuando se enriquecen con una buena dieta, ejercicio, sueño y evitación del estrés crónico. Comiendo mal y suprimiendo la función adrenal, reducimos la producción natural de cortisona de nuestro cuerpo y envejecemos prematuramente todos nuestros tejidos de colágeno; más visiblemente, nuestra piel. Comiendo verdaderos alimentos, llenos de vitaminas auténticas (no sus contrapartidas sintéticas), Mary ha conservado su colágeno en unas condiciones excelentes.

Mary hace entrenamiento de fuerza, pero los músculos tonificados por sí mismos no pueden evitar «el hundimiento» que todos tememos, que se desarrolla cuando la gravedad tira inexorablemente de nuestros tejidos hacia abajo. Mary tiene un dispositivo antigravedad integrado, un entramado de fuerte colágeno situado por encima de su grasa corporal. Al tener suficiente colágeno sano en la grasa subcutánea (justo bajo su piel, donde se almacena la mayor parte de la grasa), no sólo previene la celulitis y mantiene sus curvas firmes, como vimos antes. También evita el desarrollo de la papada bajo el mentón, las axilas colgantes e incluso esas arrugas a los lados de la nariz y la boca. La madre de Mary no tenía estas cosas, ni tampoco las tiene Mary. La razón es contar con una grasa subcutánea sana.

---

45. «Molecular basis of sun-induced premature skin ageing and retinoid antagonism», Fisher GJ, *Nature*, vol. 379(6563), 25 de enero de 1996, pp. 335-339.
46. «Eicosapentaenoic acid inhibits UV-induced MMP-1expression in human dermal fibroblasts», Hyeon HK, *Journal of Lipid Research*, vol. 46, 2005, pp. 1712-20.
47. «Influence of glucosamine on matrix metalloproteinase expression and activity in lipopolysaccharide-stimulated equine chondrocytes», Byron CR, *American Journal of Veterinary Research*, junio de 2003, vol. 64, n.º 6, pp. 666-671.

EL SOPORTE DEFINITIVO DEL TEJIDO CONECTIVO: LA ELASTINA

Más que cualquier otra cosa, la capacidad de tu colágeno de permanecer inalterable ante la gravedad depende de un miembro muy especial de la familia del colágeno, llamado *elastina*. Considera la elastina como un entramado de proteínas interconectadas que funcionan como resortes moleculares. Cuando desarrollamos arrugas, se debe principalmente a que nuestra elastina se ha visto afectada.[48] La piel, las arterias, los pulmones y los ligamentos son los que tienen más elastina, la cual da a esos tejidos su consistencia elástica y la capacidad para rebotar después de estirarlos. Las mujeres como Mary tienen una buena cantidad de elastina en todo su cuerpo, como cualquiera que envejezca bien o parezca más joven de lo que es. Si hay alguna molécula a la que se le puede atribuir representar la fuente de la juventud, sería esta.

Las moléculas de elastina flexibles y resilientes se construyeron para durar. Con una vida media de setenta y cinco años, están diseñadas para que permanezcan activas toda la vida. El profesor de anatomía de la Universidad UC Davis, Charles G. Plopper, nos dice que «la vida media de la elastina coincide con la esperanza de vida de las especies»,[49] lo cual nos sugiere que la elastina desempeña una función esencial para determinar la esperanza de vida. (Vida media significa que la mitad de algo se habrá marchado en ese intervalo de tiempo).

La fuerza de la elastina es también su desventaja. Puesto que se supone que está hecha para durar, tu cuerpo no sintetiza mucha más después de la pubertad. Por lo que sabemos, sólo es posible sintetizar elastina durante los períodos de rápido crecimiento. La elastina depende de un enlace químico único, llamado *enlace cruzado desmosina*, que es extremadamente difícil de sintetizar. Puede hacerse sólo mientras tu cuerpo está bañado por las hormonas y los factores de crecimiento que dirigen su síntesis: durante la vida en el embrión, los acelerones del crecimiento en la primera niñez y en la adolescencia. Aunque la madre de Mary no conocía ninguno de estos detalles fisiológicos, sabía que los intrincados

48. «The structures of elastins and their function», Debelle L and Alix AJ, *Biochimie 81*, 1999, pp. 981-994.

49. *The Lung: Development, Aging and the Environment,* Plopper C (ed.), Elsevier Publishing, 2003, p. 259.

y delicados procesos de crecimiento que tenían lugar en el pequeño cuerpo de Mary dependían del mejor entorno nutricional que podía ofrecerle. Esto es aplicable especialmente a la elastina, ya que su complejidad hace que el proceso de síntesis de este tejido vital sea especialmente fácil de alterar. Dice el doctor Plopper: «Ahora es evidente que una serie de factores intrauterinos y posnatales, como la hipoxia, la restricción nutricional y la restricción del crecimiento fetal [no tener suficiente espacio en el útero] pueden afectar a la sedimentación de la elastina».

La crianza de Mary fue muy distinta de la de Kyle, el bebé enfermizo que conocimos al inicio de este capítulo. Gracias al hecho de que la madre de Mary, y la madre de su madre, hicieron todo bien –desde la planificación de la concepción hasta el fortalecimiento de sus cuerpos para la lactancia, pasando por los hábitos culinarios–, la vida de Mary ha estado bendecida con una salud superior, buen aspecto y buena suerte. La misma mezcla de hormonas y nutrientes que aseguraron la fuerte elastina de Mary también garantizaron su crecimiento esquelético equilibrado. Su amplia mandíbula y sus fuertes pómulos permitieron unos dientes rectos y una bonita sonrisa. Y, puesto que el desarrollo facial óptimo deja suficiente espacio para que los ojos se desarrollen normalmente, nunca ha necesitado gafas. Incluso ahora, ante la sorpresa de su médico, la buena calidad del colágeno de las lentes de sus ojos ha retrasado la aparición de la presbiopía (la rigidez de la lente, relacionada con la edad, que lleva a necesitar gafas para leer). Aunque siempre ha disfrutado del sol, la dieta antiinflamatoria de Mary la ha mantenido libre de cataratas, de degeneración macular y de otras enfermedades degenerativas que nos hacen sentir viejos.

Aunque durante tu niñez no te hayan proporcionado una complementación optimizada de elastina que promueve la juventud, aún hay mucho que tu dieta puede hacer para retrasar el proceso de envejecimiento. Además de evitar los aceites vegetales perjudiciales para reducir la tendencia a la inflamación a fin de activar el proceso de destrucción de elastina, puedes adoptar otras acciones positivas. En 2014, unos investigadores coreanos que estudiaban los efectos antienvejecimiento del caldo de huesos tradicional descubrieron que un componente del caldo, llamado hidrolizado de hueso, puede ayudar a proteger la elastina del daño de los rayos ultravioletas, como el inducido por la sobreexposición al sol.[50] Su trabajo se hizo en un cultivo de tejidos con placa de Petri. Otro grupo que estudió los ratones vivos expuestos a la luz ultravioleta descubrió que consumir el hidrolizado protegía no sólo la elastina, sino todas las formas de colágeno, así como las células fibroblastos que producen y sostiene la red de colágeno que soporta nuestra piel.[51]

EL CUENTO DEL ANTEPASADO

Mary es la heroína de este libro. Lo mismo que su madre, y la madre de ésta, y la de ésta: todo el tiempo hasta los antepasados más lejanos que siguieron prácticas dietéticas que aseguraron los beneficios de la belleza y la salud. Mary es la manifestación de ese sueño. Y, dado que valora los regalos de sus antepasados, sabe que su deber es protegerlo y ha pasado su legado genético impoluto a su hijo y a su hija.

El legado es el código epigenético de su familia. Y la nieta de Mary ahora se beneficia de él. Si tiene cuidado y se siente dispuesta a tomarse en serio su papel como cuidadora de la herencia genética de su familia, entonces el sueño de sus antepasados vivirá en el cuerpo sano y bello de la bisnieta de Mary.

El legado sagrado de la integridad epigenética no nos pertenece. Lo recibimos, nos beneficiamos de él y después lo traspasamos. Durante nuestra vida sobre la Tierra también debemos protegerlo. Y tomando comida de los Cuatro Pilares, y celebrando el arte de la vida de la cocina antigua y tradicional, podemos hacer eso exactamente: diseñar nuestros cuerpos y los de nuestros hijos, de las formas que mejor representan el crecimiento equilibrado, ininterrumpido y natural.

Los requisitos de la salud perfecta no están ocultos. Sabemos lo que nos sienta bien y lo que nos enferma. Cuando permitimos que la comida real conecte nuestros cuerpos con la naturaleza, ésta habla a través de ese alimento directamente a nuestro ADN, a los motores vivos e inteligentes que dirigen nuestra fisiología. La salud es bella. La comida da forma a

---

50. «Anti-oxidation and anti-wrinkling effects of jeju horse leg bone hydrolysates», Dongwook Kim, Korean J. *Food Sci Anim Resour*, 2014, 34(6):844-851.
51. «Collagen hydrolysate intake increases skin collagen expression and suppresses matrix metalloproteinase 2 activity», Zague V., *J. Med Food*, junio de 2011, 14(6):618-24, doi 10.1089/jmf.2010.0085, epub abril de 2011.

la fisiología. Las fuentes importan. El destino fisiológico de tu familia está en gran medida bajo tu control. Éstos son los principios centrales de *Nutrición profunda*. Si sigues los principios descritos en este libro, pronto te sentirás más sano de lo que estás hoy. Introducirás simetría vital en el interior de los cuerpos en crecimiento de tus hijos y manipularás la lotería genética en beneficio de quienes aún tienen que nacer. Con cada comida pones la base que permitirá a tu legado brotar de la Tierra cientos de años a partir de ahora, en forma de un bello niño. La belleza y la salud de ese niño son tu belleza y tu salud, una renovación interminable que promete mantenerte joven para siempre.

CAPÍTULO 13

Nutrición profunda

Cómo empezar a seguir la Dieta Humana

Esta sección presenta mi enfoque probado clínicamente para adoptar una nueva y saludable forma de vivir.

Después de que se publicara la primera edición de *Nutrición profunda* y de empezar a recibir informes directamente de los pacientes, me sentí sorprendida por lo fácilmente que muchas personas acogieron este modo de comer. Es un gran cambio pasar de echarte los cereales de una cajita y calentar comida en el microondas a planificar comidas saludables. Pero quienes han hecho el cambio se han sentido felices por comer de nuevo sus alimentos favoritos, y siempre idearon formas creativas y fáciles de prepararlos rápidamente, lo cual describiré ahora.

No voy a intentar convencerte de que adoptar el estilo de vida de *Nutrición profunda* es algo que puedas hacer de la noche a la mañana. A menos que seas jefe de cocina o estés especializado en economía doméstica, es seguro que hay varias habilidades que necesitarás adquirir. Pero no hay ninguna razón por la que debas hacerlo de golpe. Yo me introduje en mi nueva vida nutricional tomando el sencillo paso de reducir el azúcar, mientras incluía grasas más naturales de los alimentos que ya comía, como los huevos, los frutos secos, la crema y el queso. Con más mantequilla y aliños caseros deliciosos, las hortalizas sabían mejor, por lo que comía raciones más grandes, asegurándome, cuando era posible, de que estuvieran frescas en lugar de congeladas. Íbamos con más frecuencia a mercados de granjeros y visitábamos los supermercados de nuestra localidad los días en que llegaban las verduras frescas.

El gran obstáculo fue eliminar el gusto por el dulce que había dominado mi apetito desde que tenía dos años. Recuerdo haber estado sentada en una silla elevada, vertiendo una montaña de azúcar en mi tazón de Cheerios cuando mi madre miraba a otra parte. Tomar el control de mi ingestión de azúcar después de toda una vida luchando contra el ansia comenzó con la decisión de reducir la dosis. Nunca creí que dejaría de desear tomar dulces por completo. Como he descrito en el capítulo 9, la reducción gradual pareció menos drástica y más viable que dejar el azúcar de golpe. Y lo que me permitió no volver a recaer fue el hecho de sentirme mejor. Observé una reducción significativa de la inflamación de mi rodilla lesionada el primer día en que reduje el azúcar.

Muchos lectores y pacientes han tomado caminos similares hacia una comida mejor, cambiando sus pastas para untar por mantequilla, o simplemente añadiendo más grasas naturales que ya habían utilizado, mientras reducían algunos rituales de dulces, casi siempre refrescos o zumos. La combinación de la reducción de dulces mientras se añade mantequilla o crema (o alguna otra grasa natural) es muy eficaz. Las grasas naturales nos permiten interesarnos menos por el azúcar, y una menor cantidad de azúcar, a su vez, nos permite disfrutar más de nuestras comidas, y ayuda de verdad en la energía y la concentración mental. Esos resultados tangibles pueden rodar como una bola de nieve, aportándonos la energía para probar algo adicional que suele generar otra notable mejora: reforzar los nuevos hábitos saludables que se acumulan.

Para aquellos que no tengan ansia por los dulces que derrotar, todo consiste en reducir las grasas falsas proinflamatorias y el exceso de hidratos de carbono perjuciales que marcan una gran diferencia en nuestra salud. Uno de mis pacientes más encantadores en Napa era un gourmet con un doloroso problema de piel que había alterado seriamente su vida diaria durante más de treinta años. Cambió los cereales del desayuno por paté de hígado con tostada de masa fermentada, su sándwich del almuerzo por un tazón de sopa de huesos casera, y los aliños de ensalada hechos con aceite vegetal por aceite de oliva y vinagre. Igual que yo, observó enseguida una diferencia perceptible en sus síntomas de mucho tiempo atrás. Eso le animó a seguir por el buen camino. Y cuanto más tiempo lo hizo, más siguieron mejorando sus síntomas.

LA DIETA HUMANA EN POCAS PALABRAS

Una dieta óptima te permite extraer la máxima nutrición disponible del mundo de los productos comestibles. La mayoría de las dietas populares modernas, como la paleodieta, la Atkins o la pescatariana, pueden adaptarse fácilmente para incluir los Cuatro Pilares. A lo largo de este libro he ilustrado cómo y por qué seguir la Dieta Humana optimizará la función de todos los órganos y los tejidos de tu cuerpo, sin importar tu edad.

La mayoría de nosotros ya conocemos los grupos alimentarios codificados por el gobierno estadounidense a mediados del siglo XX: frutas y hortalizas, carnes, lácteos y granos, alubias y legumbres. Aunque todos pueden incluirse en la Dieta Humana, algunas culturas tradicionales –la hawaiana, por ejemplo– no incluyen demasiados lácteos, si es que incorporan alguno. Otras culturas no tienen mucho acceso a frutas, hortalizas o granos; por ejemplo, los pueblos nativos de lo que ahora es Canadá y Alaska. Esto, por supuesto, es otra razón por la que debemos pensar en términos de estrategia, no en listas, y cada uno de los Cuatro Pilares representa una estrategia que debemos emplear. La mayoría de la gente no está acostumbrada a pensar en comida en términos de estrategias. Las páginas siguientes contienen ejemplos concretos.

LA DIETA HUMANA DE UN VISTAZO

Pilar 1: Carne con hueso

Algunas de mis carnes con hueso favoritas:

- Pavo asado con relleno y jugo de carne
- Sopa de pollo con bola de masa hervida
- Chile con carne
- Chuletas de cerdo a la barbacoa
- Sopa menuda mexicana
- Sopa de pico de gallo
- Sopa tailandesa *thom kha gai*
- *Pho* vietnamita

- Pata de cordero estofada
- Estofado de chile verde al estilo del suroeste
- Solomillo a la parrilla estilo Nueva York con salsa semiglaseada
- Hamburguesa (sin el pan) con setas en salsa semiglaseada. La hamburguesa original de Hamburgo, era una carne cortada en finos trozos, frita en una sartén, y no incluía pan. Sólo cuando se sirvió carne de vaca picada en forma de medallón, en San Luis, Missouri, en la Feria Mundial de 1904, donde el vendedor se quedó sin platos y convenció a un compañero para que le vendiera pan en rebanadas, llegó a incluirse el pan.
- Arroz salvaje cocinado en caldo de pollo
- Verduras estofadas en caldo de pollo
- Sopa de calabaza con nuez tostada y con base de caldo de pollo
- Sopa de brécol con caldo de pollo
- Sopa de cebolla francesa
- Carne de vaca al estilo borgoñón

Pilar 2: Carne de órganos

Algunas de mis carnes de órganos favoritas:

- Receta de hígado al estilo milagro de Sandy (*véase* recetas)
- Hígado de pollo frito al estilo pakistaní
- Paté de hígado de pato
- Paté de hígado de pollo (por ejemplo, marca Trader Joe's)
- Leberwurst (por ejemplo, marca US Wellness Meats)
- Tiras de corazón de vaca a la parrilla
- Chile de corazón de vaca
- Trocitos de carne de vaca y carne de órganos (por ejemplo, marca Pure Traditions)
- Sopa de cabeza de salmón al estilo filipino
- Médula de hueso asada
- Huevas de pez volador salvaje con tostada de grano germinado y con mantequilla
- Menudo mexicano con retículo
- *Pho* vietnamita con retículo
- Salchicha de sangre
- *Diniguan* filipino (sabroso estofado de sangre hecho con hombro de cerdo y cortes variados)
- Mollejas salteadas con habas
- Estofado de lengua de vaca
- Riñones de cordero fritos en sartén con mantequilla
- Huevos escalfados. (Si no puedes hacer ninguno de los platos anteriores, los huevos aportan muchos de los mismos beneficios que las carnes de órganos). Mantener líquida la yema es la forma más nutritiva de tratar los huevos).

Pilar 3: Alimentos fermentados y germinados

Algunas de mis comidas fermentadas y germinadas favoritas:

(Nota: Los «cultivos vivos» señalados contienen probióticos beneficiosos. Los no marcados ya no contienen microbios vivos)

- Yogur (cultivos vivos)
- Requesón (cultivos vivos)
- Crema agria (cultivos vivos)
- Pepperoni
- Queso cheddar
- Kombucha (cultivos vivos)
- Chucrut (cultivos vivos)
- Pepinillos escabechados (cultivos vivos)
- Kimchi (cultivos vivos)
- Tempeh
- Salsa de pescado
- Salsa de soja (sólo si está elaborada de forma natural, como por ejemplo la marca Kikkoman)
- Cerveza (sin filtrar; con la pasta pegajosa del fondo se hace vegemita en Australia, una pasta muy salada, pero nutritiva)
- Pan de masa fermentada
- Pan de grano germinado (por ejemplo, marca Ezekiel)
- Chile con carne con alubias germinadas
- Almendras germinadas (por ejemplo, las marcas Living Intentions o Go Raw)
- Crema de avena al estilo antiguo (avena fermentada con suero de leche toda una noche)
- Pipas de calabaza germinadas (por ejemplo, marcas Living Intentions o Go Raw)

Pilar 4: Alimentos frescos y crudos

Algunos de mis alimentos frescos favoritos:

- Ajo
- Verduras para ensalada
- Pimientos
- Cualquier hortaliza que se pueda comer sin cocinar (casi todas encajan bien en una ensalada)
- Cilantro (y otras hierbas frescas)
- Poke
- Leche y crema reales
- Helado
- Sushi
- Quesos hechos con leche cruda
- Filete tártaro

- Carne de vaca desecada
- Prosciutto
- Hortalizas en vinagre (por ejemplo, la mezcla italiana marca Mezzetta)
- Algas secas (si es posible, evitar las marcas con aceite vegetal)
- Frutos secos
- Arenque en vinagre, con crema o salsa de vino (la marca con menos azúcar disponible)
- Semillas
- Ensalada antipasto

Las personas que tienen éxito a largo plazo pueden acompañar estas tres cosas: reducir los hidratos de carbono; sustituir las grasas tóxicas por otras saludables, y añadir los nutrientes que faltan. Eso es todo. No es tan complicado. Estamos evitando las toxinas; las grasas antinaturales son los compuestos tóxicos más importantes que debemos evitar. Y reducimos los hidratos de carbono a fin de hacer más espacio para alimentos de los Cuatro Pilares más densos en nutrientes.

Este capítulo te guiará a través del proceso de facilitar una forma de vida nueva y saludable. Mi objetivo es ayudarte a entender cómo integrar los antiguos principios de la comida saludable en una dieta moderna. Así es cómo puedes empezar.

HÁBITOS DIARIOS

- Beber un mínimo de 2 litros de agua al día.
- En lugar de refrescos, bebe agua con gas granizada con una rodaja de melón, té de hierbas o kombucha.
- Para unos mejores resultados, no tomes tentempiés.
- Toma cualquier tipo de suplemento con las comidas.
- Considera el sueño y el movimiento como cosas prioritarias.
- Planifica tus comidas utilizando las plantillas para las compras y la planificación.

Consumo de agua

Beber bastante agua es esencial para ayudar a tu cuerpo a ajustarse a los nuevos nutrientes. Puedes beber entre comidas para ayudar a manejar la necesidad de picar algo, o con las comidas para ayudar a tus riñones y sistema digestivo a adaptarse a cualquier nuevo alimento que comas. O ambas cosas. Todos mis pacientes que han padecido de piedras en el riñón no bebían mucha agua. Sin embargo, más de dieciséis vasos al día probablemente sea demasiado.

Bebidas

Si tienes la costumbre de beber refrescos, no está solo. Casi la mitad de los estadounidenses bebe refrescos diariamente.[1] El zumo, a menudo con azúcar añadido, pero publicitado como saludable, no es mucho mejor. Ambos contienen entre 16 y 20 cucharaditas de azúcar por cada ración de 330 mililitros. Si ya has intentado acabar con el hábito de los refrescos dejándolos de golpe y no has podido, entonces te recomendaría probar estas alternativas: agua con gas granizada con una rodaja de limón, té de hierbas, o entre 180 y 300 mililitros de kombucha con la menor cantidad de azúcar que puedas encontrar. No recomiendo los refrescos sin azúcar a menos que los estés utilizando como recurso para dejar el hábito.

Tentempiés

Cuanto más practico la medicina, más me convenzo de que no existen los tentempiés saludables. El hábito de tomar tentempiés es una forma de iniciarse en la elección de malos alimentos. La mayoría de los tentempiés listos para comer contienen agentes saborizantes artificiales que dañan tus sistemas naturales de regulación del apetito, lo cual altera tu capacidad de disfrutar de alimentos más simples y de alta calidad que pueden formar la columna vertebral de un programa de comidas saludable. Incluso los llamados tentempiés saludables como las barritas y los surtidos están normalmente cargados con grasas tóxicas y/o demasiados azúcares. Planificar y hacer tentempiés también quita un tiempo muy valioso de la planificación y elaboración de comidas. Pero lo peor de los tentempiés es lo que hace a tu relación con la comida. Las personas con las que he

---

1. Encuesta Gallup de 2012, accesible en Internet en: www.gallup.com/poll/156116/Nearly-Half-Americans-Drink-Soda-Daily.aspx?utm_source=google&utm_medium=rss&utm_campaign=syndication

trabajado y que solían tomar tentempiés estaban siempre pensando en la comida. Sólo acabando con el hábito de tomar tentempiés se liberaron de estas ideas obsesivas, dejando horas de tiempo para dedicarlas a otras actividades, como salir con la familia y hacer ejercicio.

Si tienes hambre entre comidas, consulta la sección de resolución de problemas que hay más adelante.

Suplementos

Tómalos con las comidas, o entre una y dos horas después de comer para optimizar la absorción. Los suplementos específicos que necesitas dependen de tu dieta. *Véase* más abajo para los detalles.

Sueño y movimiento

La comida real es sólo uno de los prerrequisitos del cuerpo para tener salud. Tu capacidad de utilizar los bloques constructores de la comida para optimizar la composición corporal depende de las señales que generes durante la actividad. El levantamiento de peso, por ejemplo, indica a tu cuerpo que utilice las materias primas para construir músculo, hueso y material para las articulaciones de las extremidades que acabas de ejercitar. Y tu cuerpo necesita sueño a fin de llevar a cabo esta construcción. Por tanto, si no haces demasiada actividad física o si no duermes bien, independientemente de lo buena que sea tu dieta, tu cuerpo no podrá dedicar los alimentos que comes a un uso óptimo y el desarrollo de tejidos. Y eso te mantiene bloqueado en modo de acumulación de grasa.

Planificación de comidas

Hasta que te acostumbres a comprar y cocinar de acuerdo con los principios de *Nutrición profunda*, te resultará útil sentarte durante unos diez minutos cada semana para planificar lo que vas a comprar y lo que vas a cocinar. Además de hacer una lista de compras, puede también ser útil imprimir un planificador de menús semanal en blanco, el cual podrás rellenar con los desayunos, almuerzos y cenas de cada siete días. Los estudios demuestran que las personas que se toman unos minutos para planificar cosas pueden mantener sus nuevos hábitos con mayor seguridad que las que no lo hacen.[2] Puedes encontrar planificadores de menús imprimibles en mi página web, DrCate.com.

PROPORCIONES DE MACRONUTRIENTES

Aunque no suelo ser una fanática de contar obsesivamente los micronutrientes, he descubierto que un buen número de mis pacientes comen muchos más hidratos de carbono de lo que creen, y no obtienen la cantidad diaria mínima de proteína, mientras que quienes siguen una dieta muy baja en hidratos de carbono suelen comer demasiada proteína. Esta sección explicará qué cantidad necesitas. Ten en cuenta que, si eres un deportista de élite, tus necesidades pueden variar.

Hidratos de carbono

Si sólo haces ejercicio moderado –carrera ligera, tenis, ciclismo, natación–, pero no es una parte central de tu vida diaria, entonces deberías adoptar la ingesta diaria de hidratos de carbono de 100 gramos como tu límite máximo. Incluso así, la mayoría de los días estarás mejor con un total de hidratos de carbono de entre treinta y setenta gramos, porque cada gramo de hidratos de carbono que consumes, pero no utilizas para una actividad física intensa (ejercicio anaeróbico), debe acumularse en forma de grasa o quemarse como combustible. Quemar azúcar para mantener una actividad distinta al ejercicio anaeróbico intenso reconfigura gradualmente tu equipamiento celular para especializarse en la combustión de azúcar, lo cual perjudica tu capacidad natural para quemar grasa. A lo largo de los años, tus sistemas hormonal y enzimático pueden ajustarse para facilitar esta especialización de formas que generan resistencia a la insulina. La resistencia a la insulina es precursora de la diabetes y facilita la acumulación de grasa corporal, aunque hagas ejercicio habitualmente.

---

2. «Dietary and physical activity behaviors among adults successful at weight loss maintenance», Judy Kruger, *International Journal of Behavioral Nutrition and Physical Activity*, diciembre de 2006, 3:17.

He descubierto que, para la mayoría de las personas, el peor momento del día para cargarse de hidratos de carbono es el desayuno. La mayor parte de tu consumo de hidratos de carbono debería tener lugar en la cena. (La periodización de los hidratos de carbono está integrada en las plantillas de comidas que verás más adelante, en este mismo capítulo).

Si eres un deportista de élite que quema seiscientas o más calorías al día haciendo ejercicios intensos como esprints o levantamiento de peso, esas calorías deberían proceder de un equilibrio optimizado de hidratos de carbono y grasa. Las proporciones óptimas dependen de una serie de factores personales, que incluyen cuánta actividad anaeróbica haces, los tipos de fibras de tus músculos y tu salud metabólica (un tema concreto que va más allá del alcance de este libro). Puesto que la proteína no puede quemarse para obtener energía tan fácilmente como los hidratos de carbono o la grasa, no recomiendo comer proteína a fin de obtener combustible para el ejercicio intenso (al contrario de lo necesario para construir músculo).

Cómo contar calorías: ofrezco una guía de referencia rápida para estimar el contenido en hidratos de carbono de alimentos comunes; *véase* la tabla de la sección «Recursos».

Proteína

La proteína es el macronutriente «Goldilocks». A diferencia de los hidratos de carbono, que no cuentan con requerimientos mínimos, y a diferencia de la grasa, que no tiene máximo (siempre que no suelas comerla en exceso), en lo que respecta a la proteína, necesitas tomar suficiente, pero no demasiada.

Un consumo inadecuado de proteína reduce la capacidad de las enzimas antioxidantes y estresa los nervios, el sistema inmunitario y el sistema esquelético –tejidos que exigen una buena cantidad de proteína cada día– de formas que pueden generar trastornos del ánimo, problemas alérgicos y osteoporosis, por sólo nombrar unos cuantos. La ingesta diaria media para una mujer es de cincuenta gramos, y para un hombre de setenta. Si no comes carne, huevos o lácteos con al menos dos comidas al día, es una buena idea calcular tu ingesta durante una semana para asegurarte de que obtienes una cantidad suficiente.

Por otra parte, si no comes muchas hortalizas puedes acabar comiendo demasiada carne. El máximo que tu cuerpo puede utilizar es de aproximadamente ciento veinte gramos de proteína para una mujer y de ciento cincuenta para un hombre (los culturistas y otros deportistas de élite pueden inferir más). Cuando comemos demasiado, nuestros riñones tienen que convertir la proteína no utilizable en azúcar o grasa, lo cual puede aumentar el riesgo de una enfermedad de las articulaciones llamada gota.

Cómo contar la proteína: Si alguna hortaliza no se encuentra en la sección «Recursos», es porque tiene menos de cinco gramos por cada ración de tamaño normal. (Por ejemplo, aunque las espinacas sí aportan proteína, hay que comer cinco tazas para obtener cinco gramos de proteína. Por supuesto, si eres un gran aficionado a las espinacas, no hay nada malo en comer tantas).

Grasa

Recomiendo que el 60-85 por 100 de las calorías procedan de la grasa. (Las necesidades de los deportistas deben adaptarse a su entrenamiento y tipo corporal, ya que esto no tendría por qué ser necesariamente adecuado para, por ejemplo, un deportista de élite con una gran cantidad de fibras musculares de contracción rápida). Esto puede parecer mucha grasa. Pero debes tener en cuenta que no estamos hablando de porcentajes por volumen o peso. La grasa es muy densa en calorías, por lo que no ocupa demasiado espacio en tu plato. Si utilizas dos cucharadas soperas de aliño de ensalada en una ensalada gigante, con cuatro a seis tazas de hortalizas crudas (para la ensalada de la cena de la plantilla), son unas 180 calorías de grasa para entre cuarenta y noventa calorías de las hortalizas (dependiendo de qué hortalizas añadas), lo cual eleva tu porcentaje de calorías a entre sesenta y cinco y ochenta. Dos cucharadas soperas de mantequilla sobre dos tazas de brécol suponen doscientas calorías de grasa por setenta calorías del brécol, aproximadamente un 75 por 100 de calorías procedentes de la grasa. La mayor parte de los frutos secos y las semillas, así como los quesos duros (como el cheddar) están compuestos de aproximadamente un 75 por 100 de grasa, igual que los condimentos aceitosos como las aceitunas. Los huevos, las alitas de pollo y la carne de vaca un 80 por 100 magra tienen un 60 por 100 de grasa. Y la mantequilla y las salsas suelen contener incluso más. Por tanto, no tendrás que complicarte la vida para conseguir esa proporción cuando sigas una dieta de alimentos saludables.

Cómo contar la grasa: Mientras comas alimentos integrales sin restricciones y te guíes por las pautas para los hidratos de carbono y la proteína, no necesitarás emplear mucha energía mental para medir este macronutriente, ya que casi siempre estarás en un rango de entre un 60 y un 80 y 5 por 100, o muy cerca. Si eres un vegano que intenta evitar los aceites, te recomiendo que incluyas bastantes aguacates y frutos secos, y otras hortalizas grasas, para asegurarte de que ingieres una cantidad adecuada de grasas saludables.

En la página siguiente tienes una sencilla gráfica en la que podrás ver cómo los macronutrientes del enfoque de *Nutrición profunda* se comparan con la dieta estadounidense estándar.

ENTENDIENDO TUS NECESIDADES CALÓRICAS

Aunque te animo a utilizar tu apetito como guía primaria para ver cuánto comer, debes ser consciente de que el apetito de muchas personas es demasiado activo debido al ansia por el azúcar y el bloqueo de la capacidad para quemar grasa. Estos problemas se resolverán con el paso del tiempo, y podrás recuperar tu capacidad innata de regulación del apetito. Mientras tanto, debes saber que algunos de estos alimentos (como la crema, el coco y las nueces) son muy densos en calorías y te hacen comer más de lo que necesitas, sin darte cuenta. Por tanto, si descubres que estás ganando peso, es una buena idea comprobar los tamaños de tus raciones con las pautas de las plantillas de planificación de comidas. Como puedes ver, hay un rango de tamaños de las raciones para cada comida, y así la suma total terminará estando entre 1.200 y 2.200 calorías al día. Puedes estimar tus necesidades calóricas utilizando cualquier calculadora de Internet (yo ofrezco mi favorita en DrCate.com). Si tu tamaño y nivel de actividad aumentan tus necesidades calóricas a más de 2.200 al día, entonces ajusta el tamaño de tus raciones proporcionalmente.

DESGLOSE EN MACRONUTRIENTES

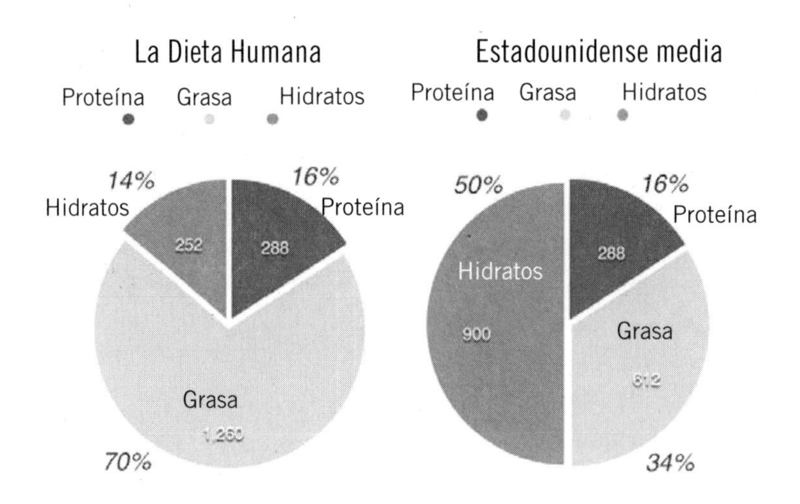

Los macronutrientes de un vistazo. Mostrados en términos de calorías de cada macronutriente, así como en porcentajes del total. La gráfica de la izquierda representa un total diario de 1.800 calorías con la Dieta Humana, que incluye 75 gramos de proteína, 60 de hidratos de carbono y 140 de grasa. La gráfica de la derecha representa una típica dieta estadounidense de 1.800 calorías, compuesta por 75 gramos de proteína, 225 de hidratos de carbono y 57 gramos de grasa. Ambas representan un consumo de aproximadamente 1.800 calorías diarias, la ingesta de una mujer estadounidense media. Los hombres suelen consumir unas 500 calorías más de media. El desglose de los macronutrientes es similar en los hombres y en las mujeres.

Las calculadoras de calorías de Internet pueden ser útiles, pero deberías utilizarlas sólo como una guía aproximada. Puesto que las necesidades de todo el mundo varían dependiendo de la genética, la edad, la actividad, el sueño, el estrés y la salud metabólica y hormonal, incluso la mejor calculadora puede desviarse en un 30 por 100 o más. Esta gran variabilidad subraya una de las muchas razones por las que es esencial eliminar por completo la forma de comer habitual y adaptarse mejor a las ansias y al apetito naturales del cuerpo. Como ya sabes, el consumo elevado de azúcar y de aceites vegetales trastorna el apetito. Pero, con estos factores eliminados de tu dieta, tu apetito de nuevo se convierte en una guía más fiable.

PLANIFICANDO TUS COMIDAS Y TUS COMPRAS

Ya sea que te hayas decidido a un solo cambio, como reducir los dulces, o a adoptar todos los principios mostrados, las plantillas de planificación que ofrecemos en las siguientes páginas te darán algunas ideas rápidas y saludables. Piensa en cómo empezar a dar un paso en cada ocasión:

1. Elige tu «base» y «variantes» de las plantillas de planificación de comidas.
2. Desintoxica tu cocina.
3. Planifica tu primera semana de alimentos, utilizando el planificador de compras.
4. ¡Ve a comprar!
5. Sigue el plan.

Demos un repaso más detallado a cada uno de estos pasos y cómo funcionan en cada comida.

DESAYUNO

Elige tu ingrediente «base» y después las «combinaciones y variaciones» de las plantillas de planificación de comidas.

La plantilla te proporciona una descripción general de múltiples opciones para distintos tipos de desayunos, almuerzos y cenas. He descubierto que la mayoría de la gente necesita más ayuda con el desayuno y el almuerzo que con la cena porque la mayoría de nosotros estamos más presionados de tiempo durante el día, pero disponemos de algo de tiempo por la noche para hacer la cena. Por ello, las plantillas aportan ideas para el desayuno y el almuerzo que puedes hacer en minutos, y las cenas requieren más tiempo. El programa incluido aquí se dirige principalmente a los cocineros principiantes, pero también puede ser una buena guía para cualquiera que quiera añadir variedad en sus rutinas.

La «base» es el principal ingrediente con el que empezar, como los huevos o el yogur, y las combinaciones y las variaciones son cosas que añades a la base, como hortalizas, hierbas o frutos secos, de forma que puedas convertir los principales ingredientes en variedad suficiente, día tras días. No aburrirse es muy importante porque cualquier sensación de tedio será una tentación para volver a las viejas costumbres.

DESAYUNO

Calorías: 300-500

Proteína 0-15 gramos / Hidratos de carbono 0-10 gramos / Grasa 25-40 gramos

Base	Instrucciones (por ración)	Combinaciones y variaciones
Postre helado de lácteo fermentado	• Yogur o requesón: 180 gramos • Frutos secos y semillas con un total de 30-60 gramos • Dulce/hidrato de carbono (opcional): 1 cucharada sopera (máximo)	• Varía las nueces y las semillas: anacardos, nueces pecanas, nueces, pistachos, pipas de calabaza, pipas de girasol, chía, lino • Muy dulce/hidrato de carbono: jalea, jengibre seco troceado, arándanos secos, granola sin aceite vegetal • Reduce los añadidos a la mitad y quédate en ⅛ de taza de crema batida
Carne en el desayuno	• Carnes: 60-90 gramos • Verduras: 60-110 gramos • Almidón para el desayuno (*véase* debajo)	• Carnes variadas: beicon, salchicha, beicon canadiense, salmón ahumado • Varía las hortalizas: cebolla salteada, setas, pimientos, tomate fresco, kimchi
Huevos	• Huevos: 2-3 de gallina o 1-2 de pato/ganso • Grasa para cocinar: ½-1 cucharada sopera • Queso y/o grasa de carne con un total de 30-60 gramos • Verduras: 60-120 gramos • Almidón para el desayuno (*véase* debajo)	• Varía la técnica de cocinado de los huevos: escalfados, hervidos, revueltos, fritos • Quesos: cheddar, cabra, parmesano, meunster • Varía las carnes: (*véase* debajo) • Varía las verduras: (*véase* debajo) • Sustituye la tostada por queso o carne (para mantener las calorías en el mismo rango)
Batido para despertarse	• Café o té, en infusión: 1-2 tazas • Leche entera: 1-2 tazas • Crema: 2-4 cucharadas soperas	• Varía los sabores del café y el té • Prueba el café frío (muele ⅛ de taza, humedece con 240 mililitros por la noche, pasa por el filtro por la mañana)

DESAYUNO Calorías: 300-500 Proteína 0-15 gramos / Hidratos de carbono 0-10 gramos / Grasa 25-40 gramos		
Base	**Instrucciones (por ración)**	**Combinaciones y variaciones**
Natillas/ pudin bajos en hidratos de carbono	• Natillas o pudin: 1,5 o 2 tazas	• Ingredientes con mucha textura y sabor: mantequilla de cacahuete, pipas de calabaza, hierbas • Busca en Google «recetas de natillas bajas en calorías» o «natillas sabrosas»
Batido para el desayuno (2-3 tazas)	• Cubitos de hielo: 6-12 • Leche o yogur (120-240 gramos) • Verduras: frescas, 3-4 tazas • Fuente de grasa de la crema (2 cucharadas soperas) o aceite de coco (1 cucharada sopera), aguacate (½) o frutos secos (10) • Frutas: ½-1 pieza	• Varía las leches: vaca/cabra/soja/almendra (deben estar sin edulcorar) • Varía el hielo: zumo o leche congelados • Varía los extractos de sabores (vainilla, almendra, naranja) o las hierbas/especias (estragón, pimienta de Jamaica, nuez moscada, canela) • Varía las verduras: espinacas, col rizada, apio, zumo de tomate
Crepes	• Crepes: 1-2 • Relleno: verduras salteadas (½ taza en total) o bayas frescas (⅛ en total), queso blando o crema batida (30-60 gramos en total) • Frutos secos cortados en trozos finos (espolvorea la mitad por encima)	• Varía las harinas: trigo, escandia • Varías las verduras: espinacas, rábano, remolacha, cebolla • Varía la fruta: arándanos, fresas, en conserva (1 cucharada sopera) • Varía los lácteos/queso: cabra, chevre, crema fresca del granjero, yogur
Sobras	• Cualquier sobra de la comida (90-180 gramos)	• ¡El cielo es el límite!
Almidón para el desayuno (elige uno)	• Tostada: una pieza • Crema de avena fermentada o germinada: ½ taza • Mollete, pequeño (60-90 gramos) • Fruta (bayas o melón): ½ taza	• Para mantener las calorías dentro del rango, cuando incluyas un alimento almidonado en tu desayuno, debes reducir la carne, el queso o la grasa para cocinar (por ejemplo los huevos escalfados o hervidos, para que no se necesite cocinar grasa, y nada de queso)

La razón por la que los alimentos básicos se desglosan de esta forma es porque me gustaría empezar a verlos como los principales ingredientes que se usen en varios platos a lo largo de la semana. Muchos duran más de una semana, o puedes congelarlos bien, de forma que puedas comprar bastantes y no preocuparte porque se estropeen. Te recomiendo elegir al menos dos alimentos básicos para cada comida (desayuno/almuerzo/cena) para rotar a lo largo de la semana, y utilizar las distintas combinaciones y variaciones para que sigan siendo interesantes. Por ejemplo, si estás pensando eso durante la semana siguiente, querrás alternar huevos y crema de avena para el desayuno, querrás asegurarte de que compras bastantes huevos y tienes granos preparados para hacer crema, además de los ingredientes con los que crearás las variantes.

Revisa la plantilla para encontrar un alimento básico que te guste. Digamos que no tienes tiempo para cocinar. Las tres mejores opciones no requieren proceso de cocinado en absoluto.

Revisemos detalladamente cada una de las opciones para el desayuno.

Base: Lácteo fermentado. Eliges requesón, queso griego o yogur normal (120 a 180 gramos, más si quieres)

VARIANTE: Añade al lácteo fermentado tu combinación favorita de frutos secos y semillas, lo que yo llamo una mezcla de postre y que describo más detalladamente en la plantilla del desayuno. Utiliza tus frutos secos o semillas favoritos u otros productos para variar la mezcla, manteniendo el total de frutos secos y semillas en 60 gramos si cuidas de tu peso. Si no, siéntete libre para añadir más frutos secos o incluso un par de cucharaditas pequeñas de tu mermelada o jalea favoritas.

Notas de la doctora Cate: Una de mis combinaciones favoritas es el requesón al que se ha añadido un puñado de pistachos, añadiendo también unas gotas de extracto de vainilla, canela en polvo y un toque de piel de naranja o naranja seca pelada. (Yo como esto para almorzar o como postre).

Base: Batido de leche con café o té. 180 a 240 gramos de café/té

VARIANTES: Añade un montón de leche y crema. La crema proporciona una fuente de grasa para ayudar a tu cuerpo a estar en modo de quema de grasa, y la leche proporciona sólo un poco de proteína e hidratos de carbono para saciarse y alimentarse bien.

Notas de la doctora Cate: Me gusta mi café frío, por lo que remojo aproximadamente ⅛ de grano de molienda en 300 mililitros de agua toda la noche y lo vierto a través de un filtro de papel por la mañana, para tener una taza de café. Esto es en realidad lo que llevo tomando para desayunar durante años, y es suficientemente rico para mantenerme hasta la hora de la cena, que, en los días en que no tengo tiempo para almorzar, me resulta muy útil. No recomendaría hacer tu dieta tan repetitiva a menos que puedas obtener la leche y la crema de la mejor calidad, que es lo que yo intento. El lácteo está crudo y procede de vacas 100 por 100 criadas con pasto.

Base: Batido para el desayuno (*véase* plantilla)

La mayoría de los batidos quedan mejor empezando con hielo en lugar de con agua. Evita los batidos que tengan más de una pieza de fruta por ración: la fruta debería utilizarse como edulcorante, no como principal ingrediente, por lo que puedes disfrutar de una «dosis» mayor de hortalizas.

VARIANTES: Para asegurarte de que el batido te alimenta bien, recomiendo añadir grasas adicionales, como he descrito. Hay otras grasas buenas que puedes utilizar además de las enumeradas; por ejemplo, el aceite de nuez de macadamia, por lo que es una guía muy aproximada.

Base: Carne para desayunar. La opción más rápida aquí es utilizar entre 60 y 90 gramos de salmón ahumando, u otra carne para el desayuno que incluya salchicha (pavo, cerdo, etc.), beicon común, beicon canadiense o sobras de comidas anteriores. Las carnes para el desayuno tienden a ser bajas en proteína y altas en grasa, lo que las convierte en más satisfactorias y más probable que te mantengan sin hambre hasta el almuerzo (o más).

VARIANTES: Combina el salmón ahumado con rodajas de tomate, alcaparras y una cucharada o dos de requesón. Si no estás preocupado por tu peso, unta tu marca favorita de crema de queso, preferiblemente sobre algo orgánico o alimentado con hierba si puedes encontrarlo, en grano germinado o tostada con masa fermentada, y coloca el pescado encima. Es una versión alta en proteína de salmón ahumado y rosca de pan (el salmón ahumado también sirve, pero tiende a ser tan salado que no puedes comer mucho, y la mayoría de la gente termina comiendo demasiado pan con él).

Notas de la doctora Cate: La mayoría de las carnes para el desayuno encajan bien con una pequeña ración de crema de avena (*véase* lista de hidratos de carbono para el desayuno en la plantilla). Pero si tienes la costumbre de tomar un tentempié entre el desayuno y el almuerzo, ten en cuenta que el alto contenido en hidratos de carbono de la crema de avena puede darte hambre antes de almorzar, por lo que ésta puede no ser la mejor opción para ti.

Base: Huevos

Se han escrito libros de cocina enteros sobre platos que se pueden cocinar con huevos. Disfruta de ellos de cualquier forma que te gusten: duros, escalfados, revueltos, en tortilla, etc. Recuerda que las yemas son más saludables cuanto menos las cocines.

VARIANTES: Una combinación clásica para el desayuno son los huevos con cebollas salteadas y pimientos verdes. El kimchi combina sorprendentemente bien con los huevos fritos. Y si no estás preocupado por tu cintura, sigue adelante y disfruta de ellos con una rebanada de grano germinado o con una tostada de masa fermentada.

Base: Natillas/pudin bajos en hidratos de carbono

Ésta es una opción para toda la semana o como entretenimiento. Elige una receta de natillas baja en azúcar o sin azúcar. Una de mis favoritas es la «calabaza caliente», citada en mi página web, hecha con ricota, huevo y lino molido.

VARIANTES: Añade mantequilla de cacahuete en lugar de lino molido a la receta de la calabaza caliente, o bien otras especias. Las sabrosas natillas pueden también hacerse con combinaciones de queso –semiduro con duro–, por ejemplo un gruyere, comté o emmental con parmesano, que combinan bien con el tomillo.

Base: Crepes

Si sientes ansia por comer panqueques, prueba a hacer crepes en su lugar. Una pequeña cantidad de harina mantiene unidos a los huevos, y si mezclas por completo la mantequilla para que se hierva puedes acabar con un plato increíblemente delicioso. Luke ha hecho unas crepes deliciosas con tan poco como una cucharadita de harina por crepe. Las harinas que no contienen trigo son menos glutinosas y requieren un poco más de volumen.

VARIANTES: Para el relleno, hemos utilizado todo tipo de hortalizas salteadas o de frutas. En lugar de sirope, adereza con crema batida de vainilla, ligeramente edulcorada, o, para unas crepes más sabrosas, utiliza crema fresca.

ALMUERZO

Igual que con la plantilla para el desayuno, empieza revisando las opciones para encontrar una «base» que te guste. Si no tienes tiempo para cocinar, las cinco mejores opciones no requieren cocinar en absoluto.

Igual que con el desayuno, comprueba la guía de compras para ver consejos sobre las versiones más saludables de todos estos ingredientes. Por tanto, debajo del fiambre, por ejemplo, verás que recomiendo el libre de nitratos, y bajo el caldo de huesos recomiendo leer la etiqueta para asegurarte de que no es bullón reconstituido (que no te ofrecerá los beneficios del verdadero caldo de huesos).

Revisemos cada una de las opciones para el almuerzo detalladamente.

Base: Almuerzo de pícnic

Ya sea que prepares tu almuerzo para el trabajo o la escuela, o que comas en casa, no hay razón para que tu enfoque no pueda ser una aventura de picoteo llena de diversión gracias a tu frigorífico y tus armarios de cocina. Simplemente toma entre treinta y sesenta gramos de entre dos y cuatro de tus frutos secos, quesos y/o trocitos de col favoritos y listos para comer.

VARIANTES: Una de mis combinaciones favoritas es 30 gramos de queso cheddar, 15 gramos de almendras germinadas, 15 gramos de pipas de calabaza germinadas y 30 gramos de trocitos de col. Pero también disfruto del queso suizo y del provolone, los anacardos, las nueces de macadamia y las pipas de girasol germinadas. Si tienes en tu casa dos o tres tipos de quesos duros, diversos frutos secos y semillas, y trocitos de col, siempre es una opción preparar un almuerzo de pícnic.

Notas de la doctora Cate: Puedes mantener un poco de tus artículos favoritos a mano, si el frigorífico es suficientemente grande, o ponerlos en un recipiente para llevártelos por la mañana. ¿Para beber? Coge una kombucha.

Base: Lácteo fermentado

VARIANTES: Cuando elijas esta opción para almorzar, tu cantidad de hidratos de carbono puede ser tan alta como 30 gramos, lo que significa que puedes disfrutar más de la fruta, o incluso de una granola saludable (sin aceite vegetal).

Notas de la doctora Cate: No hay razón por la que no puedas preparar algo del desayuno para almorzar o algo del almuerzo para desayunar. Todo son gustos arbitrarios: las personas tradicionales no tenían ese tipo de distinciones arbitrarias, a excepción de la aristocracia. Lo único que debes tener en cuenta es que, si tienes hambre o problemas de energía, tienes que mantener tu cantidad de hidratos de carbono por debajo de 10 gramos.

ALMUERZO Calorías: 300-600 Proteína 15-30 gramos / Hidratos de carbono 0-30 gramos / Grasa 20-40 gramos		
Base	**Instrucciones (por ración)**	**Combinaciones y variaciones**
Almuerzo de pícnic	• Frutos secos, semillas: 30-60 gramos • Queso: 30-60 gramos • Hortalizas: ¼-1 taza Y/O • Hortalizas en conserva: 30-60 gramos	• Varía los frutos secos y las semillas: igual que con el desayuno (*Véase* POSTRE HELADO DE LÁCTEO FERMENTADO), o bien unta manteca de frutos secos sobre apio o media manzana • Varía los quesos: cheddar, manchego, suizo, alpenal, provolone • Varía las hortalizas/conservas: zanahorias frescas, guisantes dulces, pepinillos escabechados, chucrut, kimchi
Postre helado de lácteo fermentado	• *Véase* instrucciones para el desayuno	• *Véase* instrucciones para el desayuno, teniendo en cuenta que los hidratos de carbono totales en el almuerzo pueden llegar a 30 gramos
Marisco, fresco	• Pescado fresco: 90-180 gramos con opcional • PASTA PARA UNTAR/SALSA (*Véase* debajo)	• Varía el pescado: arenques, poke, sashimi, sushi (sin el arroz), gambas (disponibles precocinadas)
Fiambre	• Carne precocinada/curada: 90-120 gramos • Queso en lonchas: 1-2 lonchas • PASTA PARA UNTAR/SALSA: 1 cucharada sopera (opcional, *Véase* debajo)	• Varía las carnes: pavo ahumado, pollo asado, jamón en lonchas, carne de vaca asada • Varía los quesos: cheddar o suizo (para el jamón), provolone o havarti (para el pavo asado o la carne de vaca) • Varía la preparación: añade mostaza o PASTA PARA UNTAR/SALSA, envuelta con lechuga/col, poner al microondas para que se funda el queso
Sopa rápida	• Caldo de huesos: 1-2 tazas • Carne precocinada/curada: 90-120 gramos O • Huevos: 2-3 puestos en caldo caliente	• Varía las hortalizas: prueba trocitos de col, otras hortalizas precocinadas (por ejemplo, guisantes congelados) u hortalizas deshidratadas • Varía los sustitutos de los picatostes: pipas de girasol, cortezas de cerdo • Varía los quesos: sustituye la mitad de la carne o de los huevos por tu queso favorito

ALMUERZO Calorías: 300-600 Proteína 15-30 gramos / Hidratos de carbono 0-30 gramos / Grasa 20-40 gramos		
Base	**Instrucciones (por ración)**	**Combinaciones y variaciones**
Pescado, envasado	• Atún, salmón, sardinas, caballa, ostras, arenque: 60-120 gramos • Requesón: 60-90 gramos o Mayonesa: 2 cucharadas soperas • Hortalizas opcionales/hortalizas en conserva: ½-1 taza	• Las sardinas ahumadas saben bien con chucrut • Ensalada de atún: añade zanahorias, apio, cilantro, alcaparras, todos troceados • Ensalada de salmón o caballa: *Véase* debajo • Las ostras ahumadas cogidas directamente del envase combinan bien con la mostaza
Batido	• Sigue las instrucciones para el batido del desayuno • Añade tu proteína en polvo favorita, que debe contener menos de 7 gramos de hidratos de carbono por cada ración de 20 gramos de proteína	• *Véase* batido para el desayuno (arriba) • Utiliza proteínas en polvo de diferentes sabores tal como desees (la proteína en polvo no se recomienda para tomarla en más de dos comidas por semana)
Carne con ensalada	• Carne cocinada: 90-120 gramos, colocada sobre: • Hortalizas: 3-4 tazas • Aliño: 2 cucharadas soperas	• En lugar de aliño, utiliza medio aguacate y media naranja, troceados • Añade queso/beicon/frutos secos y reduce el aliño
Sobras	• Sobras de cualquier comida, 90-120 gramos	• ¡El cielo es el límite!
Pasta para untar/ Salsa	• Crema de queso batida con salsa de soja a partes iguales, más rábano picante y/o semillas de sésamo • Mayonesa + ketchup + salsa de pepinillos, combinadas a partes iguales	• Mostaza, mayonesa, mostaza y mayonesa, combinadas a partes iguales • Crema agria y cualquier tipo de yogur natural, combinados a partes iguales, más hierbas • Crema de queso batida con leche a partes iguales más hierbas

Base: Pescado fresco

Sushi (quita algo o todo el arroz), sashimi, poke, arenque en escabeche, gambas precocinadas.

VARIANTES: Gambas con sal y limón, salsa cóctel o pasta para untar/salsa (*véase* receta)

Notas de la doctora Cate: El poke es una ensalada de pescado crudo hecha de trozos de atún u otro pescado mezclado con salsa y otros condimentos. Podrás encontrar buenas ofertas en Costco, especialmente los fines de semana. El arenque en vino o salsa de crema agria es básicamente sushi del norte de Europa. Es extremadamente saludable, sobre todo si puedes encontrar una marca que tenga menos azúcar que proteína por cada ración. Una de mis formas favoritas de disfrutar del arenque con salsa de vino es aderezado con trozos adicionales de cebolla dulce y salpicado con aceite de oliva.

Pescado envasado o marinado

El salmón, la caballa, las sardinas, el arenque, el atún, las almejas, el cangrejo y las ostras están todos disponibles conservados en recipientes, normalmente en agua, aceite o salsas.

VARIANTES: Las sardinas ahumadas saben muy bien en un lecho de chucrut (saben mejor después de un duro entrenamiento), y todo el pescado combina bien con el requesón. Las ostras ahumadas tienen muy buen sabor con mostaza y, siempre que no te importe mancharte los dedos, una pequeña loncha de queso suizo. Abre una lata de atún y añade 2-3 cucharadas soperas de mayonesa o, si quieres que sea todo un lujo, añade media pieza de zanahoria y de apio, o algunas alcaparras.

Notas de la doctora Cate: Aunque no es la forma ideal de comer pescado, el envasado aporta una fuente excelente de proteína de alta calidad. Conservarlo en aceite de oliva o salsa de mostaza que no contenga ningún aceite vegetal ayuda a mantener la grasa omega-3. Se trata de alimentos excelentes para viajar, y también son alternativas mucho mejores para después de los entrenamientos que las proteínas en polvo. Un beneficio de la comida envasada es que puedes comerte las espinas, que son fuentes extraordinarias de minerales constructores de hueso, por lo que, si las versiones con espinas y piel no te parecen raras, son la opción más saludable. La piel también aporta algunos glicosaminoglicanos (los mismos compuestos de soporte del colágeno que obtienes con el caldo de huesos), y la grasa bajo la piel es una fuente rica en omega-3.

Fiambre

Los fiambres libres de nitratos son los mejores. Utiliza entre un tercio y la mitad del paquete para cada comida y combínalos con 1-2 lonchas de queso *delicatessen*. Cada paquete se conservará bien durante aproximadamente una semana.

VARIANTES: El jamón ahumado, el pavo ahumado, el pavo asado y la carne de vaca asada combinan bien con el cheddar, provolone o suizo en lonchas. Puedes fundirlos en el horno o el microondas y convertirlos en un verdadero plato de primera clase añadiendo una capa de pasta de untar/salsa o envolviendo un pepinillo escabechado. Si no estás reduciendo mucho los hidratos de carbono, puedes fundir el queso sobre una tortita redonda de 15 centímetros (15 gramos de hidratos de carbono), añadir 3-4 rebanadas de pollo o jamón ahumado y untar un poco de mostaza y acompañar con chucrut para obtener un perrito caliente de maíz, uno de mis favoritos para ver el fútbol en la televisión.

Sopa rápida

Es extremadamente saciante y fácil de hacer. Si has elaborado tu propio caldo, tiende a saber mejor, pero puedes comprar pollo preparado y caldo de carne de vaca en cajas. Calienta 1-2 tazas en el microondas o, cuando trabajes con ingredientes crudos como los huevos, en la cocina.

VARIANTES: 1-2 huevos con ½-1 taza de guisantes y 30-60 gramos de queso mozzarella. O bien, si no estás con ánimo para tanto trabajo, caliéntala en un tazón, en el microondas, durante 1-2 minutos. Mientras tanto, corta 60-120 gramos de tus fiambres favoritos, tus perritos calientes hechos con carne de vaca alimentada con hierba, u otras sobras al azar. Hay sorprendentes y sabrosas combinaciones esperando ser descubiertas.

Notas de la doctora Cate: Uno de mis favoritos consiste en añadir 30 gramos de pipas de calabaza germinadas y 30 gramos de queso suizo en lonchas. Esto puede parecer realmente raro, pero su sabor es excelente.

Batido

Utilizando los mismos principios que para el batido del desayuno, haz tú mismo un batido para almorzar. Si tu dieta normalmente es baja en proteína, es un buen momento para usar proteína en polvo (normalmente no recomiendo la proteína en polvo para desayunar). Aunque, sin duda prefiero los alimentos reales a las proteínas en polvo por varias razones que tienen que ver con el daño efectuado en el cuerpo durante el procesamiento y los efectos de la proteína predigerida, algunas personas la defienden a capa y espada. Elige una sin saborizantes ni edulcorantes artificiales.

VARIANTES: Para la proteína, si no estás preocupado por la salmonella –porque tienes una fuente excelente de huevos saludables y sigues un protocolo cuidadoso–, puedes preparar un maravilloso batido utilizando 1,5-2 tazas de leche, un ligero toque de extracto de vainilla, un plátano pequeño y una yema de huevo (la clara contiene antinutrientes, por lo que no soy muy aficionada a comer claras de huevo crudas). Para más variantes de este u otro batido, prueba con avellanas, extracto de chocolate, piel de naranja, canela u otras especias.

Sobras

Hecho. Fue fácil. Puedes incluso comer las sobras para desayunar; siempre es un buen momento para comer las sobras.

Carne con ensalada

En primer lugar, la carne. Puedes utilizar los fiambres para este propósito, o comprar carne lista para preparar en el supermercado, o puedes utilizar carne que has cocinado previamente (*véase* plantilla de la cena). Las carnes listas para comer de la sección de *delicatessen* del supermercado incluyen trucha, salmón y bacalao, o cualquier cosa llamativa de esta sección.

Ahora la ensalada. Utiliza 1-2 tazas de verduras y, si están disponibles, hortalizas adicionales como las zanahorias, los apios y las cebollas, en trozos. Para el aliño puedes usar tu combinación de aceite y vinagre favorita, o sólo medio aguacate y, si no estás seguro de haber cubierto tu cantidad de hidratos de carbono, media naranja. No olvides la sal, o incluso salsa de soja. Ambas pueden ayudar a mezclar los sabores.

VARIANTES: Opciones interminables que utilizan distintos tipos de verduras para ensalada, aliños y aderezos.

CENA

Esta plantilla requiere más preparación que las del desayuno y el almuerzo. Por tanto, lo primero que debes tener en cuenta es si puedes, o no, implementar todas estas técnicas de cocinado. ¿Tienes una sartén adecuada para saltear? ¿Una buena cacerola para cocinar lentamente? ¿Un horno eléctrico? ¿Te sientes cómodo con los alimentos a la parrilla?

La siguiente consideración en términos de planificación no es sólo el tipo de carne, sino también el corte, porque éste debe ser adecuado para el método de cocinado con el que te sientas cómodo. Un entrecot tiene mejor sabor si se ha hecho a la parrilla o cocinado en un horno eléctrico que si lo cocinas lentamente o sofríes, por ejemplo. El pescado no se saltea bien, pero sí las gambas. Si te sientes cómodo con todos estos métodos de preparación, entonces tus elecciones serán mucho más variadas. Si no lo estás, limita lo que vayas a comprar a ingredientes que te resulten fiables en cuanto a prepararlos durante el tiempo que dedicas a cocinar.

Si esto parece evidente, entonces es una buena noticia. La planificación es la parte más dura, especialmente para mis pacientes que luchan contra el sobrepeso. De hecho, las investigaciones sugieren que la obesidad puede estar causada en parte por dificultades con el funcionamiento ejecutivo[3,4] (el término médico para la planificación), lo cual facilita que los anunciantes y los fabricantes de alimentos te manipulen a la hora de comer.

Examinemos detalladamente cada una de las elecciones para cenar.

---

3. «Body mass index and neurocognitive functioning across the adult lifespan», Stanek KM, *Neuropsychology*, marzo de 2013, (2):141-51.
4. «Altered executive function in obesity; exploration of the role of affective states on cognitive abilities», *Appetite*, vol. 52, n.º 2, abril de 2009, pp. 535-539.

Carne, pescado y/o hortalizas salteados

Corta todo en trozos de 1,5 centímetros. Lo ideal es utilizar un wok, en primer lugar dorar la carne en aceite, remover, añadir más aceite, después añadir las hortalizas, volver a poner la carne y después incorporar las salsas a tu gusto. Entre las hortalizas que tienen buen sabor con prácticamente todas las variantes de salteado (debajo) se encuentran las cebollas, las zanahorias, el apio, los pimientos verdes y de otros colores, la castaña de agua, los tallos de bambú y los guisantes.

VARIANTES: Algunas combinaciones muy sabrosas: carne de vaca y brécol; gambas, jengibre y coco; y pollo, cacahuetes y pimientos rojos. Prueba también a experimentar con combinaciones de salsas de soja, pescado u ostras, y con pastas de verduras tailandesas y de chile rojo.

Notas de la doctora Cate: Cuando saltees, para un mejor sabor, dora antes ligeramente la carne, sácala del wok, después cocina las hortalizas (primero las más densas), y por último añade la carne durante algunos segundos para terminar el proceso. Elige pollo con piel y dora ésta durante el primer paso cocinando la piel sola durante unos momentos.

CENA Calorías: 600-1.100 Proteína 30-50 gramos / Hidratos de carbono 30-70 gramos / Grasa 40-50 gramos		
Base	**Instrucciones (por ración)**	**Combinaciones y variaciones**
Salteado	• Proteína: 120-240 gramos • Hortalizas: 2-4 tazas • Frutos secos: 30-60 gramos • Aceite: 2 cucharadas soperas • Salsa, al gusto	• Carne (pollo, vaca, pavo) en trozos finos o gambas • Hortalizas, en trozos finos: cebollas, apio, brécol, zanahorias, bok choy, guisantes capuchinos, pimientos • Aceite: cacahuete, sésamo, oliva • Salsa: soja, pescado, ostras, hoisin
Horneado/ Asado	• Proteína: 120-160 gramos • Hortalizas: 2-4 tazas • Aceite, para recubrir	• Carne (ave, filete, vaca asada, pescado) • Corta en trozos finos o añade hortalizas almidonadas (judías verdes, calabaza en rodajas, cebollas, pimientos, setas) • Varía las especias/hierbas, condimento ya mezclado

CENA Calorías: 600-1.100 Proteína 30-50 gramos / Hidratos de carbono 30-70 gramos / Grasa 40-50 gramos		
Base	**Instrucciones (por ración)**	**Combinaciones y variaciones**
Guiso/Cocinado lento	• Carne estofada o carne guisada: 120-240 gramos • Hortalizas para guisar: 2-4 tazas • Caldo (pollo/carne de vaca) o tomates envasados: 1-2 tazas	• Pide en el mostrador del carnicero ayuda para elegir carnes para guisar • Las hortalizas para guisar suelen ser duras: zanahorias, nabos, col rizada, berzas, espárragos, judías verdes, cebollas • Entre las hierbas para guisar se incluyen las hojas de laurel, el romero, el tomillo y la salvia
Carne picada	• Carne picada: 120-240 gramos • Especias/hierbas (*véase* sección «Recursos») • HORTALIZAS EN ENSALADA O HERVIDAS	• Carne (vaca, bisonte, pavo, salchicha blanda) • Con forma de medallones, albóndigas, rollo de carne o cocinada ligeramente en una sartén con tomate y hortalizas, con salsas de carne al estilo italiano, stroganoff o especias
Basada en huevos	• Huevos: 2-4 con 60 gramos de otras carnes (opcional) • Queso opcional: 30 gramos • Opcional: ALMIDÓN PARA CENAR • ENSALADA, salsa u HORTALIZAS HERVIDAS	• Si se usan otras carnes (salchichas, jamón, carne picada), utilizar sólo dos huevos • Cocinar todos los ingredientes en fritanga, quiche o tortilla • Colocar un huevo frito, salchicha, salsa y queso sobre una tortita de maíz
Con cazuela	• Proteína: 120-240 gramos • Hortalizas: 2-4 tazas • MEZCLA DE ESPECIAS opcional • Caldo: 1-2 tazas • Queso, para aderezar	• Dora la carne picada/salchicha y/o hortalizas en primer lugar en la cocina para obtener más sabor • Pon la cazuela con caldo a calentar • Busca en Google «guiso bajo en hidratos de carbono» para más ideas
Carne con ensalada	• Proteína: 120-240 gramos • ENSALADA grande	• Carne de ave, salmón, trucha, carne de vaca cocinados • Colocar sobre la ensalada, trocear antes si es necesario • Adereza con tres de estos ALIÑOS (2 cucharadas): aguacate (½), queso blando en migajas (45 gramos); frutos secos combinados (30 gramos); beicon en trocitos (15 gramos); condimentos vegetales como aceitunas, alcaparras (30 gramos)

CENA Calorías: 600-1.100 Proteína 30-50 gramos / Hidratos de carbono 30-70 gramos / Grasa 40-50 gramos		
Base	**Instrucciones (por ración)**	**Combinaciones y variaciones**
Ensalada	• Regla del 4 x 4 • ALIÑO, 2 cucharadas soperas	• 4 tazas de hortalizas (2-3 tazas de lechuga, 1-2 tazas de otras hortalizas combinadas) • 4 colores de hortalizas (verduras para ensalada, zanahorias, pimientos rojos, apio)
Aliño	• Aceite con vinagre 3:1 • Aceite con vinagre y salsa de soja 4:1:1	• Aceitunas + vinagre balsámico + ajo picado opcional • Cacahuetes + sésamo + vinagre + salsa de soja + jengibre picado opcional
Hortalizas hervidas	• Hortalizas: 2-4 tazas • Mantequilla/salsa: 1-2 cucharadas soperas	• Mantequilla de ajo: mantequilla fundida, añadir ajo picado, saltear hasta que esté aromático • Salsa de queso • Otras salsas: alioli, holandesa, etc.
Almidón para cenar	• 1-2 de lo siguiente:	• Tortita de masa de maíz de 15 centímetros (sin aceite vegetal) • 1 rebanada de pan de masa fermentada o de grano germinado • ½ taza de guisantes (germinados, si es posible) • ¼ taza de grano antiguo/arroz salvaje

Ensalada para cenar

120-180 gramos de carne tierna, lista para rebanar (si es una carne más dura, rebanarla antes), colocada sobre una ensalada grande.

VARIANTES: Considera hacer ensalada cobb, césar o del chef. O piensa en temas como el mediterráneo (pollo o cordero con aceitunas griegas, queso feta, tomates secados al sol y piñones) o el asiático (pollo o cerdo con tallos de bambú, corazones de palma, garbanzos y un aliño de ensalada de soja).

CONSEJOS PARA LA ENSALADA: Usa al menos cuatro clases distintas de hortalizas en todas tus ensaladas, lo más frecuentemente posible. Para un sabor crujiente, en lugar de picatostes utiliza frutos secos o incluso cortezas de cerdo. Prueba una variedad de condimentos como tomates secados al sol, alcaparras, aceitunas y chiles. Otra combinación muy popular es corazones de palma, garbanzos, pimientos rojos y cebolla escalonia en rebanadas finas sobre lechuga mantecosa, aderezado con un aliño asiático. Come siempre un tazón grande de forma que puedas probar distintas combinaciones de sabor sin eliminar cosas de tu plato. Nosotros comemos nuestra ensalada en tazones de metal grandes que muchas personas utilizan como fuentes para servir.

ALIÑO DE ENSALADA: Una de las formas más fáciles de añadir variedad a tus ensaladas es utilizando diferentes aceites. Recomiendo tener dos o tres vinagres a mano (por ejemplo, balsámico, de sidra y un vinagre de un sabor como el de higo) y varios aceites (nosotros utilizamos de oliva, de cacahuete y de sésamo). Entonces, en lugar de tener que hacer un aliño de ensalada, simplemente puedes ponerlos en tu tazón utilizando aproximadamente tres veces más aceite que vinagre. Para un aliño de sabor asiático, combina el aceite de cacahuete, el de sésamo, aproximadamente la mitad de vinagre que lo normal y un chorro de salsa de soja igual a la cantidad de vinagre. Si quieres algo más sofisticado, añade jengibre en trozos pequeños al aliño asiático o, si te mantienes con el aceite de oliva y el vinagre, añade trozos pequeños de ajo. Y no olvides aderezar la ensalada con sal, a tu gusto.

Carne, pescado y/o hortalizas horneados o asados

La idea es hacer las hortalizas y la proteína al mismo tiempo. Cuando cocines para sólo una o dos personas, puedes lograr que todo entre en el horno eléctrico. Siempre que sea posible, utiliza grasa y/o la piel de la carne para obtener más sabor y humedad. Entonces, por ejemplo, en lugar de pechuga de pollo sin piel y sin hueso, utiliza los muslos y las alitas.

Puede que tengas que añadir las hortalizas unos veinte minutos antes de la carne, dependiendo de lo densas que sean y del tipo de carne que tengas. Prueba con una mezcla de especias o añádelas sobre las hortalizas cubiertas de aceite, o a medio camino en el proceso de asado (dependiendo de la temperatura, las especias pueden quemar).

VARIANTES: Mantener una variedad de mezclas de especias o condimentos a mano puede servir para producir muchos más platos utilizando las mismas proteínas: costillas a la barbacoa una noche, costillas estilo cajún la siguiente, muslos de pollo a la mexicana una noche, pollo indio la siguiente.

Carne, pescado y/o hortalizas guisados o cocinados a fuego lento

Si tienes una olla de cocción lenta, puedes utilizarla y olvidarte de los problemas. Si tienes un horno holandés, la ventaja es que puedes dorar la comida en el mismo recipiente antes de reducir el calor. Sea como fuere, estas técnica son más apropiadas para los trozos más duros de carne de vaca, de cordero y de pollo. Las hortalizas que pueden tolerar cocinarse todo el día tienden a ser más altas en hidratos de carbono, como las zanahorias y otras de las que se usa la raíz. Por tanto, si quieres mantener bajos los hidratos de carbono, añade más hortalizas tiernas durante los últimos treinta-sesenta minutos de cocinado.

VARIANTES: Uno de mis recursos favoritos para recetas fáciles bajas en hidratos de carbono y de cocción lenta es Dana Carpender.

Notas de la doctora Cate: Las alubias germinadas son un excelente añadido a muchos guisos de cocción lenta y bajos en hidratos de carbono, y a todo tipo de recetas de fuego lento. Utilizar libros sobre comidas bajas en hidratos de carbono es un buen comienzo porque no incluyen platos con muchos almidones ni demasiado dulces, y entonces podrás añadir cantidades pequeñas o moderadas de tus propios hidratos de carbono saludables, como las alubias germinadas, el arroz salvaje o las hortalizas de las que se come la raíz.

Huevos, pescado y hortalizas hervidos

El acto de hervir cocina ligeramente los alimentos y, cuando se hace bien, es uno de los métodos más saludables de preparación. Las coles de Bruselas, los espárragos, la col rizada, el brécol, las judías verdes y la coliflor son algunas de nuestras hortalizas favoritas para hervir.

VARIANTE: La clave para disfrutar de hortalizas y pescado hervidos está en la salsa, y la mantequilla de ajo con sal es una de nuestras soluciones más socorridas para las hortalizas. La salsa de bechamel y la holandesa combinan bien con una variedad de pescado y hortalizas, y las salsas de queso combinan bien con muchas hortalizas.

Notas de la doctora Cate: Hervir es la forma más fácil de obtener los mejores resultados de las hortalizas. La única parte difícil es calcular bien el tiempo. Una vez que puedas clavar un tenedor ya estarán hechas. Pero el verdadero secreto para hacerlas deliciosas es el uso liberal de la mantequilla de ajo. Nosotros utilizamos unas 4 cucharadas de mantequilla y dos dientes de ajo para dos comensales a fin de comer despacio, beber agua y tener tres tazas de hortalizas hervidas cada uno. Puesto que la grasa es muy densa en calorías, es importante comer despacio, beber agua y darte suficiente tiempo para sentirte lleno.

Carne picada

El búfalo y la vaca alimentados con hierba son formas rentables de obtener carnes rojas de alta calidad, pero cualquier carne picada (pollo, pavo, cerdo) puede servir para preparar una comida rápida y sabrosa.

VARIANTES: Todo, desde el estofado húngaro y las hamburguesas, hasta las albóndigas y el pastel de carne pueden hacerse más variados utilizando mezclas de especias listas para cocinar. Y puedes introducir hortalizas en el estofado húngaro y el pastel de carne con mucha facilidad. Uno de mis platos favoritos consiste en simplemente combinar una buena cantidad de setas fritas en mantequilla con un volumen igual de carne de vaca. Las salchichas de pollo también combinan bien con la carne de vaca picada.

Notas de la doctora Cate: Una de nuestras formas favoritas de usar la carne de vaca picada es con salsa de pasta casera con carne de vaca criada con pasto, sin la pasta, enriquecida con caldo de carne de vaca. Luke hace esta salsa utilizando carne de vaca picada criada con hierba y salchichas de cerdo, cebollas, pimientos verdes, tomates cortados envasados, setas, calabacín, si es de temporada, ajo y hierbas italianas.

Huevos

Los huevos combinan bien con casi toda la carne, hortalizas o queso. Puedes combinar las tres cosas en un solo plato con posibilidades ilimitadas.

VARIANTES: Además de poder comerlos en tortilla y escalfados, hay quiches, frittatas y suflés. Pueden incluir también una buena cantidad de hortalizas, con una comida en un solo recipiente.

Notas de la doctora Cate: Una de nuestras carnes favoritas, rápidas y fáciles de preparar es una ensalada enorme, llena de colores y tres huevos fritos (por ración), con las yemas líquidas por encima de una tortita de masa de maíz de 15 centímetros, con 60 gramos de queso cheddar fundido por encima.

Con cazuela

Puedes hacer cualquiera de las recetas para cazuela utilizando las recetas que ya tienes, reduciendo (en la mitad o más) o eliminando cualquier tipo de almidón (pasta, patatas, etc.) e incrementando el contenido en proteína u hortalizas. Por ejemplo, si te gustan las hamburguesas con queso, conviértelas en un tetrazzini reduciendo los tallarines a la mitad y añadiendo atún y hortalizas en trozos pequeños, como por ejemplo pimientos rojos, apio y cebollas.

VARIANTES: Algunos guisos clásicos con cazuela son los tetrazzini y las lasañas. Hacerlos por capas mejora la presentación y ayuda a que los sabores se mezclen bien. Para que sean más nutritivos, como en el ejemplo de arriba, simplemente reduce los tallarines y añade hortalizas y otros ingredientes.

Notas de la doctora Cate: Para hacer los guisos más sabrosos puedes dorar la proteína y/o saltear las hortalizas antes en el fogón (si tienes tiempo de sobra). La clave para el éxito con cualquier guiso es asegurarse de que las hortalizas están en trozos suficientemente finos para cocinarlos y que estén hechas al mismo tiempo que la carne. Puedes mezclar todo con salsa de tomate, caldo o un queso muy blando, como el ricotta. Si quieres enriquecer el plato, utiliza una salsa como la bechamel (la salsa cremosa que se usa para hacer la hamburguesa con queso) o cualquier salsa o alioli a base de crema.

DESINTOXICA TU COCINA

Si no lo has hecho ya, ha llegado el momento de entrar en tu cocina y tirar cualquier cosa que contenga aceite vegetal como uno de los seis primeros ingredientes. Vamos. Te sentirás bien. Líbrate de toda la basura que hace que no estés sano. (Una excepción puede ser la mayonesa, al menos hasta que le pilles el truco a hacerla tú mismo. O bien compra la marca nacional que no usa aceites tóxicos, Primal Kitchen, que puedes comprar por Internet).

Una vez hayas hecho espacio en tu cocina, estarás preparado para ir a comprar.

¿QUÉ OCURRE CON EL POSTRE?

Es un problema para algunas personas, y si tienes que mantener tu ansia por los dulces bajo control es mejor intentar no tomar ningún postre en absoluto durante al menos los primeros seis meses. Cuando tengas tu ansia por los dulces bajo control podrás manejar mejor los tamaños de las raciones, y un trozo pequeño de chocolate negro o un poco de un vino de postre podrá ser una forma agradable de finalizar la noche. Si sigues con hambre, en lugar de tomar más comida prueba a beber un vaso grande de agua y después encuentra alguna excusa para agacharte: apartar algunos platos, barrer el suelo o quitarte los zapatos. Inclinarte hacia delante puede activar los receptores de estiramiento, haciendo que el estómago perezoso se active y se convenza de enviar al cerebro el esperado mensaje de «¡estoy lleno!».

PLANIFICANDO TU SEMANA: ALMACENAR ALIMENTOS BÁSICOS Y ELEGIR ALIMENTOS FRESCOS

He proporcionado una lista de productos básicos que puedes revisar para elegir lo que creas que vas a comer. Una vez establezcas tus nuevas rutinas y aprendas cuáles utilizar más consistentemente, entonces, igual que haces con las cosas para la casa como el jabón y las toallas de papel, querrás comprobar la cantidad que tienes de cada alimento antes de ir a comprar.

Frente a los alimentos básicos, que duran largos períodos de tiempo de forma que puedes tener todos tus favoritos a mano, sólo puedes utilizar cierta cantidad de alimentos frescos cada semana. Por eso es una buena idea, al menos al principio, anotar tus comidas para la semana antes de ir a comprar. (Llegará un momento en que seas suficientemente experto para adaptar tus planes basándote en lo que está fresco y disponible en el establecimiento de tu localidad, pero puede que esto no sea posible al comienzo). Te recomiendo encarecidamente que planifiques comprar uno o dos días a la semana, y no necesariamente en el mismo establecimiento. Comprar menos puede significar que no obtienes suficientes alimentos frescos, y comprar con mayor frecuencia puede indicar que no estás planificando con eficacia y perdiendo un tiempo valioso.

Ahora calcula cuánto tendrás que comprar a fin de hacer acopio para una semana. Aunque esto pueda parecer un ejercicio más bien básico, si nunca lo has hecho resulta útil tener a alguien que te acompañe la primera vez.

Planificar tu desayuno para la semana

Elige una o dos opciones «básicas» para utilizar para la semana que planificas variar. Digamos que te gustan los lácteos fermentados y las comidas a base de huevos, y que tomas yogur durante la semana y huevos los fines de semana. Puesto que ambos son perecederos, no son alimentos básicos y querrás adaptar lo que compras a lo que piensas que vas a comer. Para averiguar qué debes comprar, antes piensa cuántas personas van a seguir el plan y después haz los cálculos utilizando los tamaños de las raciones como guía aproximada. En este caso, cada ración requiere 180 gramos de lácteos y 2-3 huevos. Por tanto, si tienes una familia de cuatro o más comedores adultos, empieza con 180 x 5 x 4 = 3.600 gramos de yogur, lo que conlleva comprar cuatro recipientes de un litro de yogur, y 3 x 2 x 4 = 24 huevos, lo que significa dos docenas. Si éstas solo, entonces una docena de huevos y un litro de yogur será suficiente y tendrás para otro día.

Ahora tienes que decidir qué variantes te gustaría probar.

Revisemos en primer lugar el postre helado de yogur. Los frutos secos y las semillas se pueden comprar en grandes cantidades, mientras que puedes obtener cantidades menores de lo que suele venir en los paquetes, pero eso sólo es útil si tienes poco presupuesto y las grandes cantidades se conservan muy frescas. La mayoría de la gente compra entre 180 y 480 gramos de cada uno y tienen cinco o seis variedades a mano. (Nosotros solemos utilizar pistachos, nueces de Brasil, almendras, nueces comunes, anacardos, semillas de sésamo y pipas de calabaza). Si quieres añadir algo de fruta fresca al plato, asegúrate de que no sea mucha porque sólo utilizarás una pequeña cantidad por cada ración. Las frutas desecadas, por otra parte, se mantienen mucho más tiempo, pero están llenas de azúcar.

A continuación, los huevos para el fin de semana. En este ejemplo imaginaremos que todo el mundo toma la misma comida y que empezamos con una sencilla tortilla con queso cheddar y setas salteadas con pimiento verde. Medio kilo o un kilo de cheddar (las cantidades comunes, más económicas) serán mucho más de lo que necesitas para este desayuno, pero el queso se mantiene durante un mes y, siempre que os guste, le encontrarás otros usos. Un paquete de 240 gramos de setas probablemente será más que suficiente, pero no hay problema si a todos les gustan crudas porque puedes echar las que sobren por encima de la ensalada. Uno o dos pimientos serán suficientes, pero si tienes más puedes también añadirlos a las ensaladas. No olvides tener en cuenta la grasa para cocinar. Nosotros normalmente utilizamos mantequilla y grasa de beicon para nuestros huevos.

Hasta ahora tu lista de la compra es algo como esto:

- Yogur, natural con leche entera: 4 litros
- Huevos: 2 docenas
- Queso cheddar: 1 kilo
- Almendras: 240 gramos
- Nueces: 240 gramos
- Pistachos: 1 saco de medio kilo
- Pipas de girasol germinadas: 360 gramos (disponibles por Internet)
- Nueces de Brasil: 180 gramos, de la sección correspondiente del supermercado

- Mantequilla: medio kilo
- Bayas goji desecadas: 60 gramos

Planificando tu almuerzo para toda la semana

Igual que con el desayuno, averigua para cuántas personas hay que planificar y haz los cálculos basándote en los tamaños de las raciones. Seguiremos con la familia de cuatro durante el resto de este ejercicio.

Digamos que quieres hacer las lonchas de fiambre tres días de esta semana, para un total de 12 raciones, cada una de 90-120 gramos: un total de 1.080-1.440 gramos. Si compras seis paquetes de 240 gramos ya vas bien servido. (Los paquetes aguantan sólo aproximadamente una semana, así que tienes que utilizarlos). Ahora el queso. La mayoría de los quesos que vienen ya cortados pesan 30 gramos y los paquetes tienen ocho lonchas. Comprando tres paquetes tendrás 24 lonchas, lo cual es suficiente para que cada persona tome dos lonchas por ración. Si un almuerzo sin hidratos de carbono te parece poca cosa y quieres añadir algo de fruta, zanahorias, pepinillos en vinagre o galletas crujientes para que tus hijos también disfruten, entonces añádelos. Simplemente asegúrate de que las galletas crujientes están libres de aceite vegetal.

Ahora digamos que quieres hacer la sopa rápida para los otros cuatro almuerzos de esta semana, con un total de 16 raciones. Asegúrate de tener 60-120 gramos de carne por ración, por lo que el total para esta semana requerirá entre medio y un kilo (también puedes utilizar cualquier fiambre extra). Los perritos calientes o los trozos tiernos de pollo, disponibles precocinados y congelados, también son útiles y vienen en paquetes de medio kilo. Lo mismo que las salchichas precocinadas.

Junto con la carne, tu sopa va a contener unos 30 gramos de queso suizo o cheddar, un puñado de trocitos de col, y tu aventurera familia probará la sopa con alrededor de 30 gramos de pipas de calabaza germinadas en lugar de los picatostes. Por tanto, necesitarás 250 gramos de cada queso, 4 o 5 saquitos de trozos de col y medio kilo de pipas de calabaza.

Puedes calentar la sopa en el microondas si hay alguno disponible, pero si no, o si quieres llevártela caliente, haz el caldo y la carne juntos en casa y ponlos en termos. Asegúrate de incluir un tazón para que quepa todo y puedas añadir los aderezos (las pipas, los trocitos de col y los pequeños rectángulos de queso en lonchas) al final, manteniendo todo bien crujiente y evitando que el queso se ponga demasiado blando.

Para el caldo, utiliza el casero o un caldo de huesos de buena calidad como el de Pacific Organic, que viene en paquetes de 960 gramos. En cada ración se emplearán 240 gramos, por lo que tendrás que comprar 4 cajas para la semana. Puesto que el caldo casero se puede conservar durante meses en el congelador y las cajas no abiertas también meses, deberías tener siempre algo a mano de forma que, en el futuro, si te gusta esta opción, entonces todo lo que tienes que pensar incluir en tu lista para la semana son los alimentos que quieres añadir a la sopa.

Para los almuerzos, añade los siguientes artículos a tu lista de la compra:

- Caldo de pollo en cajas: por lo menos cuatro cajas de un kilo
- Perritos calientes: preferiblemente a base de carne de animales alimentados con hierba, medio kilo
- Trocitos tiernos de pollo: preferiblemente orgánicos. *Véase* las marcas recomendadas en la sección «Recursos», al final de este libro.
- Queso suizo: medio kilo
- Trocitos de col: cinco paquetes de 60 gramos
- Carne asada en lonchas: dos paquetes de 240 gramos
- Pollo ahumado en lonchas: dos paquetes de 240 gramos
- Provolone en lonchas: tres paquetes de 240 gramos
- Galletas crujientes (o galletas artesanales sin aceite vegetal): un paquete
- Zanahorias: bolsa de 150 gramos
- Pepinillos en vinagre: una botella de 960 gramos (fermentados)

Planificando tus cenas para toda la semana

La carne (con lo cual me refiero a cualquier producto animal, incluido el pescado y el marisco, la carne de ave, de cerdo, de vaca, de cordero, etc.) suele ser tu inversión en comida más costosa, especialmente cuando es de buen origen. Afortunadamente, con muchas de las plantillas para la cena, puedes utilizar distintas opciones de proteína para que tengas libertad para improvisar en el supermercado siempre que sepas, cuando entras en él, cuánto necesitas comprar para la semana.

Plan de ejemplos de comidas

	Desayuno	Almuerzo	Cena	Postre
Lunes	Postre de helado de yogur con almendras fileteadas, puntas de cacao y bayas goji desecadas	Sopa rápida (*véase* receta) con pechuga de pavo ahumado, trocitos de col y pipas de calabaza germinadas	Pechuga de pollo con la piel, salteada, con cebollas, zanahorias, apio, pimiento verde, cacahuetes, aceites de cacahuete y sésamo, salsa de soja, salsa de ostras y salsa de pescado	30 gramos de chocolate negro con granos de café y 30 gramos de almendras germinadas y saladas
Martes	Café con leche y crema	Postre de requesón con pistachos, nueces de macadamia y jengibre picado finamente	Huevos fritos sobre queso cheddar fundido sobre una tortita de maíz de 15 centímetros, aderezada con salsa fresca; ensalada de verduras, aceitunas verdes, pipas de girasol, zanahorias y apio	30 gramos de uva Chardonnay con 120-180 gramos de kombucha de sabor original
Miércoles	Salchicha de desayuno frita en sartén con setas salteadas	Pechuga de pavo ahumada enrollada junto con queso provolone, pepinillos en vinagre fermentados	Hamburguesa de carne de vaca alimentada con hierba, cebolla tostada (en el horno eléctrico) y ketchup, añadidos a la carne de vaca antes de cocinar, aderezada con queso provolone y tomates en rodajas; guisantes verdes congelados, salteados en mantequilla	30 gramos de chocolate negro con almendras y sal marina, y 30 gramos de nueces de macadamia tostadas y saladas

Plan de ejemplos de comidas				
	Desayuno	Almuerzo	Cena	Postre
Jueves	Dos huevos cocidos, troceados, con sal y pimienta, y con kimchi	Sopa rápida con caldo de pollo, pipas de calabaza germinadas, pechuga de pavo ahumada y 2 ravioli orgánicos de ricotta y espinacas (comprados en la tienda)	Carne de vaca picada casera con salsa de pasta (¡sin la pasta!), con caldo de carne de vaca añadido; ensalada con brotes frescos, cebolla en trozos finos y pimiento rojo en trozos finos. Aceitunas kalamata, apio y queso feta con aliño italiano (*véase* receta)	60 gramos de uvas Chardonnay con 120 gramos de kombucha y 3 nueces brasileñas
Viernes	2 huevos cocidos en ramequines con tomate cortado en trozos finos y queso feta	Paté de hígado de pato (comprado en la tienda) con centeno sin aceite vegetal y galletas de pasas con mostaza y una loncha fina de queso suizo	Sopa de hortalizas con pollo; ensalada con lechuga mantecosa, repollo verde troceado, aguacate, pistachos, aliño de aceite de oliva y vinagre balsámico y aderezado con queso parmesano fresco, rallado	Requesón con jalea de cereza, extracto de vainilla y pistachos
Sábado	Té de hierbas con leche y crema	Sardinas y chucrut (fermentado)	Guisantes partidos fermentados, hortalizas, sopa de lengua y beicon; ensalada de zanahorias ralladas, pasas, zumo de limón, piel de naranja desecada, sal	«Cereales» de calabaza caliente bajos en hidratos de carbono

Plan de ejemplos de comidas				
	Desayuno	Almuerzo	Cena	Postre
Domingo	Harina de avena (¼ taza, seca) empapada en agua, con una cucharada de yogur, calentada por la mañana, con leche (o yogur), aderezada con frutos secos, semillas de lino molidas, especias y mantequilla	Perritos calientes de carne de vaca alimentada con hierba con cebollas púrpura en trozos finos desecadas (con una toalla de papel) con hummus de aceitunas (haz el tuyo propio o utiliza una marca comprada en la tienda, hecha con aceite de oliva)	Salmón con salsa de alcaparras con mostaza; judías verdes hervidas, alcaparras, zumo de limón y sal	Natillas de vainilla (bajas en azúcar), aderezadas con piel de limón y especias

Todo consiste en las cantidades. En lo relativo a las carnes, tendrás que comprar entre 120 y 240 gramos por persona, para cada cena. Por tanto, si sois cuatro, entonces para las cenas de una semana necesitarás entre 3,5 y 7 kilos de carne para todos los días.

El mismo cálculo es aplicable a las hortalizas. Normalmente, Luke y yo tomamos ensaladas realmente grandes cuatro días por semana, y los otros días hacemos hortalizas hervidas. En los días en que el plato principal incluye muchas hortalizas, tomamos platos más pequeños de ensalada o verduras, o nada de esto.

Digamos que planificas tomar un revuelto de salchichas y huevos con salsa sobre una tortita de maíz, más ensaladas para dos días (3 huevos x 4 personas x 2 días = 2 docenas), muslos de pavo asados con hortalizas asadas para un día, pollo salteado con muchas hortalizas durante dos días, y salsa de carne estofada con hortalizas hervidas durante dos días.

Añade estos artículos de las recetas para la cena a tu lista de la compra:

- Anacardos (para salteado): 180 gramos
- Salsa de soja (para salteado): 1 botella grande
- Aceite de cacahuete (para salteado): 1 botella grande
- Aceite de sésamo, tostado (para salteado): 1 botella
- Tortitas de maíz: dos paquetes de medio kilo
- Salsa de ostras (para salteado): 1 botella

- Hierbas y especias para asar: al gusto
- Verduras para ensalada: dos bolsas de medio kilo
- Zanahorias (para ensaladas y asados): ya incluidas en la lista del almuerzo
- Apio (para salteados, salsa de carne y ensaladas): un manojo
- Cebollas (para salteados, salsa de carne y ensaladas): 1 bolsa grande (se mantienen bien)
- Cebolletas (para salsa): 1 manojo
- Cilantro (para salsa): 1 manojo
- Ajo (para salsa, salsa de carne y salteados): 1 saco con muchas cabezas (se mantienen bien)
- Queso cheddar: (para troceados con salchichas): ya incluido en la lista del desayuno
- Tomates envasados (para salsa y salsa de carne): ocho envases de 360 gramos
- Judías verdes (para asados): 1 kilo
- Brécol (para hervir): 1 kilo
- Pimientos verdes (para salteado): 4
- Pimientos rojos (para salteados y ensalada): 2
- Guisantes congelados (para hervir): 1 kilo
- Calabaza de invierno (para asados): medio kilo
- Mantequilla (para el pavo en su jugo y las hortalizas hervidas): ya incluida en la lista del desayuno
- Aceite de oliva (para aliño de ensalada y para salsa de carne): 1 botella grande
- Vinagre balsámico (para aliño de ensalada): 1 botella grande
- Setas (para salsa de carne y ensaladas): 1 kilo
- Huevos: dos docenas (adicionales)
- Salchicha de cerdo: medio kilo
- Carne de vaca picada: 2 kilos
- Muslos de pavo (uno sirve para aproximadamente dos personas): 2 muslos
- Pollos, completos: 2

¡VE DE COMPRAS!

Esta parte necesitará algo de práctica. Y tiempo, para familiarizarse con las nuevas tiendas, nuevos carniceros, mercados de granjeros y otros vendedores de alimentos reales que pueden estar disponibles en tu zona y que, lo más importante, son cómodos para no tener que cambiar demasiado tu estilo de vida. Comprar productos animales de mejor calidad, en particular, puede requerir algunos paseos para identificar qué tiendas tienen, por ejemplo, lácteos de animales alimentados con hierba. Aun así, yo te ayudo y sé que le cogerás el truco.

La guía para las compras proporciona consejos sobre cómo comprar las versiones más saludables de todos estos ingredientes. Por tanto, en el yogur verás las marcas recomendadas y en los frutos secos y semillas verás mis consejos para evitar los aceites tóxicos.

Probablemente acabarás necesitando comprar en tiendas en las que no has estado nunca. Esto puede ser estresante, pero podría ayudarte a pensar en ello como en una nueva aventura. La primera vez que hagas esto probablemente comprarás un montón de alimentos básicos. También tendrás que leer muchas etiquetas. Así que tendrás que tomarte bastante tiempo.

Parte de tus compras pueden ser por Internet, especialmente si vives en una zona rural.

Puedes utilizar servicios de Internet para encargar frutos secos y semillas germinados, aceite de buena calidad y vinagre en grandes cantidades, mucho pescado, trocitos de col, hierbas y especias, un cultivo de principiante e incluso hortalizas fermentadas.

Si sólo vas de compras una vez por semana, tal vez te convenga congelar la carne que utilizarás hacia el final de la semana, o simplemente piensa en utilizar las carnes perecederas en una fase anterior de la semana.

REGLAS PARA ENCONTRAR ALIMENTOS DE BUENA CALIDAD

1. **Natural:** Si algo no podía haber existido hace 200 años, no lo compres.
2. **Variable:** Si todas las unidades (pollos, huevos, tomates, etc.) son idénticas en tamaño y forma, es una mala señal.

3. **Lleno de sabor:** Un sabor intenso es señal de densidad nutricional, pero no en lo relativo a ingredientes como el azúcar, el glutamato monosódico o la proteína hidrolizada.
4. **De temporada:** Evita los alimentos congelados o envasados.
5. **Compra productos locales:** Los envases deben identificar la fuente del artículo.

SIGUE TU PLAN

Si he hecho bien mi trabajo, ahora el resto es fácil. *¡Buen apetito!*

SUPLEMENTACIÓN

Tal vez te preguntes por qué tienes que tomar suplementos si sigues un plan dietético tradicional y equilibrado. Hay dos razones: 1) puesto que la mayoría de nosotros no hacemos suficiente ejercicio, no tenemos que comer tanto como nuestros antepasados más activos, lo cual nos ofrece menos oportunidades de obtener cantidades suficientes de vitaminas y minerales de nuestras dietas; y 2) porque el suelo de muchas zonas está agotado de minerales. Ten en cuenta que las plantas necesitan minerales para sintetizar vitaminas. Eso significa que los alimentos actuales son fuentes relativamente más pobres de no sólo esos minerales que les faltan, sino de todos los nutrientes que la planta sintetizaría si tuviera una nutrición mejor.

Por otra parte, no recomiendo suplementarse con nutrientes que no sean vitaminas y minerales (por ejemplo, lecitina, creatina o cualquiera de los miles de productos que existen) sin una razón específica y un análisis cuidadoso de tu dieta actual.

Lo que recomiendo para todo el mundo:

- Vitamina D2 – 4.000 UI. Recomiendo 4.000 unidades internacionales, a menos que tomes mucho el sol, en cuyo caso 2.000 UI es suficiente.
- Óxido de magnesio, 250 miligramos.
- Gluconato de zinc, 15 miligramos. Por cierto, las deficiencias de zinc han demostrado afectar negativamente al apetito, por lo que,

si tratas con personas que comen poco, la suplementación puede resultar útil.

- Un polivitamínico estándar con el 100 por 100 de las CDR de vitaminas.

El magnesio y el zinc vienen en muchas formulaciones, y la gente te dirá que necesitas una formulación diferente que sea más biodisponible que lo que he dicho aquí. Sin embargo, he elegido éstos por su gran biodisponibilidad por proporción de volumen. Por ejemplo, las pruebas sugieren que puede haber una diferencia de un 10 por 100 entre la forma más biodisponible de magnesio y la menor, pero la mayoría de las formas biodisponibles tienen hasta cinco veces más. El tamaño excesivo hace que los suplementos sean difíciles de tragar y algunos son incluso demasiado grandes para entrar en una sola cápsula, por lo que hay que tomar varias a lo largo del día. En lo que a mí respecta, no merece la pena hacer eso.

Lo que yo recomiendo para la gente que no come carne roja o hígado:

- Píldoras de hígado desecado

  Lo que recomiendo para la gente que no toma lácteos, pescado con espinas o caldo de huesos frecuentemente:

- Citrato de calcio, tabletas de 250 miligramos, dos al día, divididas en distintas comidas. No recomiendo el calcio coral, ya que no es una fuente sostenible.

  Si no puedes conseguir grasa láctea de animales criados con hierba (del queso, la mantequilla o la crema, por ejemplo), entonces también recomiendo:

- Vitamina K_2, 1,5 miligramos diarios. Si no puedes encontrar una tan pequeña, haz los cálculos y averigua con qué frecuencia tomarla para una dosis diaria equivalente. (Es soluble en grasa, y tu cuerpo puede almacenar las vitaminas solubles en grasa más eficazmente que las solubles en agua).
- Omega-3. Mi método preferido de suplementación con omega-3 es con semillas de lino molidas frescas antes de utilizar. Puedes añadir 1-2 cucharadas soperas en agua caliente y bebértelas como si fuera un té, o añadir a tu yogur, o en cualquier sitio en que sepan bien. Ingerir entre ½ a 1 cucharada sopera por día con este método apor-

tará 4.000-8.000 miligramos de omega-3 cada semana, lo cual es suficiente. No recomiendo suplementarse con aceites de pescado o de hígado encapsulados, a menos que sean de una frescura y una calidad excepcionales.

Lo que recomiendo para los vegetarianos:

- Hierro, 325 miligramos un día sí y otro no

Para los veganos, no consumidores de lácteos, y para los vegetarianos, añadir:

- Yodo, de algas marinas, 30 gramos por semana

PLANIFICADOR DE COMIDAS SEMANAL

(Compra sólo artículos que sepas que vas a comer, no compres cosas que no gustan a nadie)

HORTALIZAS VEGETALES: COMER EN 7 DÍAS (Elige entre 4 y 6 de las siguientes; las más perecederas las primeras)
Bolsa de ensalada: 240-480 gramos (480 gramos servirán para 4-6 raciones)
Lechuga romana, de hoja roja o mantecosa: 2-3 cogollos, cada uno sirve para dos ensaladas muy grandes
Hierbas frescas: 1-2 de las siguientes: albahaca, cebolletas, cilantro, cebolla verde, perejil, estragón
Añadidos: Hojas de remolacha, hojas de rábano: 1 manojo sirve para 2 raciones
Bolsa de espinacas: 240-480 gramos (cocinadas, 480 gramos servirán para 2 raciones: como ensalada servirán para 4-6 raciones)
Aguacate
Tomate
Pimientos: 1-2 verdes/amarillos/rojos
Espárragos: 1 manojo sirve para 2-3 raciones
Judías verdes: Medio kilo sirve para 2-3 raciones
Cardo suizo o col rizada: 1 manojo; cada manojo sirve para 2 buenas raciones
Brécol: 1 manojo, sirve para 2-3 raciones
Setas: ½-1 kilo para saltear y/o salsas de carne
Rábano: 1 manojo para 4 ensaladas
Calabacín, calabaza cabello de ángel y calabaza de invierno

CARNES PERECEDERAS: COMPRA UN TOTAL DE 1,5-2 KILOS/SEMANA POR PERSONA (Elige 2 o 3 de las siguientes) (Peso doble para cortes que incluyen hueso)
Pollo: por ejemplo, pechuga, dedos (sin empanar), alitas, muslos, contramuslos, entero, hígado, carne picada
Carne de cerdo: por ejemplo, solomillo, chuletas, costillas, salchicha, beicon, carne picada
Carne de vaca: por ejemplo, filetes, picada, espaldilla, costillas, rabo de buey, hígado
Pavo: por ejemplo, pechuga, muslos, contramuslos, picada, salchicha, entero con menudillos
Cordero: por ejemplo, chuletas, costillas, hígado picado, riñón
Búfalo: por ejemplo, picada
Pescado: por ejemplo, salmón, bacalao, tilapia, ahi, mahi mahi, arenque
Marisco: por ejemplo, gambas, ostras, vieiras, langosta, cangrejo
Huevos: media docena por persona

Almacenamiento y programación de las carnes frescas
Congela la mitad de lo que compres. Si compras el sábado, saca la segunda mitad el martes (día 3 de un ciclo de 7 días)
Conservas de pescado
Arenques en escabeche, trucha ahumada o salmón, salmón ahumado

ALIMENTOS BÁSICOS DIARIOS Los más perecederos al principio
Leche: ½-1 litro por persona, para café/té, batidos
Suero de mantequilla: sólo una pequeña cantidad para el aliño
Grasas lácteas: crema, crema de queso, crema agria
Requesón: 2-4 por 100 de grasa láctea, 1-2 envases por persona
Yogur: natural, 1 litro hecho con leche entera, griego o estilo normal
Queso duro: 1-1,5 kilos de tus favoritos en cualquier momento: cheddar, colbi, granjero, gruyere, manchego, jack de Monterrey, mozzarella, muénster, provolone, suizo. Nota: el parmesano y el romano duran meses.

HORTALIZAS BÁSICAS Y EN CONSERVA	
Se conservan 4-6 semanas	**Se conservan durante meses**
Remolachas	Corazones de alcachofa
Repollo (verde/rojo)	Alcaparras
Zanahorias	Guisantes verdes congelados
Apio	Alubias de lima congeladas
Ajo	Espinacas congeladas
Raíz de jengibre	Giardiniera
Jicama	Rábano picante
Kimchi (fermentado)	Trocitos de col
Cebollas	Aceitunas (verdes, negras, griegas)
Pepinillos (fermentados)	Ensalada de judías mixta (en bote)
Chalotes	Pepperoncini
Chucrut (fermentado)	Pimientos asados
Raíz de cúrcuma	Salsa (verde, roja)
Nabos	Tomates secados al sol

ALIMENTOS BÁSICOS DE VIDA MEDIA LARGA (Tenlos siempre a mano. No compres productos que no vas a comer; compra más de lo que sueles comer)	
GRASAS/ACEITES	
Mantequilla (o suero de mantequilla, listo para congelar)	Aceite de sésamo tostado
Aceite de cacahuete	Aceite de oliva
Aceite y crema de coco	Aceite de aguacate
PROTEÍNAS BÁSICAS	
Salmón envasado (con hueso es mejor)	Atún en conserva (en agua o aceite de oliva)
Caldo de pollo o de carne de vaca	Sardinas (en aceite de oliva, es mejor con las espinas; evitar las que contengan aceites vegetales)
Ostras (en aceite de oliva)	Pollo envasado
Tofu (fermentado es mejor)	Atún en lata
Boquerones	Caballa en lata
Arenque ahumano	Cecina

ALIMENTOS BÁSICOS DE VIDA MEDIA LARGA (Tenlos siempre a mano. No compres productos que no vas a comer; compra más de lo que sueles comer)	
Arenque ahumado	Cecina
FRUTOS SECOS/SEMILLAS/ALUBIAS	
Frutos secos (entre 180 y 480 gramos de al menos tres de tus favoritos): almendras, nueces de Brasil, anacardos, nueces de macadamia, pecanas, nueces comunes. Almacenar en el frigorífico para que tengan más sabor. Los frutos secos, germinados o crudos, son mejores tostados. Evitar los que tengan aceites vegetales. Los frutos secos tostados con aceite de cacahuete o coco están bien.	
Semillas (60 a 480 gramos de cada una): girasol, calabaza, sésamo, chía, amapola. Germinadas o crudas son mejores que tostadas. Evita las tostadas con aceite vegetal.	
Alubias envasadas o secas, por ejemplo, judías pintas, judías negras, judías arriñonadas, garbanzos, tus favoritas; son mejores las secas que las envasadas porque pueden germinarse.	
VINAGRES/SALSAS/CONDIMENTOS	
Vinagre balsámico o con sabor (por ejemplo, cereza, vino rojo, infusiones)	
Vinagre blanco (por ejemplo, sidra de manzana, vinagre de arroz)	
Salsa de soja, preparada de forma natural	
Tabasco y/o salsas de chile picantes	
Salsa Worchestershire	
Ketchup	
Mostaza (amarilla y/o marrón y/o Dijon)	
Mayonesa (una marca libre de aceites tóxicos)	
HIERBAS Y ESPECIAS SECAS	
Pimienta de Jamaica, albahaca, canela, copos de chile, coriandro, comino, piel de naranja seca, nuez moscada, orégano, pimentón, perejil, pimiento, romero, sal, tomillo	
Mezclas de especias fáciles de preparar: barbacoa, aliño de suero de mantequilla, cajún, chile en polvo, curry, italianas, mexicanas/taco	
ALIMENTOS CON ALMIDÓN BÁSICOS	
Pan de grano germinado o de centeno denso (mantener los panes en el frigorífico o el congelador)	
Tortitas de masa de maíz (15 centímetros, conservar en el frigorífico o congelador) Patatas (blancas o dulces)	

ALIMENTOS BÁSICOS DE VIDA MEDIA LARGA (Tenlos siempre a mano. No compres productos que no vas a comer; compra más de lo que sueles comer)
Galletas crujientes (evitar las que contengan aceite hidrogenado o aceite vegetal)
EXÓTICOS
Algas: dulse, wakame
Pastas: mijo, pasta de gambas, pastas de chile tailandés (roja, verde)
Salsas: pescado, hoisen, ostras
ALIMENTOS BÁSICOS PARA LA DESPENSA
Tomates envasados (troceados y con pasta de tomate)
Jamones y conservas (elegir marcas y sabores con menos de 9 gramos de azúcar por cucharada sopera)
Extractos, totalmente naturales (por ejemplo, vainilla, chocolate, almendras)
Maíz (crudo es mejor, si está disponible)
Néctar de agave
Azúcares blanco granulado y moreno
Harinas (las harinas blancas duran más tiempo que la harina de trigo integral, que puede refrigerarse para extender su vida media)
BEBIDAS/CAPRICHOS/POSTRES
Cafés y tés, hierbas secas para preparar (por ejemplo, pipermín, camomila, toronjil)
Vino y licores (por ejemplo, vino tinto y blanco, tequila, vodka, bourbon, coñac, whisky)
Kombucha
Chocolate (70 por 100 de cacao o más; evitar los aceites vegetales; la mantequilla de cacao es preferible)
Frutas desecadas, frutos secos escarchados, copos de coco con hierbas (sin edulcorar)
Granos de cacao

COMER BIEN CUANDO SE VIAJA Y SE COME FUERA

Consejos para comer fuera

Independientemente de si estás en un restaurante de cinco estrellas o en un McDonald's, la dirección del local reducirá los costes sirviendo aceites vegetales en lugar de grasas naturales. Si no vigilas, tal vez acabes comiendo muchos aceites tóxicos que pueden –especialmente si los has evitado durante un tiempo– producirte quemazón en el estómago y hacerte sentir peor al día siguiente. Esto ocurre en parte porque tu cuerpo ya no está preparado para defenderse contra ellos, y en parte porque te sentirás mucho mejor cuando los efectos tóxicos del aceite sean mucho menos fuertes.

Las dos fuentes principales de grasas tóxicas en un restaurante serán las comidas fritas y los aliños de ensalada. Evitar las comidas fritas (especialmente las muy fritas) y pedir que te pongan en la ensalada sólo aceite de oliva y vinagres permitirá reducir tu exposición a estas grasas tóxicas en más de la mitad.

Si eres un asiduo de los restaurantes clásicos (en lugar de los de comida rápida), hay una probabilidad muy elevada de que puedas acordar con el camarero que te sirvan grasas de mejor calidad. Asegúrate de decir a tu camarero que te van bien la mantequilla, la crema y el aceite de oliva, pero que necesitas que te ayude a identificar qué artículos pueden hacerse utilizando esos ingredientes. Anímale a que se tome algún tiempo para pedir ayuda al jefe de cocina. Este ejercicio para controlar tu alimentación a veces puede hacerte sentir que eres una persona molesta. Sólo recuerda ser paciente con el personal. Lo aprecien o no, estarás educando al camarero y al jefe de cocina, y algún día puede que decidan investigar por qué los aceites vegetales son poco saludables y mejoren su propia salud.

Consejos para viajar

Siempre que me resulta posible, llevo leche y crema congeladas en mi equipaje. También me informo sobre los hoteles situados cerca de establecimientos de alimentos integrales u otros supermercados.

A continuación, algunas de mis comidas de viaje y estrategias de supervivencia favoritas:

- Una bolsa de 240 gramos de verduras para ensalada con media naranja, medio aguacate y entre 180 y 240 gramos de pescado ahumado
- Pan de masa fermentada con tomate fresco y queso brie o manchego.
- Si estoy en un hotel agradable con un jefe de cocina que hace su propio caldo de huesos (la mayoría de los jefes de cocina de hoteles de calidad superior lo hacen), encargo la sopa.

- Si estoy en un sitio donde la comida no es tan buena, elijo huevos o pescado o cualquier plato que parezca menos aceitoso, junto con verduras para ensalada para la carne, y algo de fruta u otras hortalizas frescas (sin aliño). Me salto el postre y cualquier comida frita, y no me paso con el pan; hay que prescindir de él por completo si no lo sirven con verdadera mantequilla. Cuando me sirven un sándwich aparto el pan y, si es posible, me como el relleno con cuchillo y tenedor de forma que prácticamente nadie nota lo que estoy haciendo. Si haces mucho ejercicio y el pan es de buena calidad puedes ir bien servido con una rebanada, o incluso comerte el sándwich entero.
- Entre los alimentos de viaje de emergencia que llevo incluyo principalmente pescado envasado, por ejemplo atún en aceite de oliva, sardinas en lata con un poco de mostaza (de uno de los vendedores de comida rápida del aeropuerto), ostras ahumadas envasadas, trocitos de col, frutos secos, queso, chocolate, zanahorias peladas y pepinillos en vinagre.
- Los aeropuertos de cualquier ciudad mediana o grande suelen ofrecer uno o más de los siguientes: sushi, huevos hervidos, ensalada cobb (no utilices el aliño). Cualquier cosa sin aceite y baja en hidratos de carbono servirá.

NIÑOS Y DEPORTES

Actualmente, parece como si los eventos deportivos y otras actividades fueran una excusa para alimentarnos con comida basura. Si tus hijos no participan, pero quieres darles algo como tentempié, tienes varias opciones. A continuación, algunos de los tentempiés del programa de nutrición profesional que diseñamos para Los Ángeles Lakers:

- Una bandeja de charcutería con lonchas de queso, pepperoni, otras carnes curadas y entremeses ligeros
- Trocitos de col (hay disponibles muchas marcas y sabores)
- Frutos secos tostados en seco o con aceite de cacahuete o de coco
- Frutos secos y semillas germinados
- Aceitunas
- Pepinillos en vinagre

FÓRMULA PARA BEBÉS

La complexión de un bebé suele revelar indicios de bultos o erupciones, lo que indica que toman algún preparado comercial, cuyos dos primeros ingredientes son los aceites vegetales y los azúcares. Los primeros se concentran en el cuerpo del bebé, de forma que sus mofletes hinchados van a estar cargados de ellos. El azúcar tiene efectos perjudiciales sobre el sistema inmunitario que pueden generar erupciones por reacciones autoinmunitarias. Y lo que es más importante, la fórmula se prepara utilizando equipamiento con aluminio, y muchas de estas fórmulas exceden el límite de aluminio establecido por la Autoridad de Seguridad Alimentaria Europea (1 miligramo/kilogramo/peso corporal por semana).[5] Este límite se ha impuesto basándose en investigaciones que demuestran que, por encima de este umbral, el aluminio puede causar daños neurológicos. Las fórmulas con leche de vaca tienen algo menos que la soja, con 0,9 frente a 1,1 miligramos/kilogramo/peso corporal por semana de uso. En cambio, la leche materna tiene una media de menos de 0,07 miligramos/kilogramo/peso corporal por semana.[6] Pero, aunque no puedas alimentar a tu bebé con tu propio cuerpo, no tienes por qué utilizar un preparado comercial para niños. Tienes otra opción: hacerlo tú misma.

Aunque una serie completa de instrucciones va más allá del alcance de este capítulo, quiero proporcionarte al menos algunos recursos para hacer un producto natural que será mucho más capaz de promover el crecimiento óptimo de tu bebé que las fórmulas comerciales.

Dos de mis favoritos son:

- www.wellnessmama.com/53999/organic-baby-formula-options/
- www.thehealthyhomeeconomist.com/video-homemade-milk-based-baby-formula/

---

5. «Opinion of the panel on food additives, flavourings, processing aids and food contact materials (AFC)», *EFSA Journa*l, 2008, 754, 1-34 c European Food Safety Authority, 2007 Scientific (question nos. EFSA-Q-2006-168 and EFSA-Q-2008-254), adoptado el 22 de mayo de 2008.
6. «Opinion of the panel on food additives, flavourings, processing aids and food contact materials (AFC)», *EFSA Journal*, 2008, 754, 1-34 c European Food Safety Authority, 2007 Scientific (question nos. EFSA-Q-2006-168 and EFSA-Q-2008-254, adoptado el 22 de mayo de 2008.

BEBÉS: LA TRANSICIÓN DE LA LECHE A LAS COMIDAS

Cuando tu bebé esté listo para pasarse a los verdaderos alimentos, los cereales son posiblemente lo último que te recomendaría. Lamentablemente, eso es exactamente lo que me dijeron que transmitiera a las madres, y lo que muchos pediatras importantes aún recomiendan.[7] Sin embargo, otros países están más adelantados en este aspecto, y en 2012 Canadá cambió sus recomendaciones para incluir las yemas de huevo y las carnes hechas puré entre los primeros alimentos de los bebés.[8] Mi hermana destetó a su primer hijo con queso brie, mantequilla y paté de pollo, junto con yemas de huevo poco cocidas y sopa de lengua de vaca en puré; la lengua de vaca era más barata que otros cortes de carne. En cuanto su hijo estuvo listo para ingerir alimentos sólidos, fue cuando añadió más plantas, en forma de, entre otras, chucrut y algas dulces. Las frutas fueron una de las últimas cosas que introdujo, y ahora, con cuatro años, el niño aún no ha tomado cereales instantáneos.

Para más especificaciones sobre qué ofrecer a los niños, puedes recurrir a las páginas web que he citado. También puedes utilizar información de cualquiera de los cientos de páginas web para padres ahora disponibles. Independientemente de cuándo podemos utilizar una página web, tendrás que concentrarte más en la textura y la consistencia que en las recomendaciones sobre ingredientes. Por ejemplo, en lugar de comenzar con sopas a base de arroz o tallarines, puedes empezar con un guiso de carne de vaca y alubias más nutritivo. O, en lugar de comida para picar como el yogur o los Cheerios, utiliza bolas de salchicha o trozos de queso.

NIÑOS: CAMBIANDO HÁBITOS

Puesto que se están haciendo más frecuentes los hábitos de alimentación restrictivos y las alergias alimentarias, menos familias pueden sentarse para tomar una comida en la que todo el mundo ingiera los mismos alimentos. Esto puede volver locos a los padres. Lamentablemente, no hay ninguna solución instantánea. El mejor consejo que he oído procede de

7. www.webmd.com/parenting/baby/baby-food-nutrition-9/baby-food-answers
8. www.caringforkids.cps.ca/handouts/feeding_your_baby_in_the_first_year

una sabia abuela que nunca dejó galletas ni otro tipo de comida basura cerca de sus (trece) nietos, y sorprendió a muchos padres de los hijos que cuidó porque, después de unas pocas semanas con ella, los niños volvieron a casa y pidieron alimentos como pepinillos en vinagre, tomate en rodajas con sal y tallos de apio con mantequilla de cacahuete.

A continuación, algunos consejos:

- Predicar con el ejemplo.
- Cuando se introducen nuevos alimentos, ofrecer trozos pequeños y pedir a los niños que prueben sólo un poco.
- No obligarles a terminar nada si no quieren.
- Ser constantes, pero con suavidad. Se pueden necesitar docenas de intentos para que a un niño empiece a gustarle una nueva comida.
- No utilices comida o bebida como recompensa por el buen comportamiento, especialmente dulces.

RESOLUCIÓN DE PROBLEMAS

Tengo hambre entre comidas. ¿Qué puedo hacer?

Si has observado que tienes hambre de forma constante en ciertos momentos del día, eso es en realidad una buena noticia. Siempre que no tengas síntomas de hipoglucemia (dolores de cabeza, agitación, irritabilidad, problemas de concentración, etc.), probablemente sea sólo hambre por costumbre. El hambre por costumbre se entrena en la memoria de tu reloj circadiano del mismo modo que un perro ladra al cartero y, lo mismo que una mascota, puede reentrenarse. Si te recompensas constantemente con tentempiés, entonces estarás reforzando intermitentemente un mal hábito, y eso puede hacer que se tarde más en romper.

Si tu hambre viene acompañada de síntomas de hipoglucemia, entonces tus problemas pueden ser metabólicos.

La solución más rápida para esto es reducir tu consumo de hidratos de carbono y/o proteína en el desayuno. Un desayuno alto en hidratos de carbono te prepara para un día de problemas metabólicos. Cuando tu desayuno contiene demasiados hidratos de carbono o proteína, y no suficiente grasa, tu cuerpo necesita liberar mucha insulina para almacenar los nutrientes adicionales, y esto puede hacer que tu azúcar en sangre caiga, generando una crisis de energía que pone tu cuerpo en modo de pánico y libera la adrenalina que ayuda a tu metabolismo dañado a acceder a depósitos de energía que deberían estar disponibles más fácilmente. Las crisis de energía son especialmente habituales entre el desayuno y el almuerzo en personas que están acostumbradas a comer poca grasa o mucha proteína, y por tanto no están bien adaptadas a quemar grasa. La solución es elegir un desayuno con más grasa, y reducir un poco los hidratos y/o la proteína.

No me siento bien con esta dieta. ¿Qué puedo hacer?

Cuando reduces los hidratos de carbono, tu cuerpo hace muchos ajustes. Los problemas más comunes que causan síntomas son los fluidos o la deficiencia de sodio (la sal), calcio, potasio o magnesio. Con mucha frecuencia, una persona no bebe suficiente agua o no toma suficiente sal, o ambas cosas. Para tratar las deficiencias de minerales, si no has valorado tu necesidad de tomar suplementos, deberías hacerlo ahora.

Me aburro con mi rutina. ¿Qué puedo hacer?

Esto puede parecer muy obvio, pero la razón número uno para aburrirse es no tener bastante diversidad, lo cual procede de no comprar suficiente variedad. Por tanto, la solución más simple es ampliar tu lista de compras. Si no estás seguro de qué hacer con lo que ahora tienes a mano, ha llegado el momento de buscar recetas en Internet o leer la sección «Recursos» del final de este libro.

La razón número dos para aburrirse es que en realidad no se tiene hambre. Si tuvieras hambre de verdad, entonces los alimentos nutritivos que tienes en tu frigorífico te parecerían más apetitosos. Si nada de lo que tienes delante de ti te activa, en lugar de correr al McDonald's podrías saltarte esta comida y esperar a la siguiente.

No estoy perdiendo peso. ¿Qué puedo hacer?

Más que ninguna otra cosa, el éxito del plan depende de no tener hambre. Si tienes hambre, lee más arriba.

Si no tienes hambre, pero no pierdes peso, seguramente adivinarás lo que te voy a decir: ¡come menos! Lo más fácil que puedes hacer es saltarte una comida de vez en cuando.

Echo de menos mis cereales para el desayuno. ¿De verdad tengo que ser tan estricto?

¡Por supuesto que no! Si no tienes demasiada hambre o cambios de energía, o si luchas con tu peso, siempre que mantengas tus hidratos de carbono diarios en el rango de entre 30 y 70 gramos, siendo 100 gramos de hidratos de carbono diarios el límite máximo absoluto (a menos que seas deportista; *véase* comentario anterior), sin duda disfrutarás con algo de hidratos de carbono en el desayuno. En general, no recomiendo hacer que los hidratos de carbono sean el centro de la comida, porque no suelen ser muy nutritivos. Prueba con una rebanada de pan de masa fermentada o una tostada de grano germinado con huevos o harina de avena (u otros granos) que se haya potenciado con lactosuero, o bien que se haya germinado y después enriquecido con otros ingredientes, como por ejemplo muchos frutos secos y semillas en el ejemplo de la harina de avena, y la fruta en lugar de azúcar y miel. Las cremas de avena tradicionales para el desayuno, los cereales y los molletes normalmente no se mejoran con el dulzor (porque tradicionalmente el azúcar era un raro capricho y las frutas no estaban disponibles durante gran parte del año), sino con germinación y/o fermentación. Ambos procedimientos reducen los antinutrientes, mejoran la complejidad del sabor y la nutrición, y combinan bien con sabrosas hierbas.

Si estás evitando los granos y quieres tus hidratos de carbono para el desayuno, entonces prueba en su lugar con algo de calabaza de invierno. También puedes utilizar harina de frutos secos para hacer pastelitos para el desayuno. Pero, puesto que las harinas de frutos secos se estropean rápidamente, no soy muy aficionada a ellas a menos que molamos nosotros mismos los frutos secos en la harina.

Dado que los hidratos de carbono pueden acumularse si no estás acostumbrado a un estilo de vida bajo en ellos, asegúrate de familiarizarte con los alimentos más altos en hidratos de carbono de tu propia lista de favoritos (*véase* la sencilla herramienta de recuento de hidratos de carbono de la doctora Cate, en la sección «Recursos»).

Añadir carne de órganos a mi dieta parece difícil y desagradable. ¿Cómo puedo empezar a hacerlo?

Tengo que admitir que a veces encuentro poco apetitosos los sabores intensos. Dos sencillos trucos que Luke y yo utilizamos son cocinar con salsa de soja o especias fuertes. La receta del hígado milagroso de Sandy, por ejemplo, utiliza salsa de soja para hacer que el hígado de vaca tenga un sabor asombrosamente bueno, y la misma receta puede funcionar para el hígado de pollo. El paté de hígado o *leberwurst* (disponible en muchas tiendas de *delicatessen*) sabe mejor cuando se combina con mostaza y/o rábano picante fermentado, untado sobre galletas crujientes (libres de aceite vegetal) y, si te consideras sofisticado, con guarnición de aceitunas y queso. También puedes utilizar tu mezcla favorita de especias indias para recubrir liberalmente el hígado de pollo, y saltearlo en aceite de cacahuete.

La médula de hueso asada es tan mantecosa y deliciosa que no tendrás que añadirle nada. Tiene un sabor excelente untada sobre una tostada o con una salsa semiglaseada a base de carne de vaca. Lo mismo es aplicable a la carne dulce, que es supersuave y tiene buen sabor frita en una sartén o a la parrilla. Encontrar un lugar para comprarla será seguramente la parte más difícil.

No olvides que puedes encargar la preparación de tu carne de órganos a un profesional. Prueba a encontrar un restaurante de esas características (probablemente tengas alguna tarjeta en tu cartera) o a descubrir un restaurante vietnamita o filipino cercano, ya que estas cocinas parecen haberse resistido a la americanización mejor que el resto.

Un último recurso que te permitirá disfrutar de algo de la nutrición de la carne de órganos sin tener que ver un órgano es comer muchos huevos, porque las yemas tienen un perfil nutricional similar al hígado.

¿Hay alguna forma de añadir algo de caldo a mi dieta que no signifique tener que comer sopa todo el tiempo?

Uno de mis platos favoritos es el filete con semiglaseado. Puedes espesar el semiglaseado con roux, convirtiéndolo en una salsa espesa y sedosa, y verter por encima cualquier corte de carne cocinado. El semiglaseado también sabe fantástico con cebollas caramelizadas y/o setas salteadas. Asimismo puedes añadir caldo en lugar de agua para el arroz o risotto.

Sandra Padilla, jefa de cocina de las instalaciones de Los Ángeles Lakers, añade caldo a las gachas, lo mezcla con puré de patatas y lo utiliza para guisar berzas u otras hortalizas. Además de emplear caldo de sopas mexicanas clásicas y de sopa de pollo al viejo estilo, también le añade todo tipo de sopa de hortalizas, desde calabaza hasta espárragos o brécol. Kobe Bryant está tan enamorado de las increíbles sopas de Sandra que hace que se las lleven hasta la puerta de su casa.

Quiero estar más sano, pero es algo que me parece muy difícil. ¿Por dónde puedo empezar?

La mejor forma de empezar es por el desayuno. Una vez que te sientas cómodo con un nuevo desayuno, entonces estarás listo para pasar a incluir alimentos más sanos en el almuerzo. De igual modo, cuando tengas controlados el desayuno y el almuerzo estarás listo para completar el paso al estilo de vida de *Nutrición profunda* añadiendo la cena. Por supuesto, hay otros métodos para ir poco a poco, pero esto es lo que mis pacientes me han demostrado que funciona mejor.

Recetas seleccionadas

GAZPACHO DE RECUERDO DE FAMILIA ESTILO 8 NORTH BROADWAY

Nada es mejor que la infusión de frescor de una buena taza de gazpacho en un caluroso día de verano. En un viaje reciente, nos detuvimos a almorzar en un maravilloso restaurante en Nyack, Nueva York, llamado 8 North Broadway, o 8NB. Disfruté del que es, sin duda, el mejor gazpacho que he tomado. La jefa de cocina, Constantine Kalandronis, fue muy amable y me dio la receta.

- 4 pepinos persas, rallados y colados a través de estopilla, o con una toalla de cocina limpia para eliminar el exceso de líquido
- 12 tomates rojos
- 4 tomates autóctonos maduros
- 4 dientes de ajo
- 1 taza de vinagre de pimienta
- 2 pimientos jalapeños, sin las semillas
- 1 cebolla roja, en rodajas
- 1 lata de tomates ecológicos
- 1 taza de hojas de albahaca
- 1 taza de hojas de menta cortadas
- 1 taza de hojas de perejil cortadas
- 1 taza de cilantro cortado
- 2 cucharadas soperas de rábano picante fresco, picado
- El zumo de un limón
- El zumo de una lima
- Sal al gusto
- Aceite de oliva virgen extra, la cantidad necesaria
- Guarnición a elegir

Colocar todos los ingredientes en un tazón y dejar que los sabores se mezclen durante toda una noche. Después de veinticuatro horas, procesar con un pasapurés y servir con más aceite de oliva ecológico y guarnición.

TZATZIKI ESTILO 8 NORTH BROADWAY

Este sencillo condimento griego es un acompañamiento refrescante para las hortalizas crudas o la carne a la parrilla, especialmente el souvlaki de cordero.

- 2 pepinos ingleses
- 2 dientes de ajo, rallados
- ¼ de taza de aceite de oliva virgen extra
- El zumo de un limón
- 4 cucharadas soperas de vinagre blanco destilado
- 4 cucharadas soperas de cebolla roja picada
- 4 tazas de yogur de oveja, cabra o vaca, pasado por un colador
- Perejil troceado, menta y eneldo al gusto
- Sal para añadir sabor

Eliminar el exceso de agua del pepino rallado con un paño de cocina limpio. Añadir todos los ingredientes excepto el yogur y las hierbas en un tazón. Dejar que se macere y mezclar durante 2-3 minutos para que los sabores puedan configurarse. Añadir el yogur y las hierbas, y ajustar la sal al gusto. Colar el yogur durante una hora permitirá tener un tzatziki mejor y más espeso. Utilizar un colador fino o una estopilla. Los yogures fage y skotidakis tienden a ser más espesos y necesitan colarse menos.

HÍGADO Y CEBOLLAS

El secreto de esta sencilla receta es evitar el exceso de cocinado del hígado y saltear las cebollas lentamente, de forma que puedan desarrollar un sabor caramelizado complejo. El hígado de vaca se suele vender ya «limpio», pero si sigue teniendo piel plateada a su alrededor hay que eliminarla del hígado antes.

- Hígado fresco
- ½ taza de mantequilla
- 2 cucharadas soperas de aceite de oliva o aceite de aguacate
- 2 dientes de ajo, enteros
- 1 cebolla amarilla grande, troceada
- 1 taza de caldo de vaca
- ¼ de taza de vino tinto
- 1 cucharada sopera de vinagre balsámico

- ⅛ de taza de hoja de perejil, picado
- ½ taza de mezcla, a partes iguales, de harina, sal marina y pimiento recién picado

Hervir 4 tazas de agua. Cortar el hígado en trozos de medio centímetro y colocarlos en un colador metálico. Verter el agua hirviendo sobre el hígado, asegurándose de que toda su superficie queda expuesta al agua (esto elimina parte de la sangre y el sabor amargo y evita que se aglomere cuando se empape el hígado en la mezcla de harina). Secar el hígado por completo con papel de cocina.

En una sartén para saltear de tamaño mediano, añadir la mantequilla, 1 cucharada sopera de aceite de oliva y los dientes de ajo. Incorporar la cebolla para caramelizar, removiendo a menudo para evitar que se queme. Una vez que la cebolla esté dorada, que el olor sea ligeramente dulce, añadir el caldo de vaca, el vino rojo y el vinagre balsámico. Hervir a fuego lento la salsa hasta que se vaya absorbiendo. Tener cuidado con no reducir en exceso, porque la salsa se espesará un poco una vez eliminada del calor. Aproximadamente un minuto antes de quitar del fuego, añadir el perejil.

Calentar otra sartén y agregar la segunda cucharada de aceite de oliva. Colocar la mezcla de harina en un tazón grande y empapar rápidamente cada tira, cubriendo un poco. Saltear las tiras de hígado a fuego medio, hasta que estén doradas, después voltear y seguir cocinando durante otro minuto, aproximadamente.

Servir el hígado con la salsa de cebolla caramelizada.

HÍGADO MILAGROSO DE SANDY

Incluimos esta segunda receta de carne de órganos, sencilla y superrápida, para demostrarte que no se necesita un título en artes culinarias para que esas exquisiteces tengan buen sabor. Sandy es una enfermera con la que trabajé durante años en la clínica Kaleheo, en Kauai, y este plato de estilo de adobado filipino (marinado en salsa de soja) es creación suya. A sus hijos les encanta, y a nosotros también.

- Medio kilo de hígado de vaca, limpio
- 4 a 6 dientes de ajo, troceados
- Pimienta negra al gusto
- ⅛ taza de salsa de soja (elaborada naturalmente, no hidrolizada)
- 2 a 4 cucharadas soperas de aceite de oliva o de cacahuete
- Pimienta

Trocear el hígado en cubitos de 2,5 centímetros. Verter el aceite en una sartén de freír grande, de fondo plano, cubriendo la parte inferior.

Poner a fuego medio, añadir el ajo y calentar hasta que empiece a chisporrotear. Saltear el ajo durante algunos segundos, removiendo. Añadir el hígado y cocinar brevemente cada lado hasta que quede dorado por igual y la sangre empiece a brotar, unos 2 o 3 minutos. Debe oler bien en este momento.

Trabajando rápidamente, espolvorear entre ¼ y ½ cucharadita de pimienta negra sobre la carne y después añadir la salsa de soja a la sartén, teniendo cuidado de no verter sobre el hígado (para evitar que se enjuague la pimienta) y tapar la sartén. Apagar el fuego y dejar tapada la sartén durante cinco a diez minutos, hasta que la sangre se ponga de color marrón claro. Servir con el jugo sobre arroz, o sobre tallarines con una pizca de queso parmesano. Es curioso que este hígado tenga mejor sabor al día siguiente.

CALDO DE POLLO CASERO

La pregunta más frecuente que me hacen es «¿cómo preparo el caldo de huesos?». A continuación ofrezco una sencilla receta de caldo de pollo de mi amigo Larry Ells, director ejecutivo de Grand Hyatt Kauai, en la bella Puipu. Hemos añadido vino blanco a esta receta para dar sabor y porque el ácido extrae más minerales que se liberan en el caldo.

Utiliza este caldo para hacer puré de patatas y salsas, o para una sopa rápida para la familia, con el añadido de hortalizas y carnes frescas.

Esta receta aporta 11 litros de muy buen caldo. La vida media en el frigorífico es de tres días. Si se congela, tres meses.

- 2,5 kilos de huesos de pollo, frescos o congelados. (Si puedes encontrar a un carnicero que los venda, incluye hasta un 50 por 100 de patas de pollo, bien lavadas, con las uñas cortadas, para aportar más colágeno).
- 2 zanahorias medianas, lavadas y cortadas en tiras o cubitos
- 3 tallos de apio, lavados y cortados en tiras o cubitos
- 1 puerro, bien lavado y cortado (opcional, pero muy sabroso)
- 1 cebolla grande, pelada y troceada
- 120-180 mililitros de vino blanco
- 2 hojas de laurel
- Una pizca de sal kosher
- De 6 a 8 granos de pimienta
- 1 manojo pequeño de perejil italiano, fresco y enjuagado, entero

Cubrir los huesos y las patas de pollo con agua fría. Poner a hervir a fuego lento y enjuagar, y después escurrir bien. Devolver los huesos y las patas a la cazuela. Cubrir otra vez con agua fría y añadir todos los otros ingredientes. Poner la cazuela a fuego lento, y hervir sin tapar durante cuatro horas. Mientras el caldo se cocina, algo de espuma gris se acumulará en la tapa. Recogerla con una cuchara y quitarla.

Cuando el caldo esté hecho, dejar que se enfríe unos 10 minutos, y entonces, con mucho cuidado, colar el caldo en un recipiente de metal o de cristal y enfriar, cubierto ligeramente, a temperatura ambiente durante unos 30 minutos. Después enfriar por completo. Utilizar inmediatamente o almacenar en recipientes de plástico y congelar. (El caldo aumentará de tamaño al congelarse).

VARIANTE:
Una gallina grande y fresca puede sustituir a los huesos y las patas de pollo. Escaldar la gallina y enjuagar como harías con los huesos y las patas. Quitar la carne de la gallina en cuanto se enfríe lo suficiente para manejarla y dejar que se enfríe por completo. La carne tiene una vida media de tres días. Si se congela, un mes.

CALDO DE CARNE DE VACA MARRÓN

Éste es un plato complicado, pero vale la pena. Tendrás que manejar productos muy grandes y pesados: grandes recipientes, montones de agua, huesos gigantes. También puede intimidar un poco. Pero, cuando esté hecho, tendrás unos cuatro litros de caldo, que durarán por lo menos un mes.

- 1 cucharada sopera de aceite de oliva
- 120 gramos de pasta de tomate
- Huesos de vaca (con el material de las articulaciones) y tendones (suficientes para llenar la cazuela hasta la mitad)
- 1 taza de vino tinto
- 3 tazas de mirepoix (cebollas, zanahorias y apio), cortado en trozos grandes
- 1 cucharada sopera de sal
- Bolsita de especias (perejil, salvia, hoja de albahaca, granos de pimienta y, opcionalmente, ajo)

Precalentar el horno a 200 °C. Combinar el aceite de oliva con la pasta de tomate y usar para cubrir ligeramente los huesos y los tendones. Asar los huesos y los tendones hasta que tengan un color marrón profundo, removiendo y dando la vuelta para evitar que se quemen. Confía en tu instinto. Cuando tenga un aspecto apetitoso y huela bien, entonces estará suficientemente marrón. Si calientas más corres el riesgo de que el caldo al final esté más amargo.

Pasa los huesos a una cazuela grande para hacer caldo y cubre con agua fría y ½ taza del vino tinto. Poner a hervir lentamente, nunca a fuego rápido.

Cubrir ligeramente el mirepoix y asar en un cazo para asar, a 200°C, removiendo ocasionalmente, hasta que esté de color marrón dorado. Sacar el mirepoix de su recipiente y apartar para añadir al caldo después de que haya hervido durante 5 a 8 horas. Hacer una salsa con lo que queda en el cazo utilizando vino tinto (o agua). Añadir la salsa líquida al caldo.

Hervir a fuego lento el caldo durante 5 a 8 horas, eliminado a menudo la capa que queda en la parte superior. Remover los huesos ocasionalmente, de forma que sus distintas partes queden sobre el fondo del cazo. En este momento, añadir el mirepoix.

Hervir a fuego lento otras 4 horas. Durante la media hora final, incorporar las especias. Puedes añadirlas directamente o colocarlas dentro de un recipiente grande para infusiones y después dejar caer sobre el caldo.

Quitar el cazo del calor y con cuidado apartar los huesos grandes. Utilizando un colador chino y/o una estopilla, verter el caldo en otro cazo grande. Añadir la sal justa para que tenga mejor sabor, ya que cualquier reducción del caldo intensificará el sabor salado.

El caldo puede utilizarse ahora o refrescar con un baño de hielo en el fregadero (verter agua helada en una dirección mientras se remueve en la otra dirección), y después refrigerar.

Una vez se haya enfriado el caldo, puedes eliminar la capa de grasa que se habrá formado en la parte superior. Si los huesos que has utilizado tienen bastante material de las articulaciones, entonces el caldo final se habrá espesado mucho, e incluso solidificado con una consistencia como de jalea. El caldo se vuelve a poner líquido cuando se calienta.

CHUCRUT

Para hacer chucrut necesitas un cántaro grande, apropiado para comida. Nosotros compramos un par de cántaros de ocho litros y son más grandes de lo que necesitamos. Como somos dos, podríamos arreglárnoslas con cántaros de sólo cuatro litros. Puesto que los de ocho litros son bastante pesados y pueden ser difíciles de manejar para limpiarlos, recomiendo utilizar los de cuatro litros. Una vez que descubras lo ridículamente fácil que es hacer grandes lotes de chucrut, siempre tendrás un lote fermentándose en el lugar más fresco de tu casa.

- 3 a 5 repollos grandes, verdes o púrpura, o ambas cosas, troceados
- ¼ de taza de sal marina
- Fermento base (jugo de pepinillos o de chucrut)

El mejor método para trocear el repollo para el chucrut es con una mandolina. Pero las mandolinas son bastante peligrosas. Luke se cortó un tendón del dedo corazón de su mano derecha utilizando uno. El famoso jefe de cocina Eric Ripert, premiado con una estrella Michelín, dice que él no las usa, que son peligrosas. Así que siente total libertad para utilizar un cuchillo afilado para la tarea. Sólo recuerda que, cuanto más fino se corte el repollo, mejor. Corta el repollo en una sola dirección. No lo cortes transversalmente. Te interesa tener tiras largas y finas.

Combina el repollo troceado, en un tazón para mezclar, con la sal y el fermento base (jugo de un lote anterior de chucrut, o de pepinillos en vinagre). La cantidad necesaria de sal puede ser un poco difícil de establecer, porque distintas variedades de sal varían en intensidad. El propietario de All Things Fermented, Sandor Katz, recomienda aproximadamente 1,5 a 2 cucharaditas por cada medio kilo de repollo, pero aconseja que también puedes confiar en tu gusto para determinar la salinidad perfecta. Mi regla personal es ésta: hacer el repollo sólo un poco más salado de lo que crees que debe ser. En el momento en que el chucrut está tan ácido que te hace fruncir la boca, la alta acidez y la alta salinidad se equilibrarán entre ellas.

Echa el repollo salado en el cántaro, por puñados. Utiliza el puño para alisar el repollo. Después añade un par de puñados más y vuelve a comprimir con el puño. Coloca un plato que sea aproximadamente del tamaño del interior del cántaro (pero no del mismo tamaño, porque se puede atascar. Yo me enteré de esto de la peor forma posible) encima del repollo y pon sobre él una jarra de agua cerrada. Después cubre el cántaro con una toalla transpirable y asegúrala en los bordes con una goma grande y ancha.

Coloca el cántaro en la parte más fresca de tu casa (en ningún sitio en que se pueda congelar). Comprueba los progresos cada semana. Si ves moho, elimínalo con cuidado con una cuchara o un papel de cocina humedecido. Una vez que el chucrut sepa bastante ácido, colócalo en una jarra y almacénalo en el frigorífico.

ALIÑO ITALIANO EN DIEZ MINUTOS

Si tu corazón y tus riñones están sanos, no tendrás que preocuparte por la sal. Digo esto porque muchas personas se preocupan por el sodio y ponen poca sal a sus aliños caseros, lo que hace que otros miembros de la familia busquen productos comprados en la tienda, que están cargados de aceite vegetal, de azúcar y de «saborizantes naturales».

Yo hago este aliño en una jarra pequeña con un cierre fuerte. De esta forma puedo emulsionar el aliño agitándolo enérgicamente durante veinte segundos.

- ⅔ de taza de aceite de oliva virgen extra
- ⅓ de taza de vinagre balsámico
- 5 gotas de aceite de semillas de sésamo tostadas
- 1 cucharadita sopera de mostaza preparada

- ⅛ de cucharadita de miel cruda (opcional)
- ⅛ de cucharadita de especias italianas
- ½ cucharadita de pimienta recién molida
- 1 cucharadita de sal marina, sal del Himalaya u otra sal de buena calidad

Coloca todos los ingredientes en una jarra con una tapa que cierre bien y agita durante veinte segundos. Añade más sal y vinagre balsámico a tu gusto. Almacena en el frigorífico. Sácalo diez minutos antes de usar para permitir que se licúe. Agitar enérgicamente antes de cada uso.

ALIÑO DE SUERO DE MANTEQUILLA

¿Por qué la gente no come más ensalada? La respuesta suele ser porque no les entusiasma el aliño que ofrecen. A continuación propongo un aliño excelente, rico, ácido y enérgico cuyo suero de mantequilla aporta probióticos y calcio.

- ⅔ de taza de suero de mantequilla
- ⅓ de taza de mayonesa con aceite de oliva (casera o de una marca fiable)
- 1 cucharadita de limón o de zumo de lima
- 1 cucharadita de mezcla de polvo de cebolla desecado, ajo, perejil, tomillo y albahaca
- ¼ de cucharadita de pimienta blanca o negra recién molida
- 2 cucharaditas de sal marina
- 2 cebolletas frescas, troceadas (opcional)

Coloca todos los ingredientes en una jarra con una tapa hermética y agita durante veinte segundos. Adereza a tu gusto.

CAPÍTULO 14

Preguntas frecuentes

Tal como mencioné en la nota de la autora, este volumen ahora ampliado de *Nutrición profunda* se debe a los cientos y cientos de preguntas inteligentes de lectores, pacientes, asistentes a conferencias y amigos que me siguen en las redes sociales. Lo he hecho lo mejor que he podido para incluir estas ideas en el texto del libro, en la medida de lo posible, pero siempre habrá preguntas que no se expliquen en los capítulos.

Las preguntas que más me gustan son las que me cogen un poco con la guardia baja, aquellas para las que tengo una respuesta decente, pero que indican un punto débil en mi propio conocimiento de algún tema, un área que merece más investigación. Pero la mayoría de las preguntas y respuestas que ofrezco a continuación son prácticas, consejos e instrucciones específicos para que te resulte más fácil aplicar los conceptos de este libro en un contexto real. Si acabas de embarcarte en el estilo de vida de *Nutrición profunda*, harás bien en pensar que vivir de esta manera, al menos al principio, te va a hacer sentir un poco diferente, tal vez incluso ligeramente alejado de los amigos y familiares que siguen con el mantra de todo con moderación, que es otra forma de decir que la nutrición en realidad no importa. El hecho de que estés leyendo esto significa que sí importa. Las preguntas y las ideas procedentes de la creciente comunidad de personas que ponen la comida en el centro de su estrategia de estilo de vida saludable permiten que la conversación sobre nutrición siga siendo interesante, bien informada y práctica. *Por tanto, por favor, que sigan llegando.*

¿Qué tipo de huesos de animal debo utilizar para hacer caldo?

El tipo de animal no importa. Elígelo ecológico, si puedes. Los que han vivido sueltos o se han alimentado con hierba son los mejores. El material que más ayuda a tus articulaciones es, sin duda alguna, el cartílago. La médula ósea, utilizada en una minoría de recetas de caldo de vaca, no contiene material de cartílago y sí muchas grasas que van a parar a la parte superior del recipiente, por lo que preferimos no utilizarlas.

¿Qué puedo hacer con el caldo de huesos?

El caldo se puede utilizar de tantas maneras que el famoso jefe de cocina August Escoffier dijo: «Sin caldo, no se puede hacer nada». Puedes emplearlo en casi todas las comidas en que añades agua: para hervir hortalizas como hojas de berzas, judías verdes, zanahorias, chirivías, batatas, nabos, cebollas y remolachas; para puré de hortalizas y sopas hechas con espárragos, calabazas, puerros, repollo, cebollas, brécol, berzas o cualquier otra cosa. El caldo sirve como la base más sabrosa para todos los tipos conocidos de sopa, incluidos la sopa de pollo familiar, el chile con carne, la menestra y la crema de brécol. El caldo de vaca muy reducido se llama semiglaseado. Puedes añadirlo a las setas salteadas en mantequilla o a las cebollas caramelizadas, para un añadido estupendo al filete a la parrilla. Con caldo a mano, puedes introducirte en otras sopas menos conocidas de otras grandes culturas culinarias. *Thom Kha Guy*, la sopa tailandesa de coco con especias, es una de mis favoritas, igual que la de chile verde, pico de gallo, y la sopa nacional mexicana, el menudo.

¿Con qué frecuencia debo beber caldo, y qué cantidad?

Puedes tomar caldo todos los días, si quieres, con una comida, o incluso como comida (*véase* debajo). Tan sólo recuerda que, cuanto más concentrado sea el caldo, menos necesitarás comer para disfrutar de sus beneficios. Los caldos almacenados en los supermercados tienden a ser bastante flojos y ni siquiera se convierten en gelatina en el frigorífico, por lo que estaría bien tomar un par de tazas cada día. Las salsas semiglaseadas reducidas son intensas en sabor y nutrición, por lo que un par de cucharadas soperas son una buena dosis.

¿Puedo beberlo?

Sí, por supuesto. Es una práctica muy común por todo el mundo. Por ejemplo, los coreanos hacen caldo utilizando una base de puerros, daikon (un rábano blanco de sabor suave), cebolla y ajo para beber como si fuera un té, añadiéndole más sabor dependiendo de los huesos usados. El jengibre y el ginseng se añaden al caldo de pollo, y las algas y las setas se utilizan para el de vaca. Caliéntalo en una cazuela o en una taza, dentro del microondas, y bébelo como si fuera té.

¿Puedo calentar caldo en el microondas?

Por supuesto que sí, porque es un líquido. El principal problema que veo al cocinarlos de esta forma es que el microondas no calienta uniformemente y puede que haya partes demasiado hechas. Pero, sólo para calentar el caldo (u otros líquidos), no hay problema.

¿El hecho de congelarlo influye negativamente en el valor nutricional del caldo de huesos?

La congelación sí reduce el contenido de algunos nutrientes, como la vitamina C, por ejemplo. Pero no bebemos caldo de huesos por su vitamina C, sino por los glicosaminoglicanos, los hialuronanos y los hidrolizados de colágeno. Éstos siguen presentes en el caldo de huesos después de congelarlos y descongelarlos.

¿Puedo contagiarme de la enfermedad de las vacas locas con el caldo de huesos?

Teóricamente, sí. Aunque no es más probable contagiarse con el caldo que comiendo carne muscular, porque los agentes (llamados priones) que causan la enfermedad de las vacas locas viven en el tejido nervioso, no en los huesos. Si los huesos proceden de vacas criadas con pasto al 100 por 100, es incluso menos probable, porque estas vacas no se comen a otras vacas, que es como se transmiten algunos de los priones.

He oído que el caldo de huesos puede contener mucho plomo. ¿Es verdad?

Un artículo publicado en la revista *Medical Hypothesis* titulado «El riesgo de contaminación por plomo por las dietas de caldo de huesos»[1] provocó titulares de periódico cuando se publicó en 2013, lo que desencadenó una lluvia de correos electrónicos en mi bandeja de entrada. El artículo demuestra que el caldo de huesos hecho con un receta estándar y no concentrado contiene diez veces más cantidad de plomo que el agua corriente (9,5 microgramos de plomo por kilogramo de líquido de caldo frente a 0,89 por kilogramo de agua). Pero hay que tener en cuenta que muchos alimentos contienen plomo. Así que, para que el informe sobre el nivel de plomo sea significativo, creo que debemos comparar el caldo con otra cosa que no sea agua. No se conocen los niveles de plomo de la mayoría de los alimentos, pero pude encontrar los siguientes datos (todos en unidades de microgramo por kilogramos): col,[2] 200,3; merluza,[3] 7; bebidas de proteína para el rendimiento,[4] 15; huevos de pollo criados en ciudad,[5] 30-80; fórmula de cereales para bebés,[6] de menos de 20 (umbral de detección) hasta 180; sardinas en lata,[7] 60-270; mejillones,[8] 150. Por

---

1. «The risk of lead contamination in bone broth diets», *Medical Hypotheses*, vol. 80, n.º 4, abril de 2013, pp. 389-390.
2. «Evaluation of lead content of kale (brassica oleraceae) commercially available in Buncombe County, North Carolina», *Journal of the North Carolina Academy of Science*, 124(1), 2008, pp. 23-25.
3. «Mercury, arsenic, lead and cadmium in fish and shellfish from the Adriatic Sea», *Food Addit Conta*m, marzo de 2003, 20(3):241-6.
4. «Informe de WebMD: Las bebidas de proteína tienen metales no saludables, Kathleen Doheny, revisado por Laura J. Martin el 3 de junio de 2010. Un estudio de Consumer Reports descubre niveles preocupantes de plomo, cadmio y otros mentales, acceso por Internet el 8 de marzo de 2015, en: www.webmd.com/food-recipes/20100603/report-protein-drinks-have-unhealthy-metals
5. «Lead in New York City community garden chicken eggs: influential factors and health implications», *Environ Geochem Health*, agosto de 2014, 36(4):633-49, doi 10.1007/s10653-013-9586-z, epub noviembre de 2013.
6. «Cadmium and lead levels in milk, milk-cereal and cereal formulas for infants and children up to three years of age», *Rocz Panstw Zakl Hig*, 1991, 42(2):131-8.
7. «Arsenic, cadmium, lead and mercury in canned sardines commercially available in eastern Kentucky», USA, *Mar Pollut Bull*, enero de 2011, 62(1).
8. «Mercury, arsenic, lead and cadmium in fish and shellfish from the Adriatic Sea», *Food Addit Conta*m, marzo de 2003, 20(3):241-6.

tanto, parece que el nivel de plomo del caldo de pollo, de 9,5, es relativamente bajo.

¿Puedo utilizar una olla a presión para hacer el caldo?

Hemos descubierto que las ollas a presión no son suficientemente grandes para ser prácticas para hacer caldo de carne de vaca, pero pueden ahorrar una o dos horas del tiempo mínimo necesario para hacer caldo de pollo (de dos a cuatro horas). Varía un poco el sabor, por nuestra experiencia: aún agradable, pero menos sabroso y con un sabor más industrial. Es también un producto más gris y menos gelatinoso. Por tanto, es ligeramente más cómodo, pero algo menos sabroso y probablemente menos nutritivo. Por estas razones, nosotros solemos utilizar un cazo de 25 litros para hacer caldo, y la olla a presión para otros platos (preferentemente los basados en las alubias).

¿Por qué no es la gelatina tan buena como el caldo de huesos?

La gelatina está hecha de huesos y no de cartílago, por lo que, aunque contiene uno de los componentes del caldo, llamado *hidrolizado de colágeno*, no aporta ninguno de los hialuronanos, glicosaminoglicanos y otros componentes complejos del caldo.

¿Cómo pueden los vegetarianos tomar caldo de huesos?

Si comes pescado, puedes hacer caldo de pescado. Si no, no existe un sustituto exacto. Sin embargo, las algas y las bacterias pueden producir una molécula de la familia de los glicosaminoglicanos, que es una de las familias de compuestos del caldo. (*Véase* la pregunta siguiente).

¿Hay un sustituto vegano para el caldo de huesos?

Los compuestos del caldo de huesos fueron originalmente inventados por las formas de vida multicelulares más primitivas, hace miles de millones de años, y se llaman estromatolitos, estructuras con forma de cúpula de unos treinta centímetros de diámetro, que actualmente siguen creciendo en las aguas costeras superficiales de Australia. Están compuestos de colonias de microbios unicelulares llamados *cianobacterias*. Las bacterias se unieron con una forma rudimentaria de tejido conectivo, compuesto, en parte, de una de las familias de compuestos de tejido conectivo presentes en nuestro propio colágeno, los glicosaminoglicanos. La concentración de moléculas de glicosaminoglicanos oscila entre el 0,5 y el 1 por 100, dependiendo de la especie de alga.[9] De todas las distintas algas, se cree que el kelp contiene algunas de las concentraciones más elevadas de glicosaminoglicanos.

La investigación preliminar de cultivos celulares que estudió el potencial de utilizar glicosaminoglicanos derivados de las plantas para mejorar la salud de las articulaciones indica posibles beneficios antiinflamatorios.[10]

Una precaución con la idea de que podemos obtener beneficios para nuestro colágeno a base de comer algas procede del detalle molecular ignorado de que muchos de estos glicosaminoglicanos contienen enlaces y moléculas de azúcar que son exclusivos de las plantas, y por eso tal vez no aporten los mismos beneficios que los glicosaminoglicanos obtenidos de material de articulaciones hervido. Por tanto, aunque esta forma de sustitución es prometedora, la realidad es que los efectos sobre la salud seguirán estando sin explorar.

Me hice un angiograma recientemente y descubrieron un bloqueo de un 50 por 100 en una de las principales arterias coronarias. ¿Puede tu dieta ayudar a limpiar la placa de mi arteria?

Podrías sorprenderte saber que los cardiólogos no están de acuerdo en si la placa arterial puede, o no, reducirse significativamente con la dieta. Incluso las investigaciones financiadas específicamente para demostrar las ventajas de los poderosos fármacos que reducen el colesterol no demuestran prácticamente reducción en la placa a menos que los fármacos reduzcan el colesterol LDL por debajo de 70. Lamentablemente, hasta ahora no hay ninguna investigación que estudie si una dieta tradicional, baja en azúcar y con grasas naturales, puede reducir la placa arterial,

9. «Biochemical characterization of cyanobacterial extracellular polymers (EPS) from modern marine stromatolites (Bahamas)», Alan Decho, *Prep Biochem and Biotechnol*, 30(4), 321-330 (2000).

10. «Antioxidant and antiinflammatory activities of ventol, a phlorotannin-rich natural agent derived from Ecklonia cava, and its effect on proteoglycan degradation in cartilage explant culture», Kang K., *Res Commun Mol Pathol Pharmacol*, 2004, 115-116:77-95.

por lo que tenemos que fiarnos de los marcadores que se sabe están asociados con la formación de placa arterial, es decir, los triglicéridos, las pequeñas partículas de LDL y el colesterol HDL, y esperar que, a medida que bajen los marcadores de la placa, también lo haga la cantidad de placa de las arterias. Durante la última década y media, he visto a cientos de mis pacientes mejorar todos esos marcadores lipídicos siguiendo la Dieta Humana. Y lo que es más importante, en todos mis años de práctica aún tengo que ver a alguien que limite estrictamente los azúcares y que evite categóricamente los aceites vegetales que sufra un ataque cardíaco, lo cual es extraordinario, puesto que, cada año, uno de cada trescientos estadounidenses de más de dieciocho años sufre un ataque cardíaco. Por otra parte, todos los pacientes que he conocido que tenían un nivel anormal de azúcar en sangre, o que consumen aceite vegetal (o ambas cosas), a menudo han comido algo frito en aceite vegetal el día del ataque.

He oído que la leche de las vacas A2 es mejor que la de las A1. ¿En qué consiste todo esto?

Si no tienes alergia a la leche, no habrá diferencia cualitativa entre las leches de esos dos tipos de vaca, en lo relativo a tu cuerpo, porque son prácticamente idénticas.

El tipo A2 frente al A1 hace referencia a una de las proteínas de la leche que codifican los genes, llamada caseína. Las caseínas suponen aproximadamente el 30 por 100 de la proteína total presente en la leche. La diferencia en la caseína producida por el gen A2 frente al A1 es un solo cambio de aminoácidos en la secuencia de proteína de casi 200 aminoácidos. Donde el A2 tiene el aminoácido prolina, el A1 tiene el aminoácido histidina en su lugar, y el resto de aminoácidos son totalmente idénticos.[11] Algunos argumentan que la sustitución de la histidina por la prolina es suficiente para hacer que la leche de las vacas A1 sea proinflamatoria. Puesto que las caseínas de la cabra y la vaca difieren en más de un aminoácido, lo mismo que la caseína de vaca y la humana, es poco probable que el cambio suponga un problema. Estas proteínas, como la mayoría de las de la dieta, se digieren en forma de péptidos, y después en forma de aminoácidos individuales. Una vez de que las en-

11. www.ionsource.com/Card/protein/beta_casein.htm

zimas digestivas hayan descompuesto todo, el cuerpo no tiene forma de identificar cuál de las numerosas histidinas es la extra, entre todos los aminoácidos que hay en los fluidos del intestino.

Sin embargo, si tienes alergia a la leche, hay una pequeña probabilidad de que tu sistema inmunitario haya desarrollado anticuerpos a un tipo de leche, pero no al otro. De hecho, he encontrado al menos un estudio que indica que, si tienes alergia a la leche, cambiar de la A1 a la A2 podría ayudar.[12]

La variante A1 surgió en los rebaños europeos a partir de la A2 original, hace unos 5.000-10.000 años. Algunas razas producen principalmente A1, como las holstein, y otras mayormente A2, como las guernseys, las jerseys, las brown swiss, las normandas y las razas nativas de África y la India.

¿Es segura la leche cruda?

Una media de 28 personas enferman anualmente por tomar leche cruda,[13] de 9,4 millones de bebedores de leche cruda,[14] en comparación con una media anual de 2,3 personas que enferman por la leche pasteurizada, de unos 150 millones de bebedores de leche pasteurizada (una estimación muy aproximada).[15] Si hay que creer a las estadísticas epidemiológicas, podríamos concluir que la leche pasteurizada es, con mucho, la elección más segura. Pero hay razones para concluir que las estadísticas de los enfermos por leche cruda tal vez no representen la realidad.

Y aquí tenemos por qué: sabiendo cómo los médicos diseñan sus historiales, cuando se enfrentan a un niño enfermo y escuchamos que ha consumido leche cruda, es probable que culpemos a la leche cruda. Punto.

---

12. «Comparative effects of A1 versus A2 beta-casein on gastrointestinal measures: a blinded randomised crossover pilot study», *European Journal of Clinical Nutrition*, 2014, 68, 994-1000.

13. Herramienta del CDC disponible en cdc.gov/foodbornoutbreaks/. Acceso el 9 de marzo de 2016, recopilación de datos en el período de 1998-2014 (todo disponible): todos los 50.

14. www.westonaprice.org/press/government-data-proves-raw-milk-safe/. Esto se basa en datos disponibles en el censo de 2010.

15. Estimaciones basadas en informes que indican que el 60 por 100 de los adultos estadounidenses no beben leche y de datos sobre los niños en esta página web: www.agriview.com/news/dairy/americans-drinking-less-milk-can-the-tide-be-turned/article_14ed2c88-d9bd-11e2-a7b9-0019bb2963f4.html

Esto se basa en un sesgo que es tan fuerte que, aunque los padres informen de que sus hijos comieron otros alimentos sospechosos, los médicos no modificarán su informe.[16] Una mujer me dijo que su hijo de tres años fue hospitalizado después de beber leche cruda, y aunque nadie más de los que consumieron la leche enfermaron, sin embargo, el médico informó que la infección surgió de la leche. Pero, después de que el niño se recuperase, se descubrió que él y otro niño habían comido huesos de pollo cogidos del cubo de la basura, una fuente mucho más probable. Este tipo de errores parecen ocurrir en todo momento.

Si quieres reducir significativamente tu riesgo de enfermedad producida por la comida, hay algo que puedes hacer que sería más eficaz, en mi opinión, que evitar la leche cruda: ese paso es cocinar tú mismo.

Me gustaría dedicar unas líneas para poner en perspectiva los riesgos de comer cualquier cosa, ya sea cocinada o cruda, si la pone un extraño en tu plato. De acuerdo con el CDC, más de la mitad (el 52 por 100) de todas las enfermedades causadas por alimentos entre 1998 y 2004 fueron producidas por comer fuera de casa, en restaurantes, hoteles y tiendas de *delicatessen*. A esto le podemos añadir un 4 por 100 adicional de las escuelas, un 22 por 100 de «otros» (hospitales y otras instituciones, comida para llevar, *caterings* y bufets de comunidades o de iglesias), y obtenemos el 78 por 100 de los aproximadamente 77 millones de enfermedades anuales debidas a la comida que se produjeron fuera de casa.[17] Puesto que la mayoría de la gente come en casa la mayor parte del tiempo, es seguro afirmar que comer fuera aumenta el riesgo de enfermar entre cinco y diez veces.

Otra forma de reducir tu riesgo de enfermedad causada por la comida consiste en evitar los alimentos que el CDC ha identificado como los diez principales culpables:[18]

---

16. www.realmilk.com/press/wisconsin-campylobacter-outbreak-falsely-blamed-on-raw-milk/

17. «Eating in restaurants: a risk factor for foodborne disease?» *Oxford Journals Medicine and Health Clinical Infectious Diseases*, vol. 43, n.º 10, pp. 1324-1328.

18. «The ten riskiest foods regulated by the US food and drug administration», acceso por Internet el 9 de marzo de 2016, en www.cspinet.org/new/pdf/cspi_top_10_fda.pdf626. «High intakes of milk, but not meat, increase s-insulin and insulin resistance in eight-year-old boys», C. Hoppe, *European Journal of Clinical Nutrition*, 2005, 59, 393-398.

1. Verduras con hojas: 13.568 casos de enfermedad
2. Huevos: 11.163 casos de enfermedad
3. Atún: 2.341 casos de enfermedad
4. Ostras: 3.409 casos de enfermedad
5. Patatas: 3.659 casos de enfermedad
6. Queso: 2.761 casos de enfermedad
7. Helado: 2.594 casos de enfermedad
8. Tomates: 3.292 casos de enfermedad
9. Brotes: 2.022 casos de enfermedad
10. Bayas: 3.397 casos de enfermedad

A pesar de los riesgos aparentes, no eliminaré todo esto de mi dieta por la simple razón de que me gustan todos los tipos de alimentos reales.

Conclusión: personalmente bebo leche cruda y nunca he tenido ningún problema. Pero si te preocupas por ello, no la bebas.

No suelo beber leche, pero me gustaría probar la leche cruda. ¿Cómo puedo empezar?

Si no sueles beber lácteos, entonces los microbios de tu intestino no van a protegerte necesariamente de la probabilidad minúscula, pero real, de que sufras una infección patogénica. Por tanto, te recomiendo que antes reintroduzcas los microorganismos de la leche en tu intestino comiendo entre 60 y 120 gramos de yogur natural (puedes añadirle un poco de jalea baja en azúcar para dar sabor) diariamente, durante dos a cuatro semanas, antes de empezar con la leche cruda. Después de esta reaclimatación, puedes empezar con 60 a 120 gramos de leche cruda y aumentarla hasta todo lo que quieras, nunca duplicando el consumo más de una vez por semana. No bebas leche cruda si no puedes conseguirla de una fuente fiable.

¿Tengo que beber leche cruda para obtener los beneficios de los lácteos?

No tienes por qué beber leche para obtener los beneficios de los lácteos.

La leche que fermenta para convertirse en queso es incluso más nutritiva. La fermentación puede reducir la cantidad de azúcar a cero porque los microbios se la comen, a la vez que generan varios nutrientes, incluyendo aminoácidos y grasas esenciales, junto con varias vitaminas, como la K_2 y la B_{12}. Aunque el queso no está crudo, porque la fermentación prolongada incrementa la complejidad de la nutrición y de alguna forma rehabilita el daño nutricional producido por la pasteurización, siempre que sea de vacas criadas con hierba será un alimento extremadamente saludable. Otras formas muy saludables de lácteos son el kéfir, el requesón y el yogur (no el que contiene saborizante).

¿Cómo puedo encontrar lácteos de vacas criadas con hierba?

Hay disponibles varias marcas de leche, yogur, requesón y otros deliciosos productos lácteos. Independientemente de la marca que compres, lee siempre con cuidado la etiqueta, a fin de asegurarte de que es de vacas criadas con hierba o pasto, porque las marcas pueden cambiar sus valores o ser compradas por entidades comerciales mayores, con menos interés en cuidar tu salud. Para encontrar fuentes de granjas locales, consulta www.eatwild.com y www.realmilk.com[19]

¿Aporta bacterias beneficiosas la leche cruda?

La leche cruda sí contiene bacterias beneficiosas, pero no muchas.

Los granjeros hacen muchas cosas para evitar introducir bacterias en la leche: untan las ubres con yodo, desinfectan las líneas de recolección, desinfectan los tanques y de forma constante mantienen todo adecuadamente fresco. Los recuentos de colonias de bacterias perjudiciales pueden ser nulos utilizando estos métodos. Y, puesto que la desinfección mata las bacterias beneficiosas junto con las malas, podemos suponer que su cantidad también se reduce.

Una fuente mejor de bacterias beneficiosas serán los productos de cultivos vivos, como el yogur, el kéfir, el requesón, la crema agria y el suero de leche.

Hay algunas pruebas de que los yogures preparados comercialmente contienen bacterias que no sobreviven fácilmente al ácido estomacal, y que los productos de fermentación salvaje pueden contener colonias de bacterias beneficiosas que son más resistentes y más probable que sobrevivan al viaje por el ácido de tu estómago. Puede que ocurra esto. Pero, sean cultivos salvajes o no, cuantas más bacterias buenas comas, más absorberás.

---

19. Sólo para Estados Unidos. *(N. del T.)*

He oído que la leche produce una pérdida de calcio de mis huesos porque forma ácido. ¿Es eso cierto?

No. No es cierto.

Si no has oído esta afirmación antes, el argumento dice que, puesto que los productos de comida ácida, como la leche, acidifican el cuerpo y, puesto que el cuerpo acidificado toma calcio de los huesos en un intento por neutralizar el pH, la leche, aunque sea rica en calcio, irónicamente hace perder más que lo que aporta. Esto no ocurre así. La idea de que los alimentos que comemos pueden alterar de forma significativa el equilibrio ácido-base del cuerpo, tal como mide el pH, contradice lo que sabemos sobre química, metabolismo y fisiología del riñón.

Una de las funciones principales del riñón es asegurar que tu cuerpo nunca se aparta de un rango de pH muy estrecho de 7,4-7,44. Aparte de algunas circunstancias extremas como las infecciones sépticas, el envenenamiento o el fallo renal, los riñones pueden mantener el pH en la zona ideal, día tras día, y, a menos que sigas una dieta de hambre, no necesitan robar ningún material de tus tejidos para conseguir esto.

En segundo lugar, la leche no es un ácido fuerte; su pH es de 6,5-6,7, un poco menos que el del agua destilada, que tiene 7,0 (los valores inferiores a 7 son ácidos; por encima de 7 son alcalinos). El zumo de naranja tiene un pH de 3,3-4,1, los plátanos 4,5-5,2, el vinagre 2-3.

Siempre que tus riñones estén sanos, ten por seguro que puedes comerte todo un bote de pepinillos en vinagre y no alterar significativamente el pH de tu cuerpo.

He oído que los lácteos te hacen resistente a la insulina. ¿Es eso cierto?

Un artículo del año 2005, de la revista *European Journal of Clinical Nutrition*, puede haber hecho que se extienda este rumor.[20] El artículo estudiaba a niños de ocho años que consumían 300 gramos de carne magra frente a los que tomaban dos litros de leche desnatada, durante un período de una semana, como principal fuente de proteína, y se comparó

20. *European Journal of Clinical Nutrition* (2005) 59, 393-398. «High intakes of milk, but not meat, increase s-insulin and insulin resistance in 8-year-old boys». C. Hoppe.

sus niveles de insulina y de azúcar en sangre al final de la semana. Los niños que tomaron la leche tuvieron un nivel de insulina en sangre doble que los que comieron la carne magra.

El artículo utilizó este hecho para concluir que los niños habían desarrollado resistencia a la insulina. No estoy segura de que sea una conclusión precisa, puesto que sus niveles de azúcar en sangre fueron casi idénticos a los que tenían al comienzo del estudio, y la elevación de la insulina sin elevación de la glucosa en sangre no es lo mismo que la resistencia a la insulina, ni tampoco se sabe que sea un problema. La resistencia a la insulina es mala. Pero un aumento temporal en los niveles de insulina en niños, sin una elevación en el nivel de azúcar en sangre, no se ha asociado con ninguna consecuencia perjudicial. Es probable que, en cuanto su consumo de leche volviera a un nivel normal (dos litros es mucha leche), sus niveles de insulina hicieran lo mismo.

¿Podría haber, de hecho, algún beneficio en el aumento temporal de los niveles de insulina en los niños que tomaron leche en este estudio? Es posible.

El mismo grupo de estudio que publicó el artículo citado utilizó sus datos para escribir un segundo artículo que concluía que beber leche era mejor para la salud de los huesos que el consumo de carne.[21] Un tercer artículo mostró que los niños de dos años que beben menos leche tienen niveles menores de insulina y menos marcadores sanguíneos de crecimiento de los huesos, lo que sugiere que los que bebían más leche probablemente desarrollarían unos huesos más fuertes y posiblemente incluso crecerían más.[22]

---

21. «High intake of milk, but not meat decreasses bone turnover in prepubertal boys after seven days», *Eur J. Clin Nutr*, agosto de 2007, 61(8):957-62, epub enero de 2007.

22. «Animal protein intake, serum insulin-like growth factor I, and growth in healthy 2.5-year-old Danish children», *Am J. Clin Nutr*, agosto de 2004, 80(2):447-52. «Un aumento en el consumo de leche des 200 a 600 ml/día se correspondió con un incremento de la hormona IGF-1 circulante de un 30 por 100. Esto indica que los compuestos de la leche tienen un efecto estimulante sobre la IGF-1 y, por tanto, sobre el crecimiento».

¿Qué es la lactosa y por qué hay tanta gente intolerante a ella?

La lactosa es el principal azúcar de la leche. Está compuesta de glucosa y galactosa, unidas. Para que la glucosa y la galactosa entren en el cuerpo, el enlace debe ser roto por una enzima llamada lactasa. Cuando nacemos, nuestro recubrimiento intestinal tiene mucha actividad de lactasa. Pero, cuando dejamos de beber leche, nuestros intestinos puede que dejen de producir lactasa, por lo que no todos los adultos mantienen la capacidad de descomponer este azúcar. Sin la enzima lactasa, la lactosa no digerida puede llegar al colon, que normalmente no ve azúcar de ningún tipo. La presencia de azúcar en el colon puede hacer que se extraiga mucha agua allí y causar hinchazón o promover el crecimiento de bacterias no deseadas, lo que causa síntomas. Por tanto, la intolerancia a la lactosa no se debe a una alergia a la leche, sino que más bien es un tipo de atrofia; si no ejercitas la enzima para digerir la lactosa con suficiente frecuencia, puedes perder esta capacidad por completo.

Otra forma en que puedes perder tu capacidad enzimática intestinal de digerir la lactosa es mediante una infección intestinal, que puede desnudar las frágiles células que recubren el intestino hasta la última membrana. Cuando las células vuelven a crecer, tal vez no recuperen inmediatamente la capacidad de regenerar todas las enzimas que producían antes. Pero un poco de paciencia y de práctica puede reiniciar tus enzimas intestinales, y reintroduciendo lentamente los lácteos puedes recuperar de nuevo la capacidad para digerir la lactosa.

Tengo intolerancia a la lactosa. ¿Puedo seguir incluyendo productos lácteos en mi dieta?

Por supuesto. Todo lo que necesitas hacer es evitar la lactosa, no el resto de los componentes de los lácteos. La mantequilla y el suero de mantequilla (mantequilla clarificada) casi no tienen lactosa, por lo que muchas personas con intolerancia a la lactosa pueden disfrutar de estos productos. La crema es también naturalmente baja en lactosa, por lo que algunas personas que tienen una intolerancia a la lactosa leve pueden tomar crema y productos elaborados con ella. Sin embargo, el helado comprado en las tiendas suele hacerse con sólidos lácteos que contienen lactosa, por lo que hay que comprobar los ingredientes con cuidado.

Las bacterias que convierten la leche en queso digieren la mayor parte de toda la lactosa en el proceso de fermentación, y la convierten en proteína y otros nutrientes, la razón por la que el queso es una de mis comidas rápidas favoritas. Gracias a la acción bacteriana durante la fermentación, la mayoría de la gente con intolerancia a la lactosa pueden comer quesos duros fermentados como el parmesano, el cheddar y el suizo. Quienes tienen una intolerancia a la lactosa más leven puede disfrutar de quesos más blandos como el gruyere y el requesón. La mozzarella no está fermentada, por lo que quienes tienen intolerancia a la lactosa no suelen poder comer pizza.

El hijo de mi amigo tuvo un eczema que mejoró cuando le dieron leche cruda. ¿Por qué sucede esto?

El eczema es un problema inflamatorio de la piel caracterizado por zonas de piel seca y escamosa que pican, normalmente en las mejillas, la parte interior de los codos o detrás de las rodillas. Las duchas calientes y el aire seco pueden empeorar los síntomas. Igual que muchos otros trastornos autoinmunes, incluida la enfermedad celíaca, la causa subyacente es la inflamación del intestino, que hace que el sistema inmunitario confunda una proteína procedente de la comida con un patógeno invasor, por lo que desencadena un ataque. Cuando la proteína atacada llega a parecerse a las proteínas de la piel, los glóbulos blancos pueden atacar la piel, con lo que causan una serie de síntomas cutáneos antiinmunitarios, psoriasis y otras formas de dermatitis.

Los mecanismos subyacentes de cualquier problema autoinmunitario desencadenado por la comida son muy similares. Y la mejor estrategia a largo plazo para evitar desarrollar todo tipo de trastornos autoinmunitarios consiste en evitar los alimentos muy procesados, especialmente los que tienen un alto contenido en proteína (como los lácteos, los huevos y la soja), porque el procesamiento desnaturaliza las proteínas de modos que hacen que sea más probable que tu sistema inmunitario lance un ataque. Si añadimos aceite vegetal y azúcar proinflamatorios a la combinación, el ataque se vuelve incluso más probable.

La mejor estrategia para aliviar el eczema es eliminar el alimento sospechoso de la dieta, junto con el exceso de azúcar y de aceites vegetales, hasta que una dieta mejor permita que la inflamación intestinal retroceda y que el exceso de actividad del sistema inmunitario se calme. (Algunas personas pueden reintroducir lentamente la comida que provocó el problema y no tener más problemas con ella).

Si crees que la leche puede causar eczema, deberías saber que la proteína problemática, presente en la típica leche comprada en el supermercado, puede estar totalmente ausente en la leche cruda. La pasteurización y la homogenización desnaturalizan parte de las proteínas de la leche, haciendo que parezcan muy distintas para tu cuerpo comparado con la leche sin procesar. De hecho, son tan diferentes que es más probable que tu cuerpo cometa el error de confundir esas nuevas proteínas con un enemigo y que las ataque (y a proteínas de tu cuerpo que sean parecidas) a gran escala, y después guardará un registro de su apariencia (en forma de anticuerpos), de modo que, si la proteína vuelve a aparecer, el cuerpo se acordará de desencadenar la guerra una vez más.

Por tanto, aunque eliminar la proteína provocadora de la dieta sea sensato, es importante darse cuenta de que el eczema, o cualquier síntoma autoinmune, es un indicio de que todo tu programa dietético debe revisarse.

¿Qué es el gluten?

Casi nadie hace esta pregunta. Pero deberían hacerlo, porque la mayoría de la gente no sabe lo que es, aunque lo estén evitando. Sin saber lo que es el gluten, resulta más fácil sentirse seducido por comprar un alimento creyendo que es una elección más saludable simplemente porque está «libre de gluten».

El gluten es la proteína del trigo que lo convierte en pegajoso y que permite que el almidón permanezca unido. Es la razón por la que el aire producido por la levadura queda atrapado en agujeros que hacen que el pan se hinche. El gluten no es un hidrato de carbono. Pero, puesto que el trigo y otros granos que contienen gluten también contienen mucho almidón, evitando el gluten evitas muchos alimentos almidonados y ricos en hidratos de carbono.

¿Es malo para mí el gluten?

No defiendo la idea de que el gluten sea malo para todo el mundo. De hecho, el gluten de trigo purificado se ha considerado un alimento básico de los chinos, los japoneses y otras cocinas asiáticas, durante cientos e incluso miles de años. Según mi estimación, el origen de los problemas de muchas personas con el gluten es su inclusión en la comida basura, y no ningún problema intrínseco del propio gluten.

El gluten es simplemente una proteína que la planta del trigo produce para su propio uso, a fin de permitir que la semilla germine. Puesto que es una proteína, nuestros organismos pueden desarrollar anticuerpos contra ella y eso puede generar síntomas, en gran medida de la misma forma que las proteínas de la leche pueden originar síntomas en las personas alérgicas a la leche.

Ocurre que, como se ha descubierto hace siglos, cuando el trigo se muele para producir harina y se mezcla con agua, las proteínas del trigo (el gluten está compuesto de glutenina y gliadina) se disponen para formar una masa flexible única. Esta masa puede después utilizarse para hacer una amplia variedad de productos alimenticios, gracias a su capacidad de atrapar el aire. El gluten actualmente se añade a muchos alimentos procesados para proporcionarles una forma adecuada y que estén suficientemente crujientes o esponjosos para que sean irresistibles. Por eso nos encontramos con que los alimentos ricos en gluten son difíciles de resistir y fáciles de comer en exceso. Y eso es otro problema.

El gluten se añade a tantas comidas basura ricas en aceite vegetal, y bajas en nutrientes y antioxidantes, que el cuerpo suele descubrir que las proteínas de gluten vienen acompañadas por estrés oxidativo e inflamación. Mucha inflamación. Cuando el sistema inmune detecta cierto grado de inflamación, tiene que presuponer que hay una infección porque durante la mayor parte de nuestra historia las únicas cosas que disparaban la inflamación masiva eran circunstancias inmediatamente amenazadoras para la vida –infecciones, venenos, traumatismos penetrantes (que abren la puerta a la infección)–, en las que las proteínas o bacterias perjudiciales que contienen proteínas deben ser neutralizadas. Por eso la inflamación desencadena la producción de proteínas protectoras y que luchan contra las bacterias que llamamos anticuerpos.

El impacto de la inflamación intestinal sobre la función inmune en su conjunto es enorme. Las células inmunitarias que patrullan por el intestino ven más antígenos en un día que las células inmunitarias que patrullan en nuestro torrente sanguíneo durante toda nuestra vida. La salud de tu cuerpo depende de la capacidad del sistema inmunitario de tu intestino para ignorar la mayor parte de esos antígenos.[23] Si no pueden, aparecerán problemas.

Por tanto, ahora volvemos a nuestra persona que come demasiados productos a base de almidón (galletas crujientes, pizza, gofres, por ejemplo), y digamos en esta ocasión que come muchos de estos alimentos que dilatan en exceso el intestino y/o se expone demasiado a los aceites proinflamatorios, y padece dolor de estómago. Ahora el sistema inmunitario se encuentra alerta, sintetizando furiosamente anticuerpos que se unirán a las proteínas de un modo relativamente indiscriminado. Se supone que sintetizan anticuerpos que se enlazan con las proteínas en la superficie de bacterias patógenas o a compuestos venenosos, ingeridos accidentalmente. Pero, en el contexto de la inflamación, el cuerpo adopta la actitud de «sintetizar anticuerpos antes, hacer preguntas después». Hará anticuerpos para todas las proteínas que se encuentre. Y si, como sucede en este escenario concreto, las proteínas de gluten son las mayoritarias, entonces es probable que se sinteticen anticuerpos para el gluten.

Si el cuerpo no reconoce su error y elimina el anticuerpo contra el gluten (este procedimiento se llama *tolerancia inmune en desarrollo*), el anticuerpo se pega a algún sitio. De este modo, la próxima vez que esta persona coma alimentos que contienen gluten, es probable que la reacción del anticuerpo provoque que el sistema inmunitario emprenda acciones ofensivas, aunque no haya nada excepto un poco de gluten. Independientemente de su naturaleza sin sentido y quijotesca –el sistema inmunitario está combatiendo aquí de forma figurada con molinos de viento–, la reacción inmunitaria puede causar diversos síntomas.

EL GLUTEN, LA ZONULINA Y EL MITO DEL DAÑO A LAS PERSONAS SANAS

Los científicos han descubierto muchos detalles que vinculan al gluten con la enfermedad celíaca, durante la pasada década. Tal vez nadie haya hecho más por mejorar nuestro conocimiento de esta relación que un científico del hospital universitario de Harvard, el doctor Alessio Fasano.

---

23. «Role of the enteric microbiota in intestinal homeostasis and inflammation», *Free Radic Biol Med*, marzo de 2014, 0: 122-133.

Empezando con una campaña para inmunizar a la población contra el cólera en la década de 1980, el doctor Fasano creó accidentalmente una vacuna que causaba una diarrea terrible, un resultado trágico después de largos años de trabajo. En lugar de pasar a otra área de investigación, el médico decidió profundizar e inició otra investigación para descubrir lo que había fallado. Muy pronto identificó una proteína sintetizada por nuestro cuerpo, llamada zonulina, que disminuye las conexiones entre las células intestinales (llamadas *zonula occludens*), lo que permite que se vierta fluido en el intestino. La bacteria del cólera produce una toxina que imita este efecto para generar una diarrea masiva por la que, sin una rehidratación intravenosa adecuada, los infectados pueden morir en cuestión de días.

Fasano se dio cuenta de que su descubrimiento tenía consecuencias más allá de la enfermedad infecciosa. Después de todo, supuso, el cuerpo no dejaría receptores de zonulina que no hicieran nada en nuestras células digestivas si todo lo que podían hacer es perjudicarnos. La filtración estimulada por la zonulina podría tener un propósito, fue su hipótesis.

Muy pronto, el equipo del doctor Fasano descubrió que la zonulina desempeña un papel clave en la defensa contra las infecciones parasitarias. Los glóbulos blancos que hacen la ronda por el sistema inmunitario intestinal realizan gran parte de su trabajo en centros especiales de vigilancia llamados placas de Peyer, que funcionan un poco como la comprobación de equipajes en un aeropuerto, eligiendo aleatoriamente viajeros para un cacheo, y después, tras la comprobación, los liberan para que sigan su camino. Sin zonulina, los glóbulos blancos no pueden abrirse paso por los espacios dejados por las células de la pared intestinal para llegar a sus estaciones de trabajo de las placas de Peyer, y la seguridad en el intestino se ve comprometida, especialmente en lo relativo a los parásitos. La zonulina parece que sirve como un tipo de llave de tarjeta en el lugar de trabajo, y da acceso a los glóbulos blancos a sus centros de vigilancia de la pared intestinal.

Esperando que su nuevo descubrimiento tuviera un uso clínico, a finales de la década de 1990, el equipo del doctor Fasano se concentró en las enfermedades mediadas por una respuesta demasiado fuerte a la zonulina, llenando las estaciones de seguridad (placas de Peyer) con demasiados glóbulos blancos, por lo que el sistema inmunitario entra en estado de confusión. Su principal interés era la enfermedad cardíaca. Él quería entender exactamente cómo la exposición al gluten podía, en algunas personas, traducirse en enfermedad celíaca. Así que se puso de nuevo a trabajar. Varios años después publicó sus descubrimientos.[24] Resulta que una minoría de la población tiene una tendencia genética a desarrollar

---

24. «Mechanisms of disease: the role of intestinal barrier function in the pathogenesis of gastrointestinal auto-immune diseases», Alessio Fasano y Terez Shea Donohue, *Nature Clinical Practice Gastroenterology and Hepatology*, septiembre de 2005, vol. 2, n.º 9, pp. 416-422.

un mal funcionamiento del sistema inmunitario que hace que sus cuerpos respondan al gluten como si fuera un parásito, en lugar de una proteína benigna, y que lancen un ataque innecesario y doloroso sobre la inocente proteína del gluten.[25]

La zonulina es un vínculo muy importante entre la exposición al gluten y la enfermedad celíaca. Sin embargo, es sólo un vínculo; no es la historia completa. El doctor Fasano nunca dijo que el gluten causara enfermedad celíaca mediada por la zonulina en este subgrupo de personas genéticamente predispuestas a la enfermedad celíaca; sólo que es un paso clave en el proceso. El verdadero problema subyacente a la enfermedad celíaca no es el gluten ni la zonulina; es un mal funcionamiento del sistema inmunitario. En las personas con enfermedad celíaca, sus sistemas inmunitarios desencadenan por error una liberación exagerada y sostenida de zonulina y, a su vez, esta excesiva y constante liberación aumenta la permeabilidad intestinal (es decir, la filtración del intestino).

Una de las razones por las que las personas que leen los artículos del doctor Fasano pueden llegar a la conclusión de que el gluten es perjudicial para las personas sin enfermedad celíaca es que el estudio de Fasano demuestra que el gluten, en realidad, sí induce una liberación limitada de zonulina en esas personas. Sin embargo, hay una diferencia muy importante dosis-respuesta en la reacción a la zonulina así liberada. En pacientes celíacos, la reacción es extrema. En personas no celíacas, la reacción es débil: «Las biopsias de pacientes no celíacos demostraron una liberación limitada y temporal de zonulina, junto a un aumento en la permeabilidad intestinal que nunca llegaba al nivel de permeabilidad visto en los tejidos celíacos».[26]

Esta modulación relativamente modesta de la permeabilidad puede ser completamente normal, y sin duda puede ser esencial para una función intestino/inmune normal. Volviendo a nuestra analogía de los glóbulos blancos como vigilantes de un aeropuerto, que trabajan en puntos de comprobación de la seguridad del tracto intestinal, la capacidad del gluten para estimular una pequeña cantidad de zonulina puede ser necesaria para asegurar que, en respuesta a las proteínas que pasan por el sistema, al menos algunos encargados de la seguridad tengan llaves de tarjeta a mano y lleguen para cumplir su función en las estaciones de inspección.

Es probable que sólo una liberación desmesurada de zonulina, y la consiguiente reacción extrema del sistema inmunitario a la zonulina, promueva la excesiva permeabilidad que genera síntomas celíacos.

Otra razón por la que el trabajo del doctor Fasano podría inducir a la gente a creer que el gluten siempre estimula en exceso el sistema inmunitario procede de la elección de la proteína que utilizó como control. Como

---

25. «Surprises from celiac disease», *Scientific American*, agosto de 2009, pp. 32-39.
26. «Gliadin, zonulin, and gut permeability: effects on celiac and non-celiac intestinal mucosa and intestinal cell lines», Alessio Fasano, *Scandinavian Journal of Gastroenterology*, 2006; 41:408-419.

científico, el doctor Fasano necesitaba ver si la liberación de zonulina tal vez era una reacción general a la presencia de proteínas en el estómago. Por tanto, comparó la cantidad de liberación de zonulina inducida por el gluten con la cantidad de zonulina inducida por la proteína de la leche llamada caseína. Descubrió que el gluten producía una pequeña cantidad de liberación de zonulina incluso en pacientes normales y no celíacos, mientras que la caseína no generaba nada.[27,28]

Pero aquí está el problema. La caseína no es la proteína normal derivada de los alimentos. De hecho, las propiedades únicas de la caseína pueden ser la razón por la que el doctor Fasano la eligió como control. La caseína procede de la leche, la única cosa que comemos que se sintetiza para el propósito expreso de alimentarnos. Debido a esto, el cuerpo posiblemente trate a las proteínas de la caseína de la forma en que los encargados de la seguridad dejan pasar a los pasajeros, con un gesto de asentimiento y un saludo, mientras pasan. Por ello, la caseína puede ser uno de los pocos alimentos que no causen liberación de zonulina. Hasta ahora, yo no he sido capaz de encontrar otros alimentos aparte del gluten y la caseína de los que se haya comprobado su capacidad para provocar la liberación de zonulina.

Lamentablemente, estos matices no siempre se entienden bien, lo cual es la razón, en mi opinión, de que muchas personas –desde respetados científicos hasta el monitor de yoga de tu localidad– afirmen que el gluten es tan perjudicial que todo el mundo debería evitarlo como si fuera una plaga proteica, no sea que se arriesguen a desarrollar una enfermedad autoinmunitaria grave. Estoy de acuerdo en que un pequeño porcentaje de personas padece enfermedad celíaca, intolerancia al gluten. Pero creo que estos gladiadores antigluten que conducen a la multitud enojada hasta la panadería están contando la historia del gluten y la autoinmunidad al revés. El problema en la inmunidad llega antes y establece las bases para el gluten y otras intolerancias. Si no tienes problemas en tu sistema inmunitario, no padecerás de enfermedad celíaca. Fin de la historia.

Pero, como he sugerido hace un momento, no se trata sólo de las proteínas de gluten. Un proceso similar puede generar cualquier alergia alimentaria: cacahuetes, nueces, huevos, marisco, proteínas lácteas, soja, etc. Las alergias alimentarias están aumentando drásticamente en la po-

27. «Zonulin and its regulation of intestinal barrier function: the biological door to inflammation, autoimmunity, and cancer», *Physiological Reviews*, 1 de enero de 2011, vol. 91, n.º 1, pp. 151-175.
28. «Non-celiac gluten sensitivity: the new frontier of gluten related disorders», *Nutrients*, octubre de 2013, 5(10):3839-3853.

blación de Estados Unidos, sobre todo entre los niños, pero ninguna de esas proteínas es intrínsecamente mala para ti.[29]

Me siento mejor desde que dejé de comer gluten. ¿Significa eso que tengo intolerancia al gluten?

En primer lugar, si estás mejor, eso es bueno. A continuación, expliquemos por qué es posible que te sientas mejor.

Muchas veces, cuando pregunto a los pacientes qué hicieron para librarse del gluten, dicen que dejaron de comer pizza y comida rápida de todo tipo –por tanto, nada de fritos ni refrescos–, además de reducir el pan de las hamburguesas. Al mismo tiempo, también redujeron las golosinas y la docena de cervezas del fin de semana. *Hmmm*. Por tanto, hay más cambios dietéticos que sólo la reducción del gluten. Hay una disminución de una gran cantidad de hidratos de carbono, que comemos en exceso la mayoría de nosotros, de mucho aceite vegetal y de los atracones de alcohol que pueden saturar la capacidad antioxidante del hígado. Así que, aunque superficialmente pueda parecer que has superado la prueba de cómo eliminar el gluten, en realidad, has hecho un cambio dietético más extenso, que es realmente beneficioso.

Por este motivo, no hay nada malo en evitar el gluten, aunque no necesites hacerlo. Pero intenta no llegar tan lejos como para restringir tu dieta innecesariamente. Tuve un amigo que dejó de salir a comer sushi porque quería evitar los pocos microgramos de gluten de la salsa de soja elaborada de forma natural (algo que ha formado parte importante de la cultura dietética occidental durante un par de miles de años, aproximadamente).

La mejor forma de determinar si tienes intolerancia al gluten no es con un análisis de sangre. Es trabajando con un alergólogo o con un médico que esté especializado en alergias relacionadas con la comida, o que haya realizado tres años de formación como residente en alergia e inmunología, después de terminar en la escuela de medicina. Vale la pena encontrar a un médico en quien confíes y con el que puedas trabajar a gusto. Pero debes tener paciencia, ya que se necesitan varias visitas

29. «Epidemiology of food allergy», Scott H. Sicherer, marzo de 2011, vol. 127, n.º 3, pp. 594-602.

para encontrar el alimento que causa el problema o descartar la posibilidad de una alergia alimentaria por completo.

Si el hígado es el órgano de desintoxicación, ¿no significa eso que contiene toxinas que hacen que no sea saludable comerlo?

No hay ningún órgano en el cuerpo dedicado exclusivamente a almacenar toxinas. El hígado desempeña un papel muy importante en la eliminación del cuerpo de las moléculas innecesarias de todo tipo, y una vez que se han eliminado se han ido para siempre. Lo mismo puede decirse de los riñones, que juegan otro papel clave en la eliminación de moléculas inútiles. Lamentablemente, todos los órganos, incluso los músculos, pueden acumular toxinas durante la vida de un animal. Por tanto, esto hace que sea especialmente importante prestar atención a la fuente de la comida.

Lo que convierte en muy difícil la tarea es el hecho de que, aunque el granjero a quien compras los huevos trate a las gallinas como si fueran princesas con plumas, les haya dado buena comida y acceso al sol, etc., si el suelo sobre el que está construida su granja se utilizó para propósitos industriales o tuvo muy cerca una planta industrial en el pasado, ese suelo puede contener altos niveles de una amplia variedad de toxinas industriales que acaban en las gallinas. Se trata de un triste legado de nuestra economía centrada en la industria.

Aparte de fastidiar a los pobres productores de alimentos de tu localidad para que hagan pruebas del suelo, ¿qué más puedes hacer? Según varios artículos, cuanto más urbana sea una zona, más probable es que el suelo esté contaminado.[30,31] Si vives en una zona urbana y no quieres volverte loco preocupándote por eso, entonces ten por seguro que si el granjero proporciona alimentos ecológicos y lo hace lo mejor que puede, sigue siendo probable que la carga tóxica en el producto final sea menor que cualquier cosa producida por las compañías de alimentos de mayor tamaño.

---

30. «Toxic metal distribution in rural and urban soil samples affected by industry and traffic», *Polish J. of Environ Stud*, vol. 18, n.º 6 (2009), 1141-1150.

31. «The elephant in the playground: confronting lead-contaminated soils as an important source of lead burdens to urban populations», Filippelli GM y Laidlaw MAS, 2010, *Perspectives in Biology and Medicine* 53, 31-45.

¿Con qué frecuencia debemos comer carne de órganos?
Entre una y tres veces por semana, dependiendo del tamaño de la ración.

Nunca conseguiré que mis hijos/cónyuge/yo mismo comamos carne de órganos. ¿Qué puedo hacer en su lugar?
No hay sustituto para la intensidad nutricional presente en alimentos como el hígado, el corazón, los riñones y la médula ósea, procedentes de animales alimentados con hierba. Pero si crees que nunca serás capaz de incluirlos en tu dieta, entonces es importante que optimices el valor nutricional de los otros alimentos que comes siguiendo los principios de intensificación de nutrientes descritos en el capítulo anterior.

Me hice un análisis de sangre para la intolerancia a la comida, pero no estoy seguro de si debo fiarme de los resultados. ¿Qué precisión tienen?
Los análisis de sangre no son suficientemente precisos como para utilizarlos solos. Lamentablemente, se dirigen a los consumidores, por lo que cualquiera, con o sin formación adecuada en la fisiología del sistema inmunitario, o las limitaciones e imprecisiones inherentes en las pruebas, puede encargarlos actualmente.

Basándose en este tipo de práctica, un par de mis clientes que son deportistas profesionales, a los que les habían dicho que tenían intolerancia a los lácteos, aunque nunca habían experimentado síntomas, pasaron años con un consumo de calcio por debajo de lo normal. Cuando empecé a trabajar con ellos supe que a uno le habían diagnosticado osteoporosis y que otro acababa de sufrir una fractura de bajo impacto que se había complicado por una curación demasiado prolongada, de forma que no pudo jugar durante la mayor parte de la temporada. Ambos jugadores pudieron volver a incluir lácteos sin ningún síntoma de alergia, pero esos años de nutrición inadecuada les habían pasado factura.

El estándar de oro para evaluar las intolerancias alimentarias no es un análisis de sangre, sino una dieta de eliminación muy estricta, en la que no se come nada excepto cordero, zanahorias, peras y arroz (porque estos alimentos rara vez son causa de reacción) durante un período prolongado, y después se vuelven a incluir nuevos alimentos, uno a uno. Esto es mejor hacerlo con un dietista u otro especialista con formación y experiencia en el uso de dietas de eliminación.

He oído que el aceite de cacahuete no forma parte de la paleodieta. ¿Por qué lo recomiendas?

Técnicamente, ningún aceite forma parte de la paleodieta, porque los aceites requieren un equipamiento no muy apropiado para la movilidad típicamente asociada con el estilo de vida de los cazadores-recolectores. Pero este libro va más allá de las definiciones más estrictas de la paleodieta para incluir algunos de los avances culinarios que nos aportan cosas como la mantequilla, el caldo de huesos, los productos a base de trigo fermentado y, sí, los aceites saludables. Pero, aunque estés dispuesto a incluir el aceite de cacahuete en tu compendio personal de paleodieta, podrías preocuparte después de oír que el aceite de cacahuete «contiene demasiados PUFA» y que «contiene aflatoxina». Permíteme tratar esos temas a continuación.

En primer lugar, un poco de antecedentes. El aceite de cacahuete tiene una larga historia de uso, empezando con el cultivo en Sudamérica hace varios miles de años y la difusión por el resto del mundo después de la visita de Marco Polo en el año 1500 d. C. Los cacahuetes del Nuevo Mundo llegaron a sustituir a las versiones indígenas de la planta del cacahuete de África y Asia (donde se llama maní).[32] Se supone que el cambio tuvo lugar porque las plantas del Nuevo Mundo crecían más rápido, o porque sus frutos tenían mejor sabor. Tampoco se ha aclarado por completo si la población utilizaba las semillas para hacer aceite, pero no habría sido muy difícil porque los cacahuetes son muy aceitosos, y por ello el aceite de cacahuete se extrae fácilmente con el mismo equipamiento utilizado para extraer aceite de las otras semillas de las que normalmente se obtenía.

La oleosidad natural del cacahuete es una de las principales razones por las que el aceite de cacahuete tiene potencial para ser saludable; conlleva que se puede extraer mucho aceite de manera muy fácil sin producir demasiado daño molecular, al menos durante la primera pasada por la prensa. Por eso yo recomiendo que compres aceite de cacahuete no refinado, prensado en frío, si puedes, lo cual garantizará que las moléculas de aceite queden relativamente intactas.

---

32. En el original en inglés hay un juego de palabras que no puede traducirse al castellano: se le llama groundnut (cacahuete, maní) porque crece en el suelo (ground) en lugar de en los árboles. En castellano no hay ningún sinónimo de «cacahuete» que incluya el término «suelo». *(N. del T.)*

En lo que respecta a cocinar el aceite, mantener las moléculas en su configuración original es siempre el objetivo. No puedes ver las moléculas alteradas, pero puedes detectar su presencia, porque los aceites con PUFA alterados –que se han refinado, blanqueado y desodorizado– normalmente carecen de sabor.

Lo cual me lleva a la primera de las dos objeciones citadas ante el uso de aceite de cacahuete: el contenido relativamente elevado de PUFA.

El aceite de cacahuete sólo es bueno si sabe bien. Esto es cierto para todos los aceites. Pero el aceite de cacahuete se encuentra muy cerca de tener demasiados PUFA. Tiene entre un 5 y un 10 por 100 más de omega-6 (un PUFA) altamente oxidable que el aceite de oliva, pero también tiene entre un 3 y un 10 por 100 más de grasas saturadas naturalmente resistentes a la oxidación. Este perfil de ácidos grasos significa que sólo el aceite de cacahuete de mayor calidad (de primera prensa, sin refinar) será bueno para comer. Si no detectas ningún sabor a cacahuete y no ha vencido la fecha de caducidad, entonces el problema puede ser que sea un aceite de grado inferior. No lo tomes.

La segunda objeción al aceite de cacahuete tiene relación con el potencial de contaminación tóxica con *aflatoxina*.

La aflatoxina la produce un hongo de la familia de los Aspergillus. Solemos oír que puede contaminar la mantequilla de cacahuete (aunque no haya habido epidemia conocida en Estados Unidos), pero el hongo puede crecer en prácticamente cualquier cosa –maíz, arroz, algodón, cosméticos–, y por tanto el problema no es exclusivo de los cacahuetes, en absoluto. La mejor forma de evitar la aflatoxina es no comer alimentos en que los malos sabores que el hongo normalmente produciría puedan quedar ocultos con aditivos de sabor fuerte, como el azúcar, el glutamato monosódico y otros saborizantes artificiales generalmente presentes en los alimentos procesados.

Teniendo en cuenta que los cacahuetes causan tantos problemas de alergia a tantas personas, ¿por qué este aceite es bueno para los demás?

El hecho de que algunas personas tengan graves reacciones alérgicas a un alimento no indica de ningún modo que sea perjudicial para los demás. No me gustaría sugerir que todo el mundo evite los lácteos, los frutos secos, la soja, los huevos y el marisco, ya que algunas personas los necesitan.

Si mi hijo es autista, ¿qué mejoría puedo esperar de una mejor nutrición?

Como he explicado en el capítulo 9, los niños autistas no son distintos de los que se desarrollan normalmente; son diferentes uno respecto de otro. Por tanto, los resultados de la mejora dietética van a variar bastante. Es una vergüenza que haya tan poca investigación sobre los beneficios de una dieta mejorada, especialmente el cambio del aceite vegetal y la reducción de los hidratos de carbono, beneficiosos para todo, pero es de esperar que esto cambie. Mientras tanto, hay un par de razones para creer que una dieta mejor podría generar modificaciones significativas en el estado de ánimo, la socialización y el aprendizaje.

Reducir los compuestos inflamatorios y prooxidativos (presentes en los aceites vegetales y los alimentos procesados) les ayudará de la forma en que ayuda a cualquier otra persona: contribuyen a la agudeza mental, reducen los síntomas de los trastornos alérgicos y mejoran la salud digestiva. Además, las investigaciones han demostrado que los cerebros de muchos niños autistas tienen que soportar habitualmente un ataque inmunológico[33,34,35] que creo que puede quedar bajo control si la inflamación se reduce con la dieta. Otra razón para tener esperanzas es la idea de plasticidad del cerebro, que indica el hecho de que nuestros cerebros siguen desarrollando nuevas conexiones durante toda nuestra vida. Por tanto, es de sentido común suponer que todos los beneficios para el cerebro de una menor inflamación, explicados en el capítulo 9, son aplicables también a los niños autistas.

Dicho esto, los niños autistas son muy quisquillosos con la comida, y cualquier cambio dietético probablemente será acogido con resistencia. Puesto que es un problema muy común, actualmente hay dietistas especializados en autismo, y si puedes encontrar uno, podrá guiarte durante todo el proceso.

---

33. «The role of immune dysfunction in the pathophysiology of autism», *Brain Behav Immun*, manuscrito del autor disponible en PMC, 1 de marzo de 2013, *Brain Behav Immun*, marzo 2012, 26(3) pp: 383-392.
34. «Is a subtype of autism an allergy of the brain?» *Clin Ther*, mayo 2013, 35(5):584-91, doi 10.1016/j.clinthera.2013.04.009.
35. «Focal brain inflammation and autism», *J Neuroinflammation*, 2013, 10: 46.

Tengo sensibilidad al gluten no celíaca. Si cambio mi dieta y mi salud mejora, ¿podría tomar de nuevo niveles moderados de gluten adecuadamente preparados?

Como con las otras enfermedades inmunes, sí considero posible que tu sensibilidad al gluten remita. Por tanto, podrías disfrutar de alimentos que contienen formas poco procesadas de gluten, como los que obtienes de las bayas de trigo o el pan de masa fermentada. No recomendaría volver a incluir alimentos que contengan gluten sin trabajar estrechamente con un profesional que conozca tu problema.

He oído decir que las bacterias implicadas en la producción de masa fermentada descomponen el gluten. ¿Es eso posible?

La acción bacteriana puede descomponer algo de gluten, pero yo no contaría con ella para que descomponga todos los componentes a los que tal vez tengas reacciones. Si aun así quieres probar, empieza con sólo unos pocos bocados.

Acabamos de eliminar de nuestra cocina el aceite vegetal y estamos quitando el azúcar a nuestros hijos, lo cual parece más difícil. ¿Puedes darnos algún consejo?

Lo mejor para quitar el azúcar a los niños (además de paciencia y tiempo) es ayudarles a que les gusten nuevos alimentos. La mejor forma de desarrollar nuevos hábitos alimenticios saludables es introducir nuevos productos cuando tengan hambre de verdad. Por tanto, añadid nuevos alimentos estratégicamente, como por ejemplo después de haber jugado al aire libre toda la tarde. ¡Y ofrecedles sólo un sabor! Obligarles a terminar algo es una forma segura de apartarles de ese alimento durante una buena temporada. Si todo va bien, poco a poco empezarán a pedir nuevos alimentos.

He leído tu capítulo sobre el azúcar y estoy convencido de que debería reducirlo. Pero ¿puedo tomar sólo un refresco durante el trabajo para ayudarme a pasar la tarde?

Puedes tomarlo. Pero yo haría lo que hacen miles de millones de otros terrícolas para poder pasar la tarde: tomar una taza de té ligero. Recomiendo esto porque los estudios realizados en Estados Unidos en 2014 y en Corea en 2016 demostraron, respectivamente, que un solo refresco al día puede aumentar los depósitos de calcio en las arterias[36] y la probabilidad de sufrir un ataque cardíaco en un 30 por 100.[37]

He recortado mis hidratos de carbono, pero ahora tengo estreñimiento. ¡Ayuda!

Esto suele ocurrir en las personas que no beben una cantidad suficiente de agua o que no incluyen suficientes hortalizas ricas en fibra (especialmente fermentadas) y frutos secos, por lo que debes probar esto en primer lugar. Otra cosa que ha ayudado a mis pacientes es la linaza: 2 cucharadas soperas molidas (puedes comprar lino no molido y moler las semillas en un molinillo de café) añadidas a una taza de agua caliente. Puedes utilizar agua fría, pero la caliente evita que se compacte.

¿Tu restricción del azúcar conlleva no tomar ningún postre?

No, pero busca los postres que lleven menos azúcar y, por supuesto, el tamaño de la ración es importante. Los postres en Estados Unidos probablemente tengan diez veces más azúcar que en Europa. Y, de todas formas, no son algo que debas comer todos los días.

El tofu es un alimento tradicional. ¿Puedo comerlo?

El tofu tradicional está fermentado. Sin embargo, la mayoría del que venden en los supermercados no lo está. Si puedes encontrar tofu fermentado, cómpralo. Si no, el tofu normal sigue siendo bueno.

---

36. «Sugar-sweetened carbonated beverage consumption and coronary artery calcification in asymptomatic men and women», Chun S., Choi Y., Chang Y., *et al.*, *Am Heart J.*, 2016; doi 10.1016/j.ahj.2016.03.018.

37. «Added sugar intake and cardiovascular diseases mortality among US adults», Yang Q., Zhang Z., Gregg EW, *et al.*, *JAMA Intern Med*, 2014, doi 10.1001/jamainternmed.2013.13563.

Actualmente estoy dando el pecho a mi hijo. Me doy cuenta de que, si reduzco demasiado los hidratos de carbono, o si alargo el tiempo entre las comidas, disminuye mi producción de leche. ¿Tienes algún consejo sobre formas de aumentar la producción de leche?
La leche materna contiene azúcar, unos 7 gramos por cada 100 mililitros (pero varía bastante). Por tanto, si produces un litro de leche para tu bebé cada día, son 70 gramos de azúcar que tu cuerpo necesita sólo para la producción de leche. Aunque tu hígado puede sintetizar el azúcar que necesitas a partir de la proteína si tu dieta contiene suficiente, eso me parece un derroche de buena proteína. También podrías obtener los hidratos de carbono que necesitas de tus alimentos favoritos ricos en ese principio alimenticio, ya sean granos integrales, hortalizas de las que se come la raíz, alubias y guisantes, o frutas. Tan sólo intenta hacer todo lo posible para combinar: la variedad siempre es importante.

Por cierto, el estrés y la privación de sueño pueden aumentar la demanda de azúcar de tu cuerpo, y ¿qué nueva madre no está privada de sueño? Por tanto, haz caso a tu cuerpo y utiliza el sentido común para decidir cómo aumentar los hidratos de carbono.

Después de seguir la dieta Atkins, baja en hidratos de carbono, durante cuatro meses, he perdido cerca de veinte kilos y me sentí muy bien al principio. Después comenzó la fatiga, la piel seca y lo peor de todo, se me cae mucho el pelo. (Mi médico me dice que mis pruebas son todas normales). Yo de verdad no quiero volver a comer pan y azúcar, pero he leído que ayudaron a otras personas. ¿Qué me recomiendas?
La dieta Atkins no es necesariamente una dieta equilibrada (le faltan varios de los Cuatro Pilares), por lo que yo empezaría identificando qué te falta y añadiéndolo a tu dieta. Mientras tanto, dependiendo de qué tipo de ejercicio hagas, puede ser beneficioso para tu metabolismo hacer un parón de la severa restricción de hidratos de carbono durante uno o dos días por semana comiendo frutas, germinados o alubias, lo que se adapte mejor a ti.

He tenido la precaución de mantener un nivel bajo de consumo de hidratos de carbono durante el embarazo. ¿Qué piensas sobre esto?
Entiendo tu preocupación. Pero, puesto que el 18 por 100 de las mujeres embarazadas se diagnostican con diabetes gestacional, es seguro decir

que estos miedos se basan menos en la ciencia médica y son más el producto del hecho de que nuestras dietas han pasado a encontrarse tanto en el extremo superior del consumo de hidratos de carbono que nuestra idea de «normal» está sesgada. Por cierto, actualmente el tratamiento de primera línea para la diabetes gestacional es una dieta con los hidratos de carbono controlados.

He seguido tu dieta durante unos diez días, además de hacer ejercicio físico. He perdido unos 2,5 kilos. Me siento feliz, pero también cansado, deprimido y letárgico durante ciertos momentos del día. ¿Es buena para mí la dieta?

Si eres diabético o prediabético y tomas fármacos para reducir tu azúcar sanguíneo, puedes poner en peligro tu salud al reducir los hidratos de carbono sin la posibilidad de comprobar la glucosa en sangre. Asegúrate de hablar sobre este tipo de dieta con tu médico.

Si no estás tomando fármacos para el azúcar sanguíneo, entonces simplemente puede ocurrir que te estés adaptando a un nuevo metabolismo, de combustión de grasa, y te diría que debes esperar que tu energía mejore a corto plazo. Tal vez necesites más hidratos de carbono debido al tipo de ejercicio físico que hagas. O –y esto es muy común– quizás no estés obteniendo suficiente sal, calcio, magnesio o zinc (*véase* el capítulo 13 para saber cómo tomar suplementos). Si la fatiga persiste más allá de cuatro días es una seria advertencia de que debes consultar detenidamente tu caso con un buen médico de tu zona que utilice dietas bajas en hidratos de carbono, antes de continuar (*véase* sección «Recursos»).

¿Debo contar los hidratos de carbono de todas las hortalizas que como?

Se deben contar los hidratos de carbono de todas las fuentes. Pero no los de la fibra no digerible. Sin embargo, la etiqueta no te dirá qué parte de la fibra es digerible, por lo que la recomendación es reducir el contenido de ésta a la mitad y restar esa cifra de la cantidad total de hidratos de carbono.

¿Qué sucede con el licor, el vino y la cerveza? Éstos se descomponen en azúcares, así que, ¿cómo entran en la fórmula?

Es un error muy común creer que el alcohol se descompone en azúcares. En realidad, el alcohol se metaboliza en ácido acético, que es un precursor de los triglicéridos. Las distintas bebidas alcohólicas tienen diferentes cantidades de hidratos de carbono, y las bebidas mixtas con sabor dulce suelen tener grandes cantidades de azúcar. La cerveza tiene un contenido elevado en hidratos de carbono, mientras que los vinos secos y los licores de alta graduación que no saben dulces (como el vodka y el tequila) tienen pocos.

¿Cuánto alcohol puedo tomar?

Una pregunta mejor podría ser qué cantidad de alcohol es excesiva. Los estudios demuestran que tomar cuatro copas, o más, al día, está asociado claramente con una mala salud. Las mujeres que beben cualquier cantidad de alcohol parecen tener un mayor riesgo de cáncer de pecho, en comparación con las que no beben, por lo que, si tienes un mal historial familiar, deberías pensar en no beber. Cuando vivía en Napa llegué a apreciar cómo el vino está integrado con una vida social saludable, pero seguía recomendando a mis pacientes que lo mantuvieran en dos copas al día. Uno de mis postres favoritos es entre 30 y 60 mililitros de vino mezclados con kombucha.

¿Qué recomiendas para las molestias como la indigestión y la hinchazón?

La solución a las molestias intestinales depende de la causa. Pero una cosa que puede ayudar es comer algo ácido antes de las comidas que te producen molestias, como por ejemplo un pepinillo (fermentado) o media cucharadita de vinagre. Si eso no te ayuda, consulta a tu médico.

He perdido aproximadamente el 40 por 100 de mi cabello a medida que he envejecido. No estaba muy bien al comenzar, pero había tenido una forma mucho mejor. ¿Hay algo que pueda hacer?

He oído a personas que toman una taza de caldo de huesos casero, al menos cinco días por semana, que les ayuda con el cabello, la piel y las uñas. Reducir cualquier exceso de hidratos de carbono y eliminar los aceites proinflamatorios es clave para permitir que tu cuerpo responda a los efectos estimulantes para el colágeno del caldo. También puede que te convenga comer hígado, rico en biotina y otras vitaminas que ayudan a que el pelo crezca. Las píldoras de hígado desecado son una alternativa para quienes no pueden tomar hígado.

Asimismo, si no lo has hecho aún, asegúrate de consultar a tu médico, ya que las enfermedades autoinmunitarias y las relacionadas con la tiroides pueden producir pérdida de cabello, por sólo nombrar dos de los problemas más comunes que deberías descartar.

He reducido bastante mi consumo de pan y granos, pero después me he dado cuenta de que muchos otros alimentos contienen hidratos de carbono, como el arroz, las patatas, las frutas, etc. No sé cómo podré mantener todas estas restricciones sin limitar severamente mi dieta a grasa, hortalizas y carne, principalmente.

Ten por seguro que, si reduces una buena cantidad de hidratos de carbono vacíos de calorías, habrás abierto la puerta a la expansión de la variedad nutricional de tu dieta, no a su reducción. La razón por la que puede parecer restrictiva al principio es que puedes imaginar que el 80 por 100 de los productos de los pasillos centrales de tu supermercado ahora están prohibidos. Por tanto, al principio, pasarse a una dieta con menos hidratos de carbono puede parecer limitador, especialmente si intentas evitar los aceites vegetales al mismo tiempo.

Piensa en un período de seis meses para pasar a tener nuevos hábitos. Durante este tiempo tal vez necesites aprender nuevas cosas para cocinar (hervir hortalizas, hacer aliño de ensalada, trabajar con nuevos ingredientes); también puede que necesites encontrar nuevos supermercados, nuevos restaurantes, incluso nuevas personas con las que estar.

He descubierto que muchos de mis pacientes que siguen la dieta estándar, alta en hidratos de carbono, comen muchos más alimentos fáciles de preparar (basura) de lo que creen. No es porque sean perezosos, sino porque nadie les ha dicho que tienen que aprender al menos unas habilidades básicas de cocinado para comer otra cosa que una dieta alta en hidratos de carbono.

Me doy cuenta de que esto es mucho más fácil de decir que de hacer, soy consciente, que es por lo que esta cuestión toca una solución esencial al problema de lograr un éxito a largo plazo con una comida saludable. Un truco mental que puede ayudarte a hacer los ajustes es, en lugar de pensar en reducir o concentrarte en cuánto estás pasando por alto, intentar pensar en ello como en abrir espacio en tus rutinas diarias para una mayor variedad.

Una forma excelente de acelerar este proceso de transición es participar en un grupo de redes sociales para conocer a otras personas que intentan tomar pocos hidratos de carbono y aprender sobre los mejores mercados de granjeros, supermercados, carniceros y restaurantes de tu zona.

¿Se consideran crudos los alimentos deshidratados? ¿Sería un trozo de cecina ecológica una buena forma de tomar carne cruda?

No. El proceso de secado altera las moléculas de formas que las hacen menos bioactivas. Aun así, la cecina es un excelente alimento para comer sobre la marcha.

¿Qué opinas del conocido tema de los círculos de nutrición holística relacionados con el equilibrio ácido/alcalino y la idea de que la mayoría de la gente necesita consumir más alimentos alcalinizantes/catabólicos y menos anabólicos, que forman ácido?

La teoría del equilibrio ácido/alcalino nació antes que los fisiólogos tuvieran un sólido conocimiento de la función renal, y esta teoría es incompatible con nuestro conocimiento actual de la fisiología humana. (*Véase* la pregunta sobre la pérdida de calcio de los huesos por parte de la leche).

¿Es adecuada la salsa de soja o no? ¿Recomendarías alguna marca?

Las salsas de soja fermentadas son buenas. Nosotros buscamos Kikkoman, Yamase y cualquier bote que diga «fermentada» o «producido tradicionalmente», y que no dice «hidrolizado» en ninguna parte.

¿Qué dieta recomendarías para que los vegetarianos obtuvieran una cantidad adecuada de grasas buenas?

Los vegetarianos pueden obtener todas las grasas saludables que necesitan incluyendo productos lácteos y huevos en su dieta, pero es especialmente importante que procedan de animales que han comido pasto.

¿Son buenos los aceites de nuez común y de nuez macadamia?

Si sabe como una nuez común o una nuez de macadamia, entonces sí. La presencia de un sabor agradable e identificable es uno de los mejores indicios de un buen aceite. El de nuez común es excelente para las ensaladas, pero no para cocinar porque tiene un alto contenido en omega-3, mientras que el aceite de macadamia tiene un alto contenido en grasas saturadas y es bueno para ambas cosas.

No soy vegetariano y estoy comprometido con los Cuatro Pilares. Pero me pregunto qué se puede adaptar, si hay algo, para los miembros de mi familia que son vegetarianos.

Los vegetarianos pueden beneficiarse de los alimentos fermentados y germinados, lo que es especialmente importante para quienes no comen carne (que tienden a obtener más hidratos de carbono de lo que necesitan) porque, como explicamos en el capítulo 10, esos procesos reducen el contenido de hidratos de carbono vacíos y generan nuevos nutrientes.

Como pan de grano germinado en forma de tostada por la mañana. ¿Qué piensas de este pan?

¡Es el que nosotros compramos!

¿Es mejor el aceite prensado en frío que el prensado por expeller?

Es lo mismo, pero con un término distinto.

¿Es bueno el aceite de colza «alto oleico»? Leo sobre él y parece ser más estable cuando cocino, igual que el aceite de oliva, pero nunca puedes estar seguro.

Los fabricantes de colza intentan enfatizar el contenido en «alto oleico» de algunos aceites de colza como gancho comercial. Pero, dado que la colza tiene mucho omega-3, a menos que el fabricante evite todos los procesos de refinamiento normales, gran parte de ese omega-3 terminará en forma de grasas alteradas y perjudiciales. Eso es cierto incluso para los aceites prensados en frío. En lo relativo a los aceites producidos en fábricas, frente a los artesanales (que tienden a ser mucho más caros y dirán que no son filtrados ni refinados), la presión es sólo el primer paso de muchos de ellos.

¿Destruye el calor las grasas omega-3 y el ácido linoleico de la mantequilla de vacas alimentadas con hierba, o es más estable por alguna razón?

El calor también destruye los omega-3 y el ácido linoleico conjugado de la mantequilla, por lo que tomarla cruda es mejor. Ten en cuenta que cocinar cualquier mantequilla con mucho calor (chisporroteante) comienza a dañar sus nutrientes especiales.

Si se supone que la gente quema la grasa corporal, ¿por qué necesitamos hidratos de carbono?

Nuestras fibras musculares de contracción rápida utilizan glucógeno (una forma de almacenamiento de hidratos de carbono) para alimentar las series de ejercicio intenso.

Más allá de eso, si hemos optimizado nuestra capacidad de combustión de grasas, entonces nuestros cuerpos sólo necesitan unas dos cucharadas soperas (unos treinta gramos) de glucosa diaria para mantener en funcionamiento las células que carecen de mitocondrias, como por ejemplo los glóbulos rojos. Esa cantidad la proporciona fácilmente la gluconeogénesis, un proceso mediante el cual el hígado convierte los aminoácidos en glucosa. La gluconeogénesis permite a los animales sintetizar glucosa cuando sus dietas contienen muy poco o nada.

Me gustaría conocer tu opinión sobre las vitaminas prenatales frente al hecho de recibir una nutrición adecuada mediante alimentos nutritivos. Me preocupa que, si ya como hígado de animales alimentados con hierba, caldo de huesos y diversas hortalizas densas en nutrientes, pueda tener problemas de toxicidad por añadir suplementos de vitaminas.

La toxicidad es rara con las vitaminas producidas naturalmente. Sin embargo, la mayoría de las pastillas están hechas con vitaminas sintéticas. Estos productos industriales contienen una mezcla de moléculas que necesitamos y moléculas que se parecen lo suficiente a las vitaminas reales como para activar sus receptores. Pero estas moléculas casi naturales no funcionarán como las reales porque saturan el receptor y su presencia, en realidad, puede bloquear la capacidad de las vitaminas reales para ayudarte. Por eso recomiendo tomar suplementos con no más de la CDR de las vitaminas, al menos a largo plazo. Una marca de vitaminas llamada Standard Process incluye las vitaminas reales de la naturaleza. Sin embargo, sus pastillas son grandes y difíciles de tragar para algunas personas.

¿Puede *Nutrición profunda* hacer que mi hijo no tenga que llevar *brackets* en sus dientes?

Posiblemente, pero hay muchas variables, incluidos el tiempo, la genética y su edad actual. Como ocurre con todo, una nutrición óptima tendrá mayor impacto cuanto antes comiences.

Una breve historia sobre los *brackets*. Cuando yo tenía seis años, mi boca estaba llena de dientes torcidos. A los nueve estaban totalmente rectos. En aquella época mi madre preparaba mucho hígado de pollo porque era barato. No teníamos ni idea de lo que era una buena nutrición, por lo que dejamos de tomar hígado cuando mi padre empezó a ganar más dinero. Cuando les llegó el turno a mis muelas del juicio, no había suficiente espacio para ellas y me las tuvieron que extraer. Por supuesto, esta anécdota personal es un apoyo más bien débil para la idea de que *Nutrición profunda* pueda garantizarte que tu hijo se librará de los *brackets*. Pero tiene mucha relación con la idea de que la nutrición óptima ofrece a todo niño la mejor posibilidad de desarrollarse lo mejor posible, una idea que *Nutrición profunda* acoge con los brazos abiertos.

¿Pueden causar autismo las vacunas?

Los investigadores desde hace mucho tiempo han rechazado la idea de que las vacunas sean la causa del autismo. Sin embargo, hay una forma poco común de trastorno, asociado con la pérdida de habilidades adquiridas, llamada autismo regresivo –frente a otras formas de autismo– que puede diagnosticarse cuando el niño tiene entre dieciocho y treinta meses. Aunque puede ocurrir en niños vacunados, hay alguna posibilidad de que el estrés de las vacunas sobre el sistema inmunitario (o de las infecciones, o de nuevos alimentos introducidos) contribuya en parte, pero no como causa primera, en el trastorno.

Dices que los alimentos densos en nutrientes son clave para una salud duradera y para dar a luz a niños sanos, que lo silvestre es mejor que lo criado en granja, y que las pequeñas granjas familiares que tienen espacio para los animales son lo mejor. Pero ¿cómo se supone que 8.000 millones de personas van a conseguir estos alimentos, cuando en realidad la mayoría no puede permitírselo?

Parafraseando a William Money en la película *Sin perdón*, «se supone» no tiene nada que ver con esto. Es una buena pregunta, pero no es científica. Es una cuestión política que debería hacerse a cualquier político interesado en adaptar la población humana a lo que queda del entorno natural del que todos dependemos, para proporcionar alimentos naturales y densos en nutrientes.

¿Está bien cocinar con semillas de lino? Preparo un mollete con semillas de lino molidas y harina de coco, pero no estoy seguro de si el aceite de las semillas resulta dañado por el proceso de preparación.
Las harinas integrales, cuando están recién molidas, aún contienen antioxidantes que protegen a los aceites del daño oxidativo durante la preparación. La clave consiste en que tu mollete quede húmedo.

¿Has conocido a personas que, debido a toda una vida de mala nutrición, etc., simplemente no puedan optimizar la digestión de las grasas? ¿Qué recomiendas en este caso? ¿Estas personas «necesitan» más hidratos de carbono?
No necesitan más hidratos de carbono, sino reactivar sus enzimas de digestión de las grasas (del mismo modo que necesitan reactivar las enzimas de combustión de grasa de todo su cuerpo). El organismo puede hacer esto, pero se requiere paciencia. Hay que empezar despacio.

He reducido mis hidratos de carbono e incrementado mis grasas saludables de acuerdo con tus recomendaciones. Después de veinte años de calambres, hinchazón y gases horribles, ahora tolero los lácteos. ¿Cómo se explica esto?
Eliminar el exceso de azúcar (de los almidones y los alimentos dulces) que promueve los microbios patógenos y que impiden el crecimiento de los beneficiosos, y eliminar las grasas proinflamatorias, son dos grandes factores que facilitan la reparación de los sistemas digestivo e inmunitario, permitiéndonos tolerar y digerir una mayor variedad de alimentos, lo cual explicaría tu renovada capacidad para tomar lácteos.

¿Cómo puedo explicar el hecho de que el aceite vegetal es poco saludable a mis amigos a los que no les gusta la ciencia?
Muéstrales esta lista de alimentos de la que prácticamente todo el mundo está de acuerdo en que no son buenos: Doritos, Funions, patatas fritas del McDonald's, Domino's Pizza, patatas fritas Frito-Lay, Hot Pockets, Oreos, Ring Dings, Twinkies, rosquillas Krispy Kreme, galletas crujientes Goldfisch, barritas Milky Way, Cheestos, Cool Whip, Easy Cheese (queso en espray), Cinnabon. ¿Cuál es el ingrediente que todos tienen en común? El aceite vegetal, y en cantidades excesivas.

Me gustaría comprar panes germinados, pero observo que tienen gluten añadido. ¿Puedo comprarlo de todas formas o necesito hacer el mío propio?
El gluten es la proteína del trigo que hace que la masa sea pegajosa. Se añade a ciertas marcas de panes porque los verdaderos panes de grano germinado se desmigajarían fácilmente sin él. Si tienes alergia al gluten, debes evitar estas marcas. Si no la tienes, serán buenos para ti. Por supuesto, el pan de masa fermentada es otra opción excelente.

Weston Price no realizó ningún estudio; su trabajo fue puramente observacional. ¿Qué valor tiene?
Los estudios observacionales como el que Price hizo en poblaciones humanas son, sin duda, una valiosa herramienta, y los ahora famosos estudios Framingham son en gran medida observacionales. Price también hizo una extensa investigación de laboratorio. Su libro, *Nutrición y degeneración física*, ofrece muchos detalles sobre ambos estudios.

Los aceites vegetales contienen omega-6. ¿No es ésa la razón por la que son malos?
No. El problema es el procesamiento que altera todos los ácidos grasos PUFA, incluidos los omega-3 y los omega-6.

¿Sería justo concluir que todos los aceites de semillas son malos y que los aceites de frutos secos son buenos?
Todo consiste tanto en el producto inicial como en el procesamiento. Puedes comer aceite de oliva de mala calidad y pepitas de uva de buena calidad. Así que modificaría la frase: realmente tiene que ver con cuánto estás pagando. Si tienes que pagar más, es probablemente porque el fabricante lo está haciendo bien.

Has mencionado que, cuando se calienta el aceite de colza, puede aumentar la cantidad de grasas trans. ¿De cuánto estamos hablando?
La cantidad inicial oscila entre un 1,8 por 100 y un 5 por 100, aproximadamente. Después de cocinar, el contenido de grasas trans depende por completo de los detalles: tiempo, temperatura, acidez. He leído informes que demuestran que puede aumentar en un 25 por 100 si se fríe mucho.

Nuestros hijos son alérgicos a los lácteos y no comen muchas berzas, brécol u otras hortalizas ricas en calcio, o pescado con las espinas. ¿Cómo puedo hacer que consuman suficiente calcio?

Los suplementos de calcio son perfectos para situaciones como la tuya. Hay muchas discusiones acerca de qué tipo de calcio es el más biodisponible, pero las diferencias son insignificantes, por lo puedes tomar lo que te resulte más fácil de tragar. Sin embargo, no recomiendo el calcio coral porque destruir un arrecife para obtener calcio es incompatible con la idea central de la filosofía de *Nutrición profunda*, que nuestros genes dependen de la naturaleza (y de nuestra capacidad para conectar con ella por medio del consumo de comida tradicional). ¡Y no olvides los caldos de huesos! Cuando se preparan utilizando hortalizas aromáticas estándar (cebolla, apio, zanahoria), cada taza tiene unos 100 miligramos de calcio, la tercera parte que la leche.

¿Cuál es el contenido del caldo de huesos que hace que se solidifique bien en el frigorífico?

El contenido en proteína de la gelatina depende por completo de los detalles del proceso de preparación. Yo diría que es probable que sea similar al contenido en proteína de varias gelatinas preparadas, que es de aproximadamente un gramo por cada 60 a 120 gramos. Sin embargo, los beneficios del calcio van más allá del contenido en aminoácidos.

He pensado en ayunar durante largos períodos de tiempo basándome en la idea de que nuestros antepasados podían pasar semanas sin comer, cuando la caza era mala o inexistente. ¿Es una buena idea?

En general, nuestras dietas son menos intensas en nutrientes y más proinflamatorias, factores que nos convierten en más frágiles y menos robustos fisiológicamente que nuestros antepasados. Por estas razones, tres o cuatro días de ayuno es probablemente la máxima cantidad de tiempo que nos beneficiaría, antes de que los inconvenientes superen a las ventajas.

¿Debería buscar un aceite de oliva de menor calidad, que procede de un segundo prensado, con un punto de humeo mayor?

Aunque es muy útil saber que las grasas saturadas tienen un punto de humeo superior a los otros aceites naturales, en lo que respecta a los aceites procesados, el punto de humeo puede resultar un poco engañoso porque los aceites muy procesados, igual que la grasa saturada, pueden también tener un punto de humeo elevado. Y ése es un verdadero problema, puesto que permite a los cocineros usar, recalentar y recalentar, aceites que, aunque no se ahúmen, siguen sometiéndose a un daño químico masivo. Los mejores jefes de cocina utilizan aceites saturados y grasas ricas en ácidos grasos saturados para cocinar a temperaturas muy elevadas. Siempre que utilicen ingredientes con alto contenido en grasas poli o monoinsaturadas vigilan la comida, removiendo constantemente y asegurándose de que las grasas más delicadas, como el aceite de oliva, nunca se ahúman. Por tanto, debes imitarles: grasas saturadas para utilizar mucho calor. Y utilizar otros aceites de calidad, ricos en antioxidantes, para un calor moderado, pero tener cuidado de que estos aceites relativamente delicados no se ahúmen.

¿Asar es una buena forma de cocinar la carne?

El asado genera moléculas más complejas que mejoran el sabor, pero también puede generar compuestos poco saludables. Añadir antioxidantes (hortalizas frescas, especias y hierbas) ayuda a tu cuerpo a tratar con esos compuestos poco saludables.

No me gusta el chucrut frío. Si lo caliento, ¿estaré destruyendo los probióticos?

Si lo calientas hasta cocerlo puede que no queden muchas bacterias supervivientes. Por eso recomiendo calentarlo ligeramente, hasta aproximadamente la temperatura corporal.

¿Cuál puede ser un buen sustituto para el aliño de ensalada, si no me gusta el aceite de oliva?

Intenta combinar los perfiles de sabor de la ensalada con un aceite que te guste. Por ejemplo, de cacahuete y de sésamo para las ensaladas asiáticas, de nuez con las mediterráneas, de aguacate para un sabor más cítrico. No olvides utilizar un vinagre que tenga buen sabor, por ejemplo el balsámico. Un vinagre realmente bueno podría incluso convertirte en un aficionado al aceite de oliva.

¿Es perjudicial la cafeína?

Algunas personas se sienten mal al tomarla, y si te sucede eso entonces es evidente que será mejor que la evites. Si no es así, no estoy segura de que sea un problema. Por si te sirve de algo, mi padre ha bebido varios litros de café al día desde que le conozco, y sigue estando fuerte.

He leído que los asiáticos están genéticamente adaptados para comer más almidón. ¿Es cierto?

He descubierto que los hidratos de carbono son delincuentes metabólicos para todo el mundo. Mientras trabajaba en Hawái, las personas que comían alimentos almidonados habitualmente, ya fuese con comida tailandesa, china, coreana, japonesa, filipina o la que fuera, padecían diabetes con tanta frecuencia como los caucásicos, hispanos y afroamericanos que comían muchos hidratos de carbono. Y, además, sin importar la raza de una persona, el azúcar en sangre mejora al reducir los hidratos de carbono.

¿Qué piensas sobre la preparación de comidas con microondas?

Los microondas son buenos para calentar líquidos, fundir el queso y recalentar comidas cocinadas previamente. Asegúrate de evitar utilizar el microondas con poliestireno y con plásticos no seguros para microondas.

¿Tienes datos para apoyar la idea de que la comida preparada con microondas es poco saludable?

Es sorprendente que haya pocas investigaciones sobre las posibles diferencias entre cocinar con microondas y mediante procedimientos convencionales. La mayoría de las investigaciones apoyan la idea de que cualquier tipo de cocinado reduce el contenido nutricional de los alimentos, y cuanto más alta sea la temperatura y más tiempo se cocine, más nutrientes se pierden. Esto tiene sentido para mí.

Además del daño causado por el calor, las microondas producen radiación ionizante. Por supuesto, nos dicen que su ancho de banda afecta sólo a las moléculas de agua. En mi opinión, es improbable que la radiación la absorba el agua al 100 por 100, y cualquier escape de radiación ionizante podría, en teoría, dañar muchas moléculas de formas que el calor radiante no hace. En apoyo de esta idea está el hecho de que los alimentos ricos en proteína suelen salir correosos del microondas, un síntoma de polimerización molecular potencialmente perjudicial.

Aun así, no creo que sea necesario que tires tu microondas. Yo aconsejaría precaución con el uso de recetas que utilizan solamente microondas para cocinar, y tendría un cuidado especial al recalentar alimentos ricos en proteínas, como la carne.

Me pusieron un *bypass* coronario hace tres años. Empecé a seguir la Dieta Humana el año pasado. Mi médico quiere que siga tomando la estatina para reducir el colesterol. ¿Cómo puedo saber si necesito estatinas o no?

La respuesta a si las estatinas te beneficiarán depende en parte de tus cifras de colesterol sin ellas, pero hablar sobre este tema requeriría otro libro. También depende de lo que estés introduciendo en tu cuerpo. Para la mayoría de las personas que han seguido la dieta de *Nutrición profunda* durante todo un año, seguir con ella te va a hacer más bien que cualquier estatina.

Sin embargo, dado que los médicos están tan mal informados sobre el papel de la grasa de la dieta para causar enfermedades del corazón, se fían mucho de las estatinas. Por tanto, si eres uno de los millones de americanos que toman estatinas y que ahora se informan sobre este mundo de las grasas patas arriba, probablemente te encuentres entre la espada y la pared. El hecho es que, una vez que te han sometido a cirugía cardíaca, tu médico considerará «demostrado» que tienes cantidades peligrosas de aterosclerosis y es improbable que pienses seriamente en dejar de tomar tus estatinas.

¿Cómo puedo hablar con mi médico sobre encargar una prueba del tamaño de las partículas de mi LDL?

Como he explicado en el capítulo 7, un exceso de partículas de LDL de tamaño pequeño puede indicar un problema con tu ciclo de los lípidos, y lo más probable es que proceda de un recubrimiento proteico disfuncional (oxidado y/o glicado). Cuando tus partículas de LDL están funcionando bien, sin importar que tu colesterol LDL sea alto o bajo, es probable que las partículas se precipiten fuera de la circulación, que acaben en tus paredes arteriales y que promuevan la formación de placa. Pero las pruebas estándar para el colesterol no proporcionarán información sobre el tamaño de las partículas de LDL. Para obtener la información sobre el tamaño de las partículas de LDL (y de HDL), pide a tu médico una prueba de lípidos especializada.

Hay sólo una compañía que actualmente trabaja con este tipo de pruebas: Lab-Corp NMR LipoProfile. Ofrecen dos pruebas que considero útiles: el perfil de NMR y el Cardio IQ. Ten en cuenta que tal vez tengas que abonar tú mismo la factura, ya que las compañías de seguros no suelen pagar estas pruebas más avanzadas. Si tu médico se niega a encargar la prueba para ti, hay varias compañías de atención directa al consumidor que pueden permitir a los pacientes que se hagan cargo de su propia salud y que encarguen pruebas sin la ayuda de sus médicos.

Encargué mi perfil de lipoproteínas NMR. ¿Cómo interpreto los resultados?
Si entiendes todos los conceptos del capítulo 7, podrás interpretar los resultados por ti mismo. Si necesitas ayuda, puedes registrarte para una consulta o inscribirte en un grupo de formación en DrCate.com.

¿Qué opinas de los zumos de hortalizas? Sé que no forman parte de ninguna dieta tradicional, pero ¿podrían ayudar a obtener más nutrientes cuando no podemos tomar suficientes hortalizas algunos días?
Los zumos derrochan una gran parte de la hortaliza y terminan aportando mucho azúcar. Mezclar las hortalizas en los batidos es mucho más nutritivo.

Recomiendo utilizar recetas de batidos que contengan sólo una pieza de fruta por ración, como mucho. De otro modo acabarás tomando más azúcar de la que necesitas. Sin embargo, a algunas personas no les van bien las hortalizas mezcladas porque las aspas de la mezcladora pueden homogeneizar las células por completo. Esto puede exponer al estómago y al intestino delgado a una cantidad de nutrientes a la que no estamos acostumbrados, lo que nos causará hinchazón o quemazón.

Compro pepinillos en vinagre y chucrut. ¿Puedo hacer algo con el jugo que sobra?
Yo me bebo el jugo que sobra después de mis entrenamientos y echo algo en mi ensalada. También utilizamos algunas cucharadas soperas del jugo como cultivo, cuando preparamos nuestro propio chucrut.

Sé que debemos evitar el azúcar. ¿Qué sucede con los otros edulcorantes, como el aspartamo, la sucralosa y la estevia?

Los receptores del dulzor de tus intestinos –sus papilas gustativas– reaccionan a todos los edulcorantes, ya sea azúcar, estevia o fuentes artificiales, del mismo modo. Esta «percepción del intestino» del dulzor inicia la producción de insulina, la cual, a su vez, promueve la producción de grasa.

Aunque los edulcorantes artificiales como la estevia sean relativamente seguros, te recomendaría que ahorraras tu dinero para comprar verdaderos alimentos. Estos productos desensibilizan tu paladar al dulzor que la naturaleza pone en casi todas las cosas.

Si no tengo hambre por la mañana, ¿aun así debo desayunar?

No. Si no tienes hambre, no comas. Pero no utilices el desayuno que te has saltado para tomar comida basura posteriormente.

Las investigaciones que sugieren que la gente que se salta el desayuno gana más peso tienen el defecto de, entre otras cosas, el hecho de que los estudios no tienen en cuenta que quienes dicen que se saltan el desayuno suelen tomar un tentempié de comida basura antes del almuerzo, como por ejemplo golosinas con azúcar y grasa trans, molletes, bollos daneses y barritas energéticas que la mayoría de mis pacientes (los mismos que se saltan el desayuno) con problemas metabólicos me dicen que comen.

¿Cuánta sal es demasiada?

La idea de que la mayoría de la gente necesita vigilar su sal es un mito. Si tus riñones y tu corazón funcionan normalmente, entonces incluso con una dieta de comida basura alta en sodio tu cuerpo puede manejar el contenido de ese mineral. Lo que no puede manejar es –lo adivinaste– los aceites vegetales y los azúcares. El mensaje de que hay que tomar poca sal en realidad es peligroso, no sólo porque confunde a la gente a pensar que la sal es el enemigo, cuando en realidad se trata de otras toxinas, pero también porque, al menos en mi experiencia, más personas tienen problemas por no tomar suficiente sal en su dieta que por tomar demasiada.

Mi amigo, que practica crossffit, sigue una dieta cetogénica. ¿Qué es eso?

Una dieta cetogénica genera un estado de cetosis nutricional, que maximiza la capacidad de tu cuerpo para quemar la grasa almacenada. Es una dieta de quema de grasa llevada al extremo. El doctor Atkins descubrió que era tan poderosa para suprimir las ganas de comer que casi nunca necesitaba prescribir supresores del apetito.

Lamentablemente, dependiendo de cómo lo hagas y lo activo que seas, una dieta cetogénica puede agotar tanto tu cuerpo de hidratos de carbono que lo obligue a convertir proteína en azúcar para cubrir las necesidades de hidratos de tu cuerpo.

Aun así, puesto que las dietas cetogénicas pueden optimizar la combustión de grasas, y esto es una poderosa herramienta para recalibrar tu metabolismo en un período de tiempo relativamente breve, varios investigadores las están estudiando como herramientas para tratar la epilepsia, los tumores cerebrales y el cáncer de pecho, y como una forma de optimizar el rendimiento deportivo, con resultados prometedores.

¿Es una dieta cetogénica la Dieta Humana?

La dieta que he descrito en el capítulo anterior no exige la extrema restricción de hidratos de carbono típica de una dieta cetogénica. Sin embargo, los principios descritos en este libro son totalmente compatibles con una dieta cetogénica. Si ya estás siguiendo una, verás que es fácil modificar el plan para mantenerte en estado de cetosis.

Estoy destetando a mi hijo. ¿Cómo puedo iniciarle para que siga la Dieta Humana?

Los estudios demuestran que los alimentos que las madres comen durante el embarazo influyen sobre las preferencias del recién nacido. Por la experiencia de mis pacientes, cuando un niño está preparado para aceptar alimentos, aceptará todo lo que le des, especialmente si tú también lo comes. Esto incluye alimentos como el queso brie, las yemas de huevo, el hígado de pollo y las algas marinas. Asegúrate de darle raciones adecuadas para su edad y mezcla o convierte en puré los alimentos si es necesario, como puedes hacer cuando introduces cualquiera de ellos.

¿No debo tomar suplementos de omega-3?

Puesto que los omega-3 se destruyen fácilmente durante la extracción del aceite del alimento fuente, y dado que se degradan rápidamente durante el almacenamiento, recomiendo tomar alimentos como fuente de omega-3. Si no comes lácteos de animales alimentados con hierba o pescado, aun así puedes consumir muchos omega-3 a base de frutos secos y semillas germinados. Tu hígado puede alargar las cadenas cortas de omega-3 de los PUFA y convertirlas en las cadenas de DHA que tu cerebro necesita, pero sólo si tu dieta está libre de aceites vegetales (porque dañan una enzima clave necesaria para alargar los PUFA).

Estoy demasiado ocupado para hacer cambios importantes. ¿Hay algunas cosas sencillas que puedo hacer en lugar de adoptar todo el programa, que me permitan notar mejoras?

Aquí hay cinco formas de empezar:

1. **Come una gran ensalada llena de colores cuatro días a la semana, con un aliño de aceite no vegetal.** Debe haber un volumen total de ensalada de cuatro tazas, incluyendo un mínimo de cuatro tipos de hortalizas. Las ensaladas frescas con una gran variedad de hortalizas son especialmente importantes si no quieres seguir al pie de la letra la *Nutrición profunda*. Dado que los aliños de ensalada libres de aceite vegetal son difíciles de encontrar, tendrás que hacerlos tú mismo. Pero eso no lleva más que un minuto: almacena aceites de buena calidad y un par de buenos vinagres, incluido uno balsámico, y aprende a combinarlos en tiempo real en tus ensaladas. Yo he aportado unas cuantas ideas realmente rápidas para combinarlos en el capítulo anterior.

2. **Incluye algo de grasa láctea de animales criados con hierba en tu dieta diaria.** Esto incluye el queso, la crema, la crema de queso, la mantequilla y el requesón y el yogur con grasa. Crudo es mejor, siempre que esté disponible.

3. **Toma caldo de huesos.** No sólo por sus beneficios para la salud, sino porque facilita muchos almuerzos rápidos y saludables (*véase* la receta de la sopa rápida en el capítulo anterior). Prueba en el supermercado de tu localidad, si es una fuente de alimentos de alta calidad con descuento. Y hay muchos servicios de alta calidad que venden por Internet, en todo el país (*véase* la sección «Recursos»).

Si te gusta la comida asiática, prueba a comprar *pho* (una sopa vietnamita; tienes que preguntar si de verdad la hacen con huesos) o sopa de cabeza de pescado en un restaurante filipino.

4. **Come carne de órganos al menos una vez por semana.** Puedes comprar paté de hígado o *leberwurst* en los supermercados y extenderlos sobre una galleta crujiente sin aceite vegetal o una tostada de grano germinado. Si eso no puede ser, entonces incluye pescado tres veces a la semana, preferiblemente crudo, por lo menos una vez: ostras crudas, *sashimi*, ceviche, arenque en escabeche. Si odias el pescado o eres alérgico, entonces utiliza en su lugar huevos de animales criados con pasto, tres veces por semana, y asegúrate de cocinarlos de forma que la yema quede líquida. (Recomiendo esta regla a cualquiera que no incluya hígado u otras carnes de órganos en su dieta de forma habitual).

5. **Come alimentos ricos en probióticos una vez al día.** Para mantener tus sistemas digestivo e inmunitario en buen funcionamiento, incluye alimentos ricos en probióticos de forma habitual. El alimento rico en probióticos más popular en Estados Unidos es el yogur –cómpralo natural y añádele sabor tú mismo–, y los pepinillos y el chucrut son también buenas fuentes de organismos que mejoran el sistema digestivo, y sólo necesitas unos cuantos mordiscos para obtener los mismos beneficios si los utilizas para comenzar tu comida.

EPÍLOGO

Salud sin asistencia médica

En *Vendiendo enfermedad*, los autores Ray Moynihan y Alan Cassels explican que «se puede ganar mucho dinero diciendo a la gente sana que está enferma». El prólogo a su libro, publicado en 2005, parafrasea una entrevista informal con el antiguo director ejecutivo de Merck, Henry Gadsen, publicada originalmente en *Fortune* hace más de treinta años. «Sugiriendo que quería que se considerara a Merck como a la empresa fabricante de chicle Wrigley's, Gadsen dijo que desde hacía mucho tiempo su sueño había sido fabricar fármacos para personas sanas. Porque en ese caso, Merck podría 'vender a todo el mundo'». El argumento de que la industria farmacéutica no existe para mejorar nuestra salud también lo han explicado varios expertos de instituciones de prestigio, incluyendo Harvard y la revista *New England Journal of Medicine*, y en su mayor parte me he resistido a lanzar acusaciones a la industria farmacéutica y a denunciar su fracaso a la hora de mantenernos sanos. Pero no es sólo a la industria a la que hay que culpar. Este tipo de pensamiento corporativo se filtra a la sala de juntas de la clínica de tu localidad, contaminando a los médicos, como por ejemplo el tuyo.

Mientras me encontraba haciendo mis prácticas, mi jefe me explicó que, para «tener éxito» necesitaría más pacientes crónicos en mi panel. Explicó que recetar a la gente medicamentos para la hipertensión y otros fármacos, que requerirían una monitorización periódica, era clave para hacer las prácticas. Entendí que, desde su perspectiva, mantener a mis pacientes sanos –y libres de medicación– era malo para el negocio. Esta mentalidad empresarial es endémica en el modelo sanitario actual. Pero hoy en día la práctica de la medicina se aplica a la población buscando el mayor número posible de personas enfermas y haciendo poco por mejorar su salud. Ahora el juego consiste en recetar todos los fármacos que se pueda, por el medio que sea, para hacer un buen negocio. Cuando entrevisté al jefe de medicina familiar de una gran corporación médica de la costa oeste, me explicó que, puesto que formaba parte de un equipo que lograba que las compañías farmacéuticas les subvencionaran, podía ofrecerme un sueldo especialmente tentador.

—¿Para qué son las subvenciones?», –pregunté.

—Tenemos un programa de mejora de la calidad que hace un seguimiento de los médicos al realizar prescripciones. Lo llamamos «calidad», pero en realidad consiste en dinero –me dijo.

Y eso es todo. Funciona así. En su organización, a cualquier paciente con un colesterol LDL de más de 100 se le prescribe un fármaco para reducirlo. A cualquier persona con una presión sanguínea superior a 140/90 se le prescribe medicación para la hipertensión. A cualquier persona con «densidad ósea baja» se le prescribe medicación. Etcétera. Los médicos que más recetan reciben un mejor sueldo. Quienes recetan menos son despedidos. Con un toque de incredulidad en su voz, explicó:

—Hasta ahora, cada vez que hemos solicitado que nos subvencionen nuestro programa, las compañías farmacéuticas siempre lo han hecho.

Si ese es el destino del sistema sanitario, entonces estos híbridos entre ejecutivos y médicos volverán instintivamente la vista hacia nuestros hijos e inventarán métodos más creativos para incluir a toda una generación en el pozo sin fondo de las enfermedades crónicas.

El sueño de hace treinta años del director ejecutivo de Merck, Henry Gadsen, era hacer que las personas sanas tomaran medicamentos que en realidad no necesitan. Pero ese sueño no era muy grande. Lo que veo que ocurre ahora es más siniestro y rentable, y promete tener más repercusiones a largo plazo que tan sólo crear diagnósticos que generen prescripciones innecesarias. Lo que veo es una campaña masiva de desinformación, relacionada con la nutrición, que ha modificado nuestra relación con la comida y reprogramado nuestra fisiología. La industria ha superado el hecho de vender enfermedades y ha aprendido a crearlas. Sea intencionalmente o por simple coincidencia, la definición actual de una dieta saludable permite a las empresas vendernos alimentos baratos y fácilmente almacenables que pondrán más dinero en sus bolsillos y a más gente en el hospital. Negando a nuestros cuerpos los alimentos de nuestros antepasados y apartándonos de nuestras tradiciones culinarias, estamos cambiando nuestros genes a peor. Del mismo modo que las corporaciones han reescrito el código genético de la fruta y las hortalizas para adaptarlas mejor a sus necesidades, ahora, en efecto, están haciendo lo mismo con nosotros.

Pero hay una cosa que han pasado por alto. Las frutas y las hortalizas no pueden devolver el golpe. Nosotros sí podemos.

Agradecimientos

Para Dado y Steve, por su fe en que la verdad tiene valor y por ser los mejores en su negocio. Para Whitney, por sus niveles talentosos y superhumanos de duro trabajo. Para Kobe, Steve, Pau y Dwight, por estar en vanguardia. Para Gary Vitti y Tim DeFrancesco, de los Lakers, por introducir una verdadera nutrición en el mundo del deporte profesional. Para las docenas de médicos de la UCLA y USCF, por sus entrevistas y sus opiniones. Para el doctor Stephen Marquardt, por sus ideas sobre su investigación innovadora. Para Jo Robinson, por su historia del descubrimiento de los ácidos grasos omega-3. Para la Fundación de Nutrición Price-Pottenger, por poner a mi disposición los exhaustivos trabajos de Weston A. Price y el doctor Francis Pottenger. Para mi hermano Dan Shanahan, por las viñetas. Para Mark Sisson y Brad Kearns, por fomentar una comunidad vibrante y considerada. Y para todos los científicos e investigadores que siguen creyendo en el método científico.

Herramienta de recuento de hidratos de carbono:

Contar fácilmente los hidratos de carbono

Grupo de la leche

- 300 mililitros de leche
- 1 taza de leche de soja
- 300 gramos de suero de mantequilla
- 480 gramos de yogur natural de leche entera

Hidratos de carbono en el yogur

- Los yogures con sabor contienen azúcares añadidos, con una media de 35 gramos por taza.
- El yogur natural contiene menos hidratos de carbono de lo que dice la etiqueta, si sabe muy ácido, lo que indica que las bacterias han fermentado el azúcar, y al hacerlo han creado más nutrición para ti.

Grupo de los almidones (medidos después de cocinar)

- 1 rebanada de pan (que pesa 30 gramos)
- ¼ de rosca de pan grande o un mollete grande
- ½ panecillo de hamburguesa, panecillo de perrito caliente, pan de pita, mollete inglés
- Arroz, pasta de mijo, cuscús (⅓ taza)
- Alubias (pintas, arriñonadas, garbanzos, lentejas; ½ taza)
- Hortalizas almidonadas (patata, maíz, guisantes, batata, ñame; ½ taza)

- Tortita, harina o maíz (tamaño de 15 centímetros)
- Galletas crujientes (6 saladas o 3 cuadradas integrales)
- Palomitas de maíz (3 tazas)
- Harina de avena, kasha, sémola de maíz, bulgur
- Cereales en caja (Cheerios, ¾ taza; Raisin Bran, ½ taza)

Grupo de las frutas

- 1 manzana, naranja, melocotón, pera o nectarina pequeños (½ si es grande)
- 1 plátano pequeño (la mitad de un plátano normal)
- ½ pomelo
- ½ taza de salsa de manzana sin edulcorar
- ¾ taza de trozos de piña fresca, arándanos o moras
- 17 uvas
- 3 ciruelas
- 1 dátil
- 1 ¼ tazas de fresas o sandía
- 1 taza de melón, melón chino o papaya
- 1 kiwi grande
- 2 cucharadas soperas de pasas, arándanos secos y dulces
- ½ taza de zumo de naranja, zumo de manzana o zumo de pomelo

Grupo de los dulces

- Galleta (12 centímetros)
- Helado (½ taza)
- Chocolate o barrita de golosina (30 gramos)

Hortalizas no almidonadas, frutos secos y semillas

Las siguientes hortalizas no almidonadas contienen unos 5 gramos de hidratos de carbono por ½ taza, cocinadas, o 1 taza, crudas.

Alcachofas, espárragos, judías verdes, remolachas, brécol, coles de Bruselas, repollo, zanahorias, coliflor, berenjena, verduras, jicama, colirrábano, puerro, quimbombó, cebollas, vainas de guisantes, pimientos, calabaza, espinacas, calabaza de verano, salsa de tomate, nabos y calabacín.

Los frutos secos y las semillas contienen unos 5 gramos de hidratos de carbono por cada 30 gramos (puñado).

Carnes, proteína y grasas

Las siguientes carnes, alimentos proteicos y grasas contienen pocos o nada de hidratos de carbono:

carne de vaca	atún	tofu
pollo	mayonesa	huevos
mantequilla	queso	aceitunas
pescado	aguacate	crema agria
hígado/*leberwurst*	requesón	ostra
médula ósea	crema de queso	marisco
aceite		

Alimentos libres

Las siguientes son fuentes insignificantes de hidratos de carbono:

café	té (verde, negro, herbal)	albahaca
caldo	cúrcuma	perejil
salsa	haba de vainilla	tomillo
ajo	especias en general	orégano
limones/limas	(secas y frescas)	estragón
canela	jengibre	hierbas en general
nuez moscada	agua mineral	(secas o frescas)
pimienta inglesa	coles	lechuga, verduras
	rábano	para ensalada

Herramienta de recuento de proteína: Contar fácilmente la proteína

Carne de vaca

- Medallón de hamburguesa, 120 gramos – 28 gramos de proteína
- Filete, 180 gramos, 42 gramos de proteína
- La mayoría de los cortes de vaca – 7 gramos de proteína por cada 30 gramos

Pollo

- Pechuga de pollo, 100 gramos – 30 gramos de proteína
- Muslo de pollo, tamaño mediano – 10 gramos de proteína

- Contramuslo – 11 gramos de proteína
- Alita – 6 gramos de proteína
- Carne de pollo, cocinada, 120 gramos – 35 gramos de proteína

Pescado

- La mayoría de los filetes de pescado tienen unos 22 gramos de proteína por cada 100 gramos de pescado cocinado, o 6 gramos de proteína por cada 30 gramos
- Atún, lata de 180 gramos – 40 gramos de proteína

Carne de cerdo

- Chuletas de cardo, tamaño mediano – 22 gramos de proteína
- Lomo o solomillo, 120 gramos – 29 gramos de proteína
- Jamón, ración de 90 gramos – 19 gramos de proteína
- Carne de cerdo picada, 30 gramos, cruda – 5 gramos; 90 gramos, cocinada – 22 gramos de proteína
- Beicon, 1 loncha – 3 gramos de proteína
- Beicon estilo canadiense, 1 loncha – 5 a 6 gramos de proteína

Nota: 30 gramos de carne o pescado tienen unos 7 gramos de proteína

Huevos y lácteos

- Huevo, grande – 6 gramos de proteína
- Leche, 1 taza – 8 gramos de proteína
- Requesón, ½ taza – 15 gramos de proteína
- Yogur, 1 taza – normalmente 8 a 12 gramos de proteína; comprobar la etiqueta
- Quesos blandos (mozzarella, brie, camembert) – 6 gramos de proteína por cada 30 gramos
- Quesos semiduros (cheddar, suizo) – 7 a 8 gramos de proteína por cada 30 gramos
- Quesos duros (parmesano) – 10 gramos de proteína por cada 30 gramos

Alubias (incluida la soja)

- Tofu, ½ taza – 20 gramos de proteína
- Tofu, 30 gramos – 2,3 gramos de proteína

- Leche de soja, 1 taza – 6 a 10 gramos de proteína
- La mayoría de alubias (negras, pintas, lentejas, etc.), ½ taza, cocinadas – entre 7 y 10 gramos de proteína
- Alubias de soja, ½ taza, cocinadas – 14 gramos de proteína
- Guisantes partidos, ½ taza cocinada – 8 gramos de proteína

Frutos secos y semillas

- Mantequilla de cacahuete, 2 cucharadas soperas – 8 gramos de proteína
- Almendras, ¼ taza – 8 gramos de proteína
- Cacahuetes, ¼ taza – 9 gramos de proteína
- Anacardos, ¼ taza – 5 gramos de proteína
- Nueces pacanas, ¼ taza – 2,5 gramos de proteína
- Pipas de girasol, ¼ taza – 6 gramos de proteína
- Pipas de calabaza, ¼ taza – 8 gramos de proteína
- Semillas de lino, ¼ taza – 8 gramos de proteína

Páginas web útiles

Cuando estoy en la consulta con clientes de todo el país para optimizar sus dietas, les recomiendo que visiten las siguientes páginas web para ayudar a asegurar los mejores ingredientes locales, disponibles en la zona.[38]

www.EatWild.com: Información excelente sobre dónde comprar carne y huevos de animales criados con pasto. Organizada por estados.

www.RealMilk.com: Los líderes de la sección de voluntarios de la fundación Weston A. Price publican en esta página web fuentes de lácteos frescos.

www.SlowFoodUSA.org: Respalda el consumo de alimentos buenos, limpios y sanos. Los miembros se inscriben en grupos locales.

www.LocalHarvest.org: Mapa interactivo para encontrar mercados de granjeros, agricultura hecha en comunidad y eventos, incluidos talleres para aprender técnicas artesanales de producción de alimentos.

---

38. La autora ofrece recursos localizados en los Estados Unidos. *(N. del T.)*

Marcas recomendadas

Alimentos fermentados

Pepinillos reales: Bubbies Whole Dill Pickles
Chucrut real: Bubbies Saurkraut
Kombucha: GT Dave Synergy (más baja en azúcares que otras kombuchas)

Lácteos

Yogur: Wallaby, Soneyfield, Organic Valley, Kolona Supernatural
Requesón: Kolona Supernatural, Organic Valley
Crema de queso: Organic Valley
Crema agria: Kolona Supernatural
Crema: Kolona Supernatural, Organic Valley Pasture Raised
Leche: Kolona Supernatural, Organic Valley Pastura Raised
Mantequilla: Kerrygold, Kolona Supernatural, Organic Valley Pasture Butter
Queso: Organic Valley, Dubliner

Pescado y carnes

Liberwurst y salchicha alemana (asombrosamente sabrosas): US Wellness Meats (sólo por Internet)
Cecina de vaca: Nick's Sticks Certified Paleo Grass – Fed Beef and Organ Meat (sólo por Internet)
Perritos calientes carne 100 por 100 de animales criados con hierba: Applegate Naturals, Fork in the Road
Sardinas salvajes en aceite de oliva virgen extra: Crown Prince, Wild Planet, King Oscar (con las espinas, para minerales constructores de hueso)

Arenques ahumados al natural: Crown Prince
Ostras ahumadas con aceite de oliva: Crown Prince
Tiras de pollo a la parrilla: Applegate Naturals
Salchichas: Applegate Naturals
Beicon: Applegate Naturals

Miscelánea

Caldo de huesos (pollo y vaca, ecológico): Pacific Foods
Pipas de calabaza y girasol germinadas: Go Raw, Living Intentions (normalmente en la sección de congelados)
Almendras germinadas y frutos secos con sabores: Living Intentions
Pan de grano germinado: Ezekiel 4:9, Alvarado Street Bakery
Mayonesa: Primal Kitchens (por Internet y en tiendas seleccionadas)

Médicos en tu zona

Varios webmasters mantienen listas de médicos que están familiarizados con alternativas a las pautas nutricionales convencionales del Departamento de Agricultura y la Asociación Americana para la Diabetes:

- Lista de Jimmy Moore de médicos que defienden dietas bajas en hidratos de carbono: www.lowcarbdoctors.blogspot.com/
- Red de Paleo-Médicos de Robb Wolf: www.paleophisiciansnetword.com/
- Médicos de atención primaria de Chris Armstrong: www.primaldocs.com/members/

Lecturas recomendadas

ABRAMSON, JOHN: *Overdosed America: The Broken Promise of American Medicine*, HarperCollins, 2004.

BAYLOCK, RUSSEL L.: *Excitotoxins: The Taste That Kills*, Health Press, 1996.

COHEN, MARK NATHAN: *Health and the Rise of Civilization*, Yale University Press, 1989.

ETCOFF, NANCY: *Survival of the Prettiest: The Science of Beauty*, Anchor, 2000. [Hay versión en castellano: *La supervivencia de los más guapos*, Debate, 2000].

FEARNLEY-WHITTINGSTALL, HUGH: *The River Cottage Meat Book*, Ten Speed Press, 2007.

FURIA, THOMAS E.: *Handbook of Food Additives*, The Chemical Rubber Company, 1968.

GARDENERS and FARMERS of CENTRE VIVANTE: *Preserving Food Without Freezing or Canning: Traditional Techniques Using Salt, Oil, Sugar, Alcohol, Vinegar, Drying, Cold Storage, and Lactic Fermentation*, Chelsea Green Publishing, 1999.

ELAINE HATFIELD: *Mirror, Mirror... The Importance of Looks in Everyday Life*, State University of New York Press, 1986.

HILL, ANNABELLA: *Mrs. Hill's New Cook Book: A Practical System for Private Families, In Town and Country,* Applewood Books (edición facsímil del original de 1867).

HURLEY, DON: *Natural Causes: Death, Lies and Politics in America's Vitamin and Herbal Supplement Industry*, Broadway, 2006.

JABLONKA, EVA y J. LAMB, MARION: *Evolution in Four Dimensions: Genetic, Epigenetic, Behavioral, and Symbolic Variation in the History of Life,* MIT Press, 2006.

KASSIEER, JEROME P.: *On the Take: How Medicine's Complicity with Big Business Can Endanger Your Health*, Oxford University Press, 2004.

KATZ, ELLIX SANDOR: *Wild Fermentation: The Flavor, Nutrition, and Craft of Live Culture Foods*, Chelsea Green Publishing, 2003.

KIPPLE, KENNETH F. y CONEÈ ORNELAS, KRIEMHILD (eds.): *The Cambridge World History of Food*, Cambridge University Press, 2000.

MCWILLIAMS, JAMES E.: *A Revolution in Eating: How the Quest for Food Shaped America*, Columbia University Press, 2005.

MOYNIHAN, RAY y CASSELS, ALLAN: *Selling Sickness: How the World's Biggest Pharmaceutical Companies are Turning Us All into Patients*, Nation Books, 2005.

POLLAN, MICHAEL: *In Defense of Food: An Eater's Manifesto*, Penguin, 2008.

PRICE, WESTON ANDREW: *Nutrition and Physical Degeneration*, Price-Pottenger Nutrition Foundation, 2008.

RAVNSKOV, UFFE: *The Cholesterol Myths: Exposing the Fallacy that Saturated Fat and Cholesterol Cause Heart Disease*, NewTrends, 2000.

SMITH, JEFFREY M.: *Seeds of Deception: Exposing Industry and Government Lies about the Safety of the Genetically Engineered Foods You're Eating*, Yes! Books, 2003. [Hay versión en castellano: *Semillas peligrosas: las mentiras de la industria y los gobiernos sobre lo que comemos*, Terapias Verdes, 2006].

Créditos de las ilustraciones

Página 4, *Mezclando culturas, abarcando todo el tiempo*, Flickr Creative Commons, Mark Byzewski.

Página 33, *¿Qué tienen en común todos los hombres más duros de la historia?* Klitschko: Sven Teschke; Samuelson: Frankie Fouganthin; Kahn: Fanghong; todas las otras imágenes son de dominio público.

Página 86, *Desayuno al viajo estilo,* cortesía de Imam MP Heijboer.

Página 89, *Perfiles de riqueza genética,* cortesía de David Miller, Flickr Creative Commons; camarera danesa: ©Bill Bachman.

Página 104, *Ocho estudios históricos de la anatomía humana*, Le-Courbusier: Wasily Wikimedia Commons; todas las otras imágenes de dominio público.

Página 112, *El rectángulo dorado*, Shanahan.

Página 113, *La belleza surge de las matemáticas*, ©2001 Stephen R. Marquardt.

Página 114, *Proyecto para la belleza, Stephen Marquardt,* análisis de la belleza de Marquardt, cortesía del doctor Marquardt, www.beautyanalysis.com

Página 115, *Price conoce a Marquardt*, fotografías © Price Pottenger Nutrition Foundation, www.PPNE.org; Máscara de Marquardt © Stephen Marquardt, www.beautyanalysis.com

Páginas 121-122, *¿Por qué nos gustan las personas atractivas*? Shanahan

Página 129, *Una cara promedio*, Cate Shanahan.

Página 134, *Primer hijo - ¿Por qué tan afortunado?* Matt Dillon: Wikimedia Commons, Festival Internacional de Cine en Guadalajara; Kevin Dillon: Flickr Creative Commons, Allistair McMannis.

Página 138, *Geometría diferente,* Paris Hilton: Pad Schafermeier; Nicky Hiton: Eduardo Sciammarello.

Página 152, *Síndrome alcohólico fetal*, Modern Pharmacology, vol. 6, 1977.

Página 156, *Una mandíbula poco desarrollada afecta a las vías respiratorias*, cortesía de Alexander V. Antipov, D.D.S.

Página 162, *La razón por la que los hombres deberían prepararse para el embarazo igual que las mujeres*, cortesía de Arielle Shanahan.

Página 168, *Respuestas esqueléticas al cambio dietético*, Shanahan.

Página 191, *Cambiar nuestra dieta puede cambiarnos,* Shanahan.

Página 204, *Cómo Keys lo falsificó*, Shanahan.

Página 213, *La hidrogenación parcial aplasta las grasas,* Shanahan.

Página 222, *Por qué los aceites vegetales son propensos a la oxidación*, Shanahan.

Página 228, *Corazón de patatas fritas*, Shanahan.

Página 229, *Cómo los radicales libres dañan las membranas*, Shanahan.

Página 238, *Lipoproteínas: Superhéroes de la circulación de lípidos,* Shanahan.

Página 244, *Cómo las lipoproteínas disfuncionales causan arteriosclerosis*, Shanahan.

Página 351, *Cómo las dietas con alto contenido en azúcar pueden producir demencia*, ©2006 National Academy of Sciences, U.S.A.

Página 377, *División hidrolítica*, Shanahan.

Página 392, *Carne de órganos frente a frutas y hortalizas*, Shanahan.

Página 414, *Petroglifo africano*, cortesía de Andras Zboray, Fliegel Jerniczy Expeditions. La parte de la calabaza del petroglifo se modificó digitalmente para verla mejor en blanco y negro.

Página 436, *Las grasas proinflamatorias previenen la pérdida de peso*, Shanahan.

Página 442, *Las señales adecuadas pueden convertir las células grasas en musculares, óseas o nerviosas*, Shanahan.

Página 465, *Alimentando tu piel con crema de belleza*, cortesía del doctor Reza Kafi.

Página 466, *Anatomía de la piel,* Blausen.com staff, «Blausen Gallery 2014», *Wikiversity Journal of Medicine*.

Página 468, *Un síntoma claro de colágeno débil*, Shanahan.

Página 473, *La grasa de la celulitis carece de un soporte de colágeno adecuado,* Shanahan.

Página 478, *Nace una cicatriz,* Shanahan.

Página 484, *Cómo el sol causa arrugas,* Shanahan.

Página 487, *La batalla de las dietas,* Ornish: cortesía de Pierre Omidyar; Masái man by Ninara.

Página 488, *Prueba del envejecimiento prematuro,* Shanahan.

Página 489, *A los cerebros les gustan suaves,* imágenes de dominio público por Alfred Yarbus.

Página 509, *Desglose en macronutrientes,* imagen de la izquierda: paciente medio; imagen de la derecha: Health, Estados Unidos, 2015, con presentación especial de Racial and Ethnic Health Disparities, página 207.

Índice Analítico

B

C

D

E

F

I

J

K

L

M

N

O

P

Q

R

S

T

U

V

W

X

Y

Z

Índice

PARTE TERCERA

Vivir al estilo de la nutrición profunda